‖院士原创学术专著典藏丛书‖

中医临床
安全合理用药

主编 刘 良

全国百佳图书出版单位
中国中医药出版社
·北 京·

图书在版编目（CIP）数据

中医临床安全合理用药 / 刘良主编 . —北京：中国
中医药出版社，2022.8
（院士原创学术专著典藏丛书）
ISBN 978-7-5132-7664-1

Ⅰ . ①中⋯　Ⅱ . ①刘⋯　Ⅲ . ①中医临床—用药法
Ⅳ . ① R28

中国版本图书馆 CIP 数据核字（2022）第 103398 号

中国中医药出版社出版

北京经济技术开发区科创十三街 31 号院二区 8 号楼
邮政编码　100176
传真　010-64405721
三河市同力彩印有限公司印刷
各地新华书店经销

开本 787×1092　1/16　印张 33.75　字数 755 千字
2022 年 8 月第 1 版　2022 年 8 月第 1 次印刷
书号　ISBN 978-7-5132-7664-1

定价　268.00 元
网址　www.cptcm.com

服 务 热 线　010-64405510
购 书 热 线　010-89535836
维 权 打 假　010-64405753

微信服务号　zgzyycbs
微商城网址　https://kdt.im/LIdUGr
官 方 微 博　http://e.weibo.com/cptcm
天猫旗舰店网址　https://zgzyycbs.tmall.com

《中医临床安全合理用药》
编 委 会

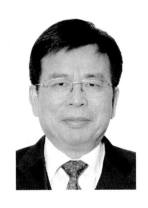

　　刘良，中国工程院院士，医学博士，美国发明家学会院士，广州中医药大学一级教授，现任广东省中医药科学院首席科学家，澳门科技大学荣誉校长、讲座教授，国务院联防联控机制科研攻关组中医药专班机理研究组组长，世界卫生组织（WHO）传统医学项目顾问，国际标准组织（ISO）中医药TC249技术委员会第一工作组主席，世界中医药学会联合会中医药免疫专业委员会会长，澳门特区政府人才发展委员会委员等职务。

　　刘教授是中医内科学风湿免疫领域的国际知名学者，长期从事中医治疗风湿免疫病的临床诊疗及基础研究，为推动中医药诊疗达致世界先进水准和中医药国际化做出了突出贡献；在SCI收录学术期刊发表学术论文逾230篇，包括 *Science* 和 *Nature* 增刊、*Nature Medicine*、*Pharmacology & Therapeutics*、*Annals of the Rheumatic Diseases* 等国际著名期刊，累计影响因子逾1308以上；以第一发明人获国际专利授权27项；获国家级和省部级奖励及荣誉14项，包括国家科学技术进步奖二等奖2项、国家自然科学奖一等奖2项，以及其他部省级一等奖3项，并获首届全国创新争先奖、国家有突出贡献中青年专家、"中国科学人"年度人物、香港社会企业研究院荣誉院士、澳门特区政府2018年度荣誉奖等荣誉。

  中医临床合理与安全用药，涉及对患者人权的保护和医师责任心的体现。不论是中药还是西药，任何药品都具有两面性，既可以治疗病患，也可能产生不良反应。其产生不良反应的原因除了市售伪药和劣药外，常常与医师的责任心及技术水平相关，出现医疗误用（medication errors），其中包括过度医疗（overuse）及医疗不足（underuse）等，所以，医务界强调提高医师用药的警戒性。

  中医临床用药的合理与安全问题也非常值得关注。从整体而言，中药的资源供应、工艺流程、药物代谢研究、复方及单味中药的药效评价等诸多方面都存在不少薄弱环节。如何保证安全和合理用药，更重要的是要信守数千年来的传统实践经验。

  澳门科技大学刘良讲座教授主编的《中医临床安全合理用药》巨著，涉及此问题的概念、意义和目的，临床安全和合理用药的源流和基础理论，中药炮制的要义，以及安全和合理用药的基本原则和方法等。此外，该书将常用中药的分类应用及注意事项，密切结合传统中医药理论及现代研究进展，进行系统阐述，十分切合临床医师案头参考，是一部理论性和实践性都很强的著述，谨为之序并推荐予读者。

中国科学院院士

中国中西医结合学会名誉会长

香港浸会大学荣誉理学博士

2022 年 1 月

肖序

中医药是世界上最完整的传统医学体系，随着人类回归大自然的浪潮，人们对中医药倍加青睐。应用中药（特别是中药复方）治疗慢性、复杂性和难治性疾病，以及多种疾病并存状态的特点和优势，也日益受到国际医药学界的重视。可以说，目前国际上对传统中医药的研究兴趣是前所未有的。与此同时，中医药的安全性问题也成为世界性的关注焦点。换言之，中药的安全性是中医药能否真正国际化的关键。

成书于约两千年前的首部本草学经典著作《神农本草经》，已经根据中药的性质将其分为上、中、下品三类，指出上药无毒，多服久服不伤人；中药有毒、无毒，斟酌其宜；下药多毒，不可久服。尽管这种分类过于粗略，论述也不尽合理，但仍不失为中药安全用药的创始。后世历代医家进一步系统观察各种中药的性能与毒性，将其分为无毒、小毒、中毒、大毒等类别，更为重要的是研究其去毒、减毒、增效等方法，如炮制、配伍用药、改变剂型和使用方法等。随着现代科技的发展，多学科结合的技术与方法在中医药研究中得到广泛应用，也为中药的安全合理用药提供了大量的科学数据。然而，尽管古今文献浩如烟海，但有关中药安全合理用药的论述也只是散于其中，迄今仍无一部以医带药、医药结合、融汇古今、简明实用的中药安全合理用药专著供中医临床工作者参阅，该书也正是为此而著。

纵观全书，其具有如下鲜明特点：一是十分注重以医药结合的方法论述中药的安全合理用药，而非"就药论药"，尤其强调理论联系实际，推崇辨证与辨病用药并举，突出辨证用药的理法特色。二是博采众收，充分吸纳历代（包括现代）著名医家的临床用药经验，并将传统经验与现代研究数据融会贯通，去粗取精，同时结合作者的临床和研究经验，提炼成为可被临床医师应用的知识精华，达到安全、有效、合理用药的目的。三是立足临床，注重实用，对中药套用的安全性及不合理问题，既不回避，也不夸大，力求以大量古今资料为依据，做出实事求是的客观论述和评价。例如，有关中药用法和剂量等内容，既参阅大量的文献资料，又以现行的

《中华人民共和国药典》为重要依据，故其可靠性很强。书中还精选了许多名医医案和中药不良反应个案，可供中医师临证时参考。四是有点有面，详略得当，尤其是对临床常用的具有确切疗效的有毒中药或药性峻烈之品，或曾发生中毒案例的中药，或含有已知毒性化学成分的中药，予以重点论述。五是配以中药饮片彩色图谱，使其图文并茂，既能提供临床医师辨识中药饮片品种和品质的能力，也增强了著作的可读性。

本书体例新颖、言之有理、论则有据，且文字流畅、深入浅出，实现了科学性、系统性、实用性、可读性的有机结合，适用于广大中医药临床、教学及研究工作者阅读，尤其是作为中医师临证的必备读物。为此，本人愿向国内外同道推荐，并乐为之序。

中国工程院院士

中国医学科学院药用植物研究所名誉所长

香港浸会大学荣誉博士

肖培根

2022 年 1 月

中医防病治病的主要手段是中药，尤其是根据中医辨证论治及中药药性与七情和合等理论合理、正确地应用中药复方。可见，论中医临床的安全合理用药问题，并非仅仅是掌握单味中药品种真伪和品质优劣的鉴别，以及掌握单味中药的药性、毒性及处理方法，更加需要紧密结合理法方药理论，以及根据患者的体质、疾病及其证候特点，确立因人、因地、因时、因病、因证制宜的处方原则，同时合理地开具处方及给予医嘱。换言之，中医临床安全合理用药原则及方药的确定，是一个仔细权衡用药利弊和评估医疗风险与效益的审慎、周密过程，贯穿在医与药、利与弊、得与失之间的反复连动和斟酌，最终找出一个最适当的治疗方案（包括处方及用药方法等）给予患者。因此，善于临床安全合理用药者，必定知医而识药，知常而达变，且常中有变，变中有法。此书虽以"安全合理用药"命名，实则为中医临床防病治病、遣方用药而著，力求使临证者做到安全、有效、合理用药。

目前，市场上不乏有关中药毒性及安全性的中药学著作，中医临床各科专著也众多，唯这些著作并非以中医临床安全合理用药为出发点，以及采用以医带药、医药结合、药为医设的方法论述中药的安全合理用药问题，或论医，或论药，或重医轻药，或重药轻医，甚至医药脱节，这难免有失偏颇。此书试图克服这一弊端，将医与药紧紧相扣，让临床中医师能够直接参阅书中的有关论述、方法及文献资料为患者开具安全合理的处方，这也是此书的一个重要特点。在内容取舍上，本书既借古汇今，古今资料互参，力求全面完整，又以临床实用为原则，特别是对临床确有疗效的常用有毒或烈性中药予以重点论述；在写作方法上，既力求简明务实，避免冗长论说，又试图深入浅出，知医达理，使读者读之能用，用则有益。

一、本书的篇章结构

本书分为上篇（总论）和下篇（各论）两大部分。

总论分为三章。第一章为绪论，较全面地阐述了中医临床安全合理用药的概念、特征、意义及目的，以及追溯中医临床安全用药的历史沿革，介绍中国内地和香港的有关法规，归纳中药的安全性与中医临床合理用药的基本要素等。第二章从药物因素、医学（用药）因素、机体及环境因素，以及药后调摄等方面阐述了与中医临床安全合理用药的相关因素。第三章从中药作用的基本原理、有毒中药的安全合理用药、各系统病证的用药特点，以及中药药膳、特殊人群、病证用药禁忌、正确书写处方等方面阐述了中医临床安全合理用药的基本原则和方法。

各论为常用中药临床安全合理应用的具体内容，与总论相呼应，使读者既有宏观而全面的理解，又增加具体的用药知识。各论中按功效将各种药物分类，共分为十五章，每章均分四节加以论述。第一节旨在连接中医药基础理论，概述该类药物所治病证的主证、病因病机、兼证、鉴别要点以及治则治法，力求简要而具有针对性，并且特别强调根据中医药理论辨证用药。此外，该节还根据药物的性能特点进行适当的分类介绍，包括结合中药的传统理论和现代的研究资料，论述药物的作用原理。第二节概括了该章药物安全合理用药的共性问题，以及为不同病证、不同兼证、不同人群、不同季节、不同地域患者处方时的安全和合理选药。此外，该节还对该章药物的用量用法、药后调摄、药膳的安全合理应用等也进行了论述。第三节和第四节分别论述了重点和一般药物的安全合理应用，力求理法方药融会贯通，并以安全用药为要务，对有安全隐患的药物给予详细论述，对一般药物则简要论之。

二、本书具体药物的内容编排结构

本书共选药 184 种。选药的重点为有毒，或药性较为峻烈，或临床报道有不良反应，或所含部分化学成分有安全隐患的药物，以及临床常用、方剂中配伍频率较高、有特殊疗效或特殊使用的药物。每章按毒性或峻烈药物、一般药物排序，以突出安全用药的要旨。根据香港地区的法规和实际用药情况，本书论述的仅为中药饮片，对中成药及注射剂则未予收载。

具体药物的阐述按以下内容进行安排，但如某药的某项缺乏，则该项不纳入：

1. 概述　包括药名、来源、图片和应用历史。其中药名使用中文名和拉丁学名，中文名以《中华人民共和国药典》或国家统编教材为准。来源则列出正品药材的来源、拉丁学名及药用部位。药材图片共 96 幅，选择重点药物和部分一般药物。应用历史仅就历代对该药物的安全和合理用药的认识以及用药情况做简要概述，以了解其应用的历史概貌。

2. 作用特点　概述传统中医药理论对其性味、毒性、功效特点的认识，现代研究的结果，以及影响药材疗效的因素，如种植、品种、药用部位、炮制等，以利于中医师根据临床需要选用。

3. 安全合理用药 介绍药物的适应证（药证相符）、禁忌证（重点是病证禁忌和特殊人群的用药禁忌）、用法用量、疗程，以及服药中的注意事项，并总结历代著名医家在用法用量方面的使用经验，以供临床参考。中药有独特的应用方式如配伍、煎服法等，但现在许多方法已不多用，导致中药的疗效和安全性受到影响，本书在此方面亦尽量介绍。

4. 不良反应及处理 概括药物出现不良反应时的临床表现、中毒原理、中毒解救措施和预防措施，并附典型不良反应病例。需要留意的是，许多中药临床不良反应报道仅是个案报道，其毒性并不一定与该中药有关，收录这些报道的主要目的是为广大读者提供参考，临证若遇到类似情况，可便于诊断和治疗。

5. 鉴别用药 对药名或功用相似的药物进行比较，同时对于容易因混淆用药而引起不良反应的药物予以强调。

6. 配伍用药与减毒增效配伍 部分药物项下也收录了具有增效或减毒的著名配方，其中大部分是历代医家临床用药经验的积累。

7. 与西药合用的禁忌 虽然香港特别行政区法规不允许中西药合用，但实际上许多患者存在着中西药并用的现象。而在内地，中西药并用则比较常见，因此也积累了许多经验，对临床安全合理使用中药亦有很好的参考价值，故在部分药物项下予以收录。

8. 配伍禁忌 对于中药配伍应用有禁忌记录者，则予以收载。

三、关于本书中引用的古今病案

古代中医总结临床用药的经验主要来自病案，即通过病案记载用药后的疗效和反应，无论是有利的药效，还是不良反应。其除了在病案中记载自己用药的经验外，有时也收载其他医者用药的药后反应。中药的用药经验，是在长期的医疗实践中，历代无数医家勇于探索、勤于观察所积累的宝贵经验，并参考了现代报道的大量中药临床不良反应的病案。因此，研究中医临床安全合理用药，分析古今名医医案非常重要。

引用病案的目的是为了更加切合临床实际，为临床安全合理应用提供可直接参考的例证。

本书所引用的古今多种文献资料，其中包括大量有关中药应用的医案和病例报道，这些资料大大丰富了本书的内容。首先，我们向被引用资料的作者、病案的原作者和病例的报道者表示衷心的感谢；其次，我们也郑重声明：

第一，本书引用的病例基本未做修改，亦未做验证。

第二，本书引用病例的目的是为了举例说明临床现象（包括个案），不作为医疗纠纷判断的佐证与依据。

第三，随着科学技术的进步和研究的深入，对所引用的资料和病例的分析和认识将得到不断的深化和完善。

随着中医药理论的发展和医疗实践经验的积累，中药学的研究正向纵深方向发展，对中医临床安全合理用药的认识亦将不断修正、补充和完善，因而评价中医临床安全合理用药具有发展性和相对性的特征。本书在中医临床安全合理用药方面所做的尝试，目的是抛砖引玉，唤起更多的研究人员和临床中医师、中药师来关注中医临床的安全合理用药，并积极投身其研究之中，把中医临床安全合理用药水准推上一个新的台阶。

限于笔者的学识水准，本书尚有许多不足之处，欢迎医药界同仁指正，以期进一步改进与完善。

编　者

2022 年 1 月

上篇　总论

下篇　各论

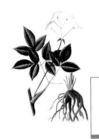

上篇　总论

第一章 绪 论

第一节 中医临床安全合理用药的概念、特征、意义及目的

一、中药的概念

中医防治疾病的主要手段是中药，故讨论中医临床安全合理用药问题首先要明确中药的概念。近年来，有关中药的概念众说纷纭。从中医临床用药角度来看，中药的概念应是在中医药理论指导下认识和使用的药物，这是中药的本质属性。

例如，黄连、麻黄是按中医药理论认识和使用的药物，而不是根据其活性成分的作用而处方。黄连性味苦寒，归胃与大肠经，无毒，具有清热燥湿、泻火解毒的功效，用于治疗湿热、火热、毒邪引起的湿热、火热、热毒诸病证。很显然，对中药黄连的认识和使用是基于中医药理论体系的四气、五味、归经、升降浮沉、毒性、功效，以及中医病因病机、辨证施治等基本理论。黄连素虽然是从黄连中提取的，但对它的认识和使用是基于药理活性，按西医药理论指导和应用的。因此，黄连是中药，黄连素是西药。同理，麻黄是中药，麻黄素是西药。简而言之，中药是以中医药学理论体系的术语表述药物的性能、功效和使用规律，并且在中医药理论指导下应用的药物。

中药有其独特的应用形式，如结合临床的需要和药材性质，加工炮制为"饮片"，以及依据中药的配伍应用、剂型、剂量、煎药、服药等理论和实践，从而达到增效、减毒、安全合理用药的目的。

中医药的基本理论和应用具有悠久的历史，反映了中国历史、哲学、文化、自然资源等方面的若干特点。一方面，中药学理论是中医在长期医疗实践中的总结，即与中医理论和临床的发展密切相关；另一方面，中药学理论是用以阐述中药药性和物质基础、药物对机体影响，以及其应用规律的理论，也是临床中医师认识和使用中药的重要依据，迄今仍指导着中医的用药实践。随着中医药现代研究的发展，其研究成果逐步验证、补充和发展中医药的理论和实践，成为指导现代中药临床应用的参考依据。

二、中医临床安全合理用药的概念

中药的合理用药，主要是指系统地运用中医药学的知识和理论，指导临床安全、有效、适当、经济地使用中药。其核心是中药治疗的安全性和有效性，即最大限度地发挥治疗功效并且防止毒副反应的发生。中药的合理用药，要以确保临床用药安全有效为前提，阐述中药药性理论，探讨中药临床安全有效的应用原则和方法。因此，它对于提高

中医药临床疗效、减少不良反应发生等都具有重要的意义。

中医临床安全合理用药属于临床中药学的范畴，是临床中药学的核心内容之一。只要合理应用中药，绝大部分是安全和有效的。有部分毒性的中药，或者即使是药性平和的中药，若违反了用药原则，也有可能产生不安全的结果。《礼记·曲礼》曰："医不三世，不服其药。"可见古人治病十分重视对医生的选择，要求医生有丰富的医药知识和用药经验。清代医家徐大椿著《医学源流论》指出"而毒药则以之攻邪，故虽甘草、人参，误用致害，皆毒药之类也"，强调了合理用药的重要性。简而言之，知医识药、药为医用、医药结合，是中医临床安全合理用药的重要保证。

此外，中医的合理用药，还必须符合法律法规。由于某些药物的特殊属性，非法使用中药的现象越来越多，如在竞技性体育活动中滥用麻黄、马钱子等作为兴奋剂，中药罂粟壳被作为麻醉药品和精神药品服食以致成瘾等。这些违法行为也是造成中药安全性问题的重要因素，必须依法坚决禁止和严惩。

三、中医临床安全合理用药的特征

中医药理论的发展和医疗实践的应用，是一个不断修正、补充和完善的过程，因而评价中医临床安全合理用药，具有发展性和相对性的特征。

（一）发展性

中医临床评价中药选用和药物治疗过程是否合理，主要的依据是彼时医药从业人士所掌握的中药知识、理论，以及对疾病的认识，即要与所处时代的医药学水平相符。因此，不同时期中药合理应用的衡量标准是不同的。随着人类对疾病和药物认识的深化，以及中医药学理论的不断丰富，合理用药的标准会日益完善和提高。

如历史上中医对寒温认识的变化，对寒凉药和温热药的使用产生了巨大影响。在医圣张仲景的汉代和以后的唐宋时代，遵从张仲景善用温热药，众家并无异议。但是，随着疾病谱的变化和医疗实践的深入，金元四大家倡导革新，认为"古方今病不相能也"，大胆创立新学说和新疗法，对药物的合理应用也提高到一个新的阶段。如刘河间善用寒凉药；朱丹溪认为人体"阳常有余，阴常不足"，批评过用温热药物之伤阴之弊，主张用甘寒药物滋阴。至明清温病学说的创立，寒凉药的合理用药发生了根本性的变化。

（二）相对性

衡量某种药物的临床应用是否合理，要将其处方用药方案与其他供选的药物治疗方案，以及非药物治疗方案进行比较。事实上，有效性和安全性的评价标准是相对的，即某种药物的安全性、有效性、经济性乃至适当性都只能是在彼时的条件下，相对于其他药物的治疗方案或疗法而言的。

中医用药还必须遵循因时、因地、因人制宜的原则，如在北方寒冷地区的感冒，用较大剂量的麻黄发汗被认为是合理的，而在南方温热地区则可能被认为是不合理的。

就中药与西药的安全性和有效性相比较而言，并没有绝对的标准，只能说相对于西药而言，中药在某些方面，如耐药性和不良反应较少，但并不等于中药绝对安全。

对中药的毒性和不良反应的认识也是相对的，如《本草纲目》认为无毒的马钱子，后世已证明其有较强的毒性。

此外，中药的安全性与其在复方中的配伍方法、用药剂量、煎煮及服用方法密切相关，故不能仅仅根据现代对单味中药的化学成分分析和药理、毒理研究结果来评价中药的临床应用是否安全。此外，现代对中药的化学成分、药效、毒理等研究成果，也对中医临床的安全合理用药具有重要参考价值。

四、中医临床安全合理用药的意义与目的

古今中医历来重视临床安全合理用药，即达知医识药的目的，但是现在也存在着严重的医药分离现象。临床中药学的产生，以及中医临床安全合理用药的提出，是中医药发展的需要。目前，一些临床中医师对中药知识的了解不够全面，不按照中医理法方药理论处方，导致临床不合理或不安全用药，包括中药的不合理配伍、中西药的不合理联用，以及中药新剂型开发欠合理等，这些是导致中药不良反应甚至中毒事件发生的主要原因。

随着现代中医药的国际化，对临床安全合理应用中药提出了更高的要求，中医和中药的协同发展成为今后中医药发展的必然趋势。仅有一个优良的中药饮片或制剂或研究出某些有效成分是远远不够的，中药复方的安全合理应用更为重要，要充分发挥中医药的医疗价值和作用。

临床中药学是在适应中医临床工作的需要，在中医学和中药学的互相渗透中不断发展起来的。随着中医药学在全世界的广泛传播与应用，开展具有中医药特色的中医临床药物应用——安全合理用药的工作势在必行，其意义无比深远。如何在中医药理论的指导下，在历代医家丰富的临床用药经验的基础上，结合现代医药学的研究方法，以及现代临床中药的应用理论与方法，使其发挥安全、有效、合理地防治疾病的作用，是临床中药学研究的目的。本书力求做一探索，即以医药结合的方法探讨中药的合理应用，将古代本草著作等文献进行发掘整理，将历代和现代医家的经验进行总结，将现代的研究成果融会贯通地应用到临床用药中去，以期抛砖引玉，唤起更多临床医师和科研人员关注中医临床的安全合理用药，并积极投身其研究之中，把中医临床安全合理用药水平推上新的台阶。

第二节　中医临床安全合理用药的历史沿革

中医临床安全合理用药经历了漫长的发展过程，首先必须积累一定的药学知识和用药经验，历代不断补偏救弊，逐步形成了中医合理安全用药的理论。近现代随着西医药的传入，中医药现代化和国际化以及中医临床安全合理用药面临新的挑战，而现代研究又为其提供了新的内容及方法。

中医安全合理用药的发展，与中医的学术流派密切相关。中医用药有较强的地域

性，如北方的张仲景多用温热药，金元至明清南方寒凉派的医家善用寒凉药，清末至今，云南、四川等地的火神派医家则善用附子。

古代中医总结临床用药的经验主要来自病案，即通过病案记载用药后疗效和反应，包括有利的药效以及不良反应。古代医家不仅在病案中记载自己用药的经验，而且有时也记载其他医者用药的药后反应。在长期的医疗实践中，无数医家勤于实践和观察，积累了许多宝贵的用药经验。因此，研究中医临床安全合理用药，分析古今名医医案非常重要。

追溯中医临床安全用药的源流，可以看出现代的许多安全合理用药的理念，在漫长的中医用药历史中已有了雏形。

一、中医临床用药知识的起源和积累（远古至公元前 221 年）

（一）药物知识的起源

远古时期，神农为了"令民知所避就"，减少"疾病毒伤之害"，而"尝百草之滋味、水泉之甘苦，当此之时，一日而遇七十毒"，以及伏羲"尝百味药"等传说，生动地反映了古人认识药物的艰辛历程。可见，在当时根本谈不上用药安全。

秦以前已经发现了众多药物，而且对药物的性味功效已有了初步的认识。在先秦时期的古代文献中，记载了某些药物的形态、产地、用法、用量、炮制、配伍、禁忌等内容，可以认为是临床用药知识的起源。例如《山海经》记载一药治一病，但也有一药兼治数病，或数药同治一病者。《管子》《离骚》等记载了大量芳香药物。农学著作《任地》《辨土》《审时》等，记载了部分药用植物的栽培与采收方法等。

（二）药事管理制度的创立

夏、商、西周时期，药物知识不断丰富，人们还发现了一批作用较专、效果较明显的药物，并开始应用动物、植物、矿物药治疗疾病。西周开始建立专门的药事管理制度，由"医师"掌管药事，故《周礼·天官·宰下》曰"聚毒药以共医事"。此处所称之"毒药"，可以理解为所有药物的总称，其中包括了容易中毒的药物，以及相应的解毒之药。

（三）伊尹制汤液和酒在医药上的应用

汤液应用于医药，并且采用多种配伍用药，是治疗学上的巨大进步。汤剂药物，用药品种多，变化多，药物间相互作用，或可促进吸收，使药物的功能得到了充分的发挥，或可减低药物的毒副作用。汤剂，至今仍是中药最常见的用药形式，也是中医个体化治疗的主要方式，即能根据患者的个体差异、病情的不同，辨证组方，灵活加减。汤液的创制，标志着方剂的诞生。酒应用于医药，扩大了用药范围，同时酒又是很好的有机溶剂，能增加饮片有效成分的溶出，增强药物的功效。

（四）《五十二病方》

《五十二病方》为记载临床治疗的方书，每一种药物具有多种治病功效。书中记载了五十二种病的症状与治疗方药，其中以外科、皮肤科为主；同时，已记载丸、汤、饮、散等内服剂型和敷、浴、蒸、熨等外用剂型。

二、中医临床安全合理用药基础理论的创立（秦汉——公元前 221—公元 220 年）

秦汉时期，《黄帝内经》《神农本草经》《伤寒杂病论》的诞生，表明经过漫长的积累，已将药物的零散记述加以整理、分类，升华为理论体系，建立起中国的药物学和临床治疗学，其中蕴含着中医临床安全合理用药的思想、原则和方法。

（一）《黄帝内经》

1. 奠定了以中医理论指导临床合理用药的理论基础 《黄帝内经》中阴阳五行、气血津液、脏腑、经络等理论的构建，为中药学和方剂学奠定了坚实的基础；病因病机学说，望、闻、问、切的诊断方法是准确使用中药和方剂的先决条件；标本缓急、正治反治等治则，是处方用药的指南；君臣佐使的方剂配伍理论，药物气味七情和合理论，大、小、缓、急、奇、偶、复七种组方类型等，是中药方剂配伍的重要基本原则。

2. 药物的治疗作用和副作用的相对性 《素问·脏气法时论》云："肝欲散，急食辛以散之，用辛补之，酸泻之。""肺欲收，急食酸以收之，用酸补之，辛泻之。"该理论立足于五脏的生理、病理特点以及五味的基本作用，包含着用药理论，即药物的治疗作用与副作用是相对的，药能对证即起治疗作用（补），反之则为副作用（泻）。这种相对性与药物的使用目的直接相关，在一定条件下可相互转化，提示临床用药应尽量发挥其治疗作用，避免其副作用。这就是所谓"病随五味所宜"的实质。金元医家将其发展，概括成为五脏苦欲补泻理论。

3. 方药的应用及服用方法 《素问·脏气法时论》《素问·至真要大论》等中所论的五运六气学说，提出了时辰药理、时辰服药的理论，如按病位的不同选择服药时间："病在胸膈以上者，先食后服药；病在心腹以下者，先服药而后食。病在四肢血脉者，宜空腹而在旦；病在骨髓者，宜饱满而在夜。"这种服药理论的科学内涵值得研究。

《黄帝内经》根据药物的峻烈程度分为大毒、常毒、小毒、无毒四级，已认识到药物作用的两重性，有毒药物要严格控制，无毒药物也不能尽剂，防止因药物久用伤及正气或有毒药物积蓄于体内。

对普通的食物和药物，《黄帝内经》认为不能过度应用，如《素问·至真要大论》云："五味入胃……久而增气，物化之常也。气增而久，夭之由也。"说明五味各有其亲和作用，服之能令脏气强盛，这是事物生化的必然规律，但偏嗜某一味而令脏气偏盛，轻则为病，甚则夭折。

（二）《神农本草经》

1. 提出了中医临床安全合理用药的基本原则 现存最早的中药学专著《神农本草经》，孕育了中药临床用药的基本理论和方法，包括四性、五味、有毒无毒及随证的用药原则；中药的临床应用、使用注意以及药物配伍及其禁忌等有关内容。此外，该书对药物剂型的选择、服药法及药物的产地、采集等内容也有具体的论述。本书对所记载的 365 种药物，按其功用、作用强度及安全度粗略地分为上、中、下品三类，明确提出了药物"有毒""无毒"的概念，并对三品药与毒性的关系进行了论述："上药……无毒，多服、久服不伤人……中药无毒有毒，斟酌其宜……下药……多毒，不可久服。"其指出了有毒药物不可久服的基本原则，但由于历史条件的限制，古人对药物的有害性认识有限，错误地认为上药"多服久服不伤人"。

2. 明确界定药物的功效和主治病证 《神农本草经》所记载的药物大多是临床常用而且有效的药物，如常山截疟、黄连治痢、麻黄平喘、附子止痛、当归调经、阿胶止血等。这是最早的系统论述和界定药物功效及主治病证的药学专著，成为中药学的经典著作。

3. 提出中药的采收和辨别方法，以及剂型和用药时机 为确保药物质量，本书提出应注意药物的产地、采集时间、方法和辨别真伪陈新。对药物剂型，其云"药性有宜丸者，宜散者，宜水煮者，宜酒渍者，宜膏煎者，亦有一物兼宜者，亦有不可入汤酒者"；服药时间须因病而异，即按病位所在，确定在食前、食后或早晨、睡前服药。

《神农本草经·序录》也提出要把握用药时机，发挥药物的预防作用，曰："欲疗病，先察其原，先候病机。五脏未虚，六腑未竭，血脉未乱，精神未散，服药必活。若病已成，可得半愈。病势已过，命将难全。"

在使用有毒药物的用量及用法方面，《神农本草经·序录》提出了"若用毒药疗病，先起如黍粟，病去即止，不去倍之，不去十之，取去为度"的给药方法，即使用毒药从小量开始，随病情发展而递增，若病情好转，当及时停药，以"取去为度"。这对后世临证合理用药具有重要的指导作用。

4. 注明中药可"堕胎" 如《神农本草经》记载水银、牛膝、瞿麦、䕡茹、地胆、石蚕 6 种药物可"堕胎"，但并没有妊娠禁忌等类似提法。

（三）《伤寒杂病论》

《伤寒杂病论》不仅奠定了中医临床辨证论治体系的理论基础，将理法方药融为一体，而且初步确立了中医临床合理用药的基本原则和规范，使《神农本草经》中所载药物的功用、配伍用药原则得以应用和发展，标志着以药物疗法为主体的中医临床治疗体系基本形成。

1. 创立六经辨证临床诊疗体系，使理法方药统一 《伤寒论》通过六经辨证，将药物疗法与中医理论及诊断学方法结合在一起，使中药药物疗法摆脱了单纯的经验性方式，使中医学形成了理法方药统一的辨证论治临床诊疗体系。张仲景在方剂学方面，方中蕴法，配伍严谨，故《伤寒论》被誉为"方书之祖"。

此外，仲景也十分注重药量的增减，甚至通过药量的增减而改变方剂的功效主治。典型的例子如四逆汤和通脉四逆汤，由附子一枚改为附子一枚（大者），干姜由一两五钱改为三两，功效由回阳救逆改为回阳通脉，主治由阳衰阴盛证改为阴盛格阳证。

2. **倡"方证对应"论治方法** 《伤寒论》中每一病证与每一汤方直接对应，形成证用方名、方因证立、方证一体的内在联系。《伤寒论》中的 112 方，其中相当一部分汤方均有详细的主治证候记述，而这些汤方又是以主药的主治证命名的，如桂枝汤、麻黄汤、小柴胡汤等。如对于少阳病邪居半表半里，出现口苦、咽干、目眩、往来寒热、胸胁苦满、默默不欲饮食、心烦喜呕等半表半里的证候，张仲景立小柴胡汤一方，用以和解少阳之邪，是为少阳病证的正治之法。本方的使用，不必悉具以上诸证，只需察其邪在表里之间所引起的疾患，即可应用本方。张仲景所言之"有柴胡证，但见一证便是，不必悉具"，正是此意。

3. **剂型丰富，煎服有法，倡导用药规范** 仲景倡导严格的煎服法度，注重煎服法与疗效的关系，并且强调定量的概念，包括合理停药、逐步加量法等，以保障用药的安全性。此外，书中亦十分注重药后调摄等医嘱。

4. **善用有毒药物，注重有毒药物的减毒、防毒方法** 张仲景《伤寒杂病论》尤其善用附子、乌头等有毒药物组成配方，用于治疗危重急症、寒痹顽痹、阳虚体衰等病证，并且采用配伍用药和配煎久煎等方法以减毒。如《金匮要略》用乌头，乌头汤、乌头煎方、乌头桂枝汤等均有配蜜反复久煎以减毒。具体方法如乌头或以蜜煎，或先以水久煎后，加蜜中煎之；蜜煎时需令蜜减半，则需久煎方得。此外，乌头汤中配白芍、甘草同用，亦能缓乌头之烈性。

三、本草学的创新和发展，以及中药炮制学的形成（三国两晋南北朝——公元 220—581 年）

魏晋南北朝本草学的发展与创新均表明，这是一个医药并举、创新发展的时代。

（一）《吴普本草》

该书增加了药用植物生态、形态、采集时间、加工炮制、配伍、宜忌等内容，并且尤为注重对药物毒性的阐述，重视道地药材；在配伍宜忌方面，具体论述了配伍相须、相使、相畏、相恶、相杀等内容。

（二）《名医别录》

本书增加了药物品种，记述的内容也比较广泛，尤其在药物名称、性味、毒性、主治，以及药物的产地、性状、用法等方面论述较详细。本书对药物性味、主治功效的论述更切合临床实际，其收载的药物大部分疗效可靠，如百部止咳，半夏止呕，槟榔杀虫，大蓟、小蓟止血等。

（三）《本草经集注》

本书增补了许多药物的采收、鉴别、炮制和配制方法，以及诸病通用药等，对临床安全合理用药具有重要的参考价值。尤其是诸病通用药按所治 80 余类病证列举药物，对药物按功效分类有重要影响，方便临床选药。《本草经集注·序录·诸病通用药》中专设堕胎药项，收载堕胎药 41 种。

该书倡导不同药物宜使用不同剂型，有利于药效的发挥和安全用药。

（四）《雷公炮炙论》

本书创立了增效减毒的炮制方法，使中药炮制学从本草学中分化出来，成为专门的学科。该书增加了炮制方法，对辅料更加讲究，奠定了后世中药炮制学的基础，对中药增效减毒的原理研究亦将起到重要作用。

四、首次由国家组织编撰药典性质著作（隋唐五代——公元 581—960 年）

唐代医家对药性功用的认定十分审慎，并认识到许多食物和药物的特殊疗效，另外也重视药物的产地，道地药材的概念开始形成。

（一）《新修本草》

《新修本草》是第一次由国家组织编撰的药典性质著作。该书在充分收集文献资料的基础上，进行全国大规模的药物普查，并且本着实事求是的原则考察药物的功效，汇编成册，然后由政府于唐显庆四年（公元 659 年）颁行全国，使临床用药更具有规范性。

（二）《本草拾遗》

陈藏器著《本草拾遗》，将药物按功效分为宣、通、补、泄、轻、重、滑、涩、燥、湿十剂，比《神农本草经》的三品分类更为合理，为后世按药物功效进行分类提供了适当的方法。

此外，唐代甄权的《药性论》首创配伍禁忌。《蜀本草》首次记载了十八反。五代韩保升著《蜀本草》（一名《重广英公本草》），统计了本草中七情畏恶的药物。唐代书的特点是注重实用，推崇简便廉的实用方剂而略于理论。如孙思邈的《备急千金要方》多用于治疗突发急症，而论述简要，孙思邈也善用有毒动物药治疗难治病证。《小品方》《刘涓子鬼遗方》等均具有简、便、廉、效的特点。《产经》则列举了 82 种妊娠期间禁忌服用的药物。

五、方剂学空前发展，并由国家管理成药应用（宋代——公元 960—1279 年）

宋代为方剂学的全面发展阶段，方书编撰的规模是前所未有的，大型方书如《太平圣惠方》《圣济总录》，由博返约、简要而约的小型方书如《普济本事方》《济生方》，专科方书如《小儿药证直诀》《妇人良方大全》，方论专著如《伤寒明理论》等。

（一）《太平惠民和剂局方》（简称《局方》）

本书为官修方书，是第一部由政府编制的成药药典，书中除详列各方之组成、功效、主治外，亦详述药物的炮制和制剂等，其用药多辛温香燥。此书既是配方手册，又是用药指南，应用方便，也易于普及。此外，书中列有185种需炮制的药物，通过炮制以减毒增效。

（二）国家管理医药

宋代医药主要由官方管理，设有北宋熟药所、和剂局等，并设有药品标准，使成药特别发达。宋代以后丸药与散药多用以代替汤剂。

宋代大量香料输入中国，使香燥温热类药的应用增加，如《太平圣惠方》《圣济总录》《局方》等均有大量的香窜燥烈药物。许多新创方剂，如苏合香丸等，亦含有辛温开窍药，用于拯救危急之证，若用之得当，可以起死回生。

但在宋金时期，部分医家僵化地按照《局方》治病，有失辨证论治之精神，导致某些成药被滥用，特别是滥用温燥药；同时患者也可自行购药服用，特别是一些人喜温而恶寒，喜补而恶泻，在中医用药历史上产生了一定的影响。

（三）对有毒药物的新认识

1.《圣济总录》《圣济总录·杂疗门》专列"中药毒"一项，其中不仅包括金石药中毒，亦载录其他药如乌头、附子、巴豆、甘遂、大戟、藜芦、蜀椒、半夏、杏仁等所引起的中毒以及解毒方药。

2.《洗冤集录》 世界上第一部法医学专著《洗冤集录》，总结了中药中毒的诊断方法，如"砒霜野葛者，得一伏时，遍身发小疮作青黑色，眼睛耸出……腹肚膨胀……指甲青黑"，"验服毒（砒霜）用银钗"。

3.《本草别说》 在宋代以前，本草著作及方书对细辛的用量与其他中药一样，并无任何限制，应用汤剂更是如此。宋代名医陈承根据其临床经验，首次对细辛末的内服剂量提出了限制。

（四）《本草衍义》

宋代寇宗奭《本草衍义》特别重视药材的品种鉴定及特殊人群合理用药。其内容涉及医药学理论及单味药的名称考定、鉴别、炮制、运用等，并对一般常用药的性味、功效和临床效验进行了补充，尤其是对一些与临床效用相关的品种进行了鉴定。在合理用药方法上，其强调要按年龄老少、体质强弱、疾病新久厘定药量等。

（五）妊娠用药禁忌歌诀

宋代以来，文献中出现了以妊娠禁忌为内容的歌诀，如南宋朱端章《卫生家宝产科备要》中的产前禁忌药物歌，陈自明《妇人大全良方》和许洪《指南总论》中的歌诀等。后世许多妊娠禁忌歌诀多以此为基础。

六、诸子蜂起，矫正时弊，创立新说，推动中医临床安全合理用药（金元——公元 1115—1368 年）

宋代及以前多注重于对药性与功效的阐述和积累，金元医家则以《黄帝内经》气味、阴阳、升降浮沉等理论为指导，研究中药药性理论，使中药学药性理论得以完善。当今的中医临床用药理论，乃是继承宋金元各代医家药学理论与经验，并使之得到发展的产物。

以四大医家为代表的金元医家，针对宋代成药滥用之时弊，创立新说、推崇新方，也为中药安全合理用药提供了经验。从某种意义上讲，金元医家的革新精神，认为"古方今病不相能"，创立的新学说，矫正时弊，使中医临床用药向更安全、更合理的方向发展。此外金元时期十八反、十九畏歌诀的出现，表明金元医家重视药物之间的相互作用和配伍禁忌，并且力求普及和推广应用。

（一）寒凉派刘完素

刘完素著《素问药注》《本草论》，针对北宋以来医家滥用辛温刚燥药方之时弊，结合自己的临床经验，提出"火热论"，主张应用寒凉药，其处方多用大黄、知母、栀子、竹叶等。

（二）滋阴派朱丹溪

元代朱丹溪著《局方发挥》，肯定《局方》中成药的方便实用，但批评《局方》有造成刻舟求剑、按图索骥、滥用香燥热药之害。朱丹溪所倡之"相火论""阳有余阴不足论"，矫正时弊，善用滋阴药，使临床处方用药更趋合理。

（三）攻下派张从正

金代张从正著《儒门事亲》，列专论《补论》及《推原补法利害非轻说》，力纠时弊，强调"治病当论药攻"，首次提出"药邪"一说，将药邪作为病邪之一，可以认为是现代的药源性疾病。张从正创立攻邪论，发展了泻下药的临床用药。

（四）补土派李东垣

元代李东垣著《脾胃论》《内外伤辨惑论》，列《药类法象》专论。李东垣处于战乱时期，民众流离失所，精神紧张，多致脾胃虚弱。其用药注重后天之本脾胃，重视"补脾升阳"，创立了甘温除热法和升阳散火法。其用药偏重人参、白术、黄芪、升麻诸药的配伍，对后世的用药产生了很大影响。

李东垣特别重视合理用药，专列《君臣佐使法》《分经随病制方》《用药宜禁论》《脾胃虚弱随时为病随病制方》《随时加减用药法》《脾胃虚不可妄用吐药论》《调理脾胃治验治法用药若不明升降浮沉差互反损论》《脾胃将理法》，系统论述了有关脾胃病的安全合理用药及药后调摄。

（五）易水学派张元素

金代易水学派代表张元素著《珍珠囊》《医学启源》。他总结药物功效，阐发药性理论；强调脏腑辨证，脏腑苦欲补泻，即相同性味的药，依五脏的不同生理病理状态，而起到不同的作用，或补或泻；制"脏腑标本寒热虚实用药式"，根据脏腑的生理病理特点和药物的性能合理选药，注重理、法、方、药的统一。

（六）易水学派罗天益

元末罗天益著《卫生宝鉴》，设专论《药误永鉴》，详尽地论述了用药失误之弊端。罗氏强调"无病服药"损伤正气，"用药无据反为气贼"论，并以临证病案为例，告诫医者论病施治必须详审脉证，据病用药，不得妄施。此外，《泻火伤胃》《妄投药戒》《戒妄下》《轻易服药戒》等篇，丰富了"药邪"理论。

从中医临床安全用药的源流出发，可以看到"副作用"一词虽不见于历代药书，但已有认识到中药有治病防病作用和不良作用，金元医家对药物"苦欲补泻"的阐发，即是根据脏腑的生理病理特点，为脏腑所喜的药物作用为"补"（治疗作用，调整脏腑的功能活动）；使脏腑所苦，为脏腑所恶的作用为"泻"（其中包括了副作用）。

七、医药巨著面世，中医临床安全合理用药体系基本形成（明——公元 1368—1644 年）

（一）《本草纲目》

1. 对用药原理的阐述　李时珍《本草纲目》汇集了明以前的诸家论述，结合自己的经验和观点，详细阐述了药物气味阴阳、五味宜忌、五味偏盛、归经、升降浮沉等对机体疾病的作用，而且阐述了药物的形状、颜色、质地、生长、习性等与药物疗效的关系，对指导临床准确用药，以及药物研究、拓展用药思路发挥了重要作用，堪称 16 世纪的中药药理学。

2. 关于药物毒性的分级与中毒　李时珍明确地将有毒无毒药物区别开来，书中所收载的 1892 种药物中，标明有毒的药物共 312 种，标注毒性的药物有"大毒""有毒""小毒""微毒" 4 类；由于草部药物繁多且品种复杂，书中将毒草类专门列出，集成 1 卷，共 47 种；记载误药与中毒案例 10 余宗，分为"有毒之毒""无毒之毒"和"合用之毒"。

书中对药物毒性的记载和描述，超越先前所有的本草学著作，迄今仍有很高的研究与应用价值，且药物毒性的分类方法沿用至今。

（二）《神农本草经疏》

明末缪希雍著《神农本草经疏》，强调临床医师应具有丰富的药学知识，曰："凡为医师，必先识药。"缪氏在其自序中阐述其著作宗旨云："读之者宜因疏以通经，因经以契往，俾炎黄之旨，晦而复明，药物之生，利而罔害，乃予述疏义也。"[1]

书中设药学专论33篇，阐述临床用药原则，提出著名的治吐血三要，即宜降气不宜降火，宜行血不宜止血，宜补肝不宜伐肝[2]。各药分三项："疏"，阐发药性功治之理；"主治参互"，列述配伍及实用方；"简误"，提示用药易混误之处，备注用药容易引起的误差之处，以防过错。可以说本书开创了临床安全合理用药的先河，对中药学的发展具有重要历史贡献。

其诸家用药经验和药论大大丰富了临床用药的内容，如人参、黄芪固然为上药，但若违背其性能之宜，则偏重之害。故对一药之用，需知其长短、兼明利弊，才能知药善用，提高疗效，否则不仅收不到疗效，还可能出现毒副作用。全书重在阐述临床用药之理，结合作者丰富的用药经验，力求精博与实用，堪称医药结合之典范，对明末以后中医临床药学的发展产生了巨大影响，是明代学术价值仅次于《本草纲目》的一部临床药学专著。

（三）《景岳全书》

金元医家刘完素的火热论和朱丹溪的阳有余阴不足论，对纠正宋元时期滥用温燥辛热药起到了补遗纠偏的作用，但又导致了不注意因时因地因人而异，忽视辨证用药，滥用苦寒之剂的新的用药时弊，正如张景岳所述"宁受寒凉而死，不愿温补而生"，即从一个极端走向了另一个极端。明代临床医药学家王纶、张景岳、孙一奎、赵献可等，均对滥用寒凉药的时弊予以抨击，以致于在明代产生了"寒温之辩"，而以薛己、孙一奎、赵献可、张景岳等为代表的温补学派，注重温补肾阳，为中医学肾阴、肾阳、命门学说的发展做出了贡献。

张景岳著《景岳全书》，列《本草正》专论，主张阳非有余、阴常不足，倡阴阳双补，如右归丸、左归丸等，也使附子、肉桂、人参等温补药得到了广泛应用。张景岳就古方、新方列"补、和、攻、散、寒、热、固、因"八阵，借此分类论述药物的功用。

（四）《本草品汇精要》

刘文泰等撰辑的《本草品汇精要》吸收了金元时期的药性理论，在"味、性气、行、臭"等项中收载，使药性理论得到了一次较全面的总结，使之更趋系统化和条理化。尤其是该书将"气臭"理论首次应用于临床，即将药物的升降、厚薄、阴阳归为"气"，将腥、香臭、臊、枯（另有膻、焦）归为"臭"，根据药物气味、阴阳等性质及功效确定"气臭"的方法。其还从各家本草学著作记载的纷繁复杂的医疗应用中概括提炼出中药的"主""治"两项，使药物的功效显而易明，非常实用。因该著作当时未刊发，在中医药历史上未产生影响。该书现代由曹晖校注出版，从中药的发展史来看，本书应受到重视。[3]

八、临床安全合理用药由博返约，注重实用（清——公元 1644—1911 年）

明代以前的本草，偏重于收录妊娠用药禁忌、配伍禁忌和食忌，而涉及面最广的"病证用药禁忌"却长期缺乏应有的记载。有关病证用药禁忌的思想，历代医药文献不乏，但多以五脏苦欲补泻等形式表述，一直未能结合具体药物进行论述，又容易与虚实补泻相混淆，故对临床用药方面的实际指导意义有限。明代本草已有部分增补药物的病证禁忌，但为数不多。至清代，本草研究趋于由博返约[4]，本草著作也更注重临床实用，其论述简明扼要，"禁忌"项成为新增的必备项目，如《本草备要》《本草求真》《要药分剂》等，尤其是《要药分剂》，明确设立"禁忌"一项，沿用至今。

历明至清，出现了《本草征要》《本草通玄》《本草求真》《本草集要》等本草学临床专著，从药物功用分类、理论探讨、功效分析、用药要旨等方面，与临床实践紧密结合，不断正误创新，使中药的应用规范有据。

（一）《本草害利》

清代凌奂以其师吴芹（古年）所撰之《本草分队》为基础，集诸家本草学之药论，补入药物有害于疾之内容，更名为《本草害利》。《本草害利》是以讨论药物禁忌为主要内容的专题本草论著。

作者熟识药性，辨证精当，客观地认识药物的"害"（不良作用）与"利"（治疗作用）。他认为："凡药有利必有害，但知其利，不知其害，如冲锋于前，不顾其后也……遂集各家本草，补入药之害于病者，逐一加注，更曰《本草害利》。欲求时下同道，知药利必有害，断不可粗知大略，辨证不明，信手下笔，枉折人命。"为此，他搜集古今名医关于药邪的论述及名医经验，总结了 20 余年的丰富临床实践经验，选用常用药物，删繁就简，先陈其害，后叙其利，概括了药物本身性能之害、使用不当之害、炮制不当之害和采收不当之害四个方面，侧重于阐述辨证不当引起的药害，对病证用药禁忌所论详细，强调应根据病证辨证用药，趋利避害。这对于合理用药，防止用药偏差，减少"药害"具有现实的指导意义。

书中还详述药物的出产、形状、炮制方法等。但是该书也有缺陷，如只定性未定量，未能论及用药剂量问题；对药害引起的临床表现及其防治论述不够，对药物配伍所致的药害等也论述较少。

（二）《医林改错》

王清任著《医林改错》，临证处方尤其重视气血理论，发展了瘀血学说，擅长活血化瘀药的应用，其所创立的活血化瘀方剂至今仍有效地应用于临床。书中重点论述补气、理气与活血药的配伍使用，并且善于通过变化药量的方法达到不同的治疗目的。

（三）温病学家对寒凉药的应用

明末清初温补用药的盛行势必又产生另一种偏向，即滥用温补的时弊，因而在医药界产生了批判温补之弊的争鸣，如徐灵胎、何梦瑶、陈修园等。明清时期温病学家大量使用清热药治疗温热病，发展了辛凉解表、清热解毒、平肝息风、清热凉血、开窍醒神、凉血祛瘀等治法及方药，促进了寒凉药的使用和温病学说的形成。

（四）《医学心悟》

清代名医程国彭著《医学心悟》，首卷即列《医中百误歌》，对不合理用药的相关因素，以及医家、病家、药家三方面进行了精辟的论述；并创《医门八法》，对临床治疗八法的合理应用进行了详尽的论述。

（五）方药共荣

清代的临床中药学、方剂学发展表现为方药共荣、由博返约，医家的用药与其医学思想的联系更为密切。其方论专著有《医方考》《医方集解》《删补名医方论》等；并按功效进行方剂的分类，如《医方集解》等；重视验方的采集与整理，如鲍相璈《验方新编》专收药少价廉、方便易行的验方。

九、中西医药并存，注重传统中医药与西医药理论与方法的汇通（民国——公元 1912—1949 年 9 月）

（一）《经方实验录》

民国时期著名中医曹颖甫在医学实践和治学上一丝不苟，临证用药始终保持科学的态度和实事求是的精神。

在曹氏所处的时代，许多医者为了免于重剂失手而承担责任，往往处以轻剂。曹氏在临证中不考虑个人得失，以病家性命为重，辨证施治，遂遵张仲景之法，常以逐渐加量试探以取实效，故其著作取名《经方实验录》。曹氏习医时，为了掌握第一手资料，曾亲自尝药，如亲尝附子，致全身麻痹，曾用皂荚丸治愈自己的支饮病。曹氏在应用经方峻剂方面积累了丰富的经验，使用峻剂，每获良效，如用十枣汤治支饮（胸膜炎）。

对于治疗用药失误的病例，曹氏亦如实记录，以示后人。如在《经方实验录》中记载用抵当汤治疗周女子血瘀案中，曹氏初以大黄䗪虫丸，嘱每服 10g，日 3 次，估测 1 个月可愈；而未复诊，估计已愈。3 个月后，周女子病情恶化，曹氏"闻而骇然，深悔前药之误"，后以抵当汤及补剂收功。[5]

（二）《医学衷中参西录》

1. 倡导中西药并用 张锡纯不仅以中医理论为主体阐发医理，而且试图沟通中西医药理论，名曰"医学衷中参西"。他充分认识到西医药的先进性，但他"参西而不背中"，力图用中医药理论来分析应用西药，如试图用中药四气五味理论将西药作用加以归纳，推崇以中西药并用治疗疾病。

张锡纯临证治疗，认为中药西药互相不应抵牾，而需相济为用。他分析当时所用中西药之作用原理曰："西医用药在局部，是重在病之标也；中医用药求原因，是重在病之本也。"

张锡纯堪称中西药并用的先驱，认为中西药同用可取长补短，提高疗效。如在阿司匹林与麻黄汤同用，氨基比林与中药地黄、玄参诸药并用时，张锡纯认为西药治其标，中药治其本，标本并治，奏效必速也。

张锡纯还倡导西药中用，试用中医理论分析西药的性能、功效，用中医药理论术语来表达西药的功效与主治，并将西药与中药一起纳入中医辨证论治理论范畴进行应用，如应用阿司匹林结合健脾滋阴中药治疗肺结核。

张锡纯是位临床大家，勇于探索，不务空谈，其西药中药化的想法在今天仍有其实用与研究价值。今之中药专家岳凤先等对"中药西药化"有所研究，张锡纯的中西药联用等临床思维更是尚待开发。

2. 注重对病情与药性互动的观察，总结临床用药经验 张锡纯在其长期的医疗实践中，注重临床经验的总结，对每个患者的诊治力求有病案记录，虽然用西医病名，但绝大部分是用纯中药治疗，治疗力求疗效。他留下来的病案，实际上就是他对中药药性研究的实践报告。他精心处方用药，仔细嘱咐煎药、服药等方法，并将经验传授与人；他还记载其他医生用药后的反应，以供临床安全合理用药参考。

（三）中药研究方法的新发展

随着西方药学知识和近代科学技术在民国时期的迅速传播和发展，传统的中药研究方法开始革新，以中药为主要研究对象的药用动物学、药用植物学、生药学、中药鉴定学、中药药理学等新学科逐渐开始形成，中药的生药、药理、化学分析、有效成分提取及临床研究也取得了一定的进步和发展。

十、临床安全合理用药的继承、发展与规管（公元 1949 年 10 月至今）

（一）中药文献的整理及专著的出版

现代整理出版了大量古代的中药文献，为中医临床安全合理用药提供了宝贵资料。现代编撰的《中药大辞典》《中药志》《全国中草药汇编》《原色中国本草图鉴》《中华本草》《中医方剂大辞典》等大型中药、方剂学著作，反映了当代中药学的发展水平。

（二）中医的经验传承

中国政府重视有丰富临床实践经验的著名中医的学术及经验传承，为他们配备助手，整理出版了大量的论医集、医案、医话等，如施今墨、秦伯未、岳美中、蒲辅周、姜春华、邓铁涛、俞慎初、朱良春、谢海洲等，其中许多论述及经验对临床安全合理用药具有重要的启迪作用。

（三）《中华人民共和国药典》

《中华人民共和国药典》是我国药品标准的法典，经国务院批准后颁布施行。迄今，《中华人民共和国药典》已颁布了 1953 年版、1963 年版、1977 年版、1985 年版、1990 年版、1995 年版、2000 年版、2005 年版、2010 年版、2015 年版和 2020 年版。《中华人民共和国药典·一部》收载疗效确切、副作用小、质量稳定可控的常用中药和制剂。《中华人民共和国药典》作为中药生产、供应、核对使用的依据，以法典的形式确定了中药在当代医药卫生事业中的地位，也为中药材及中药制剂质量的保证，以及标准的确定发挥着巨大的促进作用，这在某种程度上也为保障临床安全用药提供了法律依据。

《中华人民共和国药典》2020 年版体现了中药质量控制的新方法及其发展趋势，强调中药质量控制要注重中医药理论和传统的临床用药方法，其指导思想是中药的优质化、标准化和现代化。

2020 年版《中华人民共和国药典·一部》收载 63 味有毒中药（含炮制品），对中药毒性的分级为有大毒、有毒、有小毒三级，名录见本节附录 1。

（四）中药规管制度逐步完善

1. 特殊药品的规管 《中华人民共和国药品管理法》规定了毒性中药（名录见本节附录 2）和麻醉药品的规管，以及药物不良反应监测管理规定等，明确将中药饮片和中药材实施批准文号管理。国家药品监督管理局重点加强了对中药材专业市场的监管和中药材的监督检验，建立了质量公报制度。

2. 药物不良反应监测制度的建立 经国家药品监督管理局批准，国家药品不良反应监测中心定期向社会公开发布《药品不良反应信息通报》，提高公众对中西药的安全合理应用的知情权。

3. 中药品质管理规范化的建立 包括中药的种植质量管理规范（GAP）、临床前研究质量管理规范（GLP）、临床研究质量管理规范（GCP）、生产质量管理规范（GMP）和销售质量管理规范（GSP）五大方面，逐步形成了比较完整的中药品质管制体系。

4. 加强与各国政府药品监督管理部门的沟通 自 1990 年以来，随着世界医药市场对中药，特别是中成药制剂持续关注，中医药的发展既面临机遇，又面临新的挑战。马兜铃酸事件引发了人们对中药临床应用安全性的广泛讨论，这一方面大大促进了中药临床应用的安全意识，以及对复方配伍减毒、炮制减毒增（存）效等方面的科学研究，为临床合理应用中药提供依据；另一方面马兜铃酸事件的阴影仍然笼罩着欧洲甚至全世界，使人们对中药有"谈虎色变"之感，这是不正确和不必要的。

（五）临床中药学的新发展

从 20 世纪 80 年代开始，临床中药学进入发展阶段，人们对临床药学发展的关注和重视也为临床中药学的发展提供了契机。专著《中华临床中药学》及《临床中药学》教材相继出版，有关有毒中药、中药不良反应的专著也陆续出版。40 余年来，中药的合理用药、患者的个体化给药、中药配伍变化及复方研究、中药药代动力学和生物利用度研究、不良反应监测及现代中药制剂研究等工作陆续展开，并已取得了成效。随着国内外中医药的快速发展，此类研究仍需加快，以适应人们快速增长的对高质量医疗保健的需求。

（六）中医临床安全合理用药在香港特区的发展

香港开埠之初，根据港英当局法例规定，中医的 herbalist 被意译为"种植或贩卖草药者"，这种称谓未被承认为医务人员的范畴，没有社会地位。虽然港英政府对中医推行歧视和放任政策，从未加以扶植，亦未有任何监管，屡有误服中药中毒及死亡事件发生。

1989 年以后，鉴于港英政府对中医药制度进行全面检讨，于 1994 年 11 月接纳《中医药工作小组报告书》的建议，认为应及早建立制度，推广及监管中医药业。根据工作小组的建议，港英政府在 1995 年 4 月成立了香港中医药发展筹备委员会（以下简称"筹委会"），筹委会负责就如何促进、发展和规管香港地区中医药，向政府提供建议。香港回归以后，在 1998 年的《施政报告》中，香港特别行政区政府行政长官定下目标，要把香港发展成国际中医药中心，使中医药取得了长足的进步，中药应用的安全性问题备受关注。食物及卫生福利局在 1999 年 2 月向立法会提交了《中医药条例草案》，草案在同年 7 月获得通过。1999 年 9 月，根据《中医药条例》，香港中医药管理委员会成立，负责实施各项中医药的规管措施。《中医药条例》条文内容主要包括规管中医的执业及中药的使用、售卖和制造的措施。根据《中医药条例》，中药规管措施主要包括中药商的发牌制度和中成药注册制度两方面。

在《中医药条例》的附表一中，列出 31 种烈性 / 毒性中药材作为规管的中药材（名录见本节附录 3），分别为植物药 18 种，矿物药 9 种，动物药 4 种。

从 2001 年开始，香港特区政府卫生署致力于制定"香港中药材标准"，期望这一"标准"能以《中华人民共和国药典》为基础，受到国际医药界的认受，这对促进中药的安全合理应用将产生积极作用。针对曾于香港特区引致不良反应的中药材如川乌、草乌、附子、水银、洋金花、山豆根、开口箭、苦杏仁、地不容、芒硝、含马兜铃酸药材、苍术掺杂、乌头掺杂、苍耳子、芒硝混淆、麻黄、洋金花与凌霄花混淆、中成药掺西药、中药农残超标等，香港特区政府卫生署中医药事务处编写了参考资料，扼要地介绍了药材名称、别名、来源、性状、剂量、使用注意、中毒原因、有毒成分、中毒症状及中毒处理等，以供中医师和中药商参考。

20 世纪 80 年代，香港中文大学开始了中药研究，建立了中药电脑资料库，鉴定中药样品 2000 余种。2003 年，中国银行（香港）中药标本中心落成于香港浸会大学中医药学院大楼。中心展品包括香港特区地方中草药、香港特区中药标准所用中药材、受法律规管之毒性 / 烈性中药标本专柜、香港特区易混淆中药专柜、贵重补药真伪品鉴别、香港特区中药特色饮片及名优中成药等，现存标本 5000 多种。该中心还有中药资料网站，其网页与世界各地的中药标本中心相连接。

此外，香港医学博物馆草药园专门种植有毒性/烈性中药植物，如洋金花、羊角藤、断肠草（钩吻）、马钱子（被称为香港四大毒草），以及水葫芦、海芋等；其他有小毒的一品红、牵牛、萝芙木、两面针、颠茄草、接骨木、毛地黄等也有栽培，可供民众学习毒性草药的知识。

附录 1

《中华人民共和国药典》（2020 年版）所收载的有毒药物

（1）有大毒的中药饮片 10 种：巴豆、巴豆霜、闹羊花、红粉、马钱子、马钱子粉、草乌、川乌、天仙子、斑蝥。

（2）有毒的中药饮片 42 种：附子、半夏、白果、仙茅、全蝎、蜈蚣、苍耳子、香加皮、制草乌、制川乌、白附子、土荆皮、木鳖子、蕲蛇、芫花、商陆、蟾酥、甘遂、狼毒、常山、朱砂、雄黄、轻粉、硫黄、干漆、蓖麻子、京大戟、千金子、山豆根、苦楝皮、两头尖、洋金花、华山参、牵牛子、三颗针、天南星、白屈菜、罂粟壳、制天南星、千金子霜、臭灵丹草、金钱白花蛇。

（3）有小毒的中药饮片 31 种：重楼、艾叶、水蛭、蒺藜、苦木、苦杏仁、蛇床子、北豆根、吴茱萸、川楝子、大皂角、飞扬草、猪牙皂、急性子、翼首草、小叶莲、草乌叶、榼藤子、红大戟、两面针、金铁锁、丁公藤、九里香、鸦胆子、地枫皮、鹤虱、南鹤虱、土鳖虫（䗪虫）、紫萁贯众、绵马贯众、绵马贯众炭。

附录 2

《医疗用毒性药品管理办法》的中药品种

砒石、砒霜、水银、生马钱子、生川乌、生草乌、生白附子、生附子、生半夏、生南星、生巴豆、斑蝥、青娘虫、红娘虫、生甘遂、生狼毒、生藤黄、生千金子、生天仙子、闹羊花、雪上一枝蒿、红升丹、白降丹、蟾酥、洋金花、红粉、轻粉、雄黄。〔中华人民共和国国务院令第 23 号，1988 年 12 月 27 日颁布。〕

附录 3

香港特区《中医药条例》附表一规管的 31 种烈性／毒性中药材

（1）植物药 18 种：山豆根（Radix Sophorae Tonkinensis）、生千金子（unprocessed Semen Euphorbiae）、生川乌（unprocessed Radix Aconiti）、生天仙子（unprocessed Semen Hyoscyami）、生天南星（unprocessed Rhizoma Arisaematis）、生巴豆（unprocessed Fructus Crotonis）、生半夏（unprocessed Rhizoma Pinelliae）、生甘遂（unprocessed Radix Kansui）、生白附子（禹白附、关白附）（unprocessed Rhizoma Typhonii or Radix Aconiti

Coreani）、生附子（unprocessed Radix Aconiti Lateralis）、生狼毒（unprocessed Radix Euphorbiae Fischerianae，Radix Euphorbiae Ebracteolatae or Radix Stellerae）、生草乌（unprocessed Radix Aconiti Kusnezoffii）、生马钱子（unprocessed Semen Strychni）、生藤黄（unprocessed Resina Garciniae Morellae）、鬼臼（桃耳七、八角莲）（Radix or Rhizoma Podophylli emodis，or Radix or Rhizoma Dysosmatis）、雪上一枝蒿（Radix Aconiti Brachypodi or Radix Aconiti Szechenyiani）、闹羊花（Flos Rhododendri Mollis）、洋金花（Flos Daturae Metelis）。

（2）矿物药9种：水银（Mercury）、白降丹（Mercurous chloride and mercuric chloride）、朱砂（Cinnabaris）、砒石（Arsenolite）、砒霜（Arsenic trioxide）、红粉（Hydrargyri Oxydum Rubrum）、雄黄（Realgar）、轻粉（Calomelas）、雌黄（Orpiment）。

（3）动物药4种：青娘虫（Lytta）、红娘虫（Huechys）、斑蝥（Mylabris）、蟾酥（Venenum Bufonis）。

第三节　中药的安全性与中医临床合理用药的要素

一、中医临床不合理用药的表现

中医临床用药存在的不合理现象，不仅影响药物的疗效，也给药物应用的安全性带来极大的隐患，主要表现在未遵循辨证论治原则及传统方法，如辨证用药不准确，选用药物不当，配伍不当，用药不足，用药过量，不适当地合并用药，无必要地使用价格昂贵的药物，给药时间、间隔、途径不适当，煎煮方法不当，以及重复给药等。

二、临床安全合理用药的基本要素

（一）安全性

安全性是合理用药的基本前提，直接体现了对患者和公众切身利益的保护。需要指出的是，强调安全性并不是只能应用毒副作用最小的药物，或者用药治疗绝对不发生不良反应，而是强调让受药者承受最小的治疗风险来获得最大的治疗效果，即获得单位效益所承受的风险（风险/效益）最大限度地减少。

1. **关于药物安全性的概念**　古代有毒性、药邪、药害等概念。现代有药品不良反应（ADR）、药源性疾病（DID）、药物警戒等概念。

（1）毒性：古代的毒性有广义和狭义之分。广义的毒性是指药物的偏性，是药性的总称；狭义的毒性是指有一定的毒副作用。现代中药毒性的概念为狭义的概念。

（2）药邪：药邪理论将药物作为药源性损害或疾病的一种致病因素（邪气），即指药物能引起疾病的发生。

（3）药品不良反应：《药品不良反应报告和监测管理办法》中提出的药品不良反应的概念为："药品不良反应，是指合格药品在正常用法用量下出现的与用药目的无关的或意外的有害反应。"（第八章附则第 63 条）可见，错误地用药，或意外的药物中毒并不属于药物不良反应的范畴。

关于中药的不良反应目前尚无确切的概念，一般参照药品不良反应的定义。但中药有其特殊性，目前有关中药不良反应的文献记载、书籍出版或报道并不规范，包括一些资料库的统计资料及某些书籍动辄使用"中药不良反应"冠名，许多研究论文或新闻报道也大量地随意使用"中药不良反应"之词，这使得中药的应用由原来认为中药安全无毒或无不良反应的错误极端走向了另一个错误极端。

实际上，发生的所谓中药不良反应大部分是因药品质量问题或不合理用药造成的。中药的来源和采制较为复杂，尤其是中药饮片，质量检测体系不够完善，故出现的中药不良反应事件实际上主要是由于使用不合格药品，或因超量、超时、误服、错用以及不正常使用药物引起的。如果能在药品的质量上把好关、在使用上能合理应用，则可大大减少中药药源性疾病或药害的发生。需要说明的是，本书中所引用的资料限于以往和目前对中药不良反应的认识，仍然沿用"不良反应"之词加以叙述。

（4）药源性疾病：是指因药物不良反应致使机体某（几）个器官或局部组织产生功能性或器质性损害而出现的一系列临床症状和体征，属于药物不良反应的一部分。本书所记叙的相关内容，既包括药物正常用法用量情况下所产生的严重的不良反应，也包括因超量、超时、误服、错用以及不正常使用药物所引起的损害或疾病。

（5）现代的"药害"（drug misadventure）概念：与药源性疾病的概念类似，它是指用药过程中发生的任何不可预测的不利结果。药害以药物不良反应（adverse drug reaction，ADR）和用药错误（medication error）最为常见[6]。

（6）药物警戒（pharmacovigillance，PV）：药物警戒是发现、评价、认识和预防药品不良作用或其他任何与药物相关问题的科学和活动。它不仅与药物治疗学、临床或临床前药理学、免疫学、毒理学、流行病学等学科相关，而且还与社会学相关。药物警戒贯穿于药物发展的始终，即从药物的研究设计开始就着手，直到上市使用的整个过程。

2. 正确认识中药的安全性　中医用药历来注意其安全性，具有悠久的历史和丰富的临床经验，主要包括用药方法和用药禁忌两方面。用药方法包括给药途径、药物炮制、药物制剂、服药方法、用药剂量和用药疗程等；用药禁忌包括妊娠用药禁忌、配伍禁忌、证候禁忌和服用时的饮食禁忌等。

作为医师，治疗某种疾病（特别是疑难病证），其处方用药实际上是严格权衡该处方将为患者可能带来的治疗效果和有可能出现的药物不良反应，即获得一种效益/风险的对比。因此，无论使用哪种治疗方案或药物，受药者都将承受一定的风险。另一方面，从受药者的感受和人身安全的角度出发，用药风险的表现形式和程度千差万别，轻者可能出现稍微不适，如轻微的胃肠道反应，严重者却可能致残或致命。可见，就用药效益/风险平衡来讲，受药者对风险的承受度的差别是很大的，对于挽救生命的药物治疗，或目前尚无特效药治疗的疑难杂症（如亡阳证用附子，恶性肿瘤用蟾酥，风湿病用雷公藤、川乌、草乌等毒性药物），患者承受药物不良反应的风险相对较大，但以效益/风险的对比来看，接受其相对高风险的治疗仍然是必需的和有价值的。相反，对于调节生理功能或养生保健的用药，如用药膳泻火、健脾、美容等，患者并无必要承受所谓的高风险用药。

目前对中药安全性的认识仍然存在两种偏向：一是认为中药为纯天然药物，无毒副作用，这主要表现在一些没有系统掌握中医药基本知识和理论的人，或是一些纯粹是为了商业目的的保健品行业所进行的非理性宣传；另一种偏向是针对目前中药不合理用药出现的一些安全性问题，夸大中药可能出现的正常或可接受的不良反应，造成"中药不安全""中药都有毒"的误导，甚至一些专著几乎将所有中药都列为有毒药物。实际上，绝大多数西药都有可能出现一些偶发的不良反应，但我们并不能把这些西药都列为有毒药物。可见，这两种倾向都是不可取的，而应客观地认识中药的安全性。

中药和西药一样，某些药物有毒，应用某些药物可能出现副作用，认识到这个事实比笼统地讲中草药无毒或副作用少更有益。作为药物，具有一定的毒性或可能出现的用药不良反应并不可怕，关键是能够认识它，以及一旦出现该如何采取有效的措施及时处理。

目前，采用现代科技方法系统完整地研究和认识中草药的不良反应，包括对毒性、炮制、配伍、制剂、用法与用量等的研究做得还很不够，对有毒中草药的毒理、预防、解毒方法等的研究也还有许多空白。在研究中尤其要注重中医药的传统理论、经验及用药方法，这样才能切合中药的临床用药实际，促进中医临床安全合理用药。

现代研究结果可能对某些中药的用法进行修正，这有助于中医药学的现代化和国际化。但是，若因为某一味中药出现某些不良反应，或含有某些所谓的毒性或烈性成分而简单地禁止使用，否定千百年来的中医临床经验则是不应该的。

总之，为了提高中药的安全有效性，正确、合理地使用中药，保证民众的身体健康和提高中医医疗保健水平，加强中药安全性及合理用药的学习和研究势在必行。作为中医药工作者，不仅必须掌握每一味所用中药的性能及可能发生的不良反应，而且要掌握其报告方法，及时报告患者所发生的不良反应，预防不良反应的发生，并对不良反应做出恰当处理。此外，中医临床医师还应积极参与有关中药安全性的现代科学研究，以及向广大民众宣讲中药知识，提高全民素质，使广大民众对中医药防病治病有正确的认识和知识。

（二）有效性

有效性是合理用药的主要目标。中药的有效性是以中药的功效为基础的，即通过中药的功效达到预定的治疗目的。众所周知，中医治病主要是针对疾病状况对所出现的证候（即"证"），不同的中药用于不同的病证，其有效性的外在表现及评价方式与标准也应主要针对其证候的变化，而不是主要针对西医的病情变化。

《中华临床中药学》将中药的功效定义为"在中医药理论指导下将中药对人体的治疗和保健作用进行的概括和总结。换句话说，中药的功效是中药治疗、预防、养生作用以中医药理论进行概括而形成的，是药物医疗作用在中医领域内的特殊表达形式，其实际是经过中医药理论化了的作用。与现代药理作用诸如利血平之'降血压'、心得安之

'抗心律不齐'无论在形式上或内容上都迥然有别[7]。"

对于医学用途的中药治疗，其要求的有效性在程度上也有所差别。从中药的功效特点来看，根据《中华临床中药学》提出的中药的治疗功效和保健功效，其分别包括以下方面。

1. 治疗功效 中药的治疗功效，包括对证治疗、对症治疗和对病治疗。所谓的证，即证候，是疾病过程中某一阶段或某一类型的病理概括，如风寒感冒表实、肝阳上亢、心血亏虚、心脉痹阻等，都属证候的概念。证候是病机的外在反映，病机是证候的内在本质。由于病机的内涵中包括了病变的部位、原因、性质和邪正盛衰变化，故证候能够揭示病变的机制和发展趋势，中医学将其作为确定治法、处方遣药的依据。

症，即症状和体征的总称，是患者异常的主观感觉或行为表现，如恶寒发热、恶心呕吐、烦躁易怒等（称为症状），也可以是医生检查患者时发现的异常征象，如舌苔、脉象等（称为体征），是疾病过程中表现出的个别、孤立的现象。症是判断疾病、辨识证候的主要依据，但因其仅是疾病的个别现象，未必能完全反映疾病和证候的本质。

病与证，虽然都是对疾病本质的认识，但病的重点是全过程，而证的重点在现阶段。症状和体征是病和证的基本要素，疾病和证候都由症状和体征构成。

（1）对证（因）治疗：其有效性可以达到根除致病原因，治愈疾病的目的，即祛除病邪、消除病因，恢复脏腑功能的协调，纠正阴阳偏盛偏衰的病理现象。对因治疗功效是治病求本、辨证施治的具体体现，故大部分中药是针对病因及病机的治疗。如麻黄的发汗解表功效，是针对风寒外束，腠理闭塞的风寒表实证，麻黄能开腠理透毛窍而发汗，祛除风寒之邪气，纠正卫阳被遏、肺气不宣的病理状态。又如四君子汤治脾虚证，四物汤治血虚证，血府逐瘀汤治血瘀证等。可见，对因治疗实质上就是对证治疗。

（2）对症治疗：其有效性达到缓解临床症状，延缓疾病进程的目的，即通过中药治疗有消除或缓解患者自觉痛苦或临床体征的效用，或通过扶正祛邪以延缓疾病进程，如三七止血、罂粟壳止痛等。某些中药的对症功效，实际上是对其对证治疗的一种补充和加强。如三七能化瘀止血，对于瘀血阻滞所致的出血，既能消除病因而对因治疗，又能对症治疗，从而达到治疗血瘀证的综合目的。在整体观和辨证论治原则的指导下，正确处理两者的关系，能够达到标本同治的目的，也是合理用药的重要内容。

（3）对病治疗：中药的有效性还表现在对病治疗的有效性。这里的"病"，既包括中医所称之"病"，也包括西医所称之"病"。《神农本草经》或之前的古代文献对中药治病有效性的表达，包含了许多某药治某病。张仲景《伤寒杂病论》创立辨证论治体系，同时也强调辨某病脉证并治，如柴胡治少阳病，薤白、半夏治胸痹，乌头治痛痹等。但是，金元后则强化了辨证论治和辨证用药，弱化了辨病用药。近现代医家，尤其是现代中西医结合研究，又从实践经验中强调辨病用药以提高临床疗效，如姜春华、金寿山等医家强调温病治疗应对病"截断病机"，不能坐等病情由浅入深，按卫气营血四个阶段逐步对证用药。现代如用川芎、白芍、丹参等治疗冠心病，青蒿治疗疟疾等，均取得了良好疗效。

要获得中药的有效性，既要以辨证用药和对因治疗为主，又不能抛弃中药的某些特殊功效，即使这种特殊用药并不符合辨证论治的用药原则。此外，对某些未被传统功效所归纳的，或与传统功效相悖的作用，亦要予以重视。如鱼腥草被认为是清肺热、疗肺痈的要药，但民间却用于清肠热，治泻痢疗效显著；仙鹤草按功效归属于收敛止血药，但其消积止泻作用被忽视了。

2. 保健功效　保健功效是指在中医药理论的指导下，中药对人体预防疾病发生或 / 和调节人体生理功能活动的养生功效，属于中医"治未病"的范畴。如以苍术、艾叶烟熏避疫气，中药延缓衰老等。虽然中药的预防和养生用药仅仅居于次要地位，但实践证明若能合理使用，对于增强体质、预防疾病、促进康复、延年益寿等是有所裨益的。

3. 减缓或避免某种不良反应的发生　中药的功效尚存在避免某些不良反应发生的作用。如和胃健脾的陈皮、茯苓等能减轻或避免其他药物所致的胃肠道不良反应；甘草、大枣、饴糖等佐使药具有调和诸药的作用，可减缓或避免某些药物的中毒或峻烈之性所致的不良反应。

4. 非医学目的用药功效　非医学目的用药，其要求的有效性更是多样的，如减肥、美容、强壮肌肉等。

雷载权等指出："中药的功效实际上就是包括两类：治疗功效、保健功效。这是从众多药物作用分析所得出的结论。中药不仅有众所周知的治疗疾病的作用，一部分中药尚能针对'无病状态'的人，如亚健康状态的人，发挥预防疾病或养生的效用，而后者正是被多数人忽略的，是今后在临床、实验及文献研究上应特别重视的问题。"[7]

可见，中药有效性的程度是不同的，应该对中药的有效性做出客观的评价，既不能无限夸大中药作用的有效性，也不能贬低或否定中药多样性的有效性。

判断药物临床治疗及预防疾病有效性的指标有多种，常用的有治愈率、显效率、好转率、无效率等，用药有预防疾病发生、降低死亡率等作用。必须清楚地看到，对中药有效性的评价，也受到历史条件和中医药本身理论和实践的特点所局限，中药功效的归纳和有效性大多是基于回顾性的总结，这种总结为无数次的临床实践所证明，故大多数是客观的和可重复的。但是，以现代循证医学的研究方法设计临床试验所得的数据仍然很少，尚待加强。

（三）适当性

适当性是实现安全合理用药的必要保证，即将适当的药品，以适当的剂量，在适当的时间，经适当的途径，给适当的患者，使用适当的疗程，达到适当的治疗目标。

国医大师裘沛然云："医者临床时处方用药，贵在恰当。然常有方药切中病情而效果不显著者，则当考虑用药剂量轻重及煎药法、服用是否合于法度。"

1. 适当的药物　中医的临床诊疗特色是辨证论治，体现在合理用药方面，即要对证下药。在众多供选药物中，医师应根据疾病和患者机体条件，权衡多种因素的利弊，选择最为适当的药物。中药的成分较复杂，往往有多种复合功效，但每味药均有本身的作用特点，或性能功效特点、炮制后的作用特点、不同品种的作用特点、经配伍后的作用变化等，故要熟悉每味中药的上述特点，选择适宜的药物进行治疗，力求收到满意的治疗效果。

2. 适当的剂量　部分中药药性峻烈，治疗量与中毒量十分接近，以适当的剂量给药极为重要，尤其要强调因人而异的个体化给药原则。所谓个体化给药是指以医药典籍推荐的给药剂量为基础，参考历代医家的用药经验，根据患者的病情轻重和体质状况等实际情况，确定适宜的用药剂量。对于儿童及年老者，以及肝肾功能不全者，尤其要注意用药剂量，密切观察患者服药后的反应，及时调整给药剂量。

3. 适当的给药时间　古代中药的用药已有按时辰给药的概念，虽然无法如现代药代动力学和时间药理学那样精确计算，但也可以为在适当的时间给药提供借鉴。

4. 适当的给药途径　必须综合考虑用药目的、药物性质、患者身体状况以及安全、经济、简便等因素，选择适当的给药途径。一般而言，口服给药既便利又经济，而且患者所受痛苦少。除了口服制剂外，中药有多种剂型，可通过不同的用药途径给药，如经皮肤给药的膏药、外洗、外敷等。中药注射剂不良反应较多，使用不便，而且成本也高，应坚持能口服的不肌注，能肌注的不静滴的原则，防止滥用中药注射剂。

5. 适当的患者　用药首先必须考虑受药者的生理状况和疾病情况，区别对待。要遵循对证用药的原则，对于需要用此药的患者，即使经济条件较差，也应当以人道的立场尽量满足其基本医疗用药。对于不需要药物治疗或者可以采用其他更经济替代疗法的患者，则应当避免安慰用药或保险用药。此外，还要强调老年人、儿童、妊娠期和哺乳期妇女、肝肾功能不良者、过敏体质者和遗传缺陷者等特殊患者的用药禁忌。即使是一般患者，对同一药物的反应也存在很大的个体差异，不宜按一种治疗方案实施给药。

6. 适当的疗程　指按照治疗学原则和疾病需要，规定药物治疗的周期。除必要的巩固疗效治疗外，单纯为增加治疗保险系数而延长给药时间，不仅浪费，而且存在可能产生蓄积中毒和药物依赖性等不良反应。反之，仅仅为了节省药费开支，症状一得到控制就停药，往往不能彻底治愈疾病，反而为疾病复发和耗费更多的医药资源留下隐患。及时合理地停药，或适时换方，或守方，对于减少不良反应或维持治疗效果，尤为重要。

7. 适当的治疗目标　药物治疗的目标需要在实施者和接受者之间达成理解。受到现阶段医疗和药物发展水平的限制，医师对有些疾病的药物治疗只能起到减轻症状或者延缓病情发展的作用。而患者遭受病痛折磨，往往希望药到病除，根治疾病，或者不切实际地要求使用没有毒副作用的药物。因此，医患双方都应采取积极、客观和科学的正确态度，正视病情，不懈努力，确定双方都可以接受的、在现实条件下可以达成的治疗目标。

（四）经济性

用药的经济学并不是指尽量少用药或使用廉价药品，其正确含义应当是获得单位用药效果所投入的成本（成本／效果）尽可能降低。因此，从某种意义上讲，这也属于合理用药的范畴。

经济性是可持续发展的要求，中药在来源和人均占有量上一直属于稀缺的物质资源。随着社会的发展，卫生保健水平不断提高，人们对药物的需求激增，无论品种、数量、质量，还是用药水平，社会的总需求量都远远超过总供给能力。国民生产总值的增加速度也赶不上医疗费用的增长速度，支付高额的药费开支已经成为国家、社会组织（企业、医疗保险机构等第三付费方）和家庭沉重的经济负担。用药需求与供给矛盾的日益突出，必然导致药品资源在全社会分配的不平衡，由此可能引发更大的社会矛盾。

不合理用药造成严重的药品浪费，加重了国家和社会组织的经济负担，使已经存在的医疗分配不公更加突出。解决这种特殊的商品供需矛盾，关键在于合理控制及使用药品，在这方面，制定国家基本药物制度是一个较可行的办法。

经济地使用药物，强调以尽可能低的治疗成本取得较高的治疗效果，这对于合理使用有限的中药资源，减轻患者及社会的经济负担都是有益的。

此外，中药的来源大多为天然植物和动物、矿物，有些非常珍稀和昂贵。某些资源已濒临灭绝，如冬虫夏草、天然麝香、虎骨、犀角等，故临床合理用药还包括提倡尽可能地使用资源广泛、比较廉价的常用药材治病，或使用效优价廉的代用品，这样可以有效地保护濒危药用资源。

参考文献

［1］缪希雍.缪希雍医学全书·神农本草经疏［M］.任春荣主编.北京：中国中医药出版社，1999：4.

［2］缪希雍.缪希雍医学全书·神农本草经疏［M］.任春荣主编.北京：中国中医药出版社，1999：34.

［3］曹晖，谢宗万，章国镇.明代《本草品汇精要》内容特色考察［J］.基层中药杂志，1993（4）：1-4.

［4］华碧春.《本草害利》的"药害"理论探讨［J］.福建中医学院学报，2002，12（4）：491.

［5］曹颖甫.经方实验录［M］.农汉才、王致谱点校，盛国荣审订.福州：福建科学技术出版社，2004：5-7，180-183.

［6］贾公孚，谢惠民.药害临床防治大全［M］.北京：人民卫生出版社，2002：14-15.

［7］雷载权，张廷模.中华临床中药学［M］.北京：人民卫生出版社，1998：47.

第二章　中医临床安全合理用药的相关因素

第一节　药物因素与安全合理用药的关系

一、药材基原

中药用以防病治病，品种的来源正确是保证其安全有效的前提。中药历代存在着同名异物、同物异名、品种混乱的情况。品种不同，化学成分有别，性能功效不同，故有效性存在差异。如麻黄来源于麻黄科植物木贼麻黄、草麻黄和中麻黄3个品种，几种麻黄所含的化学成分相似，但其生物碱含量以木贼麻黄最高，草麻黄次之，中麻黄较低，故3种麻黄药材的疗效高低存在差别。

若品种随意替代，或误用混用，或药不对证等，将直接影响应用麻黄的安全性。香港特区药材混淆用药情况亦时有发生，如将含马兜铃酸的马兜铃科植物寻骨风误作白英、广防己误作防己科的粉防己而引起肾功能衰竭等；此外，还发生过洋金花与凌霄花混淆、中药芒硝与化学品牙硝混淆、山慈菇与光慈菇混淆等事件。

因此中医临床的安全合理用药需从药材基原做起，包括临床及科研用药，或收集民间用药时，一定要明确地包括药材中文名、来源、性状鉴别、性味功效、品质要求等，尤其是对毒性/烈性中药要特别注意。

二、产地及采收方法

（一）产地

不同产地的药材质量与所含的药效物质密切相关。中药大多数来源于植物药和动物药，因而其生长环境的土壤、水质、气候、日照、雨量、生态分布等会对药用动植物的生长及其质量产生影响，尤其是土壤对植物的有效成分影响更大。中药自古有"道地药材"的概念，如广东的广藿香、砂仁等。所谓道地药材，是指具有明显地域性，由著名产地出产，质量优于其他地区同类产品的药材。

决定道地药材的因素是多方面的，但最关键的是临床疗效，因此为了保证临床用药安全、有效，必须重视道地药材的开发和应用，以及科学地引种、驯养，避免盲目性；要特别注意控制产地的环境污染，确保原药材的纯净、性能和疗效。

（二）采收

不同的药用植物和动物具有不同的生长周期，要根据不同的药材品种和不同的入药部位，选择有效成分最高的时节采收。大部分药材在成熟期采收，但有些因使用目的不同，而在非成熟期采收，如青皮、枳实等。

植物药和动物药的生长年限对药效具有较大的影响，如人参、三七、厚朴、肉桂等在一定的年限采收，可获得较好的疗效。

此外，采收也与用药安全有关，误采有毒中药可引起中毒，如桑寄生若寄生在有毒的马桑植物上，则为有毒性的桑寄生。患者或医生自采自用中草药尤其应注意，许多中毒事件发生于自采自用者。

三、药用部位

不同的药用部位所含的化学成分不同。如麻黄与麻黄根，麻黄含生物碱类，有发汗解表及升压作用，麻黄根则止汗，含麻黄根碱、阿魏酰组胺等，主要发挥降压作用，二者的性能功效完全不同。而细辛的马兜铃酸含量，又以地上部分最高，根部最低。瓜蒌皮宽胸散结，瓜蒌仁则润肠通便等。

四、药材的干鲜及包装贮藏

有的药材如具有滋阴润燥、清热生津、凉血止血及芳香化湿药等作用者，其化学成分可因干燥或储藏耗损而改变，只要药材正确，一般来讲鲜品的临床疗效更高。《医学衷中参西录》治阴虚痰血的三鲜饮，《校注妇人良方》治血热妄行的四生丸，《温病条辨》治津伤燥渴的五汁饮等，选用鲜地黄、鲜芦根、鲜白茅根、鲜侧柏叶等配伍组方。

但有的药物不宜使用鲜品。如鲜白头翁所含的原白头翁素对皮肤、胃肠黏膜有强烈的刺激性，而干燥并经存贮者，其刺激性大大降低。一般来说，储藏时间不宜久，过久会影响药材质量，但也有少数药材以陈久者为佳，如陈皮、半夏等。据研究，橘皮的有效成分是常温下不易挥发的高沸点挥发油和陈皮苷，久贮之后，非有效成分的低沸点挥发油散失，使得等量的药材中的有效成分含量相对增加，但它并非贮存越久越好，若贮存过久，辛辣之气完全丧失，其有效成分也会减少。

干燥和储藏不当将影响药效及其安全性。挥发油在高温干燥和储藏不当时均会损失，因药材含有脂肪油、黏液质及糖类等成分，经暴晒油脂可随温度升高而外溢走油，从而影响疗效。虫蛀使药材质量严重降低，甚至丧失药性；害虫的残体、排泄物和分泌物还会造成药材污染。霉变则使药材失去药效，甚至产生毒性，如黄曲霉菌对肝脏有极强的毒性。变色是药材变质的征兆，表明化学成分发生变化而降低疗效，甚至使毒性增强。

有人以苦杏仁苷含量为指标，考察了苦杏仁的包装材料以及贮存期对苦杏仁品质的影响，结果显示：用聚乙烯塑胶袋包装的样品，贮存半年或1年，其苷的含量均高于同条件下用牛皮纸包装的样品；而同种包装材料的样品，贮存期越长，其苷的含量就越低。苦杏仁苷的酶解需要一定的温度和湿度，若在贮存保管时包装材料不密封，会导致其酶解[1]。

五、炮制

中医的临床用药具有特殊的使用方式，其中之一为炮制。大多数中药材必须经过炮制才能用于配方和制剂。香港特区规管的 31 种毒性/烈性中药，其中多数未经过炮制。《中华人民共和国药典》收载的中药材，有炮制记述的超过 70%。

炮制是指中药材在饮片使用前的各种必要的加工处理的统称，包括对原药材进行一般的修制整理和部分药材的特殊处理，古代称为炮炙、修制、修事等。中药通过炮制，其性味、升降浮沉、毒性等都可能发生相应的变化，亦能调整药性，除毒（或减毒）存性，从而达到增效或减毒等目的。炮制必须根据临床用药目的，以及贮存、配方或制剂的不同要求，并结合药材的自身特点，进行必要的加工处理，使之尽量满足医疗需要。

合理的炮制能提高临床用药的疗效，确保用药安全。相反，不炮制或不规范的炮制会降低临床用药的疗效与安全，甚至增强毒性。如多数矿物药经煅制后，质地变得疏松，易于粉碎，有效成分更容易煎出而使疗效提高；同时又可使部分矿物药中混杂的砷化合物等有毒成分减少，而使用药更安全。但朱砂、雄黄如用火煅，即会生成汞或三氧化二砷，不仅使朱砂和雄黄的原有功效发生改变，而且毒性大增。

在炮制某一具体药物时，常有减毒、增效、矫味、便用等几方面的目的，有时几种目的并存，难以区分。

（一）减毒或缓和药物的峻烈之性

对于川乌、附子、天南星、马钱子等毒性较强的药物，内服通常都用其炮制品，以降低或消除药物的毒性或副作用，保证用药安全。故生千金子、生川乌、生天仙子、生天南星、生巴豆、生半夏、生甘遂、生白附子（禹白附、关白附）、生附子、生狼毒、生草乌、生马钱子、生藤黄均为香港特区《中医药条例》附表一中规管的药材。

有毒药物经过炮制减毒的原理主要有以下几方面。

1. 修治减毒 即某些药材的某些部位有毒，通过修治去除有毒部分。如蕲蛇的头部毒腺含有强烈的毒素，去头后的蕲蛇为无毒之品，又如枇杷叶去毛、朱砂用磁铁吸附除铁等。

2. 水制减毒 即通过水浸漂洗后，其毒性成分被溶失而减少。如附子、白附子、半夏、天南星等可用水制以减毒。

3. 火（热）制减毒 即通过煅、炒、煨等火制使有毒成分破坏减少，或分解，或凝固变性，或挥发。如乌头碱加热煎煮后可水解、分解或转化为毒性较低的乌头次碱和苯甲酰中乌头碱；斑蝥毒素经米炒后升华而减毒；露蜂房经炒黄后，有毒的露蜂房油部分挥发；肉豆蔻煨去油；高温炒制马钱子，使有毒的番木鳖碱和马钱子碱被破坏或挥发，使其含量降低至安全范围；白扁豆所含的植物性毒蛋白，炒后可使其凝固变性而失去活力。

4. **制霜减毒**　主要用于有毒种仁类药物，将药物经过去油制成松散粉末，减少毒性成分的含量。如巴豆制霜、千金子制霜，使主要存在于油脂中的有毒成分减少而减毒，并在加热过程中使不耐热的有毒成分破坏变性。

5. **加辅料减毒缓烈**　在炮制有毒药物的过程中，同时有目的地加入可使毒性物质衍化的辅料，可达到减毒的目的。辅料如甘草、蜜、醋、姜汁、黑豆、白矾等。许多药物炮制均加甘草，因甘草酸水解后生成葡萄糖醛酸，能与含羟基的有毒物质结合，生成难于吸收的结合型葡萄糖醛酸而解毒。用白矾制半夏，因白矾在水中生成氢氧化铝凝胶，该凝胶对毒素有吸附作用。大戟等含有毒的三萜类化合物，经醋制后，与乙酸作用生成衍生物，可降低大戟的刺激性和毒性。蜜炙麻黄可减轻生麻黄峻烈的发汗作用。

6. **除臭矫味，减轻胃肠道不良反应**　炮制后的药材便于调剂，能减少异味，便于服用，减少胃肠道不适反应等。如僵蚕、地龙、没药等药材具有特殊气味，部分患者难以吞服，使用后容易引起恶心、呕吐等不适反应。经过适当的炮制，能除臭矫味，减轻胃肠道的不适反应。

一般说来，若药物的有毒成分也是其主要的药效成分时（如巴豆的脂肪油），可在保证安全有效的前提下，尽量降低其毒性。若毒性成分并非有效成分者（如天南星、半夏"戟人咽喉"的毒素），可尽量除去。但有毒中药多属前一种情况，若炮制不及，则用药不安全；若炮制太过，疗效却难以保证。

通过炮制达到减毒或增效，两者同等重要。减毒有利于安全用药，增效则是治疗目的。尤其是对有毒的药物，应根据药物的毒性、毒理与药效的关系，以把握既减毒又不至于丧失药效为度。如附子、白附子、半夏、天南星等浸泡太过，则有效成分也随之丧失；如砂炒马钱子不能让士的宁完全损失；巴豆去油取霜要求保留脂肪油 18% ～ 20% 为宜。

（二）增效和改变性能功效

1. **修治增效**　将药材切制、破碎等处理，不仅为了饮片的外表美观，调配方便，更重要的是为了增大药物与溶剂的接触面，使其有效成分能更快更多地溶出，增强药效。

2. **火制或水火并制增效**　通过各种形式的热处理，如炒、蒸、煮、煅等火制法，可使药材有效成分的质和量都发生变化。如清炒若干种子药材（如决明子、莱菔子等），可使其表面爆裂，杜仲炒后不仅胶丝断裂而且胶质发生改变，均利于有效成分溶出而增强作用。

黄芩、人参等含苷类有效成分的药物经加热处理后，其相应的酶被破坏或失去活性，可防止苷类水解而避免重要的有效成分含量下降，有利于稳定药效。

据研究，炮制可提高中药中某些必需微量元素的溶出量，增强疗效。如当归、人参、鹿茸含丰富的微量元素，经炮制或切片后，有利于溶出，增强疗效；磁石主含氧化铁（Fe_2O_3，69%）和氧化亚铁（FeO，31%），经火煅醋淬后，氧化铁转变为醋酸铁，增加其溶解度，可增强其补血和安神的作用；生炉甘石主含碳酸锌，经火煅水淬后变为氧化锌，能部分溶解并吸收创面分泌物，收敛、保护作用增强，并能抑制葡萄球菌的生长，用于收敛生肌，治疮疡不敛。

3. 加辅料增效 常用的辅料如酒、醋、蜜、盐、姜汁、麸、土、白矾等，以加热处理，能使辅料渗透于药材中，有些辅料本身有一定的药理作用，其与被拌和加工药物饮片可能产生协同作用。某些辅料如酒、醋为有机溶媒，有助于药效成分的溶解和释放，使药效提高。蜜制黄芪、甘草可增强补中益气功效；蜜炙百部、款冬花、紫菀、枇杷叶可增强润肺止咳功效；酒炙川芎、当归、大黄、威灵仙、续断等能增强活血或通经络功效；酒炙黄芩能引药上行，增强清肺热功效；醋炙香附、延胡索、柴胡、青皮、三棱、乳香、没药等，醋能引药入肝经，可加强疏肝止痛功效；盐炙知母、泽泻、巴戟天、车前子、杜仲、黄柏、菟丝子、沙苑子、益智仁等，盐能引药入肾经，可增强补肾或降虚火或利尿功效；姜汁炙竹茹能增强止吐功效；土制、麸皮制白术能引药入脾经，增强健脾止泻功效。

4. 发酵和发芽增效 通过发酵制成的神曲、半夏曲，或通过发芽制成的麦芽、谷芽，能增强消食化积之效。

5. 改变药物的性能和功效，扩大其适应范围 部分药物经过特殊炮制后，其主要性能、功效及适应证会发生较大变化，使其适应范围扩大。如生地黄为甘寒之品，长于清热凉血，主治血热诸证。经蒸制成熟地黄后，其药性转温，成为补血、益精要药，主治血虚、精亏诸证。又如生荆芥发表、生贯众清热解毒，炒炭则止血；生石膏清热泻火，生龙骨、生牡蛎平肝潜阳，煅用则收敛固涩。

某些中药炮制后，主要功效虽未改变，但其偏性不一，如豨莶草具有祛风湿、通经活络的功效，但性味苦寒，与风湿寒痹不尽相宜，经拌入黄酒蒸制后，其性偏于辛温，则更能对证。

某些药物能通过炮制改变或缓和饮片的某一种作用或功效，如大黄的泻下作用是由于含蒽醌类化合物，经炮制后其有效成分被水解或破坏，其泻下作用明显减弱，故可通过炮制或久煎来缓和大黄的泻下作用，临证中可根据患者的病情和体质酌情使用。

通过炮制可使某些药材饮片某方面的作用和功效加强。例如，何首乌炮制后，减弱了泻下作用，但增强了补益精血作用；酒炙、醋炙五味子的挥发油含量减少，但其木质素类成分及煎出率均较生品增高，补益作用增强，故曰"入补药熟用"。

六、有害物质、污染、掺杂的控制

药材中的有害物质包括重金属、砷盐、残留农药等，可直接对人体产生毒性损害。

中药饮片在采集、加工、包装、储藏、运输、配药等多种环节中，每个环节都必须严格保质，以及防止污染及掺杂等。香港特区曾发生乌头碱掺杂、苍术掺杂等不良反应事件。

鉴于中医临床用药有研末冲服（如人参末、三七末、珍珠末、琥珀末等）、泡服（如肉桂末、菊花、胖大海、金银花、人参叶、玫瑰花等），以及烊化冲服（如阿胶、鹿角胶、龟甲胶等）等习惯，故保障药材饮片的卫生，对其卫生指标如致病菌、大肠杆菌、细菌总数、霉菌总数及活螨的检测也是十分必要的。

七、药材粒度对中药药效的影响

部分中药粉碎成颗粒后煎煮可提高其有效成分的溶出率，增强药效，如杏仁、猪苓、知母、茯苓、黄芩、天花粉等。据研究，苦杏仁的粉碎度对煎液中苦杏仁苷的含量有直接影响，研究结果显示，以炮制后粉碎成原药材的 1/8 ～ 1/4 大小粗颗粒入煎，煎液中苦杏仁苷的含量最高，一般可达到 90% 以上[2]。

第二节　医学（用药）因素与安全合理用药的关系

一、药物配伍

以单味药组合成复方使用是中医临床用药的一大特点。因此，研究药物合用后的疗效及其相互影响，是中医临床安全合理用药的重要内容。

将两种或两种以上的中药组合使用，称为中药的配伍。中药七情和合配伍理论是研究两药合用后的配伍关系和由此产生的性效变化，常称为药对（或称对药）。方剂的君臣佐使配伍理论则根据证候、治法和组方的需要，从多元用药的角度，研究各药在方中的地位及配伍后的性效变化规律，是七情和合配伍理论具体应用的发展。

配伍后药与药之间可能产生的性效变化归纳起来主要有减毒、增效、减效、增毒四个方面。合理的配伍，可增强所需功效，全面地照顾病情，以及减轻或消除药物的毒性、副作用对机体可能产生的不良影响。反之，不合理的配伍有可能减效或增毒，属于配伍禁忌的范畴。

（一）增效配伍

中药的相须、相使是指药物发挥协同作用的配伍关系，彼此增强疗效，或可突出发挥某方面的作用，使药效更准确或更强。如麻黄配桂枝，桂枝能助麻黄发挥发汗解表疗效；配杏仁，杏仁能助麻黄发挥宣肺平喘疗效；配白术，白术能助麻黄发挥利水消肿方面疗效等。据研究，著名的四逆汤中，单用附子强心作用不明显，单用干姜无强心作用，但二药配伍则附子的强心作用明显加强，故有"附子无姜不热"之说。

复方中在共煎过程中也可能产生配伍增效效应。据研究，甘草所含的甘草皂苷，可降低煎剂的表面张力，在四君子汤、黄芪大枣汤中，甘草可增加脂溶性物质的溶出率；大黄和黄芩配伍同煎，蒽醌类衍生物和黄芩苷的溶出率均增加 1 倍。

（二）减毒（烈）配伍

中药的相畏、相杀是两药配伍可能产生拮抗作用的配伍关系，即产生毒性或烈性药物之间的相互拮抗，由此削弱或消除药物的毒性或烈性，这也是临床用药时应予选用的配伍关系之一。如半夏、天南星的毒性能被生姜所拮抗；白芍能拮抗附子的毒性；甘草能减缓石膏、知母的寒性；大枣能减缓甘遂、大戟、芫花的峻下之性等。

（三）"药对"与增效减毒（烈）

"药对"（或称对药、对子、姐妹药）是中医临床增效减毒配伍方法的重要形式，故历代著名医家十分重视药对配伍，如《雷公药对》《得配本草》《施今墨药对》等医籍均蕴含着使用"药对"的宝贵经验。

著名中医干祖望云："这种药对，可以在'相辅相成'或'相反相成'中进一步获得'相得益彰'的效益，在临床上使其作用发挥得淋漓尽致……一个中医能在运用'药对'技巧夹缝中获得效益，其水准就已不是一般了[3]。"

增效与减毒（烈）不可截然分开，有时可通过适当的药对配伍而实现。如著名药对佐金丸是减毒（烈）增效的典型配伍范例，黄连性味苦寒，能清心胃肝火，吴茱萸性味辛苦热，能疏肝温胃下气。若热大于寒，黄连用量6倍于吴茱萸。若纯用苦寒黄连，有使寒凝郁结难开之弊；配吴茱萸助黄连和胃降逆，辛热疏利，则能使肝气疏利，郁结得开，并可制约黄连苦寒，令泻火而无凉遏之弊；而黄连又能牵制吴茱萸的辛热之性。两药配用，辛开苦降，寒热并投，泻火而无凉遏，温通而不助热，相反相成，使肝火得清，胃气得降。

（四）君臣佐使配伍与增效减毒（烈）

1. 君药 君是对处方的主证或主病起主要作用的药物，臣药、佐药、使药可以理解为是对君药的增效或减毒。

2. 臣药 臣药是辅助君药加强治疗主病和主证的药物，同时可针对兼病或兼证起治疗作用的药物，故主要是起到增效作用。

3. 佐药 根据不同的配伍情况，佐药既为增效又为减毒，不同的配伍具有不同的作用，其主要有三方面作用：一为佐助药，起到增效的作用，即协助君、臣药加强治疗作用，或直接治疗次要兼证；二是在某些配方中为反佐药，即根据病情需要，使用与君药药性相反而又能在治疗中起相辅相成作用的药物；三为佐制药，即起到消除或减轻君、臣药的毒性或烈性的药物。

4. 使药和引经药 使药乃根据不同的配伍情况，既为增效又为减毒而设，亦能调和诸药，使其合力祛邪，又能调和毒烈药物的毒副作用。引经药则为引方中诸药直达病所的药物，起到增效作用。

（五）减效配伍

中药七情和合理论中的相恶是指药物间相互拮抗的配伍关系，即使功效降低，甚至丧失药效，如人参恶莱菔子。若以中医理论概括，"相恶"包括凡药性相反，而作用部位相同的药，如清肺药与温肺药、清胃药与温胃药等；或作用趋向相反的药，如止汗药与发汗药，涩肠止泻药与泻下药，利尿药与缩尿药，止呕药与涌吐药等；或扶正药与祛邪药。上述药物在配伍同用时可能会产生相恶，应根据具体病证和用药目的区分，避免使用以防减效，抑或利用这种"相恶"配伍以减轻药物的寒热补泻等偏性。

（六）增毒（烈）配伍

七情中的"相反"是指两药合用可能使原有毒（烈）效应增强，或产生新的毒（烈）效应的配伍关系。其属于配伍禁忌，即为了避免产生增毒效应的中药配伍理论。古代医家将配伍禁忌总结为"十八反"和"十九畏"。

（七）配伍禁忌

宋代以后中医临床用药将"十八反""十九畏"当作配伍禁忌遵守。

"十八反"是指乌头反半夏、瓜蒌、贝母、白蔹、白及；甘草反海藻、大戟、甘遂、芫花；藜芦反人参、玄参、沙参、丹参、苦参、细辛、芍药。

"十九畏"是指硫黄畏朴硝，水银畏砒霜，狼毒畏密陀僧，巴豆畏牵牛子，丁香畏郁金，牙硝畏三棱，川乌、草乌畏犀角，人参畏五灵脂，官桂畏赤石脂。

《中华人民共和国药典》中记载的十八反、十九畏中更详细地包括了品种和炮制品，但部分传统十八反、十九畏项目未收载。

十八反：附子、制草乌、草乌、制川乌、川乌反半夏、清半夏、姜半夏、法半夏、瓜蒌、瓜蒌子、炒瓜蒌子、瓜蒌皮、天花粉、川贝母、平贝母、伊贝母、浙贝母、湖北贝母、白蔹、白及；甘草、炙甘草反京大戟、甘遂、芫花；藜芦反人参、人参叶、西洋参、红参、北沙参、丹参、玄参、苦参、南沙参、党参、细辛、白芍、赤芍。

十九畏：巴豆、巴豆霜畏牵牛子；肉桂畏赤石脂；芒硝畏三棱；丁香、母丁香畏郁金；人参、人参叶、红参畏五灵脂。

十九畏中川乌、草乌畏犀角，水银畏砒霜，其中水银、砒霜、犀角（世界禁用品种）在《中华人民共和国药典》中亦未收载，且在川乌、草乌注意项下也未做要求[4]。

原则上讲，可能会引起减效和增毒（烈）的配伍均属于配伍禁忌，但中药的配伍禁忌不应当是绝对的，而应当是有条件的。对于"十八反"和"十九畏"的认识，历来存在分歧，现代对"十八反"和"十九畏"做了不少研究，但仍然不够深入，影响因素多，结论不一致，尚有待进一步深入研究。"十八反""十九畏"之外的多数药物之间的配伍，在特定的条件下，也同样存在配伍禁忌。

应以客观的态度对待中药配伍禁忌，既要慎重使用，注意安全合理应用，又要认识到并不是绝对禁忌，古今均有应用，如肉桂与赤石脂、蒲黄与五灵脂。但为了稳妥起见，传统的十八反、十九畏和《中华人民共和国药典》中的相关规定，在临证中可以互参，并尽量避免使用，以策安全用药。

（八）中西药合用与安全合理用药

中西药合用治疗疾病，在临床上日趋广泛。虽然目前在香港特区的中医师被禁止使用西药，但是许多患者事实上存在着中西医药并用的情况。如患者自行在两个地点就医，分别领取中药和西药，但中医、西医互不沟通，患者未告知医师或中医师，医者亦未详细问及就诊用药史，或患者自行购买非处方西药或中药服用，导致实际上的中西药同时服用。故本书对中西药的合用与安全合理用药的关系做一简要叙述，以供参考。

中西药联合用药，可能产生以下几方面的效应。

1. 协同增效 实验和临床研究表明，中西药物合理联用可产生协同增效，或具有扩大适应证范围、缩短疗程、减少用药量等作用。如甘草与氢化可的松并用，其抗炎作用增强；猪苓、泽泻与双氢克尿噻、速尿合用，其利尿作用增强；枳实能松弛胆道括约肌，有利于庆大霉素进入胆道，抗感染作用增强；金银花与青霉素，蒲公英与复方新诺明也有协同作用等；珍珠层粉、野菊花、槐米等与盐酸可乐定、氢氯噻嗪等降压药合用，可减少剂量、缩短疗程。又如外用药土槿皮与水杨酸、苯甲酸合用，可使角质软化，提高土槿皮的渗透作用，促进药物吸收而提高疗效。

2. 减轻不良反应 临床实践表明，某些中西药合理联用，有相互制约及减轻毒副反应的作用。如对肿瘤患者在采用化学治疗的同时，常产生恶心、呕吐等胃肠道反应，配伍健脾和胃药如黄芪、白术、陈皮、甘草等，可降低化疗药的上述不良反应；采用类固醇治疗红斑狼疮以缓解和控制病情，若同时合理辨证使用中药能减轻类固醇的不良反应，或使类固醇的用药降低，或治疗兼证。

3. 减效 不合理的中西药物联用，可引起中药、西药或两者的治疗作用减弱，疗效降低。如中药甘草、鹿茸、何首乌等与降血糖西药同用，可降低西药的降血糖药效。因中药含糖皮质激素样物质或有激素样作用，可使血糖升高，减弱降血糖药的药效。

4. 治疗作用过度增强，甚或引起不良反应及产生毒性 西药抗凝血剂与活血祛瘀药若合并使用，要注意可能造成出血时间延长；利尿剂与茯苓、泽泻、猪苓等合用，要注意勿过度利尿。

含汞的中药如朱砂与西药溴化物、碘化物、亚铁盐、亚硝酸盐等同服时，朱砂中的 Hg^{2+} 可被还原成 Hg，使毒性增加；若与溴化物、碘化物同服时，可生成溴化汞、碘化汞沉淀物，刺激性增强，排出赤痢样大便，导致药源性肠炎。蟾酥的药理作用与洋地黄相似，可通过兴奋迷走神经中枢及末梢，直接作用于心肌，与地高辛等洋地黄类药物合用，对心脏的作用可大大增强，结果导致强心苷中毒。

5. 中西药联用的禁忌

（1）含鞣质的中药：含鞣质中药如五倍子、诃子、地榆、石榴皮、虎杖、狗脊、仙鹤草、大黄、萹蓄、老鹳草等，不宜与乳酶生、胰酶淀粉酶、胃蛋白酶等蛋白制剂合用，否则将降低酶制剂的生物利用度；不宜与四环素类、红霉素、利福平、灰黄霉素、制霉菌素、林可霉素、铁剂、钙剂、银剂、钴剂、生物碱、苷类等同服，因可结合生成鞣酸盐沉淀物，使上述药物不易被吸收而降低疗效。

（2）含有机酸的中药：中药山楂、乌梅、山茱萸、五味子均含大量的有机酸，服用后能酸化尿液，使磺胺药的溶解度降低而致尿中析出结晶，引起结晶尿和血尿。红霉素在碱性条件下抗菌力强，pH<4 时几乎完全无效，故红霉素一般用肠溶片或加碳酸氢钠以避免胃酸的破坏；若与含有机酸的中药及制剂同服，则红霉素可能被分解而失去抗菌作用。含有机酸的中药也不宜与碱性西药合用，因与氨茶碱、胃舒平、氢氧化铝、碳酸

氢钠等碱性西药合用时，两者能发生酸碱中和反应而使疗效降低。

（3）含皂苷类成分的中药：含有皂苷类成分的中药，如人参、三七、远志、桔梗等不宜与酸性较强的西药合用，因在酸性环境中，在酶的作用下，皂苷极易水解失效；同时也不宜与含有金属的盐类药物如硫酸亚铁、次碳酸铋等合用，可形成沉淀；甘草与多元环碱性较强的盐酸麻黄碱同服，可产生沉淀，使麻黄碱吸收减少。

（4）含重金属离子或碱性金属离子的中药：含钙、镁、铋、铁、铝、锌等的中药如石膏、海螵蛸、赤石脂、滑石、自然铜、明矾、瓦楞子、龙骨、龙齿、牡蛎、海浮石、磁石等，不宜与西药四环素族抗生素、异烟肼等同时服用，因可生成不易被胃肠道吸收的络合物，使其抗菌作用降低，疗效下降。

（5）含槲皮素的中药：中药柴胡、旋覆花、桑叶、槐花、山楂、侧柏叶等均含槲皮苷、芸香苷等糖苷，这些糖苷在体内吸收代谢过程中有可能被分解，产生苷元槲皮素，上述中药不宜与含有钙、镁、铝、铁等金属离子的西药如碳酸钙、胶丁钙、铝化钙、硫酸钙、硫酸亚铁、氢氧化铝、次碳酸铋等合用，因槲皮素可和钙、镁、铝、铋等金属离子形成螯合物而降低西药疗效。

6.中西药合用的相关问题及注意事项

（1）中药与西药联合应用有可能增强疗效，也有可能降低疗效，甚至可以造成严重的毒副作用，故在联合用药时要具有充分的依据，持十分慎重的态度。

（2）中西药联合用药尽管取得了一些经验，但仍然存在一些问题。如对中药性能功效或西药的药理作用了解不够、中西医师之间缺乏沟通；或只重视其益处，忽视其害处；或谈虎色变，一概否定和反对。

（3）临床用药以精简为要，对单纯用中药或西药就能解决的疾病，不必中西药合用；对需要中西药合用的疾病，如某些疑难病证如类风湿关节炎等自身免疫病、癌症、代谢性及退行性疾病、病毒性疾病、心脑血管疾病等，中西药合用其疗效比单纯应用中药或西药明显为优时，可以考虑合理选用中西药。临证中根据具体病情，可以西药为主，中药增强疗效；或以中药治疗主病，必要时用西药缓解急性痛楚，如疼痛；或以西药治疗主病，中药减低毒副作用；或以西药治疗主病，中药治疗兼证等。

（4）中西医如何将中医的辨证施治与西医的辨病治疗有机地结合起来，针对疾病病程中的不同阶段、不同环节、不同问题适时参与，安全合理地选用中西药联合治疗，并且制定中药规范或常规，以取得比单一疗法更高的疗效，是一个具有重大科学意义和医疗价值的研究课题，甚至使复杂难治性疾病的治疗产生突破性进展。

（5）医师和临床药师应注意询问患者使用中西药的用药史，并嘱患者在服药期间，不得擅自加服某些药物（中药或西药），以便更好地指导患者的临床用药，避免中西药不良相互作用的发生。

（6）由于病情需要，联合使用中西药物治疗，可以考虑分别给药的方式，即服用中药或西药宜分隔3小时以上，令先用的中药或西药先行吸收，降低药物在胃肠道中的可能相互作用。

二、给药途径和剂型

(一) 给药途径

给药途径与有效性及安全性密切相关，中药的传统给药途径以口服和皮肤给药为主，故在此主要介绍口服和皮肤给药。

1. 口服给药 口服给药具有简便、安全等优点。但有些药物在胃肠内会被消化液破坏。胃肠的病理状态也可能影响药物的吸收速度和吸收量。另外，只有在胃酸中呈脂溶性的酸性药物，才可在胃中被吸收；碱性药物在胃酸中不呈脂溶性，不易透过胃黏膜，必须在碱性环境的肠中才易被吸收，故多数药物须进入肠道后才能被吸收。因此，影响胃排空时间的各种因素，包括胃的盈虚、胃内食物性质等均能影响药物的吸收速度。

2. 皮肤给药 皮肤给药的优点是不受消化道的酸碱度、微生物及酶的影响，并且吸收药物的速度变化较小，能够提供比较恒定的血药浓度，而且可避免肝肠循环的首过作用，减少药物代谢的丧失。此外，皮肤给药还可避免刺激胃肠而产生副作用。一旦出现不良反应，可立即除去药物，保证用药安全。在一定穴位的体表用药，还可通过药物对腧穴的刺激，对内脏或全身疾病产生类似于针灸的特殊治疗作用。

但若使用不当或过敏体质者，则可产生皮肤过敏、损伤等不良反应。

(二) 剂型

早在《黄帝内经》中就记载有汤、酒、丸、散等中药的不同剂型，历代续有发展。关于剂型与药物疗效的关系及选择剂型的方法，古医籍中早有论述。如梁代《本草经集注》云："本说如此。又疾有宜服丸者，宜服散者，宜服汤者，宜服酒者，宜服膏煎者，亦兼参用，察病之源，以为其制耳。"金元时期的李东垣更进一步指出："大抵汤者荡也，去大病用之；散者散也，去急病用之；丸者缓也，不能速去之，其用药之舒缓，而治之意也。"

由于剂型不同，药物在机体内被吸收的情况不同，因而剂型也会影响中药的临床效应。故认识不同剂型的疗效和作用特点，合理选用中药剂型，将有助于临床疗效的提高及减少毒副作用的发生。

1. 根据病证特点选择剂型 不同剂型具有不同的作用特点，甚至产生不同的治疗效果，故首先必须随病情的需要来确定药物的剂型，并应注意其禁忌病证。中药剂型种类繁多，仅举例介绍常用的几种。

（1）汤剂：汤剂处方可随证加减，切合中医辨证论治的需要，且药物吸收较快，为传统和目前最常用的中药剂型之一。药物在煎煮过程中，各种复杂的化学变化有可能使药效增强，或毒副作用降低。汤剂还有载药量多的特点，尤宜于服用量大，或治疗复杂难治性疾病的方药。大部分病证可选用汤剂。

（2）酒（酊）剂：酒本身具有活血通络的功效，易吸收且能增强药性，但酒亦能促进有毒药物的吸收，如草乌、川乌、附子等浸酒更易导致中毒，故忌用酒泡服有毒药材饮片，只可外用。风湿痹痛、跌打损伤、瘀血阻滞等病证宜选用酒（酊）剂。小儿、孕妇、酒精过敏、心脏病及高血压患者慎用酒剂或酊剂。

（3）散剂：据使用方法不同而分为内服散剂、外用散剂、煮散剂等。外用散剂主要用于皮肤、黏膜、五官疾患；煮散剂与汤剂比较，煎出率高，吸收、奏效快。大部分病证可选用散剂，其是值得推广的剂型。

（4）丸剂：丸剂根据辅料的不同有多种类型。常用的蜜丸溶散缓慢，作用持久缓和，患慢性病或需要进补者多选用之，但糖尿病患者忌用。糊丸和蜡丸质地坚硬，内服可以延长药效，减少药物对胃肠道的刺激，故多用于一些含毒性或刺激性较强的药物。

（5）颗粒剂：服用方便，以开水冲服，吸收较快，目前有单味药的中药颗粒剂，方便配方及服用。大部分病证可选用颗粒剂。

（6）茶剂：常用袋泡剂，便于携带，使用方便，尤其是夏天或保健类的药物适合选用茶剂。

（7）曲剂：具有健脾胃、助消化、消积导滞等功效，食积病证宜选用曲剂。

（8）膏滋剂：以滋补为主，兼有缓慢的治疗作用，体虚之人的补虚用药宜选用。但较滋腻，消化不良或脾失健运者，应配伍理气健脾药。

2.根据药材性质特点选择剂型 应根据药物的性能功效和性状特点、理化性质等选择恰当的剂型。如有效成分难溶于水的药物（如甘遂、琥珀等），或不宜加热及不宜入煎剂的药物（如冰片、麝香、苏合香、牛黄等），或气味臭秽之品（如阿魏），以及毒性大（如蟾酥），或对胃肠刺激性较强的药物（如斑蝥）等，宜作丸或胶囊类制剂服用，不宜作为汤剂服用。

多数药物都可作散剂服用，但液体类或半流体类药物（如竹沥），或含大量糖、油脂等成分而不易研细的药物（如熟地黄、肉豆蔻），或对黏膜刺激较大的药物（如皂荚、芥子），则不宜作散剂服用。

有效成分易溶于乙醇者，可作酒剂服用，反之则不宜作酒剂（如矿物类药物）。

三、给药剂量

剂量，又称为用量。一般中药的用量，都是指干燥饮片在汤剂中成人1天内的服用量。鲜品入药及药物入丸、散剂时的用量则需另加注明。中药的剂量实际包括单味中药饮片用于治疗的常用有效量，处方中各种药物间的相对用量，以及药物的实际利用量三方面内容。

由于药材质量、炮制、剂型、制剂与服用方法等多种因素的影响，同一种中药饮片，即使剂量相同，其药效化学成分的实际利用量可能并不相同，其临床效应也可能有异。故中药的用量，应特别注意药物药效化学成分的实际利用量。

（一）剂量与有效性及安全性的关系

中药的剂量是一切药性、药效的基础。一般来说，中药剂量的大小决定药效及毒性的大小。为了使临床用药有效而安全，必须把单味药的用量规定在一定范围内。如果一味药的用量没有达到最低有效量，便收不到预期的疗效；反之，用量过大，则又不安全。

1.剂量与药效

（1）在一定剂量范围内，随着剂量的增加，药物的作用也会相应增强。如解表药量小则微汗，量大则多汗，甚至大汗。

（2）用量不同，药效有异。某些中药由于用量的不同而表现为双向作用，如人参小剂量对神经系统有兴奋作用，大剂量则抑制中枢。某些药物剂量不同，表现为不同的功效，如苦味的黄连、龙胆，小剂量能健胃，大剂量则败胃；小剂量甘草（3～5g）用于调和诸药，中剂量（9～15g）用于清热解毒利咽喉，大剂量（15～30g）则用于急性药物食物中毒的解毒，或缓和拘急等。某些药物则由于同时含有相互拮抗的化学成分，不同剂量下可能表现为相反作用。如大黄所含的蒽醌类衍生物有泻下作用，所含的鞣质有收敛止泻作用，内服小剂量时，由于鞣质的收敛作用拮抗了含量过少的泻下成分的泻下作用而表现出收敛效果，引起便秘；若长期服用，个别患者可出现继发性便秘；但服用较大剂量大黄时，则表现泻下效果，引起腹泻。

2.剂量与毒性　何为毒物？剂量使其成为毒物。其意指任何药物，当超过一定的剂量即会成为毒物；反之，任何毒物，当剂量减少至一定程度时也会是安全的。因此，任何中药当剂量超过一定限度，就会出现毒副反应。临床资料表明，超剂量服药是引起中毒、死亡的主要原因。60%以上的中药不良反应事件是由于超剂量服药所致。如用量为3～6g的山豆根，一般人内服10g以上即可出现呕吐、腹泻、胸闷、心悸等不良反应，有时甚至出现大汗淋漓、四肢抽搐等中毒症状，或呼吸衰竭而死亡。这说明临证处方用药时应严格掌握用量。

此外，若用量过大，而煎药所加的水有限，药效成分不能充分溶解，浪费药材，疗效也难以继续提高。

（二）影响用药剂量安全性的相关因素

古代方书及各家医案对于用药剂量差别很大，历代度量衡各不相同，虽有一些研究考查并与现行量度折算，终以众说纷纭，难作定论。《中华人民共和国药典》及有关中药著作、教科书虽然标定了各种中药的参考用量，但除了毒药、峻烈药及冰片等精制药外，所建议的药物剂量亦只是以修撰人的个人观点及一般药用习惯为依据，迄今缺乏严格的实验和实践的准确标准。

1.药物药性方面　确定用药量的依据，首先是药物本身，如药物药性的强弱、毒性有无、气味浓淡、质地轻重及质量优次及药材干鲜等。具体来讲，具毒性或作用峻烈的药物，其用量必须严格控制在安全范围内，并采用小量开始、逐步加量，且合理停药等方法。花叶类质地疏松易溶者，或者药味浓厚者，或者作用较强者，用量宜偏小；无毒的金石贝壳类药物质重难溶者，或药味淡薄及作用缓和者，其用量宜稍大。鲜品因药材含有大量水分，其用量也宜增大。

2.用药方法方面

（1）处方配伍：一般来说，药材单独使用的用量比在复方中应用时大。在复方中，作主药时的用量往往较作辅药时大。应考虑中药在复方中的相对用量，由于药物间可能相互作用，相互影响，两药间的用量比例不同，其配伍关系及药效也可能改变。故单味药在中药复方中的用量还需考虑药物配伍后产生共同效应的可能需要量，由此厘定处方中各种药物的比例，以适应病情的需要。

（2）所选剂型：同一药物在不同剂型中，其用量亦不尽相同。如多数药物作汤剂时，因其有效成分一般不能完全溶出，故用量一般较用作丸、散剂时的用量大。

（3）使用目的：临床用药目的不同，其用量也可能不同。如槟榔，用于消积、行气、利水，常用量为3～10g；而用以驱虫时，则需30～60g，甚至更大。如柴胡，具解表、疏肝和升阳之功效，其用以解表时剂量宜稍大，而用以疏肝和升阳，其剂量可偏小。

3.患者方面

（1）年龄和体质：一般来说，由于小儿身体发育尚未健全，老人气血渐衰，对药物的耐受力均较弱，特别是作用峻猛，或容易损伤正气的药物，用量应低于青壮年的用量。小儿五岁以下通常用成人量的1/4，五至十二岁以上可按成人量减半使用。

同年龄段中体质强壮者，对药物的耐受力较强，用量可稍大；体质虚弱者，对药物的耐受力较弱，用量宜轻（尤其是攻邪药）。

所谓"虚不受补""弱不经泻"，即指对一般正常人不会产生副作用或不良反应的剂量的补药或者泻药（泻下药或泛指祛邪药）。但对体质虚弱的患者，若药量未控制好，可能会影响其脾胃功能，出现上腹饱胀、食欲减退等。故服用人参等补益药时，一方面要从小剂量开始，另一方面需配伍理气健脾和胃的药物，使脾胃能消化吸收补剂，才能达到治疗效果，并可增强体质和脾胃功能。

如长期卧床的年老体弱的患者，出现大便秘结，多次使用大黄通便，患者更为虚弱，出现厌食、恶心、便溏，甚至畏冷、疲劳、软弱等情况，体质虚弱而不耐通泻，故宜用攻补兼施的方法，配伍党参、黄芪、火麻仁、蜂蜜、白术、甘草等，增强脾胃功能，增强体质，使大黄发挥泻下作用，又可减轻其不良反应。

偏阳体质者对温热药物耐受力低，用温热药用量宜小，用寒凉药量可偏大；偏阴体质者对寒凉药耐受力低，用寒凉药量可偏小，用温热药用量宜稍大。如石膏对于体质偏阳者，能清热泻火；对于偏阴者，即使常规用量，也可能产生怕冷、便溏等副作用。又如肉桂对于体质偏阴者有助阳补火作用，对于偏阳者可能会产生口干、便秘等不良作用。

对于阴阳平和体质者，其本身的调节力强，服用常规剂量偏寒、偏热的药物，反应并不明显。

此外，由于体力劳动者的腠理一般较脑力劳动者致密，故在使用发汗解表药时，对体力劳动者的用量可较脑力劳动者稍重一些。平素嗜食辛辣热烫食物者，需用辛热药物时，用量可稍大，反之则宜小。

（2）病情新久与轻重：一般来说，新病者正气的损害尚小，患者对药物的耐受力还较强，用量可稍大；久病患者多体虚，对药物的耐受力减弱，用量宜轻。病情急重者，用量宜重；病情轻缓者，用量宜轻。若病重药轻，药不能控制病势，病情会发展加重；若病轻药重，药物则会损伤正气，或出现不良反应。

此外，同样的药物和剂量，对于脾胃功能健全的患者，消化道反应轻或无；但对于脾胃虚弱、胃肠功能减退者，则可能引起食欲减退或滑肠便溏等，故曰"苦寒伤脾，甘寒呆胃"。如苦寒清热泻火、燥湿解毒的龙胆、黄连小剂量能刺激胃液分泌，有健胃作用，为临床治疗胃肠道疾病的常用药；又如生地黄、玄参、麦冬等甘寒养阴药，没有副作用和毒性。上述药物若用于脾胃健康患者，使用大剂量或使用不当时或可出现副作用；但用于脾胃虚寒患者，常规剂量便可产生胃肠道反应，出现如恶心、食欲减退、胃痛、腹胀、便溏等。

4. 季节、气候等自然条件 确定药物的具体用量时，还应当注意居处环境、季节、气候等自然条件，做到因地、因时制宜。如夏季和气候温热地区，用温热药及发表药用量宜小，用寒凉药用量可稍大；冬季和气候寒冷地区，用寒凉药药量宜小，用温热药及发表药用量可加大。

（三）以超大剂量（重剂、大剂）应用中药的安全性问题

中药的超大剂量，是指中药的处方剂量明显超过了该药所公认的或法定的剂量等权威性机构所规定或建议的剂量上限范围。如收载于《中华人民共和国药典》的中药，常用量是以其建议的用药范围为度。未收载于《中华人民共和国药典》的中药，则以统编教科书或《中药大辞典》等所载剂量作为临床处方用量的依据。

1. 使用中药超大剂量的原因

（1）一般来讲，中药的最小剂量到最大剂量之间有一段相当大的安全范围，或者是说从最小有效剂量到中毒剂量之间有相当大的剂量范围；常用量或者权威机构规定剂量的上限不一定是中药的最大治疗剂量。换言之，权威规定剂量的上限到最大治疗剂量之间还有一段可应用的剂量范围。若病情需要，且辨证准确，则可用之。如著名中医学家邓铁涛教授治疗重症肌无力用补中益气汤加减，常以北黄芪120～240g处方，每获良效。

（2）《中华人民共和国药典》《中药大辞典》及教科书等除毒性明显的中药外，绝大多数只是常用量或者是习惯药量，其确定主要是根据古人及现代临床用药者的经验和习惯，其所载剂量上限并不能认定为该药材的使用极量或最大的治疗剂量。

（3）马钱子、乌头、雷公藤等中药的治疗量与中毒量十分接近，安全范围窄，容易引起中毒。但为了收到治疗效果，治疗量实际上有可能引起中毒或产生不良反应。

（4）由于影响中药用量的其他多种因素的存在，如体质、种族、病情、年龄、性别、地域等因素，加之若药材质量下降，药效成分含量不够而影响药效，故在临证处方时必须适当加大用药剂量。

2. 使用超大剂量中药案例举隅 古今医家均有超大剂量用药的案例，如张仲景用川乌，裴沛然用细辛，火神派医家用附子，张锡纯、蒲辅周用石膏等。现代临床处方

调查表明，中药的超大剂量使用有其倾向性，主要有以下情况：

（1）单味药的使用，以及单方、验方、新鲜中药等。

（2）病情急重，小剂量难取速效，使用超大剂量以救危急，如人参用于脱证、附子用于亡阳证等，使药物快速、最大限度地产生药效，使患者脱离危险。其用药周期短，中病即止。

（3）处方中的主药用于急性传染病等重证，如白虎汤中的石膏治疗乙型脑炎等。

（4）新发现的药物功效，如益母草降压、枳实升压等，剂量达到一定程度后才能有此药理效应。

（5）病情顽固，如风湿顽痹、顽痰老痰、癌肿等，加大剂量方可攻其顽疾。如夏枯草用治瘰疬积聚，桑寄生、蜈蚣、全蝎用治风湿顽痹等。

（6）患者长期服用中药，或服用西药，已经产生中药耐药性或中西药交叉耐药性。如习惯性便秘的患者，经常服用番泻叶等泻下药而产生耐药性，药量太小则不能收到疗效。

（7）药食两用的中药如薏苡仁、大枣、山药等，如张锡纯用山药达 150g，甚至 500g 以上。

3. 超大剂量用药的注意事项　加大剂量用药，不能盲目从事，也不能照搬前人的经验用药，必须从常规药量开始，充分了解药物的性能，了解主要药效成分的性质及药理与毒理作用，以及充分了解患者的体质和病情，积累自己的临证经验，在临证时摸索出对每一位患者适合的剂量，在安全的前提下，提高临床疗效。

（1）掌握适应证，中病即止。

（2）剂量递增，除非急救，不可骤用超大量。

（3）毒性药材尤其需要权衡利弊，做出取舍。必须具有丰富的临床实践经验和掌握解毒知识与方法，切忌盲目使用。此外，充分应用配伍、煎法等解毒措施，如乌头配蜂蜜、马钱子配甘草、半夏配生姜等；同时熟识中药的毒性、中毒原理、中毒临床表现，并且密切观察病情及掌握解救措施[5]。

四、煎药法

（一）煎药法与增效减毒的关系

汤剂的煎煮方法与药物疗效及用药安全密切相关。据研究，不同的煎煮法对苦杏仁苷的含量有影响，先将苦杏仁与其他药物一起用冷水浸泡 30 分钟，以文火 20 分钟内煎沸，沸后继续煎煮 20 分钟，其汤液中苦杏仁苷的含量在 98% 以上。故汤剂头煎、二煎应混匀分次服用，以保证药物疗效。若沸后煎煮时间过长，因煎煮时间越长，苦杏仁苷的损失率越高[6]。此外，临床及实验研究均表明含乌头碱类的有毒中药材，久煎可降低毒性。

为了保证临床用药能获得预期的临床效应，医师和临床药师应将汤剂的正确煎煮方法向患者或其家人详细解说。

1. 煎药器具 宜用不易与药物成分发生化学反应，且导热均匀，保暖性能良好的砂锅、砂罐等陶瓷器皿。煎药勿用铁、铝、铜等金属器皿，因为部分金属离子可能与某些中药成分发生化学反应，从而使疗效降低，甚至产生毒副作用。

2. 煎药用水 宜用洁净、无异味和含杂质少的饮用水。

3. 煎药水量 加水量的多少可影响煎药质量及药效。用水过少，药效成分提取不充分。用水过多，不便于服用。用水量需根据饮片质地的疏密、吸水性能的强弱，以及煎煮所需时间的长短来估计加水量。一般的做法是，将饮片适当加压后，液面应高出饮片 2cm 左右。质地坚硬、黏稠或需久煎的药物，加水量可比一般药材略多；质地疏松，或有效成分容易挥发，煎煮时间较短的药物，则液面刚淹没药材便可。

4. 煎前浸泡 合理的煎前浸泡是提高药效成分溶出的重要环节。多数药物宜用冷水浸泡，这样既有利于有效成分的溶出，又可缩短煎煮时间，避免因煎煮时间过长而导致药效成分散失或破坏过多。一般浸泡 20 ～ 30 分钟即可。以种子、果实为主者，可浸泡 1 小时。夏天气温高，浸泡时间不宜过长，以免药液变质。如饮片不经浸泡，直接煎者，还会因饮片表面的淀粉、蛋白质膨胀，阻塞毛细管道，使水分难于进入饮片内部，饮片的有效成分亦难于向外扩散。

5. 煎煮火候 火候指火力大小与煎煮时间长短。煎药一般宜先用武火使药液尽快煮沸，后用文火慢熬。药效成分不易煎出的矿物类、骨角类、甲壳类药物及补虚药，一般宜文火久熬 1 小时左右，使药效成分能充分溶出。解表药及其他含挥发性有效成分的药物，宜用武火迅速煮沸，改用文火维持 10 ～ 15 分钟即可。

6. 及时滤汁及绞渣取汁 溶解是一个动态平衡过程，在温度降低时，药效成分又会反渗入药渣内，尤其是一些遇高热后药效成分容易损失或破坏而不宜久煎的饮片，或只煎一次的药，药渣中所含药效成分会更多。这将影响实际利用量，故宜及时滤汁和绞渣取汁。实验表明，从绞榨药渣中得到的药效成分约相当于原方含量的 1/3。

7. 煎煮次数 为了充分利用药材，避免浪费，一剂药最好煎煮 3 次。花叶类为主，或饮片薄而粒小者，至少也应煎煮 2 次。

（二）特殊药物的煎药法

一般药物可全方同时入煎，但部分药物因药材理化特性及临床用途不同，需要特殊处理。

1. 先煎 甲壳类、矿石类及角质类药物质地坚硬，药效成分不易煎出，应先入煎 30 分钟左右，如石决明、赭石、生龙骨、生牡蛎、磁石、生石膏、珍珠母、寒水石、水牛角、羚羊角、龟甲、鳖甲等；乌头类的川乌、草乌、附子，以及雷公藤、苦楝皮等有毒药物应先煎 30 分钟至 1 小时以降低毒性。

2. 后下 气味芳香借挥发油取效的药物，煎煮时药效成分容易挥发，如薄荷、木香、砂仁、豆蔻、沉香、青蒿、肉桂、鱼腥草、徐长卿、金银花、连翘、檀香、降香、月季花等，宜后下；某些药效成分易被破坏的药物，如大黄、番泻叶、决明子、何首乌等用于通便时宜后下；钩藤、臭梧桐用于降压时宜后下。此外，杏仁、麦芽、神曲、谷芽、芥子等也宜后下。后下即宜在其他药物煎好前 5 分钟时投入，以防止药效成分的损失。大黄、番泻叶、西红花、玫瑰花等亦可用开水泡服。

3. **包煎**　花粉、细小种子类药物质地过轻，煎煮时易漂浮在药液面上，如海金沙、车前子、葶苈子等；或成糊状及研末的矿物类药物煎后药液易混浊，如蒲黄、滑石、赤石脂等；或有毛对咽喉和消化道有刺激的药物，如辛夷、旋覆花等，均应用纱布或其他薄布将药包好入煎。

4. **另炖另煎**　某些贵重药物，如人参、西洋参、冬虫夏草、紫河车、蛤蚧、哈士蟆等，应单独隔水炖 2 ~ 3 小时，以免药效成分被其他药渣吸附。

5. **烊化**　胶质类药物，如阿胶、鹿角胶、龟甲胶等，应服时兑入药液中搅匀化开或单独加温熔化，以防止煎煮时粘锅煮焦及黏附其他药物。

6. **冲服**　贵重或不耐高热，或难溶于水，或生用，或易溶于水的药物，如三七、沉香、麝香、牛黄、朱砂、琥珀、甘遂、芒硝、熊胆粉、水牛角浓缩粉、竹沥等，可研末溶于开水或温开水冲服或送服。

五、服药法

（一）服药与增效减毒的关系

1. **适时服药**　应根据胃肠的状况、病情的需要及药物的特性确定具体服药时间。

（1）清晨：驱虫药等治疗肠道疾病，需要在肠内保持足够的药物浓度，宜在清晨空腹时服药，所服药物能迅速入肠发挥药效。峻下逐水药在晨起空腹时服药，不仅有利于药物迅速入肠发挥作用，且可避免夜间频频如厕，影响患者的睡眠。

（2）饭前：攻下药及其他治疗肠道疾病的药物在饭前服用，亦可不受食物阻碍，较快进入肠道发挥药效。某些恶心性祛痰药（如桔梗）因其作用与其刺激胃黏膜反射性地增加支气管分泌有关，需饭前服用才能更好地发挥药效；但若患有胃炎、胃溃疡、胃出血者则当慎用。

（3）饭后：对胃有刺激性的药宜饭后服，可减轻其对胃的刺激。消食药亦宜饭后服用，使药物与食物充分接触，以利充分发挥药效。

除消食药等应于饭后及时服药外，一般药物，无论饭前服抑或饭后服，服药与进食时间都应间隔 1 小时左右，以免影响药效的发挥和食物的消化。

（4）特定时间：治疗某些特殊的病证，还应在特定的时间服用。如截疟药应在疟疾发作前 4 小时、2 小时与 1 小时各服药 1 次。安神药用于安眠时，睡前 0.5 ~ 1 小时应服药 1 次。缓下通便药宜睡前服用，以便翌日清晨排便。

（5）不拘时间：急性病，如发热、腹痛、泄泻等，则不拘时服用。

2. **适量服药**　适量服药包括服药的次数和每次的服用量，需根据病情和药物的作用来决定。一般疾病服药，多采用每日 1 剂，每剂分 2 ~ 3 次服用。病情急重者，可每隔 4 小时左右服药 1 次，或每日服药 2 剂，但需严密观察病情，调整服用量。呕吐、咽喉、口腔疾患服药宜小量频服；应用药力较强的发汗药、泻下药时，一般以得汗或得下为度，不必尽剂，以免因汗、下太过，损伤正气。有毒药物若未控制好服药量，可能产生中毒。

3. 适温服药 汤药多宜温服。由于许多汤剂沉淀中含有药效成分，且沉淀的析出量和煎煮后冷却的时间成正比，因此使用汤剂时要注意趁热过滤，最好温服，服时还应振荡，以免产生过多沉淀被抛弃而影响实际利用量和造成浪费。治疗寒证用温热药宜温服，尤其是祛风寒药用于外感风寒表实证宜热服，以温覆取汗。

（二）特殊的服药法

1. 寒药热服、热药凉服 至于治热病用寒凉药，患者欲冷饮者，药可凉服。另外，治疗真寒假热证或真热假寒证用从治法时，也有热药凉服或寒药热服者，以防止产生格拒。

2. 间歇服药 慢性疾病需要长期服药以调理为主的患者，根据病情有时并不一定每日服药，可采取间歇服用，如隔天服或一周2次等，如慢性疾病病情已控制，但仍需服药巩固疗效，防止复发者，或服用人参以调补身体，即可采用间歇服药法。

3. 交替服药 某些患者兼有多种慢性疾病，需要服用功效不同的2种以上的方药，可采取交替服药办法，如隔日服用一种类型的方药。

4. 按时辰服药 服药的时间对临床疗效有密切的关系，因为人体的生理、病理变化都有一定的时间规律可遵循，服药如能顺应这种"生物钟"的变化规律，对提高临床疗效有一定的帮助。历代医家根据人体昼夜阴阳消长节律的生理、病理变化规律，结合方药的性能特点和药后反应，总结了一套择时服药的方法，并有效地指导着临床安全合理用药。

程氏总结了从清晨、午前、午后、入夜的时间服药的规律：

（1）大凡升提外透的药物，宜于午前服用：午前是人体之气升浮于外，趋向于表，腠理易开，外邪易达之时，故发汗透表之药宜于午前服用，以凭借阳气升浮于外之势加强药物透邪之力。

（2）沉降下行之品，宜于午后服用：午后是人体气机下降之时，此时服泻下之药，因势利导，相得益彰。

（3）大凡温阳补气之药，宜于清晨至午前服用；而滋阴养阴的药物，宜于入夜服用：人体在平旦、上午迫切需要阳气的激发功能以适应日间的各种活动，入夜则迫切需要阴气的潜藏来对某些生理功能进行抑制，以保证正常的休息和睡眠。故温补阳气之药宜于清晨至午前服用，滋阴养阴的药物宜于入夜服用，以适应人体阴阳消长运动的时间性，从而增强疗效。

（4）凡祛除阳分、气分之邪的药物，宜于清晨、午前服用；而清泄阴分之邪的药物，宜入夜服用：《黄帝内经》认为卫气白天行于阳分，夜间行于阴分。水湿之邪多停留在阳分和气分，若于平旦进服行水利湿之药，既可借助卫气行阳之际，直达病所，又可因卫行阳分而增强气化，更好地发挥药物的温阳利水之作用。

而夜寐不安、身热夜盛、积聚、痰浊为患之阴分病变，入夜进服安神、滋阴降火、

逐瘀、化痰等药，亦能凭借卫气行于阴分之际，以助引阳入阴，导神归舍，或载药直达阴分，祛除邪气。[7, 8]

历代医家的常用择时服药法可归纳为补阳药、利湿药、催吐药宜于清晨服药，解表药、益气药宜于午前服药，泻下药宜于午后、日晡时或入夜服药，安神药、滋阴药宜于入夜服药。

择时服药对于最大限度地发挥药物的作用，减少药物不良反应，降低使用药物的剂量，以及调整脏腑的功能紊乱具有一定的作用，值得研究。但许多情况下需一日服用2～3次，并且每次间隔至少3小时以上，故以上按时辰服药不必拘泥。

第三节　机体及环境因素与安全合理用药的关系

民国时期谢观著《中国医学源流论》，应用丰富的历史、地理、自然、生物、社会科学知识，探源溯流，对因时、因地、因人的三因制宜用药的道理做了深刻的论述："综论医学大纲，不外理法方药四字。人体有虚实寒热之偏，而设温凉攻补之治，使剂于平。此理此法，可行于五洲各国也。人体有强弱老少，疾病有新久轻重，气候有寒暖燥湿，水土有刚柔缓急，此属情形之变，则集药成方，因方配药，各随所宜，不可拘于一辙也。"

一、生理状况

不同体质的人对药物的反应性不同，对毒药的耐受程度亦不同，用药要注意个体差异，如《素问·五常政大论》云："能（注：耐受）毒者以厚药，不胜毒者以薄药。"

中药的过敏反应多发生于过敏体质的患者，或个别属于遗传性免疫缺陷患者，这些特殊体质患者可能对某些中药产生特殊的不良反应。

二、病理状态

同一药物，用于不同的证候，机体的反应性亦可能不同。例如鹿茸，对肾阳虚的患者能补肾壮阳，但对阳盛的患者则可能出现血热皮肤瘙痒、鼻出血等不良反应，故应针对不同证候合理用药。若药证相符，则副作用和不良反应少；若药不对证，即使无毒的药物也可产生副作用，损害正气，即所谓"有病则病受之，无病则伤正气"。此外，若药证不符，即使很轻的药量也可能引起胃中不适，即古人所说的"胃拒药"，可以被认为是人体的一种保护性反应。如大黄，便秘者服用无不适，而便溏者服用则恶心。

三、环境因素

因自然环境、社会环境的变化，人的生理、心理、病理发生变化，也将影响用药的有效性与安全性。

（一）自然环境

自然地理气候变化、人为的生活环境改变，也是影响用药的因素之一。气候、地理、生活环境对人体的生理、病理产生影响，故用药要遵循因时、因地用药原则。

1. 季节气候不同的用药原则　《黄帝内经》中有丰富的时间和地理医学思想，制定了因时用药原则。如《素问·六元正纪大论》云"用寒远寒，用凉远凉，用温远温，用热远热，食宜同法……所谓时也"，正说明了"因时制宜"用药的意义。因为春夏两季气候由温渐热，阳气升发，人体腠理开泄，即使外感寒热，也不宜过用辛温发散之药，以免耗伤阴液；秋冬两季，气候由凉转寒，阳气收藏，腠理致密，若非大热之证，当慎用寒凉药物，以防伤阳。

若用药违背时忌，则会加重病情，甚至产生严重后果。《素问·六元正纪大论》曰："不远热则热至，不远寒则寒至。"后世发展其学说，并具体应用于临床实践。

2. 地域气候不同的用药原则　地域不同，气候水土不同，对疾病影响不同，需根据地域气候的不同而辨证施治，选方用药，方能取得最佳疗效。孙思邈《备急千金要方·治病略例》云："凡用药皆随土地所宜，江南岭表，其地暑湿，其人肌肤薄脆，腠理开疏，用药轻省；关中河北，土地刚燥，其人皮肤坚硬，腠理闭塞，用药重复。"

谢观《中国医学源流论》云："吾国地大物博，跨有寒温热三带，面积之广，等于欧洲。是以水土气候，人民体质，各地不同，而全国医家之用药，遂各适其宜，而多殊异。"他举例云："即以长江流域论，四川人以附子为常食品，医家用乌附动辄数两，麻黄柴胡动辄数钱，江南人见之，未免咋舌，然在川地则绝少伤阴劫津之弊者。"

3. 因时、因地制宜的应用举隅　中医治疗时行病，十分重视因时制宜，名老中医蒲辅周治疗乙脑的经验即是典型范例。《蒲辅周医案》记载"乙型脑炎是由病毒引起的疾病，中医从发病情况，结合季节气候，有属'暑温''湿温'之不同。如一九五六年'乙脑'患者病情偏热，属'暑温'，用白虎汤疗效好；一九五七年再用之疗效不高，我看了一下患者，据病情偏湿，属'湿温'病，改为通阳利湿法，提高了疗效"。

因时因地制宜有常法，亦有变法，临证有违四时之宜忌用药之情况，即如春夏用辛燥温补、秋冬用辛寒滋补等，但违时用药虽舍时，但必须从证。兹举例说明之。

病案一：清代《余听鸿医案·湿温》

曹秋霞……庚申移居于太平洲，其母年逾六旬，发热不休，面红目赤，进以芩、栀等，热仍不解。再以生地、石斛大剂寒凉，其热更甚，彻夜不寐，汗出气喘，症已危险，邀吾师诊之。吾师曰："治病宜察气候土宜，此处四面临江，低洼之乡，掘地不及三尺即有水出，阴雨日久，江雾上腾，症由受湿化热，湿温症也……《内经》云：'燥胜湿，寒胜热。湿淫所胜，平以苦热，以苦燥之，以淡泄之。'进以茅术二钱，干姜一钱，厚朴一钱，赤苓一两，薏仁一两，黄柏钱半，猪苓三钱，桂枝一钱，车前二钱，滑石五钱。必须多服尽剂，方能退热。"病家因热甚，不敢服。吾师曰："热而不烦，渴而不饮，舌苔黄腻而润，脉来模糊带涩不利，皆湿热之明征也。若再服寒凉，必致发黄，或吐呕，或下利，则不可救药矣。"促而饮之，日晡时饮尽一大碗，至天明，热退身安，即能安寐。

此病案属地处湿地，湿郁化热，过用寒凉之药，更使湿邪不能外达，用苦温燥湿、淡渗利湿，使湿去邪透而热退，体现了用药因地制宜的重要性。

病案二：舍时从证治风温表证不解兼化热 [9]

曾治一老翁严冬外感，其症见发热重恶寒轻，鼻塞流浊涕，咳嗽吐黄痰，口略干渴，小便稍黄，舌质红苔白，脉象浮滑。前医以高年伤寒，其病在表，循常法以五积散加减治之。二诊时患者恶寒不除，口干思饮，时时心烦。以风温表证不解有化热之势，改用银翘散加黄芩。服药二剂，初服觉舒，药尽外邪即解，经调理获愈。

此病案说明患者有体质和病情的变异，如素体阳虚或过用寒凉、过食生冷，虽盛夏感邪，证属虚寒，当不忌温补；而素体阳盛，虽严冬外感得疾，证为风温，或受寒化热，则不忌辛凉或苦寒。

此依证用药，虽变实常，在病情的发展过程中，如虽外感寒邪，但已入里化热；或虽感外热而引动体内之虚寒，均应依证用药，舍时从证，不可舍证而顺时。

（二）社会环境

医药具有显著的社会性，社会时事的变迁、社会风气、经济状况、文化水准、人的心理因素变化、生活习惯的改变等，将影响用药的有效性及安全性。如患者在使用中药的问题上存在着严重的误区，有资料显示，患者自行购药、采药，未在专业人士指导下用药等，错用、误服引起过敏，甚至中毒的不良反应情况时有发生，形成了用药的安全隐患。因此，应积极开展多种形式的宣传引导措施，向公众传递中医临床安全合理用药的资讯，正确引导人们树立正确的用药观念，为临床中医师临床用药创造公正、宽松的社会环境和舆论环境。政府及相关部门加强有效的管理，对保证中药临床应用的安全性和有效性具有重要意义，如加强中药材批发商的执业指引，完善和严格规范药物毒副作用和不良反应的机制，保证患者用药安全的知情权。

第四节　药后调摄与临床用药有效性及安全性的关系

一、药后调摄的重要意义

重视药后调摄，服药后仔细观察病情，注意饮食宜忌、情志或劳逸调适，以及服药后可能出现的问题及处置等，对于提高临床疗效、加速病体的康复、监测药后不良反应的发生并及时处理具有重要的意义，是中医临床安全合理用药的重要组成部分。医护人员应在患者用药期间观察患者的药后反应并施以不同的护理方法；或门诊应向患者或家人给予详细的医嘱，嘱其自行观察，及早发现可能出现的问题及时就诊处理，让患者及家人心中有数。

二、药后调摄要点

1. **明确服药后重点观察内容** 药物的种类不同，重点观察的内容亦有所不同。如解表药重点观察出汗等情况；泻下药、利水渗湿药、驱虫药、收涩药等，重点观察二便情况；峻下药、回阳救逆药、大补元气药等，重点观察呼吸、脉搏、血压等生命体征。易致过敏的药物或对过敏体质患者，或外用药，重点要观察皮肤、过敏反应等；使用毒性药物，特别要注意中毒反应。尤其是对肝肾功能可能有损害的中药，或使用中药出现不适时，或使用时间超过一定时间，应及时进行相关监测。

2. **应告知患者可能发生的不适、不良反应或副作用** 及时沟通，使患者了解服药后可能出现的问题，以便能够及时解决。

3. **注意生活调理** 如注意饮食宜忌，适寒温，调畅情志，注意休息或劳逸结合等。

参考文献

［1］张兆宸，陈健．苦杏仁炮制方法及包装与贮存［J］．中成药研究，1986，1（3）：15.

［2］南云生，林桂涛．粉碎度对苦杏仁中苦杏仁苷煎出率的影响［J］．中药通报，1988，13（12）：26.

［3］干祖望．干祖望医书三种［M］．济南：山东科学技术出版社，2002：199-201.

［4］国家药典委员会．中华人民共和国药典［M］.2020年版．北京：中国医药科技出版社，2020：42，248.

［5］裘沛然．裘沛然医论文集［M］．台北：相映文化，2005：333.

［6］沈海葆．不同煎煮时间和后下煎煮对苦杏仁中苦杏仁苷含量的影响［J］．中药通报，1988，13（3）：24.

［7］程士德．中医时间证治学纲要［M］．北京：人民卫生出版社，1994：170-172.

［8］王洪图．中医药学高级丛书·内经［M］．北京：人民卫生出版社，2000：449.

［9］詹文涛．长江医话［M］．北京：北京科学技术出版社，1996：826.

第三章 中医临床安全合理用药的基本原则和方法

中医的临床用药具有独特的应用形式，即在中医药基本理论指导下处方用药，并主要以复方配伍的方式，达到安全、有效或增效减毒的目的。关于提高中医用药的有效性和安全性，中医学家岳美中做了较全面的概括："不过临床施治，在用药方面，于煎法外，还有许多应当注意的事项。当然认证准确，选方得当，是首要的。但想要使药物发挥潜力，就必须注意药的炮制；想要取效及时，就必须注意药的服法（如分量，次数，时间距离及温度等）；想要疗效准确，就必须注意禁忌（如饮食及寒暖等）；想要巩固疗效，就必须注意患者的生活、情绪。总之，只要是治疗范围内应有的事项，都应当注意到，否则稍有疏漏或配合不好，大则枝节横生，小亦影响疗效，所以富有经验的临床医生都应注意到各个方面，以防微杜渐。这里面有护理人员的工作，也有医生的责任。"[1]

第一节 中药作用的基本原理

在长期的医疗实践中，古代医家从认识药物的自然特性，如观外形、闻气尝味、试质地等，到试用于患者，总结治病效果，逐步用其独特的方法论以分析、解释用药之理，从而辨别药物的临床特性，如用阴阳五行、寒热温凉以归纳药物的气味和属性，用升降浮沉、归经以归纳药物作用的趋向性和定位，用毒性理论以认识药物作用的强弱。古代医家在综合了药物的自然特性、临床适应证和功效后形成了中药学的初步理论；反过来，他们又用这些理论来指导临床用药，并不断地反复综合分析、总结提高，形成了比较完善的具有中医特色的中药理论。解释中药的作用原理，其精髓就是中药的性能学说（又称中药的药性学说），它也是指导中医临床安全合理用药的精华所在。

中药的性能是概括中药性质及作用特点的药学理论，它包括四气五味、归经、升降浮沉、毒性等。上述理论是根据药物作用于人体的反应和获得的疗效概括出来的，故其临床实用性很强。简而言之，中医临床治病，即通过药物的偏性达到调整阴阳、扶正祛邪、协调气机、调整脏腑功能等作用。"正是由于这些药性学说的创立，才使临证用药方式逐步摆脱经验药学的原始轨迹，药物的应用从经验的重现过渡到了有理论指导的药物选择，临床用药方式为之一变"[2]。

一、调整阴阳

在疾病发生发展过程中，邪气（阴邪、阳邪）与正气（阳气、阴液）斗争的结果，常常出现阴阳失衡。中药以其药性的阴阳补泻调整疾病状态下机体的阴阳偏盛偏衰，以期恢复阴阳平衡。以阴阳属性划分，则药物的辛甘（淡）温热、升浮（向上向外）为阳，咸苦寒凉、沉降（向下向内）为阴。对于阴邪偏盛（阴盛则寒）的里实寒证，宜"寒者热之"，即投以辛温或辛热的祛除寒邪之品；对于阳邪偏盛（阳盛则热）的里实热证，宜"热者寒之"，投以苦寒或甘寒的祛除热邪之品；而对于阳气偏衰（阳虚则寒）的虚寒证，则宜"益火之源，以消阴翳"，投以甘温补阳之品，旨在"阴病治阳"；对于阴液偏衰（阴虚则热）的虚热证，则宜"壮水之主，以制阳光"，投以甘寒补阴之品，意在"阳病治阴"。

二、扶正祛邪

邪正相争是疾病发生发展的关键病机，故扶正祛邪是中药治病的重要原则，即虚则补之，实则泻之，不足者补之，有余者泻之。

中药大部分为祛邪药，用祛邪药祛除六淫、痰饮、瘀血、食积、虫积等邪气。如寒凉药能祛除火热毒邪，温热药能祛除寒湿之邪。辛温或辛寒的解表药能祛除风寒、风热在表之邪；辛苦寒或辛苦温的祛风湿药能祛除风寒湿邪；辛温或苦温，气味芳香的化湿药能祛除寒湿之邪；苦寒或甘寒的清热药能祛除火热、湿热、热毒之邪；甘淡寒或苦寒的利水渗湿药能祛除水湿、湿热、水饮、痰饮之邪；咸寒药能祛除火热之邪、积聚难消之邪等。中药祛邪理论，尚有"以毒攻毒"，即用有毒的药物祛除强烈的、顽固的邪气。

原则上邪去才能扶正补虚，用甘温或甘寒之品补充人体的气血阴阳，达到扶助正气，消除或减轻虚弱证候的目的。扶正祛邪一定要做到扶正不恋邪，祛邪不伤正。除了先祛邪后扶正外，亦有扶正祛邪并举，既可以祛邪为主，扶正为辅，亦可以扶正为主，兼顾祛邪。临床要灵活运用扶正祛邪的原则。

邪去正虚，但滑脱不禁则用酸涩的收涩药以收敛固涩，固摄滑脱的精液、血液、津液、尿液等分泌物和排泄物。

三、协调气机

升降浮沉理论认为，药物在人体的作用趋向有向外、向上和向内、向下的不同趋向，治病用药则要逆其病势，顺其病位，以期恢复机体气机正常升降出入。如中气下陷之胃下垂等，其病势向下，宜用升浮药以升阳举陷；肺气上逆之咳喘，胃气上逆之呕吐、呃逆，其病势向上，宜分别用沉降药以降肺气止咳平喘和降胃气止呕止呃。又如病位在上在外的风寒、风热感冒，宜用升浮解表药以发散表邪；若病邪入里，病位在内的里热积滞证，则宜用沉降药以清热泻下导滞。

四、调整脏腑功能

邪正相争、阴阳失调、气机升降失司的病机，最终归结到脏腑，即脏腑功能紊乱。根据脏腑的生理病理特点，可用中药的温清补泻等偏性以纠正脏腑功能失衡的偏盛偏衰。如用补益心气、心阴、心血、心阳的药物以纠正心之相应的虚证，用清心泻火、活血祛瘀的药物以纠正心火亢盛、心血瘀阻等实证；用滋养肝阴血的药物纠正肝血虚证，用疏肝理气、平肝潜阳的药物纠正肝气郁结和肝阳上亢的实证；用益气健脾、升阳举陷、温补脾阳等药物以纠正脾气虚弱、中气下陷、脾阳不足所致之诸种虚证，用化湿、燥湿的药物纠正湿困脾阳之虚实夹杂证；用补火助阳或滋补肾阴以纠正肾之阳虚或阴虚证等。

中药的归经理论乃以脏腑经络理论为基础，借以说明药物对相关脏腑经络等作用部位的选择性，以期提高用药的准确性和疗效。

中药作用的基本原理，概括起来即以偏纠偏，以药物的寒温补泻的偏性纠正机体的偏颇，但应注意"以平为期"，勿使太过。《黄帝内经》曰："谨察阴阳所在而调之，以平为期。"近代著名中医学家蒲辅周在论述八法的应用时亦强调："汗而勿伤，下而勿损，温而勿燥，寒而勿凝，消而勿伐，补而勿滞，和而勿泛，吐而勿缓，诸法的运用都包含着对立统一的治疗原则。"

第二节　有毒中药的安全合理用药

一、使用有毒中药的原则

被《中华人民共和国药典》《香港中医药条例》列为有毒药材者，应尽量避免使用。其他文献记录或现代研究表明有毒之药材，也应谨慎小心使用，除非有明显的适应证，应尽量用无毒药材防病治病，这是安全用药的大原则。若需使用有毒药材，一要慎重使用，二要中病即止，不可过服，以防过量或蓄积中毒。此外，还要严守配伍禁忌；严格执行毒药的炮制工艺，以降低毒性；对某些毒性药物要采用适当的制剂形式给药；注意个体差异，适当增减用量；嘱咐患者不可自行购药服用；药商要注意药品鉴别，防止伪品劣质品混用；注意保管好剧毒中药。应用"以毒攻毒"之法，应在保证用药安全的前提下，掌握药物的毒性及其中毒后的临床表现及处理方法，必要时立即送医院救治。

二、中药中毒的诊断

根据患者的病史、用药史临床症状和体征，以及实验室检查等，综合分析、归纳，以做出正确的诊断，并判断中毒的程度。

1.详细询问病史　要详细向患者或其家人或其他陪同人员详细询问用药史，包括用药方式、何种药物、剂量、时间、初期发病症状、做过何种处理等；并了解患者的既往病史、过敏史，以及用药前的健康状况；并将剩余的药材饮片保留待进行药物毒性分析，了解及控制购药场所和现场情况，以助确定中毒药物的来源，以及防止漏诊或误诊。

2. 严格及时地进行体格检查 急性中毒较严重，应立即送医院救治，不可延误抢救时间。一般患者重点体检的内容如下：

（1）皮肤、肌肉、四肢：皮肤、面容的颜色及损害情况，若有皮疹，应辨明何种疹子、皮肤弹性、皮肤体温变化及肌肉、四肢是否抽搐或痉挛等。

（2）观察生命体征：如瞳孔、神志、呼吸心律、血压等；瞳孔的大小、对光反射、结膜是否充血、水肿等；呼吸频率、节律、有无特殊气味等。

（3）腹部情况：是否有压痛、反跳痛，以及大便情况等；呕吐物的气味、颜色等。

（4）肝脾肾的变化：如肝脾是否肿大，肾区有无叩击痛等。

不同中药的毒副反应可有不同的临床表现，某些药物中毒可出现特殊的症状，据此可协助诊断。如洋金花等含阿托品类的药物中毒可出现口舌干燥、面色潮红、心跳加快等；含士的宁的马钱子中毒初期出现头晕、头痛、烦躁不安、面部肌肉紧张、吞咽困难，进而伸肌与屈肌同时极度收缩，出现士的宁惊厥、痉挛，甚至角弓反张；雄黄中毒有剧烈恶心呕吐、腹痛腹泻，或各种出血症状；含汞的药物中毒（如朱砂）口中有金属异味等。此外，不同的药物中毒，还可从皮肤的不同表现协助诊断。如含氰化物的中药（如苦杏仁、桃仁、白果、郁李仁、肿节风、瓜蒂）等中毒，皮肤可见樱桃红色或发绀；阿片类（如罂粟壳）、乌头类（如附子、乌头）中毒可见皮肤湿润；砷、汞（如朱砂、轻粉、丹药）等中毒可见过度出汗；麻黄、天仙子、洋金花、朱砂（硫化汞）、红粉（氧化汞）等中毒，可见皮肤潮红；雄黄（二硫化二砷、四硫化四砷）中毒可见黄疸、紫癜、带状疱疹、荨麻疹、脱皮等；麻黄、马钱子、罂粟壳、朱砂中毒可见猩红热样皮疹；洋金花中毒可见皮肤干燥；铜胆矾（硫酸铜）、铜绿（碱式碳酸铜）中毒可见绿色汗液。

常用有毒中药的主要化学成分参见本节附录。

3. 实验室检查 包括血液、尿液、粪便三大常规，血液生化；采集大小便、呕吐物、胃液等进行分析；检查心电图、脑电图、基础代谢等。

三、中药中毒的救治原则

一旦发现中毒，应立即送医院救治。

1. 清除毒物 根据中毒的途径进行处理。如经消化道服药中毒者，应立即进行洗胃、催吐、导泻等；但腐蚀性药物如巴豆、斑蝥中毒者，或有严重的心脏病、昏迷、抽搐、肝硬化、主动脉瘤、溃疡出血等疾病，或孕妇，禁用催吐和洗胃。经皮肤和黏膜中毒者，应立即清洗干净。

2. 阻止毒物的吸收 在中毒初期，毒物尚未全部被吸收，可根据病情和实际情况，采取措施阻止药物吸收。

（1）保护剂：用牛奶、鸡蛋清、豆浆、茶油、淀粉、藕粉、白及粉等，保护胃黏膜，减少毒物对黏膜的刺激与腐蚀作用。

（2）吸附剂：用活性炭能将药物（毒物）吸附于表面；斑蝥、巴豆、雄黄等中毒亦可用中药赤石脂作为吸附剂。

（3）中和剂：酸性药物中毒时，可用肥皂水、氧化镁乳剂等弱碱中和；碱性药物中毒时，可用鞣酸、醋酸等中和。

（4）氧化剂：可用 1∶5000～1∶2000 高锰酸钾溶液洗胃，以氧化有毒有机物及部分生物碱，如阿片、士的宁、烟碱、氰化物中毒等。

（5）沉淀：与毒物发生沉淀，防止或减少毒物的吸收。如用鞣酸，可与马钱子、洋地黄产生沉淀，但不能沉淀罂粟壳、洋金花、天仙子等所含的生物碱；蛋白类食品，如牛奶、蛋清等可与重金属形成沉淀；碘酊稀释、复方碘溶液与士的宁、铅、汞等重金属可形成沉淀。

3. **解毒与排毒**　朱砂（硫化汞）、雄黄（二硫化二砷、四硫化四砷）等重金属中毒当使用特异的解毒剂，首先选用二巯基丙醇；乌头类中毒可用阿托品。大多数药物可使用通用解毒剂，如大量高渗葡萄糖补液、利尿剂等，加强排毒；中药解毒排毒可用绿豆、生姜、蜂蜜等。

4. **对症处理**　某些中毒严重，或抢救不及时，或慢性的脏器损伤，导致机体重要器官的严重损害，如呼吸衰竭、心力衰竭、休克、肺水肿、急性肾功能衰竭、急性出血等，应加强综合性对症处理，如镇痛、使用呼吸兴奋剂、强心、抗休克、镇静、抗感染等。

5. **中医和针灸等综合处理**　历代医家对中药毒副作用的处理和救治积累了一定的经验，且使用简便，适合于与西医药方法配合处理。但由于对中药解毒排毒药未做深入的研究与验证，故不能只用中药一种办法，以免延误救治。

附录

常用有毒中药的主要化学成分

（1）含生物碱类的中药：含生物碱的较易发生中毒的植物有曼陀罗、莨菪（又名天仙子）、乌头、附子、钩吻、雪上一枝蒿、马钱子等。

（2）含毒苷类的中药：①含强心苷类的中药：致毒主要成分为多种强心苷，主要有夹竹桃、万年青、羊角拗，还有罗布麻、福寿草、香加皮、铃兰等。②含氰苷类的中药：这类有毒植物主要有苦杏仁、木薯、枇杷仁、桃仁、樱桃仁等。③含皂苷类的中药：天南星、商陆、皂角刺、白头翁、黄药子、川楝子等。

（3）含毒性蛋白类的中药：毒蛋白主要含在种子中，如巴豆、相思子、苍耳子、蓖麻子、桐子、望江南子等。

（4）含萜类与内酯类的中药：本类植物包括马桑、艾、苦楝、莽草子、樟树油、红茴香等。

第三节 治疗各系统病证的安全合理用药

以脏腑辨证用药来看,《黄帝内经》风论、痹论、痿论和咳论等,其论治均与脏腑相关,开创了脏腑辨证的先河。《金匮要略》《备急千金要方》《中藏经》等对脏腑辨证均有所发展,钱乙有五脏辨证。至张元素《脏腑虚实标本用药式》,逐渐形成了用脏腑寒热虚实来分析疾病的发生和演变,充实和奠定了脏腑辨证用药的理论基础。

脏腑辨证用药是临床用药的基础,即在脏腑辨证的前提下,根据中药的性味归经,针对脏腑病证选配药物的临床治疗方法。

脏腑辨证用药的关键是要辨证详明准确,临床处方选药配伍精当,特别是根据脏腑的生理特点明确所治病证的脏腑归属,同时对药物的特性有深刻理解和认识,以及丰富的临床经验。

中医的藏象学说,是以五脏为中心,与六腑、四肢百骸、五官九窍、经络构成的五脏系统,各脏腑的生理病理和疾病的特点与处方用药密切相关,实质上是用中药来以偏矫偏,调整五脏的生理功能,以达到新的平衡与协调。五脏系统的用药又以肝、脾、肾的安全合理用药最为重要,因中药的不良反应以上述三个系统的发生率最高。本章结合五脏的生理病理和五脏病证的特点,以及其现代研究讨论各系统病证的临床安全合理用药问题。

一、根据脏腑的生理病理特点合理选药

(一)心的生理、病理特点与合理选药

1. 生理特点 心的主要生理功能为主血脉和主神志,其华在面,开窍于舌,在体合脉,在液为汗,在志为喜。

2. 病理特点 心的病理以虚证居多,虚中夹实亦属常见,大实大热者较少。胸痹心痛多为阳虚,或瘀血,亦可见阴虚者。心的病理主要表现在心之气血和神志变化方面。

3. 合理选药 心脏疾病,辨证用药并非单纯从心脏着手,而与其他四脏关系密切,健脾、补肾、和肝、理肺等可间接达致治疗心脏疾患的目的,此乃脏腑相关之故。辨证用药更需注意气血,使之和谐通畅为要。如心阳不振,可选用助心阳的附子、肉桂、桂枝,配伍人参、黄芪、茯苓、白术等补气药,以及薤白温通心阳。心脏病证不可一味补阳,亦不宜多用久用辛温之品,以免损伤心之阴血。心阴不足可选用五味子、麦冬、百合、熟地黄、白芍等;心血瘀阻可以丹参、三七、川芎、当归等为主药,辅以降香、石菖蒲、瓜蒌、薤白等;心神不宁可选用石菖蒲、茯神、酸枣仁、柏子仁、龙眼肉等。

(二)肺的生理、病理特点与合理选药

1. 生理特点 肺的主要生理功能为主气,司呼吸,主宣发及肃降,通调水道。其

外合皮毛，开窍于鼻，在液为涕，在志为忧。肺脏通过鼻窍与外界相通，故又称为"娇脏"。

2. 病理特点　肺的病理主要是肺气、肺阴不足，肺气不宣而壅塞，或肺气不降而上逆，甚或肺气壅遏，导致水气内停，或痰湿阻滞等。

3. 合理选药　在治疗上，肺气、肺阴宜补，肺气的运行宜宣、宜降。肺阴虚或肺燥，宜养肺阴、润肺燥，可选用川贝母、瓜蒌、知母、芦根、天花粉、阿胶、北沙参、南沙参、西洋参、麦冬、天冬、百合、玉竹等；肺气虚宜补肺气，可选用温而不燥的补肺气药，如人参（或西洋参）、黄芪、甘草；肺气不敛宜用敛肺药，可选用五味子，或酌情配用山茱萸、乌梅、白果、五倍子、罂粟壳、诃子等。

肺实证：肺气不宣宜宣肺，可选用麻黄、桔梗；肺气上逆，宜肃肺、降肺，可选用枇杷叶、紫菀、款冬花、旋覆花、紫苏子、贝母等；肺脏有热宜清肺，可选用黄芩、桑叶、石膏、白茅根、竹茹、鱼腥草、金荞麦、知母、芦根、天花粉等；肺气寒闭宜温散，可选用细辛、干姜、生姜、芥子等；肺中之痰火和水湿宜祛痰浊、降肺气，可选用葶苈子、桑白皮、法半夏、陈皮等。

（三）肝的生理、病理特点与合理选药

著名老中医岳美中云："中医所称之肝，其生理既复杂，病理也头绪纷繁，治理之法当然也就不简单了。肝性多郁，宜泻不宜补；肝性至刚，宜柔不宜伐；内寓相火，极易变动，亦寒亦热，难事捉摸，所以有'肝为五脏之贼''肝病如邪'等说法。临床所见杂病中，肝病十居六七。"[1]这是对肝的生理病理、疾病特点的高度概括。

1. 生理特点　在生理上，肝主疏泄，有调畅气机、畅达情志、促进消化和水液代谢等作用。肝主藏血，有储藏血液和调节血量的作用。肝主筋，开窍于目，其华在爪，即肝血濡养经脉而充润爪甲、受血而上养二目。肝与胆、脾、胃、肾、心、肺有密切的生理关系。肝气宜舒畅条达，肝体阴而用阳。

2. 病理特点

（1）肝气易郁结：肝主疏泄的功能失常，导致肝的气机失调，甚至影响全身的气机运行，主要表现为气滞或气逆两个方面。

（2）肝易热，肝火易上炎：肝属木，内寄相火，肝气郁久即化火，所谓气有余便是火。肝热肝火易上炎，又常夹湿，形成肝火上炎或肝胆湿热之病证。

（3）肝阳易亢，肝风易动：肝阴不能制约肝阳，常出现肝阳上亢；阳亢易化风，肝热极易生风，致风火相煽，肝风内动之证。

（4）肝阴和肝血易虚：由于肝易热火易炽，常耗伤肝阴，肝又以血为本，常易致肝血亏耗。

3. 合理选药　治疗肝病，以中医传统方法及辨证用药为基础，结合现代研究成果，参考常用方药的药理研究结果，在不违背辨证用药的基础上，适当应用对某些环节针对性较强的药物，辨证与辨病、宏观与微观相结合，具有一定优势。

（1）根据传统理论用药：宜顺应肝的生理病理特点。

1）肝气宜疏不宜补：肝病用药，宜疏不宜补。前人云"木郁达之""肝无补法，顺其性而谓之补"，即指临床用药应该顺其喜条达恶抑郁之性。中药中有疏肝理气之品，但补气药中却无补肝气的药物，即是此理。疏肝解郁、行气导滞为治肝常用之法，用药以轻宣透达之味，如柴胡、佛手、香附、香橼、紫苏梗、郁金、枳实、青皮、橘叶、木蝴蝶等。使用疏肝理气药应注意：首先，疏肝理气药物质轻味薄，性多辛燥，用量不宜过大；其次是合理停药，不宜久用，以免耗伤肝之阴血；再次，亦可适当加入滋润甘缓之品，如枸杞子、白芍、甘草、大枣等。

2）肝阴血宜补不宜泻：肝热、肝火易伤阴血，肝体需柔润，故在用药上常用养阴、补肝血之品，配伍滋肾水以助养肝阴，如生地黄、当归、枸杞子、白芍、黑芝麻、沙参、麦冬、女贞子、旱莲草、知母、龟甲、鳖甲等。肝肾同源，精血互生，故常常同用养肝血、补肾精之品，如熟地黄、制何首乌。

使用补肝阴肝血的药物应注意：首先，滋养阴血药物性味多厚重滋腻，防止其肝气郁滞，或脾失健运；其次，适当轻用疏肝理气之品，如木香、佛手、香附、陈皮等；再次，如果在邪去后，仍有肝胆湿热或肝热肝火等余邪未尽，可适当配合清解通利之药，如茵陈、郁金、夏枯草等。

3）肝阳宜平宜潜，不宜升不宜补：肝阳宜平、宜潜，故无补肝阳之药；要随时注意防肝风内动，尤其是肝热、肝阳上亢之证，当及时使用清肝热、泻肝火等药物，要防微杜渐。肝病的用药，绝大部分为寒凉药物，清肝热、泻肝火之品常药性寒凉；平肝息风药除了蜈蚣外，也基本上是寒凉药。平抑肝阳、息风止痉的药物，许多是矿物类、贝壳类质重沉降药，如龙骨、牡蛎、琥珀、石决明、磁石、赭石等。肝阳上亢证不宜用升阳的药物，如升麻、黄芪等。

4）兼顾脏腑与气血：肝脏系统的合理用药，还应注意到肝对全身气血和其他脏腑的影响，特别是久病，可引发气血及其他脏腑的病变，在选药时应分辨所累脏腑或在气在血等，临床辨证用药常需审慎。

肝病与脾胃：肝病对脾胃的影响最多也最持久，肝病及脾是消化系统疾病中重要的病理过程，常致肝脾不和、肝胃不和，故应及早配合健脾、和胃之药。《金匮要略》曰："见肝之病，知肝传脾，当先实脾。"可酌情选用人参、黄芪、白术、黄精、茯苓、山药、扁豆、莲子、陈皮、砂仁、鸡内金等。

肝胆同病：以肝胆火旺、肝胆湿热最为多见，故需肝胆同治。常用的清泻肝胆之火药有龙胆、夏枯草、菊花等，疏肝清湿热利胆药有茵陈、金钱草、柴胡、枳实、青皮、郁金、海金沙、田基黄等。

木火刑金：肝火肝热也常影响及肺，即所谓"木火刑金"，故可用清泻肝热、肝火之药，如地骨皮、桑白皮。

心肝火旺：肝火上扰心神，出现心肝火旺，夜不能寐，当用清肝泻火之药，如栀子、龙胆、夏枯草等。

肝病在血：主要有血虚，同时还导致心血不足，筋脉、眼窍失养，当用补养肝血之品，如熟地黄、制何首乌、当归、枸杞子等。

肝病与血瘀证：治肝病之时常配伍活血化瘀药。反之，治血瘀之证亦常配疏肝理气药，使气行则血行。

肝病与出血证：肝病严重时可致出血，常为血热所致，当疏肝、清肝、止血药同用。

5）眼科疾患与肝密切相关：治疗眼科疾患要辨清属虚或属实。虚证多因肝之阴血不足，出现视物昏花，用养肝阴、补肝血之品，如枸杞子、女贞子、沙苑子、菟丝子等；实证多因风热、肝热、肝火上炎，出现目赤肿痛，用疏风、清泻肝热、肝火之品，如桑叶、菊花、车前子、密蒙花、谷精草、夏枯草、决明子、青葙子（升眼压，故青光眼患者忌用）等。

6）肝病常见主证的合理用药：具体如下。

黄疸：以清利药应用较多，首选茵陈。即使是阴黄，辛热药物也须慎用。当出现便溏、腹泻、腹痛、四肢不温、下肢浮肿等，可适当加入附子、干姜、肉桂等，但用量不宜过大，时间不宜过长。

肝硬化腹水：应考虑病情轻重、病程、体质等酌情用药。病程短、体质好，用峻下逐水药，以祛除病邪；久病体虚，要处理好扶正与祛邪的关系。峻下逐水药常短期用，调补脾胃药可久服。峻下逐水药多伤正气，利水多伤阴，故只能暂用，不可久用，且应用时宜配伍健脾益气、养血柔肝、补肾填精之品。

脂肪肝：过食肥甘厚味、湿热壅滞的患者，常引发脂肪肝，可在辨证用药时合理选用具有抗脂肪肝作用的药物，如山楂、泽泻、荷叶、决明子等。但不宜一味用祛脂药，当根据辨证合理选用清热、祛湿、解毒、凉血、活血、滋肾、柔肝之品；亦可选用葛根、葛花、黄芩、蒲公英、生甘草等解酒解毒护肝药；缓泻药物可提高祛脂效果，亦可酌情选用，如大黄、郁李仁、火麻仁、核桃仁、何首乌、决明子等。

（2）结合现代研究，辨证与辨病互参用药

1）对因治疗：针对其病因，适当选用某些具有抗病毒作用药物，如白花蛇舌草、田基黄、蟛蜞菊等。

2）针对肝病的不同阶段及体质状况用药：应针对肝病的不同阶段酌情选药，如急性肝炎，湿热偏重，以抗炎护肝为主，选用清热利湿、活血解毒之品；慢性肝炎，病程长，常发生脏腑传变，甚或出现气血逆乱、正虚邪实，或兼夹湿热与瘀血，用药时酌情选用疏肝、健脾、补肾、活血化瘀等药物。此外，若出现肝硬化，亦可选用某些具有抗肝纤维化作用的药物，如丹参、赤芍、桃仁、红花、当归、川芎、柴胡、三棱、莪术、鳖甲、葛根、百合、冬虫夏草等。

据研究，某些补益类中药能改善机体的免疫功能，对慢性肝病治疗有益，如黄芪、人参、党参、白术、茯苓、沙参、五味子、玉竹、麦冬、何首乌、生地黄、女贞子、枸杞子、香菇等。

（四）脾的生理、病理特点与合理选药

1. **生理特点** 脾胃为人体气机升降之枢纽，气血生化之源泉，脾气主升，喜燥恶

湿，胃气主降，喜润恶燥，脾与胃间纳运配合、燥湿相济、升降相因，借以维持脾胃的功能活动。同时，脾统血，使血循脉中；脾主肌肉四肢。

2. **病理特点** 脾（胃）的病理和疾病特点主要表现在气机升降、消化功能、血液生成和统摄方面。著名老中医施今墨总结脾胃系统的病理和疾病特点云："胃肠病之类型虽多，亦不外乎八纲辨证。临床所见，脾胃虚证、寒证较多，实证、热证较少。但初病者易见实热，久病者常见虚寒。素患肠胃病者，喜温畏凉。"[3]

3. **合理选药**

（1）脾气宜升不宜降：中气下陷当升阳举陷，选用升麻、柴胡、葛根、黄芪、枳实等。

（2）胃气宜降不宜升：胃气上逆宜降气止呕止逆，宜选用旋覆花、代代花、沉香、紫苏梗、砂仁、赭石、柿蒂、丁香、半夏等。

（3）脾湿宜燥，脾虚宜补：湿困脾阳，当燥湿健脾，选用苍术、厚朴、草豆蔻等。脾胃虚弱，宜补脾健脾，宜选用党参、黄芪、白术、山药、莲子、薏苡仁、白扁豆等。

（4）胃虚宜润，胃热宜清，胃寒宜温：胃之阴津亏虚，宜养阴生津，选用西洋参、石斛、荷叶、天冬、麦冬、玉竹、生地黄、玄参等。胃热胃火，宜清热泻火，选用栀子、知母、石膏、竹茹、芦根、黄连等。胃寒宜温中止痛，选用辛温、辛热之品，如荜茇、吴茱萸、附子、肉桂、川椒、荜澄茄、干姜、生姜等。

（5）合理使用酸涩药物：酸涩药适用于胃酸缺乏、消化不良、脾虚泄泻者，如山楂、乌梅、木瓜等，但对胃酸过多，或泛酸者，不宜用。

（五）肾的生理、病理特点与合理选药

1. **生理特点** 肾为先天之本，藏真阴而寓真阳，主藏精，为人体生长、发育、生殖之源，具充脑、荣发、坚骨固齿、生发、温煦、滋养五脏六腑之功，只宜固藏，不宜泄露。

2. **病理特点** 肾病的证候特征以虚证为主，故有"肾无实证"之说。肾病常见的证候有肾气不固、肾阳虚衰、肾阴亏虚，以及在虚的基础上形成的本虚标实证之阳虚水泛、阴虚火旺等。

3. **合理选药** 肾病的用药以补肾阳、滋肾阴为主，并且要处理好补阳与补阴的关系，补阳需防伤阴，补阴需防伤阳。故常阴阳双补，但又有所侧重，以利求阴中求阳，或阳中求阴。

二、应用中药可能出现的不良反应及防治

不同药物可能出现的不良反应或对脏腑的损害具有不同的临床表现。有些可能是功能性的、可逆性的轻微副作用，有些则可能导致器质性的永久性损害，故临床用药时应高度重视防治中药的不良反应。

（一）心血管系统不良反应

1. 临床表现　心悸胸闷、面色苍白、四肢厥冷、心律失常、血压下降或升高、心脏传导阻滞，甚至心源性休克等。

2. 可能引起心血管系统不良反应的中药　主要有生草乌、生川乌、生附子、雪上一枝蒿、蟾酥、万年青、夹竹桃、香加皮、细辛、麻黄、川楝子、苍耳子、山豆根、洋金花、藜芦、商陆、山慈菇、瓜蒂、雷公藤、蜈蚣、雄黄等。

（二）呼吸系统不良反应

1. 临床表现　呼吸急促、咳嗽、咳痰、胸闷、气喘、呼吸困难、发绀、血痰、急性喉头水肿、急性肺水肿、过敏性哮喘、呼吸衰竭或麻痹等。

2. 可能引起呼吸系统不良反应的中药

（1）苦杏仁、桃仁、闹羊花、银杏、生草乌、生川乌、生附子、细辛、瓜蒂、全蝎等的毒性成分对呼吸系统或呼吸肌具有麻痹作用；马钱子、雷公藤、藜芦、曼陀罗、防己、亚麻子、细辛、罂粟壳、商陆、地龙、半夏、甘遂、龙葵、苦楝皮、麝香、金不换、铁棒锤等可影响延髓呼吸中枢，引起呼吸困难，甚至呼吸衰竭等。

（2）万年青、蕲蛇、壁虎等可致过敏性肺炎；雷公藤、昆明山海棠、白果、红茴香、肉桂等可诱发过敏体质者发生变态反应，或药物的毒性成分引起肺毒性反应。

（三）消化系统不良反应

胃肠道反应最为常见，但较轻微，绝大多数停药或调整配方后可消失，但也可能是某些中药中毒或副作用出现时的较早症状，应注意辨别，以便及时处理。有肝胆、胃肠宿疾者，更易产生胃肠道副作用，应询问病史，慎用某些药物，或注意药物配伍。

1. 引起消化道不良反应的主要原因及表现

（1）药物气味不适或刺激胃肠：气味过苦、恶臭，或不合胃口，尤其是儿童、初服中药的人，或外国人不适应中药的气味，服用后可导致恶心、呕吐等，如阿魏、地龙等；药物对消化道可能产生轻微的刺激，出现恶心、厌食等，一般停药后可消失。

中药的给药途径目前仍然是以口服，经胃肠道吸收为主。汤剂容积大，成分较复杂，所含成分不清楚、不稳定，一些有刺激性的物质未经特殊处理；散剂、丸剂、片剂等主要还是粗制剂，对消化道黏膜可能有刺激，均可引起胃部不适。某些刺激性大的药物直接作用于消化道黏膜，可使黏膜充血、水肿而产生炎症病变，并且还可反射性促进平滑肌蠕动增强，出现胃部不适、恶心呕吐、腹痛、腹泻等。

药物对胃肠的刺激主要包括：①直接的理化刺激：如旋覆花绒毛对口腔、咽喉的刺激，可引起咽喉疼痛、恶心、呕吐；雄黄、硫黄对消化道的刺激可引起口腔黏膜溃疡红肿、恶心、呕吐等；半夏、天南星、芥子对胃肠道黏膜的刺激可引起恶心、呕吐、腹痛、腹泻。②所含活性成分的刺激：如桔梗、远志、皂角刺等，其所含的皂苷对胃黏膜的刺激可反射性引起支气管黏膜分泌增加，使痰涎稀释而起到祛痰作用。③有毒药物的刺激：鸦胆子、附子、乌头、洋金花、吴茱萸、雷公藤、昆明山海棠、白附子、藜芦、甘遂、大戟、芫花、商陆、千金子、巴豆、牵牛子、川楝子、白果、常山、夹竹桃、全蝎、蜈蚣、雄黄、砒霜、狼毒、白矾等，对胃肠具有较强的刺激作用，宜饭后服用。

（2）影响胃肠蠕动：①使胃肠蠕动加快，平滑肌张力增高，出现腹胀、腹痛、肠鸣、腹泻，甚至水泻，如大黄、番泻叶、槟榔、甘遂、大戟、商陆、牵牛子等泻下药。②使胃肠蠕动减弱，平滑肌松弛，出现大便秘结干燥、排便困难、腹胀、食欲不振等，如黄连、黄芩、苦参、罂粟壳等。性味苦寒的中药，若使用时间过长，则伤津化燥，出现津亏肠燥、大便秘结。

（3）引起急性胃肠炎：如雷公藤、鸦胆子、甘遂、巴豆、山慈菇、吴茱萸、艾叶、土贝母、芦荟、斑蝥、红娘子、生牡蛎、朱砂等。

（4）引起应激性胃出血：某些药物对胃黏膜有较强的刺激作用，导致胃出血，如芥子、皂角刺、远志等。

（5）影响消化吸收：甘寒助湿壅脾、呆胃，若药物含大量的黏液质成分，食用过多，可致食欲减退及滑肠便稀等，如生地黄、玄参、麦冬、石斛、玉竹、北沙参、知母、芦根等；药性黏腻，亦能影响消化功能，导致食欲减退，如熟地黄、制何首乌、阿胶、甘草等。含脂肪油的药物有滑肠通便作用，用于便秘患者，为治疗作用，但对其他患者可能成为胃肠道的副作用，如郁李仁、火麻仁、杏仁、桃仁、紫苏子、莱菔子、核桃仁。其他药物如肉苁蓉、女贞子、胡黄连等，有缓泻作用。

采用饭后服药、药后漱口，可减轻药物对胃肠道的刺激，也不会影响药效及后续服药。经过炮制，或配伍麦芽、甘草、大枣等调味、和胃中药以矫味矫臭，减少苦味和不良气味，可减少胃肠道反应。

2. 药物性肝损害　肝脏是人体对药物浓集、转化、代谢的主要器官，药物及其代谢产物容易造成肝脏的损害和病变。邓氏对 116 例药物性肝损害进行了分析，发现中草药或中成药引发者共 86 例，占 74.1%，其中死亡 2 例，包括 23 种药物。[4] 可见中草药引起的药物性肝损害应当引起我们的注意和重视，故特加以详述如下。

（1）可能导致药物性肝损害的中草药：据近年来的研究和文献，致肝损害报道较多的药物有黄药子、川楝子、苦楝皮、苍耳子、鸦胆子、贯众、肉豆蔻、千里光、罂粟、常山、雷公藤、藜芦、斑蝥、朱砂等，以及某些治疗恶性肿瘤、肝多发性囊肿、子宫肌瘤的等复方中成药（含黄药子、贯众、千里光、苍耳子等）。[5]

（2）导致药物性肝损害的主要原因：服用未经炮制或炮制不当的饮片，给药剂量和途径不合适，剂型工艺不适当，或盲目服用对肝脏有损害的药物，或者失治、误治，是导致药物性肝损害的主要原因。若重视合理用药，药物性肝损害是可以避免或减少的。应对以下几种情况，引起充分注意。

1）要用肝脏临床检验指标来判断病情及疗效：有时按辨证论治用药，取得较好疗效，患者症状改善，就认为已治愈，但实际上检验指标并未改善，以致贻误病情或病情复发。

2）对中药药理作用一知半解，随意用于中医临床：如五味子的乙醇提取物经实验研究有降低转氨酶的作用，这令某些中医师在处方中大量使用五味子，殊不知五味子水煎剂降酶成分甚微，难以收效。

3）过分强调经验用药，不注意现代研究：如大黄有利胆退黄的作用，宜用中、小剂量；殊不知大剂量大黄可导致胆红素代谢障碍，若长期用药还可使胆红素升高。

4）盲目求医，或用药不当：不少肝功能正常的乙肝表面抗原（HBsAg）阳性携带者求治心切，盲目相信民间"验方"，长期大量服用草药及验方，引起肝功损害。类似情况还有中医药治疗恶性肿瘤、免疫性疾病（如类风湿关节炎、系统性红斑狼疮等）、骨关节疾患和皮肤病等难治性疾病，若不合理用药，均易引起肝损害。

（3）注意防治药物性肝损害：对药物性肝损害应有充分的认识和警惕性，亦当结合现代研究成果，避免盲目用药，做好鉴别诊断，注意观察病情变化，及时停用可疑药物，以预防药物性肝损害的发生。

1）治疗某些病证用中药疗程较长时，如慢性肝病、免疫性疾病（类风湿关节炎、系统性红斑狼疮）、恶性肿瘤等，应特别注意护肝，或适当配伍护肝药，切不可轻信所谓的单方、验方。

2）要明确肝系统疾病的发生发展规律，明了肝病的辨证施治原则和方法；掌握中药性能，辨证用药准确；同时参考药效学、毒理学研究成果，监视各种毒副反应，特别是定期检查肝功能及血液生化检查。

3）对既往有药物过敏史或过敏体质者，用药时应特别注意。

4）对肝肾病、新生儿和营养障碍者，药物的种类、配伍、剂量应特别慎重，禁用可能损害肝肾功能的药物。

5）一旦发现肝功能损害或肝毒性，应立即停药，严重者送医院救治。

（四）泌尿系统不良反应

1. 临床表现 腰痛、尿少尿闭、尿频尿急、尿潴留、尿失禁、血尿、蛋白尿、管型尿、浮肿、肾炎、电解质平衡失调、酸中毒、尿毒症、急性肾功能损害或衰竭等。

2. 引起肾损害的主要药物及可能的机制 某些药物对肾脏具有直接损伤作用。如关木通、青木香、寻骨风、朱砂莲等含马兜铃酸（aristolochic acid，AA），可直接损害肾小管上皮细胞，以及直接刺激成纤维细胞增生或活性增加，导致肾间质纤维化、肾小管损伤和血管狭窄。朱砂、鱼胆、雷公藤等可引起急性肾衰竭。某些药物含有刺激性成分或其代谢产物（如马兜铃酰胺）经过肾脏排泄时，可对泌尿道产生刺激作用，引起膀胱或（和）尿道的炎症反应，出现尿频、尿急、尿痛、小腹坠胀疼痛，如天仙藤、斑蝥等。停药后大部分泌尿系统不良反应可减轻或痊愈，但马兜铃酸引起的肾损害往往是不可逆的。

（五）神经系统不良反应

1. 临床表现 唇、舌、四肢或全身发麻或麻木，头晕目眩，头痛，耳鸣，失眠，嗜睡，瞳孔缩小或放大，视力障碍，意识模糊，语言不清，精神失常，行为障碍，抽搐，惊厥，昏迷等。

2. 可能引起神经系统损害的中药 主要有马钱子、乌头类药物，以及藜芦、山豆根、北豆根、葶苈子、山慈菇、商陆、天仙子、曼陀罗、博落回、艾叶、雷公藤、天南星、番泻叶、香加皮、白果、苦楝子、蜈蚣、全蝎、雄黄等。

（六）造血系统不良反应

1. 临床表现 出血、白细胞减少、粒细胞减少或缺乏、过敏性紫癜、血小板减少、再生障碍性贫血、溶血性贫血、缺铁性贫血等。

2. 可能引起造血系统损害的中药 主要有雷公藤、青风藤、洋金花、芫花、天花粉、人参、三七、使君子、罂粟壳、狼毒、蜈蚣、斑蝥、雄黄等。

（七）变态反应

1. 临床表现 检索现代医学期刊资料库和中医文献资料库中有关中药及制剂导致药源性皮疹的文献报道，剔除重复报道后，发现其皮肤病变以荨麻疹型、猩红热样和麻疹型药疹为主，其他可有多形性红斑型药疹、固定型药疹、疮疹、红色丘疹、皮肤瘙痒、寻常性银屑病、皮炎等，严重时可出现大疱型药疹、表皮坏死松懈型药疹、剥脱性皮炎等。全身症状表现为药物热、恶寒寒战、头晕、头痛、四肢麻木、恶心呕吐、虚脱、面色苍白、四肢厥冷、心慌、心律不齐、血压下降或升高、胸闷、呼吸困难、发绀、干咳、哮喘、消化道反应、肝脏损害、肾脏损害、溶血、白细胞减少、眼损伤、血管性水肿，甚至喉头水肿，严重时引起过敏性休克死亡。上述表现可在不同的个体出现，并且使用中药的发现率并不高，但可引起变态反应的中药品种多[6,7]。故在临证时，每一位临床医师应引起注意。

2. 变态反应的防治 临床应用中药时，也应详细询问患者是否有药物过敏史或家族过敏史；对于外用有毒中药，如动物药全蝎、蜈蚣、斑蝥、蟾酥等，植物药马钱子等，矿物药硫黄、铅丹、砒石、胆矾等，必须严格掌握适应证。用于皮损破溃，应防吸收中毒。用中药于皮肤美容，要询问有无皮肤过敏史，对有毒和刺激性，以及有发疱作用的中药（白芥子）均应忌用，有皮损时不宜用有颜色的中药，以免产生色素沉着。

中药引起过敏反应的症状与化学药品一样，严重程度不容忽视，甚至可并发过敏性休克，应立即抢救。对于发生皮肤变态反应者，个别患者当按各种皮肤病的处理原则进行治疗。

（八）特殊毒性反应

部分患者对个别中药可产生依赖性，如长期服用番泻叶、罂粟壳以及牛黄解毒丸等，停用时可出现戒断症状。据报道，极少数中药如巴豆等，若长期使用可能致癌、致畸形、致基因突变，但尚需进一步研究方可定论。

第四节 中药药膳的安全合理应用

中医药膳是中药重要的应用方式之一，药物和部分食物均能治病，而且有药食兼用的品种，故有"药食同源"之说。选择适当的药物和食物组成药膳，对一些疾病能起到配合治疗之效。但若应用不当，亦可能会产生不良反应。因此，使用药膳亦需遵循安全合理用药的原则。此外还需注意，南方人常有"煲汤"之生活习惯，即将一些中药与食物烹调，供全家人一起食用。若所用中药药性过温或过凉，则难以适合全家每个人的体质。因此，用于"煲汤"之药材，药性宜平和，或因个人之体质，有选择地食用。

一、中药药膳的特点

（一）强调辨证施膳

不同病证用不同的药膳，如老年人多为肾虚、脾虚，可选用女贞子鳖鱼汤或黄芪炖鸡。有些药膳对某些病有专效，如治消渴病可用荞麦、苦瓜、南瓜、人参等。

中药药膳不等于营养食品。因食物与中药一样，具有不同的性味，基于中医药养生保健理论，必须根据人们的体质和患者的病证属性进行辨体和辨证施膳，这是中医药膳的精髓，也是与现代营养学不同的独特之处。

（二）体现天人相应，因人因时因地制宜

根据中医的整体观念，中药药膳必须根据个人体质选择适宜的种类，否则，长期偏食一种，就可能影响体内的阴阳平衡；还要依照当地气候的不同，选择适宜的膳食。如应用补肾养阳类药膳，在中国西北严寒地区药量宜重，而在东南温热地区则药量宜轻。一年中存在春温、夏热、暑湿、秋燥及冬寒的特点，根据中医学"天人相应"的观念，自然界气候的变化必定对人体生理产生影响，故应根据不同的季节选用相应的药膳。如夏季天气炎热，适宜清补，所用药膳应为解暑益气之品，切忌过食温热、油腻厚味；即使素体阳虚者，也应在夏季减服或停服人参、鹿茸、附子等温补之品。

（三）食药结合，服用方便，美味可口

药膳是功能性较强的食物，其配方既不是一般的中药方剂，又有别于可口的食物，它强调中药和食物的合理调配，在药物或食物的配伍组方上，按药物及食物的性质，有目的地进行选择调配组合，而不是随意地凑合。它是取药物之性，用食物之味，从而达到药借食味，食助药力的目的。

然而，药膳强调的是一个"膳"字，是以食物为主，配以少量的药物。故食疗、药膳不应有过多的药味，应该是变"良药苦口"为"良药可口"，满足人们"恶于药，喜于食"的天性。

二、中药药膳的安全合理应用

（一）药膳并非绝对安全

应注意适合的病证，选择适宜的药物和食物为原料烹调药膳，最好选用药食同源类食物和药物，如中华人民共和国原卫生部（现国家卫生健康委员会，下同）规定的药食两用药（名录见本节附录），以保障药膳的安全应用。但是，即使是该附录的药物，有些药物如白果、苦杏仁、栀子、蝮蛇等，一旦用之不当或过量，亦可引起不良反应甚或中毒。

某些药物不适合做药膳，如有毒药、刺激性药物、气味过于怪异或过苦的药物；应当选择色香味俱全的药物，并注意食物与药物之间的气味不至于相冲，或产生异味等。

（二）服药膳时的饮食禁忌

服药期间禁忌进食某些食物，称为服药时的饮食禁忌，简称服药食忌，俗称忌口。重视服药食忌，亦属确保临床用药安全而有效的措施之一，包括药膳也应遵循食忌的原则。

1. 忌食可能妨碍脾胃消化吸收功能，以及影响药物吸收的食物　患病期间，患者的脾胃功能可能有所减弱，应忌食生冷、多脂、黏腻、腥臭及有刺激性的食物，以免妨碍脾胃功能，影响药物的吸收，使药物的疗效降低。应荤素搭配，不可偏嗜。

2. 忌食对某种病证不利的食物　热证、湿热病证应忌食辛辣、油腻、煎炸食品或药膳；而虚寒病证应当忌食生冷寒凉的食物或药膳，特别是脾胃虚寒证；食油过多会加重发热，食盐过多会加重水肿，药物的疗效也会受影响，宜用清淡的药膳。哮喘患者在哮喘发作期间，鱼虾、蛋、牛奶等可能成为加重病情的"发物"，理当"忌口"。此外，患有疥疮、皮肤病者忌食咸水鱼、虾、蟹及羊肉、猪肉等食物；水肿病忌食食盐；肝炎患者忌食辛辣、油腻。

3. 药膳的配伍禁忌　药膳的配伍亦应注意配伍宜忌。药膳的配伍禁忌包括药物与食物配伍禁忌和食物与食物配伍禁忌，是古人的经验总结，其中有些禁忌虽还有待于科学证明，但在没有得出可靠的结论以前还应参照传统说法，以慎用为宜。如醋忌茯苓，人参不宜与萝卜同用等。古人对食物与食物的配伍也有一些忌讳，其道理虽不充分，但在药膳应用中可作为参考，如羊肉忌醋、蜂蜜忌葱等。

（三）饮食有节

药膳的饮食要有节制、节律和节忌，切勿暴饮暴食；亦不能勉强进食，勿怒后进食药膳。此外，有时亦会出现生理性厌食、心理性厌食和病理性厌食等，无论出现哪一种厌食，只要没有食欲，就不要勉强进食药膳，尤其是对年幼和年长者。积极的办法是调整饮食，加强体力活动，保持愉快的心情，创造轻松的进食环境。

（四）精心烹饪

可根据食物及药物的特点，以及个人的喜好烹饪药膳，但切忌过冷或过热饮食，而宜温热熟软，以温热食之。此外，宜清淡，忌过咸。

使用花类药膳，既是易于煎出，又是有效成分易损失的药膳，不宜煎煮过久，以免花类挥发性成分耗散而影响疗效。老年人、儿童、久病体虚者，牙齿脱落或松动，唾液分泌减少，阴虚津少，食物宜湿润松软，因湿润松软食物将有利于咀嚼和吞咽；脾肾阳虚，温煦运化功能减退者，食物应切细煮软，适温而食。药膳形式以汤为主，加工方式以炖煮蒸为主，少用油煎炸等烹调方法。在考虑功效的前提下，对药膳的要求应是色、香、味、形俱佳，能激发食欲，又能治病。

附录

中华人民共和国原卫生部 2002 年公布的《关于进一步规范保健 食品原料管理的通知》中列载既是食品又是药品的物质名单

丁香、八角茴香、刀豆、小茴香、小蓟、山药、山楂、马齿苋、乌梢蛇、乌梅、木瓜、火麻仁、代代花、玉竹、甘草、白芷、白果、白扁豆、白扁豆花、龙眼肉（桂圆）、决明子、百合、肉豆蔻、肉桂、余甘子、佛手、杏仁（甜、苦）、沙棘、牡蛎、芡实、花椒、赤小豆、阿胶、鸡内金、麦芽、昆布、枣（大枣、酸枣、黑枣）、罗汉果、郁李仁、金银花、青果、鱼腥草、姜（生姜、干姜）、枳椇子、枸杞子、栀子、砂仁、胖大海、茯苓、香橼、香薷、桃仁、桑叶、桑椹、橘红、桔梗、益智仁、荷叶、莱菔子、莲子、高良姜、淡竹叶、淡豆豉、菊花、菊苣、黄芥子、黄精、紫苏、紫苏子、葛根、黑芝麻、黑胡椒、槐米、槐花、蒲公英、蜂蜜、榧子、酸枣仁、鲜白茅根、鲜芦根、蝮蛇、橘皮、薄荷、薏苡仁、薤白、覆盆子、藿香。〔卫法监发〔2002〕51 号〕[8]

第五节　特殊人群的临床安全合理用药

一、小儿的临床安全合理用药

儿科用药一般指 14 岁以下的儿童（中医一般称为小儿）的用药。通常将出生后 28 天内称新生儿，1 个月至 1 岁为婴儿，2 至 3 岁为幼儿，4 至 6 岁为学龄前儿童，6 岁以上为学龄儿童。

小儿对药物具有特殊的反应性，包括药物的吸收、分布、代谢、排泄等。掌握儿童的生理病理特点和用药规律，对儿童的中医临床安全合理用药至关重要。

（一）生理与病理特点

1.生理特点

（1）脏腑娇嫩，形气未充：指小儿机体的各系统和器官的形态发育和生理功能不成熟和不完善，五脏六腑的形（实质）和气（功能）均相对不足，尤其是肺、脾、肾三脏更为突出。具体体现在稚体娇嫩、气血未充、腠理疏松、脾胃虚弱、肾气未充、筋骨未坚等，称为"稚阴稚阳"之体。

（2）生机勃勃，发育迅速：指小儿在生长发育过程中，形态结构和生理功能都是在迅速地、不断地发育和成熟。

（3）小儿具有不同的体质特点：大致可分为正常质和偏颇质。偏颇质既有纯虚的脾气、肾气、肺气、肝阴、心血不足的类型，也有虚实夹杂的脾弱湿滞、痰湿内壅、阴亏内热、脾虚肝旺等类型。不同的体质存在对某些致病因素的易感性和疾病发生过程中的倾向性，了解小儿的体质偏向对于指导辨证及合理用药具有重要意义。

2.病理和疾病特点

（1）小儿脏腑娇嫩、形气未充，故易患疾病，特别是易患时行疾患，尤以肺、脾、肝三脏疾病多见。因肺气未充，腠理疏松，故易患感冒、咳嗽、哮喘等肺系疾患；由于脾胃功能尚未健全，易致运化失常，出现食积或泄泻；既病传变迅速，易见寒热虚实迅速转化，且肝风易动，故在疾病过程中易虚易实、易寒易热，甚至酿成危急之症。

（2）脏器清灵，易趋康复。因为小儿生机勃勃，脏腑顽疾、七情所伤，以及药物所害较少，故对药物的治疗反应敏捷。此外，小儿疾病以外感六淫和饮食所伤为多，较易医治。

（二）安全合理用药

由于小儿的生理病理特点决定了对小儿的安全合理用药要求更高，小儿对药物毒性的反应或过敏反应不明显，或难以完整表达，故更容易中毒。小儿用药尤当慎重，需严格掌握剂量。儿童的疾病易寒易热、易虚易实，传变迅速，应注意询问胎龄、分娩、喂养、母体体质等情况，以及过敏史，在辨证、选药、处方、剂型、剂量、用药时间、喂药等方面都应特别注意。

1.辨证选药

用药必须熟识发病特点及转化规律，掌握整体观念和八纲辨证，合理用药。若诊断不明、辨证不准，用药错谬，则正气易衰、邪气易盛，危殆立至。

（1）把握药物性能，注意毒副作用，宜选择药性较平和之品，忌用剧毒或大毒药，慎用有毒或有小毒的药物。一般情况下，忌用大辛、大热、大苦、大寒药，以及峻下逐水、活血破瘀等药物。慎用补剂，不宜补得太过。用药宜少而精，不宜用大方，尽量选择异味少、刺激性少的药物。治热性病宜固护津液，治寒性病要固护阳气，治杂病要固护脾胃。用药当中病即止，若失治误治或药过病所，则可能出现变证或危及生命。

（2）一般情况下，新生儿极少有使用中药治病的机会。若需使用清胎毒、胎火等中药，亦应根据具体情况合理用药。若新生儿先天不足，或无胎毒、胎火特征，则不必使用；对有胎毒、胎火，且体质强壮的新生儿，其用药用量亦宜轻。

（3）小儿肝常有余，心常不足，容易引起惊风、惊悸等病证，宜选用钩藤、蝉蜕、白芍、珍珠母、麦冬、百合、柏子仁等药性较平和的镇惊平肝、养心安神药，不宜使用含朱砂等有毒的药物。

（4）小儿平素性情烦躁，食欲不佳，大便干燥，手足心热，容易出汗或盗汗，宜用滋阴清热之品，如沙参、麦冬、生地黄、玄参、天花粉、玉竹、地骨皮等；忌辛温香燥或发散之品，以免伤阴。

（5）小儿常脾虚，宜消食清热导滞，可选用焦三仙、鸡内金、陈皮、厚朴、炒枳壳、莱菔子、瓜蒌、茯苓等。

（6）若见患儿先天不足，素体羸弱，消瘦，食欲不振，精神疲倦，大便时干时稀，自汗，宜用健脾补肾药，可选用党参、白术、茯苓、陈皮、山药、砂仁、黄芪、补骨脂、紫河车、益智仁、菟丝子、蛤蚧等。

（7）小儿呼吸道狭窄，不会自动咳痰，若肺宣发肃降功能失调，分泌物增多，易致肺气壅塞，痰饮阻塞气道，致呼吸困难，故使用化痰止咳药时宜用宣肺清热化痰或润肺止咳平喘药，不宜过用辛燥的化痰药，更不宜过早使用收敛性止咳平喘药，尤其忌用罂粟壳、洋金花等止咳平喘药，以免敛邪，致气道阻塞、喘憋加重。

（8）小儿腹泻多由食积或感邪，不宜过早使用收敛止泻药，以免敛邪，宜用消食或清热燥湿等祛邪药。久泻脾肾两虚者宜用健脾补肾、收敛固涩药。婴幼儿便秘以调整饮食为主，慎用缓泻剂，忌用峻下攻积药，以免导致津伤亡阴。

（9）小儿慎用补虚药，尤其是如人参、鹿茸等大补药，宜用药性平和的健脾和胃药及滋阴润肺药。

2. 服用剂量　由于儿童处于生长发育时期，各年龄期的用药剂量各不相同，即使是同一年龄期的小儿，其生长发育亦有较大的差异，故应根据体质、身高、体重、营养状况、病情，以及机体对药物的反应、治疗目的、给药途径等调整用药剂量。

3. 剂型　汤剂对小儿的服用有一定的难度，可用散剂、糖浆剂。若需用汤剂，要避免使用大辛大苦之品，尽量使汤剂符合小儿之口味。小儿皮肤娇嫩，外用制剂应避免具有强烈刺激性的中药，如芥子、斑蝥等。

4. 煎煮方法　小儿药量较小，服药、喂药困难，故煎煮药物时不宜用水过多，或将药液尽量浓缩，使药液量减少。煎出的药量，以新生儿10～30mL，婴儿50～100mL，幼儿及幼童150～200mL，学龄前儿童200～300mL为宜。

5. 用药时间　小儿一般以处方1～2剂为宜，中病则不宜尽剂，或根据病情变化随时调整药方。煎出的药液，根据病情，一日内分3～5次服用。

6. 喂药方法　中药由于药味问题，喂药、服药方法亦与安全用药直接相关，尤其是初产妇，没有养育和喂药经验，必须特别注意，因此，医者必须给予患儿家长或保育员详细的医嘱。

（1）3岁以上小儿，应尽量说服自己服药，味苦难服的药物可适当用些糖等调味剂，但不宜过量，以免腻脾助热。

（2）在一般情况下，宜在空腹喂药，对胃肠有刺激或必须饭后喂服的药物，也应在饭后半小时或1小时左右喂服，以免引起呕吐未消化的食物。药后可喂些温开水，以免药物停留在食管部位产生刺激。

（3）对于哭闹和不愿意服药的小儿，在喂药时应特别注意，尤其是在大声哭闹和正在吸气时不要喂药，以免引起呛咳。

（4）喂药的正确方法是抱起小儿，让其头部直立，然后用汤匙或干净的压舌板压住下颌部，迅速灌下药液，待药液完全下咽后再取出。

（5）不宜用捏鼻子或用异物探喉的方法，以免发生危险。

（6）不宜用恐吓、威胁的方法威逼儿童服药。

（7）不宜将药放入奶瓶和牛奶一起服用，也不宜将药粉或药液涂在乳头上，以免影响婴儿吸乳或畏惧吸乳。

二、妇女的临床安全合理用药

（一）月经期

1. 月经期的生理与病理特点 月经期既有出血又有瘀血，甚或出血导致气血不足，脏腑亏虚；同时也可兼有肝郁或瘀血。

2. 月经期的安全合理用药 经前勿妄补，经后勿乱攻。月经期用药要辨证，用药宜平和。一般来说，月经期用药宜偏于温热，使血得温则行，但不宜服用大辛大热药，以免热迫血行，致月经量多、崩漏等。有血热者宜用寒凉药时，亦不宜用大苦大寒之品，过于寒凉易致血凝经脉不通；若见瘀血或气滞，经行不畅，血色紫暗有块，腹痛，可适当用疏肝理气、活血通经药，但不宜用药性猛烈的破血药，以免引起崩漏。若见崩漏之证，初用止血宜塞其流，中用清热凉血以澄其源，末用补血以复其旧。

（二）妊娠期

围产期是指产前、产时和产后的一段时期，孕妇有经过妊娠、分娩和产褥期三个阶段，在此重点讨论妊娠期和产褥期以及哺乳阶段中医临床安全合理用药问题。

1. 妊娠期的生理与病理特点 妇女在怀孕后，母体各系统的生理功能产生明显变化，如气血充盈以供养胎儿，怀孕早期出现"妊娠恶阻"等证候。

2. 妊娠期的安全合理用药 妊娠时，前3个月是胚胎的发育期，肢体和器官系统正在形成，对一些致畸胎的药物特别敏感，故早孕期应尽量避免使用中西药物，以求安全。妊娠4～9个月，胎儿发育已经逐渐成熟，但许多脏器功能仍未成熟，若确有必要方可用药。妊娠期的安全合理用药，既要考虑发挥药物的治疗作用，同时要顾及对母体的影响，也要顾及对胎儿和新生儿的影响，故必须完全明确适应证，用药时要权衡对孕妇和胎儿的利弊，也不宜在妊娠期接受任何研究试验性用药。

（1）合理选择药物，注意避免妊娠禁忌药：历代医家对妊娠期的用药十分重视，有胎前宜凉，胎前三禁（不可汗、不可下、不可利小便）之说，即包括忌用过用辛热、峻汗、峻下、峻利药物，并明确提出了妊娠禁忌药。有关妊娠的禁忌药，古今医家所列药物大部分是相同的，但也有一些的差别。

妊娠期的用药禁忌包括易引起流产、早产或死胎的药物，以及可能会致胎儿突变、畸形或对胎儿产生其他不良影响的药物。据现代中药药理研究，具有抗早孕、兴奋子宫、收缩子宫、终止妊娠、引产、致畸胎等药物，大部分均为被历代医家视为妊娠禁忌药。此外，文献并无记载，而现代研究发现具有上述作用的药物，孕妇亦当慎用。

古代将妊娠禁忌药编成《古代妊娠禁忌歌》（见本节附录1），《中华人民共和国药典》收载孕妇禁用中药28味，忌服中药3味，慎用中药37味（见本节附录2）。

目前的中药教科书按对妊娠期母体和胎儿的影响程度不同，分为禁用药和慎用药2类。

禁用药包括：①大毒药：如水银、砒霜、雄黄、轻粉、斑蝥、马钱子、蟾酥、川乌、草乌等。②烈性泻下逐水药：如巴豆、牵牛子、甘遂、大戟、芫花、商陆等。③破血通经药：如干漆、水蛭、虻虫、三棱、莪术等。④通窍走窜药：如麝香等。⑤涌吐药：如藜芦、胆矾、瓜蒂等。为保证患者用药的安全有效，应严格掌握妊娠禁忌用药。

慎用药包括：①通经祛瘀药：如牛膝、川芎、红花、桃仁、姜黄、牡丹皮等。②行气破滞药：如枳实、枳壳、青皮。③泻下攻积药：如大黄、番泻叶、芦荟、芒硝、冬葵子等。④辛热温里药：如附子、肉桂等。⑤其他可能对胎儿有影响的药物：如半夏、天花粉、桃仁、郁李仁、苦参、蝉蜕等。

对于慎用药物并无绝对性，在病情需要时可起到去病安胎的作用，但当因病因人而异，即根据孕妇的年龄、体质、孕产次数、孕后胎气是否健固，既往有无堕胎、小产、滑胎病史，以及疾病的性质、程度等综合分析，权衡利弊，做出判断。

（2）按药物的成分及现代的药理作用分析妊娠期的安全用药

1）矿物类中药与妊娠用药：①含砷的中药：如砒石、雄黄、雌黄，砷剂不仅对母体有不良影响，而且可通过乳汁使新生儿中毒。②含汞的中药：如水银、朱砂、轻粉、白降丹、红升丹等，对孕产、胎儿、新生儿均可产生不良影响，汞离子可通过乳腺分泌到乳汁中。③含铅的中药：如铅丹、铅粉、黑锡丹等，其铅离子可通过胎盘或进入乳汁，造成胎儿或乳儿铅中毒。④含铜的中药：如胆矾、铜绿，内服或大面积外用均可引起急性中毒，也可通过胎盘或进入乳汁损害胎儿或影响乳儿的发育生长。⑤含铁的中药：如生铁落、磁石、赭石、禹余粮、皂矾、自然铜（FeS_2），铁本身无毒，但若不纯净，掺杂其他有毒重金属则可引起中毒。尽管如此，中医理论认为上述药物重坠，主沉降，故孕妇不宜用。⑥含钙的中药：如石膏、石灰（炮制或保管药材用）、钟乳石、花蕊石、龙骨等，其本身并无毒性，但在与西药合并用药时，如与四环素或强心苷类西药同用，可降低抗生素的作用或增强强心苷的毒性。⑦含铝的中药：如白矾、伏龙肝、赤石脂等，铝类中药内服多不吸收，以胃肠局部作用为主，对孕产妇及胎儿无明显的危害。⑧其他：含硫的硫黄有毒，孕妇忌用；含锌的炉甘石，可外用；含有机物树脂和挥发油的琥珀，有活血祛瘀作用，孕妇慎用。

2）其他药物对孕妇和胎儿的影响：①蒽醌类泻药：如大黄、虎杖、何首乌、番泻叶、决明子等，可使胎儿产生畸形的危险性增加，并可透过胎盘和进入乳汁，孕产妇当忌用。②峻下逐水药：如巴豆、大戟、芫花等，有致畸形作用，孕妇忌用。③阿托品类药物：如颠茄草、莨菪、洋金花等，有认为与胎儿小畸形，特别是眼、耳的缺陷有关；亦有人认为与先天畸形无关，但可以自由通过胎盘，使胎儿心率加快，产前过量使用对新生儿产生不良影响，如心跳加快、尿潴留等；并能降低乳汁流量，故在孕期、产期和哺乳期均不宜用。④中药麻醉剂：如罂粟壳当忌用。⑤人参：孕妇无特殊需要，一般不用人参，大量应用人参能使兴奋性增高或发生"滥用人参综合征"。⑥含皮质激素的药物：如甘草、干姜、附子、五加皮、棉花根、黄芪、重楼、五味子、石蒜、汉防己等，可直接或间接增强肾上腺皮质系统的功能，孕期大量使用可使胎儿在子宫内生长迟缓。中药的皮质激素样作用较弱，但有些中药若使用不当亦可引起相关的不良反应，如长期大量使用甘草可出现"假性醛固酮增多症"，即中医所称之"助湿壅气"。⑦肉桂动血、干姜助火生热，宜慎用。⑧含强心苷类的药物：如夹竹桃、毛花洋地黄、黄花夹竹桃、羊角拗、万年青、铃兰、罗布麻、杠柳、福寿草等，强心苷可以通过胎盘，故应防止中毒。⑨β受体激动剂：如麻黄、洋金花、茶叶等部分含有β受体激动剂样作用，能加快心率，抑制妊娠子宫收缩。⑩活血祛瘀药：从中医理论上讲活血祛瘀药可动血动胎，导致流产或死胎，故破血药为禁用药，活血药为慎用药。现代研究表明其化学成分复杂，药理作用较多，应用效果较复杂，难以预测。如活血药丹参、三七、当归、红花、姜黄、川芎、虎杖、降香、赤芍、牡丹皮等均能增加血流量和降低血管阻力；丹参、川芎、当归、赤芍、鸡血藤等对于血小板聚焦有解聚作用；而破血药如三棱、莪术、刘寄奴等对血管壁的直接扩张作用强于活血药，妊娠期尽量避免使用，以免导致流血或流产。

3. 药后调摄　注意饮食禁忌。忌食生冷、辛热、油腻、腥膻、黏滑及有刺激性的食物，以免影响服用中药的药效，甚至增加毒副作用。

4. 服药后可能出现的不良反应及处理　服药期间应注意观察所服中药对孕妇疗效及不良反应。常见的不良反应有药疹、药热、支气管哮喘，甚至过敏性休克；若出现腰酸、出血、腹痛等，要谨防流产。当出现上述症状时，应立即停药，并做出相应处理。

5. 禁止非法用药　为了达到堕胎的目的，孕妇通过不正当途径配制或服用的药物，称为非法药物。如用中药进行堕胎，其中大部分是利用大剂量的妊娠禁忌药，这些非法药物不仅成功率极低，而且会造成药物中毒，或不全流产致大出血，或致胎儿过小或畸形等，这种行为当绝对禁止。

（三）哺乳期（产妇）

1. 哺乳期的生理与病理特点　产褥期，指分娩后的6周内，民间俗称"坐月子"。中医学认为产褥期为"多虚多瘀"，即产时的出血和用力，以及产后汗出、泌乳和恶露，造成"亡血伤津""元气受损""百节空虚"，从而导致产后多虚多瘀。这是中医学对产褥期生理卫生的高度概括，也是诊治产褥期疾病主要的病因病机依据。

2. 哺乳期的安全合理用药　哺乳期若用母乳喂养小儿，许多药物成分会进入乳汁中，若母体用药不当，乳儿就可成为间接用药者或受害者，故哺乳期使用中药时必须考虑可能进入乳汁的药物成分对乳儿的影响。

乳汁中的药物对乳儿产生的可能影响取决于药物在乳汁中的浓度，以及乳儿的饮乳量和乳儿对药物的清除能力。

一般来说，用药前要充分评估药物对母婴双方的影响程度，无明确的必要性和适应证时勿用中药。如婴儿出生后的 1 个月内，除非特别需要使用如生化汤等，尽量少用药物；或宜用药性平和的药物，如消食药、健脾药、解表药、清热泻火药等。

根据中药的性能，可以将哺乳期的用药归为 3 类。

（1）禁用药：具有明显毒副作用的有毒药、剧毒药、峻烈泻下药，含砷、汞、铅等有害重金属的药物，可能对孕妇产生较严重的不良反应；已知的对某一脏器有毒性的中药，如黄药子对肝脏有毒，哺乳期亦忌用。授乳期间应忌用的药物，若病情需要非用不可，则应终止授乳。外用药当慎用，因其可经血液循环进入人体。

此外，麦芽、芒硝可退乳，哺乳期当忌用。

（2）慎用药：如辛热刺激，或大苦大寒的泻下药等。酸涩药物有收敛固涩作用，不利于产后恶露畅行，亦需慎用，如山楂、乌梅等。

（3）哺乳期合理补益：一般来说，产后宜温，以补虚化瘀为基本方法，适当使用温补和温通活血之品有助于产后体力恢复，以及子宫的复原和乳汁分泌。但需注意辨证，不可一味温补。民间习俗有吃大量姜、糖、酒等习惯，若用之过量，则可助火；尤其是不宜大量饮酒，因乙醇进入婴儿量可达母亲摄入量的 20%；亦不宜过用滋补，以防损伤脾阳，腻脾碍胃。

（4）服药法：哺乳期服药，若药物对乳儿无益，应尽可能使乳儿从乳汁中摄取的药量减少至最低，其方法是母亲在喂乳后服药，尽可能在间隔时间长后再喂乳，或将乳汁挤掉。

（四）围绝经期

1. 围绝经期的生理与病理特点　围绝经期包括绝经过渡期和绝经后一年内的一段时间。绝经过渡期多逐渐发生，历时约 4 年，偶可突然发生。此时期肾精逐渐亏虚，月经紊乱，亦可由于生理上的变化产生的一系列症状，其与"绝经""经断"相关，故称为"绝经前后诸证"或"经断前后诸证"。其多属肾虚精亏、阴虚肝旺、心肾不交、脾肾阳虚或肝郁脾虚等证，在疾病过程中多兼夹肝气郁滞、瘀血、痰浊等，且互为因果，常出现出汗、烘热、烦躁、失眠等症状。

2. 围绝经期的安全合理用药　合理应用补肾、疏肝、健脾、活血等中药治疗，以及心理、饮食、锻炼、日光等疗法，对提高围绝经期妇女的健康状况及生活质量具有重要意义。

（1）填补肾精，远刚用柔：用药宜柔润，刚燥之品易助火劫阴。可选用熟地黄、山茱萸、枸杞子、怀牛膝、菟丝子、山药、茯苓、莲子、天冬、麦冬、女贞子、龟甲、鳖甲、鱼鳔胶等；不宜过用辛热燥烈药物，如附子、肉桂、淫羊藿、鹿茸等。

（2）滋阴降火，甘苦合化：对围绝经期的烘热、失眠、盗汗、烦躁等，宜用苦甘化阴、滋阴降火药物，如知母、黄柏、功劳叶、北沙参、麦冬、糯稻根须、石斛等；不宜过用大苦大寒之品，以免苦燥伤阴。

（3）五脏兼调，不忘兼夹：经断前后诸证以肾阴亏损为基本病机而累及五脏，其治当以滋肾养阴为主，兼调他脏，如采用降火、平肝、疏肝、健脾、宁神、清肺、和胃诸法，根据具体病情，斟酌用药；若见气滞、痰浊、瘀血等兼夹，也应视其轻重缓急，配以疏肝理气、化痰、活血等药物。

三、青壮年的临床安全合理用药

（一）生理与病理特点

青壮年时期气血旺盛，精血充足，但在病理上多实多火。

（二）安全合理用药

青壮年育龄期男女用药，首先要考虑中药的生殖毒性问题，特别是当忌用或慎用有可能影响生殖功能的药物。

1. 育龄期男性 经动物实验研究，可能影响男性生殖功能的药物如下。

（1）大黄、芦荟、番泻叶：所含的羟基蒽醌类化合物，如大黄素、乙－羟基蒽酮、芦荟大黄素等，长期使用对哺乳动物有生殖毒性，对睾丸和骨髓亦有一定的抑制作用。

（2）白花蛇舌草：雄性小鼠和男性成人口服 3 周后，能使精原细胞停止发育，抑制精子生长。

（3）地龙、重楼、黄柏：具有杀灭精子作用，故有一定的生殖毒性。

（4）川楝子：其所含的川楝素可抑制睾丸生精细胞的生成，杀死 SD 大鼠的附睾精子。

（5）雷公藤、昆明山海棠：其所含的雷公藤多苷对睾丸有毒性，对附睾和精子生成具有抑制作用；雷公藤甲素可引起明显睾丸病变，在睾丸内具有蓄积毒性[9]。

（6）穿心莲：具有抗精子生成的作用[10]。

（7）雄黄、砒石：所含砷及砷化物砷使精子的畸形率升高[11]。

2. 育龄期女性 据研究，可能影响女性卵巢功能的天然药物，如土荆皮能抑制卵子的受精能力[12]；鹿衔草具有抗生育作用，可能与抑制发情期，以及使子宫卵巢萎缩有关[13]；蛇床子体外具有杀精作用，并能抑制精子活动，以及损伤和破坏精子表面形态和超微结构[14, 15]。

四、老年人的临床安全合理用药

老年人一般指 60 岁以上的人群。老年人脏腑功能减退，正气不足，导致体弱多病，若用药品种多，剂量相对大，药物不良反应发生率高，故老年人的安全合理用药至关重要。

（一）生理与病理特点

老年人的生理特点为脏腑衰退，肾气亏虚，脾气不足；一方面阳非有余，另一方面阴常不足，故在病理上老年人患病后易虚易实、易寒易热。"易虚"指阴液易耗，阳气易虚，表现为脾肾阳虚、肝肾阴虚、气血不足；"易实"指气虚导致的血瘀、湿阻、痰阻；"易寒"常为脾肾、心肾虚寒；"易热"表现为肝肾阴虚导致的虚热、虚火，而非实热、实火。

（二）安全合理用药

鉴于老年人的生理病理特点，相对来说，老年人更加适宜服用副作用少、作用缓和的药物。

1. 在补益方面宜平补肝肾。若补阴填精太过，易伤阳腻脾；若补阳壮阳太过，则易伤阴动火。此外，针对老年人多有血瘀、湿阻、痰阻，当在平补肝肾的同时，兼顾活血通脉、祛湿化痰。

2. 老年人的用药，既要考虑用量，更要考虑其性质，即其用剂药量除应该相应减少外，更须考虑老年人的生理病理变化特点以及对服用药物的反应性。

3. 若非急证、重证，可从较小剂量开始，逐渐递增；注意不宜用大方，选药的品种不宜过多。

4. 跟踪老年人用药后的反应，及时复诊并调整处方和剂量，不宜长时期守方。

5. 做好老年人的病史询问和用药史记录，仔细发现药物不良反应和药物的相互作用。

6. 注意药后调摄。医师应向老年患者详细解释处方中用药的目的、用法、剂量与疗程，以及可能出现的不适，用药过程中不能随意停药或加药；对有老年性痴呆的患者，更应向其家属或护理人员嘱咐清楚；对原有高血压、冠心病、肝肾功能不全者尤其需要注意安全用药。

附录 1

《妊娠用药禁忌歌》（李东垣）

斑蝥水蛭及虻虫，乌头附子配天雄。野葛水银并巴豆，牛膝薏苡与蜈蚣。
三棱芫花代赭麝，大戟蝉蜕黄雌雄。牙硝芒硝牡丹桂，槐花牵牛皂角同。
半夏南星与通草，瞿麦干姜桃仁通。硇砂干漆蟹爪甲，地胆茅根皆失中。

附录 2

《中华人民共和国药典》（2020 年版）所载的孕妇禁用、忌服、慎用中药

（1）孕妇忌用的饮片 1 种：天山雪莲。

（2）孕妇禁用的饮片 28 种：川乌、草乌、制草乌、土鳖虫（䗪虫）、千金子霜、水蛭、全蝎、两头尖、阿魏、莪术、商陆、蜈蚣、麝香、千金子、马钱子、马钱子粉、牵牛子、甘遂、芫花、京大戟、三棱、巴豆、巴豆霜、罂粟壳、斑蝥、轻粉、朱砂、红粉。

（3）孕妇慎用的饮片 50 种：红花、三七、苏木、桃仁、虎杖、蒲黄、益母草、牡丹皮、西红花、片姜黄、王不留行、桂枝、草乌叶、附子、白附子、制川乌、制天南星、川牛膝、芦荟、芒硝、番泻叶、郁李仁、卷柏、硫黄、漏芦、禹州漏芦、牛膝、通草、瞿麦、薏苡仁、天花粉、天南星、玄明粉、禹余粮、赭石、枳壳、枳实、黄蜀葵花、飞扬草、急性子、金铁锁、小驳骨、木鳖子、皂矾（绿矾）、蟾酥、牛黄、体外培育牛黄、冰片（合成龙脑）、天然冰片（右旋龙脑）、艾片（左旋龙脑）。

第六节　病证用药禁忌

某类或某种病证应当避免使用某类或某种药物，称为病证用药禁忌。

由于药物皆有温凉补泻、升降浮沉、有毒无毒等，用之得当，可以药性之偏性纠正疾病的病理偏向；若使用不当，其偏性又会反助病势，加重病情或造成新的病理偏向。因此，凡药不对证，药物功效不是病情所需，有可能导致病情加重，原则上都属禁忌范围。

每类药物都有适宜的病证和不适宜的病证。如表虚自汗、阴虚盗汗者，忌用有发汗作用的药，以免加重出汗。里寒证忌用有清热作用的药，以免寒凉伤阳。阴虚内热者还须慎用苦寒药，以免苦寒化燥伤阴。脾胃虚寒便溏者，忌用有泻下作用的药，以免损伤脾胃。阴亏津少者，忌用有燥湿、利湿作用的药，以免耗伤津液。肾虚遗尿、遗精者，也不宜用有利尿作用的药。实热证及阴虚火旺者，忌用温燥药，以免助热伤阴。妇女月经过多，以及出血而无瘀滞者，忌用破血逐瘀药，以免加重出血。脱证神昏者，忌用香窜耗气的开窍药。邪实而正不虚者，忌用补虚药，以免误补助疾。脾胃虚弱，痰湿内阻者，忌用补血滋阴之品，以免滋腻助湿。表邪未解者，忌用收敛止汗药。湿热泻痢者，忌用涩肠止泻药。属湿热下注之遗精，忌用温补固精药。湿热淋证之小便不利，忌用补涩缩尿药。湿热带下，不宜用收涩止带药，以免闭门留寇。体表溃疡脓毒未清，腐肉未尽时，不宜过早使用生肌敛口药，以免脓毒不清，养痈为患。

第七节　正确书写处方

一、正确书写药名

临床处方使用中药名称时，一定要书写正名。凡《中华人民共和国药典》和香港特区《中医药条例》中收载的品种，处方应以其所载名称为准，不要使用别名，更不能杜撰名称，造成混乱。

二、正确书写品种、炮制品、药用部位、煎服法

（一）品种

临床处方时，应明确注明品种，尤其是有毒药物，如五加皮、香加皮、木通、川木通等。

（二）炮制品

中医师处方苍耳子供内服时应注明"炒苍耳子"，附子应注明制附子、炮附子或熟附子等。炮制后性能功效发生改变者，应根据用药目的的不同，正确选用不同的炮制品，处方应注明，如"生黄芪"用于利水消肿、固表止汗、托毒生肌，"炙黄芪"用于补气升阳。

（三）药用部位

临床处方时应注明药用部位，如"瓜蒌皮"用于宽胸散结，"全瓜蒌"兼有清热化痰、宽胸散结、润肠通便等作用，处方时应予注明。

（四）煎服法

临床处方时，应注明煎服法，尤其是有毒药物，或其他特殊的煎服法，必要时在病历上加注药后调摄方法，以及可能出现的不良反应等医嘱。

参考文献

［1］岳美中．岳美中论医集［M］．北京：人民卫生出版社，2005：73.

［2］雷载权，张廷模．中华临床中药学［M］．北京：人民卫生出版社，1998：52.

［3］祝谌予，翟济生，施如瑜，等．施今墨临床经验集［M］．北京：人民卫生出版社，2005：60-61.

［4］邓培媛，傅琪．116例药源性肝损害分析［J］．药物流行病学杂志，1998（3）：142.

［5］华碧春，卢榜华．中草药的药物性肝损害［J］．福建中医学院学报，2000，10（1）：30-32.

［6］华碧春，陈小峰．中药致皮肤变态反应245例分析［J］．中国中药杂志，2002，（9）：717-

718.

［7］华碧春，林丹红，张尚英，等.中草药的变态反应［J］.福建中医学院学报，2001，11（3）：39-41.

［8］中华人民共和国国家卫生健康委员会.卫法监发［2002］51号：关于进一步规范保健食品原料管理的通知［EB/OL］.（2002-2-28）.［2002-03-11］.http：//www.nhc.gov.cn/sps/s3593/200810/bc239ea3d226449b86379f645dfd881d.shtml.

［9］王宁生.中药毒性与临床前评价［M］.北京：科学出版社，2004：162，167-168.

［10］郭蓓.穿心莲的研究及临床开发［J］.药学进展，2004，28（12）：544.

［11］张晨，王国荃，肖碧玉.砷的生殖毒性研究进展［J］.中华预防医学杂志，2000，34（1）：56.

［12］黄江明.硫酸亚铁铵亮度法测定土槿皮浸取液中鞣质的含量［J］.广东医学院学报，1989(1)：33.

［13］王浴生.中药药理与临床应用［M］.北京：人民卫生出版社，1983：1095.

［14］朱淑英，韩向阳，任淑君，等.中药蛇床子对离体人精子制动作用［J］.医学研究通讯，1992，21（11）：9.

［15］张英姿，韩向阳，朱淑英.中药蛇床子对人类精子超威结构影响的研究［J］.哈尔滨医科大学学报，1995，29（1）：22.

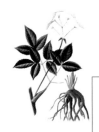

下篇　各论

第四章　解表药

第一节　表证与解表药概述

一、表证概述

表证，是指六淫、疫疠等邪气经皮毛、口鼻侵犯人体，正气（卫气）与邪气相争所出现的浅表证候的概括。其多见于外感病的初期阶段，如感冒、流感、肺炎以及多种传染病初期。表证可分为风寒表证和风热表证两大类，但亦可表里同病。

（一）病因

以风邪为主，但风邪常与寒、湿、暑、燥、火、温热等其他病邪合为病，故外感病初期常出现风寒、风热（温）、风寒湿，或夹暑、夹燥等证候类型。

（二）病位

风邪属阳邪，致病特点为向上、向外、升发，故常由皮肤、口鼻侵犯人体。其病位主要在人体的头面和肌表，也常涉及肺脏、鼻窍和咽喉等部位。温病学家将之定位于卫分、上焦；张仲景将之定位于太阳。

（三）病性

风寒表证以实寒为主，风热表证以实热为主。

（四）主证

恶寒（或恶风），发热，有汗或无汗，脉浮紧或浮数等。其中恶寒（或恶风）是诊断表证的重要依据，故曰"有一分恶寒，即有一分表证"，这也是解表药合理用药的重要依据。

主证鉴别：若常肢凉身冷，得温即减，或恶风寒，是阳气不足之虚寒证，不宜用解表药；若脉不浮反沉，或细弱无力，为脉证不符，不可用解表药发汗。

（五）兼证

头身疼痛，鼻塞，流清涕，咽喉肿痛，咳嗽或水肿等。

（六）特点

表证多见于外感病的初期，具有起病急、病位浅、病程短、变化快的特点，故治疗用药宜当机立断，中病即止。

（七）表寒证和表热证的区别

风寒表证：发热轻，恶寒重，头痛，身痛，无汗，舌苔薄白，脉浮紧。

风热表证：发热重，恶寒轻（或恶风），口渴，喜冷饮有汗或无汗，舌苔薄黄，脉浮数。

二、表证的治疗原则和方法

发汗法是治疗表证的基本治法，令表邪由汗而解。

《黄帝内经》曰"其未满三日者，可汗而已"（《素问·热论》）；"其在皮者，汗而发之"（《素问·阴阳应象大论》）。张仲景《伤寒论》中用辛温发汗法治疗风寒表证，清代温病学家倡用发汗力弱的辛凉解表法治疗风热表证。

三、解表药的分类

根据药物的性能功效以及不同的表证类型，将解表药分为发散风寒药和发散风热药两大类。

（一）发散风寒药

此类药物性味多辛温，发散风寒之邪，其发汗力强，用于治风寒表证。常用的药物有麻黄、桂枝、紫苏、荆芥、防风、生姜、白芷、细辛、羌活、藁本、辛夷、苍耳子等。

（二）发散风热药

此类药物性味多辛凉，发散风热之邪，发汗力较弱，用于治风热表证。常用的药物有薄荷、桑叶、菊花、升麻、葛根、柴胡、蝉蜕、蔓荆子、浮萍等。

四、解表药的作用机制

解表药除了蝉蜕和桑叶外，其味皆"辛"，辛能发散，使表邪由汗而解，汗出热退。温热的药物还具有散寒作用，通过辛散温通，祛除风寒湿邪，缓解疼痛。此外，解表药其性辛散，故能透疹止痒，亦能宣通肺气而止咳平喘、利尿消肿。辛凉解表药其性寒凉，并能清热、解毒、透邪，达到清利咽喉等目的。

现代研究表明解表药大多含有挥发油，具有发汗、解热、抗菌、抗病毒、抗过敏、镇痛、抗炎与免疫调节等作用。此外，部分解表药兼有利尿、解除平滑肌痉挛、增加冠状动脉血流量、健胃等作用。

第二节　解表药的安全合理用药

一、表证不同阶段的安全合理用药

（一）早期用药

一旦外邪袭表，要及时应用解表方药治疗，促使病邪从汗而解，达到早期治愈、防止病邪入里及传变的目的。据研究，在感染性疾病的早期，解表药除了抗菌、抗病毒的作用外，还能增强机体免疫功能；在治疗过敏性疾病中，解表药则能抑制免疫及过敏反应。

（二）表里同病

若见发热恶寒的表证，又有便秘、烦渴、舌红苔黄而干、脉浮数或滑数等入里化热的里证，即为表里同病。在治疗上，当先解表后攻里，但若表里病情程度基本相同，则须表里双解。

（三）表证后期

表证后期，表邪已去，然正气已伤，常表现为神疲乏力、口干等，为气阴两伤之证，可酌用补气养阴之品，如西洋参、太子参、玉竹、麦冬、芦根等煎汤代茶。

二、不同年龄与体质患者表证的安全合理用药

（一）青壮年

青壮年体质壮实，正邪相争剧烈，若见发热恶寒明显，可用发汗力较强的解表药，且药量可稍重。

（二）儿童和老年人

儿童和老年人应选择药性平和的解表药，药量宜轻，且不宜过度发汗。尤其是老年体弱之人，要注意益气扶正及养阴。兹举老人伤风医案一则说明之。

病案举例：伤风[1]

何某，女，83 岁，1960 年 5 月 11 日初诊。

患者近来头重身倦，咽干，目涩，间有干哕，胃纳不振，身微热而恶风，左侧大腿酸痛，动则乏力，汗出，睡眠不佳，二便正常，舌质正常，舌后根苔白腻，脉寸浮迟，关沉迟，尺沉弱。此乃高年气血两衰，卫气亦虚，疲劳汗出则风邪乘之，治宜益气和

卫，祛风化痰，以玉屏风散加味。

处方：生黄芪四钱，防风一钱，白术一钱五分，炙甘草一钱，甘菊花一钱，化橘红一钱五分，茯神二钱，桑枝三钱，生姜二片，大枣（去核）二枚。

复诊：服药后患者诸证减轻，但仍感倦怠，下肢酸软无力，足酸趾麻，已不咳仍吐痰，舌苔已退，脉寸沉迟，关滑尺弱。伤风虽解，正气虚弱，治宜扶元养阴兼化痰湿。

处方：东北参二钱，茯神二钱，天冬二钱，怀山药三钱，五味子十钱，炒杜仲二钱，潼蒺藜三钱，枸杞子二钱，化橘红二钱，龙眼肉二钱，远志八分，大枣（去核）三枚。水煎取汁，日服二次，每次西洋参粉三分冲服，连服五剂之后，以全鹿丸常服以增气血，固护健康。

按：伤风乃外因为病，其治或温散，或凉解，何以采用甘温之法？盖因机体的卫外功能不同而权变之。本例年老气血两衰，腠理疏豁，本属风邪易伤之体，今既疲劳汗出，故风邪乘虚而入，如果不固护腠理，益气祛风，而用一般发表之法则何异开门引盗，撤其藩篱，恐卫愈弱而风亦难除。选用玉屏风散加味，发在黄芪、防风，收在白术、甘草、生姜、大枣调和营卫，发而不伤，实为高年体虚伤风善治之法。后用扶元育阴，补助奇经，对于老年亦是最妥善之法。

（三）孕妇和产妇

不宜用有毒的解表药，如苍耳子、细辛等，防止对胎儿或婴儿产生不利影响。药性较烈的解表药麻黄、桂枝也当慎用。孕妇慎用蝉蜕。

（四）体虚患者

对于素体正气不足，或大病、久病后，或过用发汗药物后，复感外邪而见表证者，当慎用发汗力强的解表药，而要选择药性平和、发汗力较弱的解表药，如葱白、生姜、荆芥、防风等，还要处理好祛邪与扶正的关系，宜扶正解表。一般来说，可以先祛邪后扶正，但若正虚和邪实程度相近，可以扶正祛邪并用。总之，选方用药时应力求祛邪而不伤正，扶正而不留邪。

1.气虚外感　患者表现为汗出、疲乏、恶风等，可选用防风，配伍黄芪、白术等益气解表，如玉屏风散。

2.阳虚外感

（1）汗为心液，若发汗太过，则伤津耗气，阳气外泄，累及心气，使心之气血亏损，则心无所主，可能出现心悸、虚脱等症状。若素有心阳不振或心气虚弱者，发汗解表则使心气益损，故当慎用解表药，或兼以益气扶阳。

（2）若患者素体阳虚，复感表邪而见恶寒肢冷，但发热低或不发热，脉沉等，可选用麻黄、细辛、附子等助阳解表，但药量宜轻。

（3）患者素有卫阳不足，虽有表证，也要慎用发汗之法。当用温阳解表之剂，以温中助阳，兼以解表。兹举体虚感冒一则说明之。

病案举例：体虚感冒[2]

宋某，男，55 岁，1960 年 4 月 20 日初诊。

患者本体素弱，平时易罹感冒，此次感冒持续月余，服药不愈，头痛，畏风，自汗出，身倦乏力，关节不利，二便正常，舌淡无苔，脉象沉迟无力。此属阳虚感冒，营卫不固，治宜温阳益气，宗玉屏风散加味。

处方：黄芪五钱，防风一钱，白术三钱，川熟附子三钱。先煎附子三十分钟，再纳余药同煎，去滓取汁，分二次温服。

复诊：畏风消失，恶寒亦减，头痛见轻，仍时汗出，脉弦缓，右沉迟，左沉弱，舌苔白腻。此属卫阳既虚，内湿渐露，改用温阳利湿为治。

处方：生黄芪四钱，白术三钱，川熟附子三钱，苡仁五钱，桑枝（炒）一两。

再诊：诸症大减，气机舒畅，尚微感恶凉，脉缓有力，前方加良姜二钱，以温胃阳。

末诊：服药后已不畏冷，脉右沉迟，左弦缓。继宜温阳补中，改用丸剂缓调以善其后，早服附子理中丸二钱，晚服补中益气丸二钱，逐渐恢复而获痊愈。

按：该患者本体素弱，阳虚卫外力弱，故平时易患感冒。此次感冒月余，汗出不解，腠理空虚，玄府洞开，卫阳不固。故先以玉屏风散加附子温阳益气固表，使营卫得偕，继以温阳利湿，终以温阳补中而获痊愈。若不辨体质，泛用一般治疗感冒通剂，则表气愈疏，卫愈不固，病必不解。病随体异，用药办有所不同。

3. 阴血虚外感　《伤寒论》云"衄家、亡血家"，不可发汗。所谓的"衄家、亡血家"，泛指因出血导致血虚的患者。汗由阳气蒸腾津液所化生，过汗则损伤阴液；津液与血液同源，津液又是血液的重要组成部分，故伤津必致伤血。这正如前人所云"血汗同源"；"夺血者无汗，夺汗者无血"（《灵枢·营卫生会》）。

（1）血虚患者的表证，如外伤、术后、产后，或其他慢性消耗性疾病等，当慎用解表药发汗，或酌情配伍补血药物如熟地黄、何首乌、白芍、阿胶等，预防耗伤阴血。

（2）对于阴虚患者的表证，表现为口干、便秘、五心烦热、舌红苔少等，可选用发汗力较平和的药物，如荆芥、防风、桑叶等，配合养阴药物玉竹、麦冬、枸杞子、北沙参等。

三、表证兼证的安全合理用药

（一）兼（夹）咽喉干燥、肿痛

若发热恶寒身痛的同时兼见咽喉干燥或咽喉疼痛明显，则为始于外感风寒，恐有化热之势，或为外感风温夹有热毒之邪，宜选用既能辛凉清透、宣散表邪，又能解毒、利咽喉、消肿痛之解表药，如牛蒡子、薄荷、桑叶、射干、藏青果、岗梅根、生诃子等。不宜选用桂枝、羌活、白芷、藁本、生姜等辛温助火之药。

（二）兼（夹）鼻塞、鼻渊

外感风寒，出现鼻塞不通、流涕明显，或鼻渊头痛，乃肺窍为邪所郁闭，宜选用既能解表，又能宣通鼻窍的解表药，如白芷、细辛、辛夷、苍耳子、鹅不食草等。上述药物性辛散，能使鼻腔通畅，解除鼻塞。若见口干、发热、流浓稠浊涕，则不能过用辛温发散之药，以免化热，加重病情，宜适当配伍辛凉滋润或兼有解毒的药物，如桑叶、菊花等。

中医学家秦伯未对鼻渊鼻流浊涕的辨证合理用药有精辟论述："内因胆经之热上移，外因风寒凝郁而成，用苍耳子汤送服奇授藿香丸，或用辛夷荆芥散。本证日久，亦能致虚，当斟酌补气，不可一味辛散。"[3]

兰心浮老中医在临证时常说，治病不仅要知病，且须熟识药性，需从临床用药过程中不断总结药物各自的特性，用药才不致失于偏颇。如鼻窦炎常用辛夷，但该药辛散太过，甘润不足，且鼻窦炎患者常有口干症状，辛夷应少量用或配以甘润药物。[4]福州民间用辛夷炖豆腐，豆腐甘凉润肺，能制约辛夷的辛燥之性。

（三）兼（夹）目赤肿痛、羞明流泪

外感风热或肝经有热，上攻于目，表证兼见目赤肿痛，或羞明流泪，宜选用既能疏散风热之邪，又能清肝明目的解表药，如桑叶、菊花、木贼、蝉蜕等。不宜选用藁本、白芷、羌活、桂枝等温热升散之品。

（四）兼（夹）呕吐、泄泻

此为寒邪或暑湿之邪、不洁之物损伤脾胃，或素体脾胃虚弱，又复外感所致。宜选用既能解表，又能调理脾胃的解表药，如紫苏、生姜、香薷和淡豆豉等。不宜选用牛蒡子等苦寒滑肠药。

1. **紫苏** 散寒力强，且能行气和胃，适用于风寒感冒兼气滞胸闷、呕恶泄泻。

2. **生姜** 发汗力弱，善降逆止呕，适用于风寒感冒轻症兼呕吐，称为"呕家圣药"。

3. **香薷** 发汗解暑，化湿和中，善治夏月外感风寒，内伤于湿，导致中焦阳气为阴邪所遏制出现的恶寒、无汗、腹痛、呕吐、泄泻等病证。

4. **淡豆豉** 既能轻微发表，又能和胃，适用于伤风兼胃肠不适。

（五）兼（夹）头痛

头痛是外感病中常见的症状之一，有时还可能是主证。关于外感头痛的辨证及合理用药，著名中医学家秦伯未有精辟的论述[5]。

首先，他认为要鉴别由何种外感病邪引起的头痛，才能立法处方用药："外感中由风寒、风热和雾露外湿引起的最为多见，其鉴别是：风寒头痛，初起感觉形寒头胀，逐渐疼痛，牵及后脑板滞，遇风胀痛更剧，并伴浑身关节不舒畅，精神困倦，治宜疏散风寒，用川芎茶调散。风热头痛，痛时亦有胀感，见风更剧，伴见口干、目赤、面部潮红，宜疏风散热，用桑菊饮加减。本方原始治风温病初期，故适用于风热头痛的轻证，如果胀痛剧烈，兼有小便短赤、大便秘结及唇鼻生疮等内热之症，应用黄连上清丸苦寒降火，偏重治里。湿邪头痛，痛时昏胀沉重，如有布帛裹扎，四肢酸困，舌苔白腻。这种头痛虽以湿邪为主，也与风寒有关，宜疏表胜湿，用羌活胜湿汤，目的在于使风湿从汗而解。"

其次，对外感头痛的用药，他认为还当有针对性地使用疏风止头痛药："外感头痛，由外邪引起，基本治法相同于外感病初期的治法，但如果以头痛为主证，当在辛散轻扬的治则上佐以缓痛兼清头目，一般用荆芥、防风、薄荷、菊花为基本药。偏于寒的加羌活、葱白；偏于热的加桑叶、焦山栀；偏于湿的加苍术、生姜。"

解表药性轻扬上达，能上达头面，并能引导其他药物达到病痛的部位，加强药效，即根据头痛的不同部位应用引经药，如：

1. **阳明头痛（前额、眉棱骨）** 此种头痛常由于鼻渊发作所致，选用入阳明经的白芷，且能通鼻窍而止痛。

2. **太阳头痛（头顶部位）** 羌活性善上行，入足太阳膀胱经，可引药直达头顶。

3. **偏头痛（寒性头痛）** 选用少阴肾经引经药细辛，辛温而烈，散寒止痛力强。

4. **少阳头痛（太阳穴）** 选用少阳经引经药柴胡以疏肝解郁。

（六）兼（夹）咳嗽、气喘

外感病中邪气郁闭，腠理闭塞，肺气失于宣降而上逆，宜选用既能解表祛邪，又能宣肺止咳平喘的药物，如麻黄。不宜过早应用敛肺止咳药如五味子、诃子等，或纳气平喘药如蛤蚧、沉香等。

（七）水肿初起兼有表证

水肿初起兼表证，乃因肺气不得宣降，不能通调水道所致，如急性肾炎初起见发热恶寒等表证者，又有水肿、小便不利，宜选用既能解表宣肺，又能利水消肿的药物，如麻黄、香薷、浮萍等。水肿初起不宜用温阳、补气利水药，以免敛邪。

（八）兼（夹）风湿关节疼痛

素有风湿又复感寒邪，或感风寒湿邪，症见全身肌肉、筋骨关节疼痛明显者，宜选用祛风、散寒、除湿、温通止痛的药物，如麻黄、藁本、羌活、防风、海风藤等。

（九）兼（夹）中气下陷

素有脾胃虚弱，中气下陷，或久泻、胃下垂等患者，复感风寒表证，宜选用既能解表，又能升阳举陷的药物，如升麻、葛根、柴胡等，亦可配合黄芪补气。不宜选用牛蒡子等滑肠之药。

（十）兼（夹）肝阳上亢

素患高血压而复感风热之邪，症见发热恶寒，又见面红目赤、头痛眩晕等肝阳上亢之证，宜选用既能解表，又能平肝降压的解表药，如桑叶、菊花、葛根等。不宜用升麻、柴胡等升阳的解表药，且忌用升高血压的药物，如麻黄。同时，白芷、藁本、羌活、细辛等辛温升散药也应慎用。

秦伯未指出使用治头痛的药物应注意："至于白芷、藁本、细辛等，虽有止痛作用，一般用作头痛要药，但因气味辛温，香燥走窜，用不得当反易引起晕眩，非必要时可以不用，用亦不宜量大。"[5]

（十一）兼淋证

淋证病因以湿热为主，病位在膀胱。膀胱湿热，灼伤津液致津液亏乏，治宜滋阴解表，可配伍玉竹、芦根等，令解表而不伤阴。虽有外感，不宜使用发汗力强，且易辛温动血、燥烈之解表药，如桂枝、藁本、白芷、细辛等，以免津液愈亏，邪热愈炽，灼伤血络，迫血妄行而加重淋证。

（十二）兼（夹）风疹、瘾疹、皮炎

若为风寒或风热（或夹毒邪）郁闭肌肤而发皮疹，应选用既能透发疹子，又能止痒的药物，如：

1. 荆芥　散风寒而透疹。
2. 薄荷、蝉蜕、葛根、升麻、牛蒡子、芫荽、西河柳、浮萍　散风热而透疹，治风热疹子不透。升麻、牛蒡子尤又能解毒透疹，治疗热毒内闭，疹发不畅，疹子的颜色紫暗。

（十三）兼（夹）疮疡

当疮疡出现发热身痛时，要辨别是否属外感，抑或由久患不愈的毛囊感染、多发性疖肿、丹毒、疔毒恶疮所致。后者不能用发汗的方法。

1. **疮疡初起**　若疮疡初起，症见外感风寒或风热表证者，宜用发汗力较弱，药性平和辛温解表之药，或辛凉兼有解毒作用的解表药，使邪从汗解。如荆芥能透表消疮，配合金银花、连翘、贯众、板蓝根、菊花、升麻等既能解表，又能清热解毒。

2. **久患疮疡**　若遇久病疮疡之人，气血已伤，虽有表证，不可妄用辛温之剂以发汗，以免阴血更伤，筋失所养，导致筋脉强直、肢体拘挛等症。

（十四）兼（夹）心悸

若见发热恶寒或恶风，汗出乏力，心悸、短气、胸痛，苔薄白、质红或淡红，脉浮数或结代者，为心之气阴不足，宜选用发汗力和缓的辛凉解表药，如桑叶、菊花、连翘、金银花等，或配伍益气养阴、清热解毒、活血化瘀之品。麻黄、细辛之属皆

不宜。

四、不同季节与气候解表药的安全合理用药

（一）春夏

春季多雷雨，西南地区则湿气弥漫，多兼寒湿或湿温之邪。夏天炎热、潮湿，暑湿相交，暑多夹湿，为暑邪致病的特点。同时，夏季空调和游泳、野外露宿等纳凉方法，常使人既受暑热又受寒湿侵袭。临床常见表现为发热恶寒，头身困重，或身热不扬，呕恶，食欲不振，便溏，舌苔厚腻等，宜选用紫苏、香薷，配伍藿香、佩兰、荷叶等解表化湿祛暑之药。不宜用麻黄、桂枝、细辛等温热辛燥之品。

岭南地区夏季天气炎热，加上多雨潮湿，以湿热气候为主。感冒宜选用清热透表兼以祛湿之药，如防风、菊花、桑叶等，配伍火炭母、木棉花、鸡蛋花、龙脷叶、薏苡仁等。注意勿过度饮用苦味凉茶，避免损伤脾胃。

（二）秋季

夏末初秋的外感，燥邪夹温热之邪，为温燥，临床表现为发热重，恶寒轻，头痛，口鼻发干，咽喉燥痛，咳嗽无痰或痰少而黏，严重时出现痰中带血等症状。选药的关键在于辛凉清润并用，因清能散火、润能治燥，清润合用，温燥诸症悉除。宜选用桑叶、菊花、薄荷等辛凉轻清之药，配伍麦冬、北沙参、玉竹等润燥之品。

深秋冬初之际，燥邪夹寒邪，为凉燥，临床表现为恶寒发热，恶寒重，头身疼痛。选药的关键在于辛温润燥并用，因温能散寒，润能治燥。在用药上，除选用荆芥、防风等辛温散寒药物外，且配伍北沙参、生地黄、麦冬、天冬、百合等润燥之品。不宜用细辛、藁本、白芷、苍耳子等温燥之药。

（三）冬季

冬季寒冷，尤其是北方室外冰天雪地，但室内暖气，令空气干燥，或气候反常，寒热变化急剧，令冬季外感出现内热外寒之证，症见恶寒头痛，高热不退，无汗，鼻塞，流涕，周身酸痛等感冒症状。这种内有蕴热，外感寒邪所引起的外感病，俗称"寒包火"。

早期轻证选用生姜或葱白，加热汤、热粥等助发其汗，既驱散束缚体表的寒邪，又使体内的火热随汗透出体外。若为风寒表证之重证，则选用麻黄、桂枝等以发散风寒。出现口干、咽痛、面红、大便干结、小便黄赤时，则要注意适当配伍清热泻火之品，如芦根、淡竹叶、牛蒡子等。但初期不可过用寒凉之药，以免在寒邪的"包裹"下，体内的热由于没有宣泄的出路，而形成持续高热不退的现象。

五、合理停药

使用解表方药不能过量，应中病即止，以免过汗耗伤津液。

《伤寒论·辨太阳病脉证并治》[6]载:"若一服汗出病差,停服,不必尽剂。若不汗,更服依前法。又不汗,后服小促其间,半日许令三服尽。若病重者,一日一夜服,周时观之。服一剂尽,病症犹在者,更作服。若汗不出,乃服至二三剂。"说明表证患者一般1天1剂,若病情重、体质好,也可服2剂;最好1天后复诊,一般不超过3剂(3天),再根据患者情况对药物进行调整。

六、解表药的用量和用法

(一)用量

1. **因人制宜** 对素体体质比较虚弱、皮毛汗孔比较疏松、容易出汗的患者,用量要轻;病情重、体质好的患者酌情加量。

2. **因时、因地制宜** 在冬天气候寒凉阴冷或寒冷地区,不容易出汗,发散风寒药用量较大;夏天气候温暖,或热带炎热地区,容易出汗,发散风寒药用量宜轻。

(二)煎煮法

解表药大部分含有挥发油,煎药时器具要比较密闭,且不宜久煎,一般煮沸至15分钟左右,以免挥发性有效成分散失而降低药效。荆芥、薄荷等应后下煎煮。

(三)剂型

解表药的剂型,除汤剂之外,亦可制成散剂、颗粒剂、片剂、胶囊剂等服用;除经口服给药途径外,还可采用佩戴、嗅鼻、洗熨、熏蒸等多种剂型及方法,对表证均有防治效果。

(四)服药法

发散风寒药多宜饭后热服,服药后盖被,或吃些热粥,可助发汗以增效。《伤寒论·辨太阳病脉证并治》[6]载桂枝汤之煎服法:"……适寒温,服一升。服已须臾,啜热稀粥一升余,以助药力。温覆令一时许……"因为解表药的出汗多属于温热性出汗,辛温解表药服后一般多有温热感。麻黄能使处于高温环境的人出汗快而多,温热的刺激可使血管扩张,汗腺兴奋而出汗。

若平时容易出汗者,或体虚之人,则不必用此法。也可用逐步加量法,以免发汗过度。

七、药后调摄

(一)汗出的程度

应遵循张仲景的告诫:"遍身漐漐,微似有汗者益佳,不可令如水流漓,病必不除。"(《伤寒论·辨太阳病脉证并治》)发汗要得汗即止,过汗除了容易耗伤津液,损伤正气外，更容易复感外邪。如果轻率过用发汗峻剂，严重者会亡阴或亡阳。此外，发汗后应及时避风寒，并更换衣服，避免汗出伤风。

（二）饮食宜忌

1. **发汗后及时补充液体**　如多饮白开水，或白粥之类。

2. **食物宜清淡易消化，应忌食生冷、油腻、辛辣之品**　《伤寒论·辨太阳病脉证并治》曰"禁生冷、黏滑、肉面、五辛、酒酪、臭恶等物"，即吃清淡易消化食物，应忌食生冷、油腻、辛辣之品。

（三）药后可能出现的问题及处理

1. **药后汗出过多，伤津耗气**　若患者出现疲乏无力、口干等，应停药，嘱患者饮用开水、果汁、白粥，或用淡竹叶、芦根、麦冬等煎汤代茶。

2. **发汗不畅，表证不解**　可能是药力不够，或湿邪郁闭肌肤（空气湿度大），或久居温度太低的空调房，或煎服方法不当所致，可调整选药，并且配伍芳香化湿透药物，如藿香、佩兰、苍术等，且适度运动，保暖，在服药后喝热开水或热粥。

3. **汗后复感**　若发汗后，热退，全身轻松，鼻窍通畅，但由于服药后调摄不善，如汗出当风或贪凉饮冷等，又出现鼻塞流涕、恶寒发热，可以再服用解表药，但要注意不可过汗。

4. **病情变化**　若服药过程中出现了并发症，或邪气传变入里，如急性传染病初期转入中期，则要根据情况停止使用解表药，另立治疗方案。

八、解表药用作药膳的合理应用

素体表虚容易感冒者，或轻证一般伤风之证，也可应用解表药制作药膳进行预防调理。选用的药物应药性平和，发汗力弱，且药味可口，如葱白、紫苏、桑叶、菊花、荆芥、薄荷、葛根等，配合食物如鸡肉、猪瘦肉、牛肉等。

第三节　常用烈性或具毒性解表药的安全合理用药

合理应用解表药，绝大部分是安全有效的。部分解表药由于药性较烈（如麻黄）或具有一定的毒性（如细辛和苍耳子），则须慎重使用。

历代皆言无毒的药物，但在单味药的使用过程中，或提纯为单体，或制成各种制剂，特别是注射剂，通过不同给药途径时，有可能出现毒性或不良反应。例如从葛根中提取的葛根素制成葛根素注射液，导致部分患者出现过敏反应、溶血反应[7]。但葛根作为汤剂时，未见有不良反应。

机体在不同功能状态下，由于药物使用不当引起的损伤，多为没有掌握药性特点，没有合理运用中医辨证论治给药，而出现不良反应。如麻黄发汗力强，适用于治疗风寒束表的风寒感冒无汗。如果用于表虚汗出，就有可能出现汗出不止、疲乏无力等。麻黄又有兴奋中枢神经系统的作用，能升高血压，若用于治疗失眠或高血压者，且用量较大，有可能出现不良反应，或加重病情。

此外，药物的品种、产地、采收季节、药用部位、炮制、配伍及用量、服用方法等差异，也会导致药物的毒性不同。

一、麻黄〔Ephedrae Herba〕

本品为麻黄科植物草麻黄 *Ephedra sinica* Stapf、木贼麻黄 *E. equisetina* Bge. 或中麻黄 *E. intermedia* Schrenk et C. A. Mey. 的草质茎（图 4–1）。

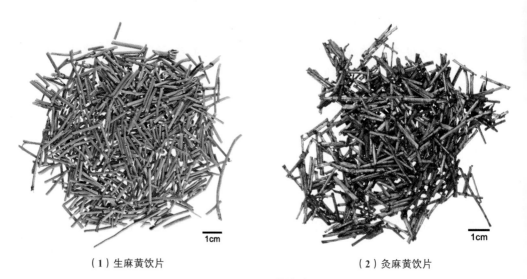

（1）生麻黄饮片　　　　　　　　　　　（2）灸麻黄饮片

图 4–1　麻黄饮片

麻黄首载于《神农本草经》，曰："主中风，伤寒，头痛……发表出汗，去邪热气，止咳逆上气，除寒热，破癥坚积聚。"[8] 自东汉末年张仲景《伤寒杂病论》以来，麻黄一直被用于风寒感冒、胸闷喘咳、风水浮肿、喘证、哮证等，积累了丰富的临床经验。

但由于不合理应用等因素，麻黄的使用也出现过一些不良反应。特别是近年来西方国家麻黄制品在没有适当监管或专业指导下，滥用、重用麻黄碱兴奋剂或用于减肥用途，或由于服用时间过长或过量，引致心脏病、中风等疾病复发，对身体造成损害。[9, 10]

目前有些人视麻黄如猛虎，即使遇当用之证也存疑虑。实际上，若按中医药理论使用，并能准确掌握用量，则能趋利避害，充分发挥麻黄治病救人之效。

认识和使用中药麻黄，不能将之完全等同于麻黄碱，因为麻黄是按中医药理论指导使用的，并且含有多种活性成分，共同发挥治疗作用。而麻黄碱（麻黄素）却是按西医药理论使用的。沈映君等[11]认为，麻黄与麻黄碱之间存在极大差异，麻黄在复方中使用的不良反应如何，这些问题有待深入研究。

（一）作用特点

1. 性能功效特点　麻黄性味辛、微苦，温；入肺、膀胱经。其功效特点可以归纳为宣肺和散寒两个方面。民国时期张山雷《本草正义》曰："麻黄轻清上浮，专疏肺郁，宣泄气机，是为治感第一要药，虽曰解表，实为开肺；虽曰散寒，实为泄邪，风寒固得之而外散，即温热亦无不赖之以宣通。"

（1）味辛能使肺气宣泄，皮毛汗孔通透，性温能散寒，发汗力强，使风寒之邪从汗祛除体外。

（2）祛散肺寒，宣通肺气而止咳平喘。据研究，麻黄所含的麻黄碱和伪麻黄碱能解除支气管平滑肌痉挛。

（3）宣通肃降肺气，令水道通调，水液能下输膀胱而利水消肿。此外，其发汗作用也有助于消肿。据研究，其所含的伪麻黄碱具有利尿作用。

2. 不同源药物的作用特点 麻黄来源于草麻黄、木贼麻黄、中麻黄，其所含的麻黄碱含量不同，如总生物碱以木贼麻黄含量最高（3.33%），草麻黄次之（1.315%）、中麻黄最少（0.25%），宣肺平喘和利水消肿的作用以生物碱为主，用于治疗水肿和咳喘时最好选用木贼麻黄。

3. 不同炮制品种的作用特点

（1）生麻黄：挥发油和生物碱含量均最高，发汗和利水作用强，故用于风寒表实无汗和水肿初起、体质强壮者，或在北方、冬季寒冷季节使用宜用生麻黄。

（2）炙麻黄（蜜麻黄）：据报道，蜜制后挥发油减少 52%，同等剂量下生物碱含量相对有所提高，清炒后降低 33% ~ 43%[12, 13]；而且，蜜制后生物碱的溶出速度缓慢，蜜本身又有润肺止咳作用，所以蜜制麻黄发汗力减弱，作用较缓和，而止咳平喘力量加强。故表证较轻、肺气不宣的咳喘，或表证已解，尚有咳嗽、哮喘的患者宜用炙麻黄。

（3）麻黄绒：捣绒后生物碱和挥发油均减少，作用较为温和。小儿、老人及体虚者，宜用麻黄绒或蜜制麻黄。

（二）安全合理用药

清代医家凌奂著《本草害利》，概括麻黄的使用注意："［害］其性轻扬善散，发表最速。若表虚自汗，饮食劳倦杂病；自汗肺虚有热，多痰咳嗽，以致鼻塞；痘疮倒靥，不因寒邪所郁，而因热甚；虚人伤风，气虚发喘，阴虚火炎，以致眩晕头痛；南方类中风瘫痪，及平日阳虚，腠理不密之人，皆禁用。"

1. 合理利用麻黄的发汗作用 麻黄用于治疗外感风寒表实证，发热、恶寒、无汗、脉浮紧。《本草求真》称麻黄为"太阳发汗重剂"，素来麻黄有"发汗峻剂""发汗第一药"之称，均强调本品发汗的峻烈之性。

临床经验和实验研究表明：与麻黄的发汗强度相关的因素，包括用量、配伍、煎服法和药后调摄法等，此外还包括麻黄的品种来源、采收季节、炮制、配伍、用药目的、患者的证型与体质等众多因素。

（1）宜配伍用药：若单味且大剂量应用，发汗力强，若使用不当，其不良反应亦较为严重，故应以中药复方配伍应用为宜。

（2）勿过量使用：入汤剂，一般 1 ~ 9g，入散剂 1 ~ 3g。

沈氏以计量法探讨麻黄的用量问题，有一定的临床参考价值。[14]生麻黄含有挥发油、麻黄碱、伪麻黄碱，主要用于风寒表实证。若以麻黄碱含量计算，以最普遍使用的草麻黄为例，含总生物碱 1.315%，其中麻黄碱为 80% ～ 85%，以麻黄一次剂量 3.3g（约 1 钱）计，折合麻黄碱 34.77 ～ 36.89mg。根据配伍有麻黄的中药汤液中麻黄碱的提取率，葛根汤为 88.7%，麻黄汤为 66.6%，麻杏石甘汤为 84.1%，麻杏薏甘汤为 61.1%，亦即提取率在 61% ～ 88%，则 3.3g 麻黄所含麻黄碱若以下限计（34.77mg），在中药汤液中实际煎出量应在 21.21 ～ 30.80mg，这与麻黄碱一次日服剂量（15 ～ 30mg）相当。考虑到麻黄中尚有伪麻黄碱、挥发油等其他成分存在，以及制剂、服药方法等多种因素，为用药安全计，沈氏又结合文献研究，认为麻黄常用量以 3.3g，即旧制的 1 钱为宜，一般不超过 6.6g（2 钱）。除非特殊需要，最大剂量可达 10g。若超过 10g，则有可能超过麻黄碱的极量：口服一次 60mg，一日 150mg。

另外，可根据不同地区、气候、季节适当调整用量。北方地区，气候寒冷季节，用量可增加 1 ～ 2g。张锡纯《医学衷中参西录》云："陆九芝谓麻黄用数分，即可发汗。此以治南方之人则可，非所论于北方者。盖南方气暖，其人肌肤薄弱，汗最易出，故南方有麻黄不过钱之语。北方若至塞外，气候寒冷，其人肌肤强厚……恒用至七八钱始得汗出。"

（3）不同的配伍采取不同的煎法：《伤寒论》中共用麻黄入汤剂 13 方（次），均注明"先煎"，有些注明先煎一二沸，"去上沫"，再下其他的药物煎煮。对此，历代医家有不同看法。有人认为，可根据在不同的配伍中采取不同的煎法，如用于发汗解表，与荆芥、薄荷、羌活等同用时，麻黄的挥发性成分较为稳定，而其他解表药不宜久煎，麻黄可适当先煎；但与其他药物如附子、熟地黄、石膏等配伍，可同时煎煮，因为石膏、附子等药宜久煎；至于去上沫，认为不具有特殊意义，可供参考。[15]

（4）药后宜温覆身体：麻黄的发汗作用，与服法和药后温覆身体等密切相关。民国时期张山雷《本草正义》曰："麻黄发汗，必热服温覆，乃始得汗，不加温覆，并不作汗，此则治验以来，凿凿有据者。"

（5）与石膏并用以发郁热：《伤寒论》指出有汗不得用麻黄，是指伤寒表虚自汗，不用麻黄配伍桂枝，而是用桂枝配伍芍药、生姜、甘草、大枣等的桂枝汤调和营卫。临床上麻黄也不是完全不能用于有汗的病例，只是在配伍方面要注意。《伤寒论》中便有两个例证：一是肺热壅盛，"汗出而喘"，用麻黄配伍石膏，即著名的麻杏石甘汤。此病证的汗出并不是患者表虚的出汗，而是由于热邪迫肺，津液外泄。另一个例证乃《金匮要略》的"风水恶风，一身悉肿，脉浮不渴，续自汗出"，用越婢汤治疗。另外，治疗水肿的另一个方，即越婢加术汤也用麻黄，其症状也有汗出，但其是由于湿热熏蒸导致津液外泄的汗出。

此两个例证，都要用麻黄来宣肺，一为平喘，一为利水，但如何来制约麻黄的发汗，张仲景用较大剂量的药性寒凉的石膏来制约麻黄的温散之性，削弱其发汗之力，而不造成过汗伤津液，趋利避害。

章次公论麻黄："吾若以麻黄、石膏并进，麻黄解其郁热，石膏平其烦渴，麻黄之辛温得石膏之甘寒调剂之，更何不可用之。石膏与麻黄同用，则有走表驱热，'以发郁阳之'功。'以发郁阳'四字，盖深得仲景方义者。麻黄除发汗外，定喘亦为主要功用。"[16]

2. 合理应用麻黄以止咳平喘 麻黄主要用于治疗邪郁于肺，肺气不能宣发肃降的实证咳喘。麻黄温散发汗，有耗气之弊，对于肺肾气虚，肾不纳气的虚喘，即表现为气短、呼多吸少、喘促的患者，当慎用或忌用。

但是，虚喘在发作期间往往表现为虚实夹杂，故麻黄用于虚实夹杂之喘咳，可与党参、黄芪等补气药配伍应用，并且以炙麻黄入药。兹举名老中医董建华病案一则说明之。

病案举例：麻黄配黄芪治虚喘[17]

若肺气虚弱，卫外不固，易感外邪，引动伏痰而诱发哮喘。症见自汗恶风，气短而喘，咳声低弱，咳痰无力，或咽干口燥，舌质淡胖，脉虚弱。此为肺虚作喘，董老常以麻黄配黄芪益肺固表平喘。常用处方：麻黄、甘草、五味子、杏仁、紫苏子、沉香各10g，黄芪、麦冬、沙参、紫石英各20g。方中以麻黄宣肺平喘，黄芪益气养肺固表，一散一固，相得益彰；沙参、麦冬、五味子敛肺养阴；紫苏子、沉香、紫石英降气化痰。

刘某，女，50岁。咳喘3年，反复感冒，入冬后气候寒冷，咳喘加重，不得卧，痰稠，咳则汗出不止，咽干，口渴不欲饮，神疲无力，舌胖少苔，脉细弱。此为气阴两伤，肺虚作喘，治宜益气养阴，化痰平喘。上方去沙参、甘草，加半夏、熟地黄各10g。服6剂，汗止喘平，仍有少量白痰，气短无力，去麻黄，加党参15g，连服12剂，症状完全缓解。

（三）不良反应及处理

遵循中医药辨证论治理论及临证用药方法（复方）与剂量，应用麻黄是安全的。但用之不当，有可能出现某些不良反应或毒性。[18]

1. 麻黄中毒

（1）中毒量：中毒量常为一次性使用30g以上。

（2）不良反应和中毒症状：可出现头晕、头痛、心率加快、胸痛等不良反应症状。中毒时，出现心悸、气促、失眠、烦躁、汗出、震颤及心绞痛发作等；严重中毒时视物不清、瞳孔散大、昏迷、呼吸及排尿困难、惊厥等，甚至呼吸衰竭和心室纤颤而死亡。[19]

（3）中毒的处理：应立即停药，并送医院抢救。针对其引起的血压过高及神经系统兴奋症状，可给予降压药和镇静剂。如服药时间短，旋即出现中毒症状，应立即洗胃，用泻剂等减少吸收。惊厥者，可用巴比妥类或水合氯醛。

2. 高血压及心脏病患者慎用麻黄

（1）生麻黄过量服用，可使心肌收缩力增强，心率加快，心输出量增加，血压升高，心肌耗氧量增加，也可使快速型心律失常患者病情加重，这可能与生麻黄中所含的麻黄碱有关。但对于心动过缓者，合理应用炙麻黄治疗，每获疗效。

（2）心源性哮喘、高血压性心脏病等器质性心脏病者，慎用或忌用。

（3）以因人因时制宜为原则，如发现用药后临床症状加重，心电图异常，应及时停药观察。

病案举例：服用麻黄过量致心律失常加重[20]

鲍某，男，5 岁，因先天性心脏病（房缺）每逢寒冷哮喘发作，于 1990 年 1 月 4 日初诊。

刻下：正值冬季，咳喘复发，呼多吸少，气短，心悸，胸闷，口唇发白，舌淡红，苔白腻。体检：呼吸急促，颈静脉怒张，两肺闻及哮鸣音，心率 101 次 / 分，心律不齐，心尖区闻Ⅱ级收缩期杂音，肝脾未触及，两下肢浮肿，心电图示窦性心律不齐。

西医诊断：小儿喘息性支气管炎；先天性心脏病（房缺）。

中医诊断：证属寒邪犯肺，肺失宣降，痰浊内壅。

治宜宣肺定喘，止咳化痰。药用：生麻黄 12g，杏仁 3g，桑白皮 6g，蝉蜕 3g，白苏子 3g，川贝母 6g，车前子 6g（布包），甘草 1g。3 剂，水煎服。

服完第一剂，患儿突然额汗淋漓，咳喘加剧，出现拒食、神靡、口唇发紫、四肢厥冷等症。送急诊室查：体温 37.2℃，心率 132 次 / 分，心律不齐，查体神清合作，神经系统未引出病理反射。心电图：窦性心动过速伴不齐，频发房性期前收缩，短阵性阵发性房速，ST-T 改变。胸片：心脏轻度增大。遵医嘱，停用中药，改西药对症处理。12 小时后重新查心电图示窦性心律不齐，继遵医嘱，抗炎止喘化痰治疗，5 天后疾病得到控制。

按：上述喘息性支气管炎患儿，既往有先天性心脏病史，在应用三拗汤方剂生麻黄 12g 治疗过程中出现咳喘剧、额汗淋漓、唇紫、心律失常等一系列重症。停用中药，改用西药对症处理，12 小时后查心电图示窦性心律不齐，临床症状减轻。笔者曾再次用生麻黄药量 9g 治疗鲍某，未出现上述症候群，是生麻黄（过量）所致无疑。

3. **具有类似苯丙胺的兴奋剂作用**　服用麻黄后尿检呈阳性反应，运动员当禁用麻黄素、麻黄和含有麻黄的制品。

4. **兴奋中枢神经**　较大剂量的麻黄能兴奋皮层和皮层下中枢，引起兴奋、烦躁、失眠、不安，故不寐患者应予慎用。

5. **兴奋膀胱内括约肌**　麻黄碱可使膀胱三角肌和括约肌张力增加，过量服用或久用麻黄可致尿少或尿闭，也容易诱发或加重尿潴留，故本品不应过量或久用，尿潴留患者忌用。老年人前列腺增生患者要慎用麻黄，谨防排尿困难。但对于遗尿患者，合理应用炙麻黄治疗，每获疗效。

6. **过敏反应**　个别患者可引起全身皮疹，并伴有低热，应予注意。

7. **易产生快速耐受性**　用于治疗慢性喘咳等证，应当间歇性给药，持续使用则疗效降低。

8. **手术前和剧烈运动前或运动中忌用**　本品可提高心率和血压，故应当至少在术前 24 小时停服。在剧烈运动前或运动中也当忌用，防止发生猝死。

（四）配伍应用及增效减毒（烈）

1. **配桂枝**　发汗解表作用增强。治风寒表实无汗。如麻黄汤。

2. **配杏仁、甘草**　宣肺降气，平喘止咳作用增强。麻黄药性刚烈，杏仁、甘草则药性柔润，故能降低麻黄的烈性。治风寒束肺喘咳气逆。如三拗汤。

3. **配五味子、干姜、细辛、半夏**　止咳平喘作用增强。治外感寒邪，内停寒饮证。如小青龙汤。

4. **配生石膏、杏仁**　辛温发汗的峻烈之性减弱，清肺平喘兼透表热作用增强。治肺热咳喘证。如麻杏石甘汤。

5. **配白果、黄芩**　止咳平喘作用增强。麻黄宣肺而平喘，白果敛肺而平喘，麻黄与白果相配，又可避免白果收涩敛邪。治痰热咳喘证。如定喘汤。

6. **配生石膏、白术**　辛温发汗的峻烈之性减弱，利水消肿作用增强。治疗水肿初期有表证（风水证）。如越婢加术汤。

（五）配伍禁忌 [21, 22]

1. **忌与洋地黄、地高辛等西药同时使用**　麻黄具有兴奋心肌 β 受体、加强心肌收缩力的作用，同时又可兴奋 α 受体，具有收缩周围血管，减低降压药的作用，甚至可使血压失控；与洋地黄、地高辛等合用，可加重高血压患者的病情。

2. **忌与单胺氧化酶抑制剂合用**　麻黄碱可使后者的不良反应显著增加。含麻黄的制剂与优降宁、苯丙胺、利血平、降压灵等合用时，可使其降压作用失活，导致高血压危象。

3. **忌与氨茶碱合用**　麻黄碱与氨茶碱具有松弛支气管平滑肌的作用，虽然其机制相似，但作用环节不同。据报道，二者合用，可引起恶心、呕吐、心动过速、震颤、头痛、头昏及心律失常等，不良反应可增加 1～3 倍。

4. **不宜与士的宁、阿托品等合用**　麻黄碱与士的宁、阿托品等生物碱合用时，能使后者的毒副作用加强，甚至产生惊厥或中毒。因阿托品可阻断迷走神经对心脏的抑制，使心率加快，也可消除迷走神经过度兴奋所致的传导阻滞；麻黄碱能使血压升高，反射性地兴奋迷走神经的作用抵消了直接加速心率等作用。

5. **不宜与镇静催眠药合用**　氯丙嗪具有 α 受体阻断作用，而麻黄碱能促进肾上腺素神经介质的释放，直接兴奋 α 和 β 受体，二者合用可引起低血压反应。

6. **不宜与阿司匹林合用**　因麻黄碱能增加其发汗量，而使过高的体温下降；阿司匹林同样具有解热作用，使皮肤血流量增加、出汗。两者配伍，发汗作用增加，身体虚弱者易致大汗虚脱。

（六）鉴别用药

1. **麻黄和麻黄根**　均来源于草麻黄、中麻黄和木贼麻黄，药用部位不同。麻黄为其草质茎，麻黄根为其根（图4-2），两者作用完全不同，不可混淆，也不可相互取代。

麻黄性味辛苦温，作用为发汗解表；而麻黄根性味甘平，为止汗固表药，用于气虚自汗、阴虚盗汗或产后虚汗等，有表证的不宜用麻黄根。

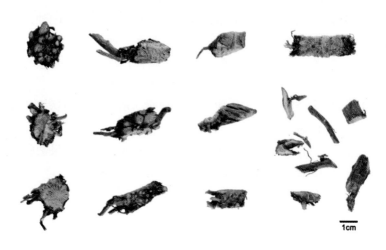

图 4-2　麻黄根饮片

2. **麻黄与香薷**　麻黄发汗力强，香薷发汗力弱，又能化湿，故有人认为冬天的风寒感冒宜用麻黄，夏天的风寒感冒夹暑湿则宜用香薷。

附录

2004 年香港中医药管理委员会《中药材麻黄的适当使用方法》[23]

1. 最近欧美部分国家加强规管含有麻黄的制品，主要原因是麻黄制品在没有适当监管或专业指导下，被滥用或用作减肥用途，由于服用时间过长或过量，引致心脏病、中风等严重疾病，对身体造成损害。

2. 麻黄碱（麻黄素）为麻黄的重要成分，《中华人民共和国药典》订明麻黄含生物碱以麻黄碱（$C_{10}H_{15}NO$）计不得少于 0.80%。在西药的使用中，麻黄素每日的建议服用量为 45 ～ 180mg 的盐酸麻黄碱，用于止咳、平喘等，亦不建议被长期服用。中药使用麻黄有很悠久的历史，《中华人民共和国药典》订明，麻黄为麻黄科植物草麻黄（*Ephedra sinica* Stapf）、中麻黄（*E. intermedia* Schrenk et C. A. Mey.）或木贼麻黄（*E. equisetina* Bge.）的干燥草质茎；功能为发汗散寒，宣肺平喘及利水消肿；用于风寒感冒，胸闷喘咳，风水浮肿及支气管哮喘；建议用量为 2 ～ 9g。

3. 在香港特区，所有含麻黄素及其他西药成分的产品，必须根据《药剂业及毒药条例》注册为药剂制品，以及作"毒药"规管，只可在药房出售。至于含有麻黄的中药制剂，必须根据《中医药条例》注册为中成药。

由于中药麻黄有悠久的实践及应用经验，经详细讨论后，香港中医药管理委员会建议：毋须禁止其合理使用，但中药商在生产或销售含有麻黄的中成药制品，须遵守以下指引：

（1）含中药麻黄的中药制品制剂必须视为中成药制剂。

（2）中药麻黄应在中医师的指导下，以及在合适的处方配伍及依照《中华人民共和国药典》的建议剂量而使用。

（3）由于长期服用麻黄可能对身体造成不可逆转的损害，中药麻黄一般不应长时期服用。如有关中成药声称可长期服用，在申请注册时必须提交急性毒性试验及长期毒性试验报告，以证明其安全性。

（4）所有含中药麻黄的注册中成药，必须在包装标签附上适合短期使用的指示，如"本品不宜长期服用或本品须遵医嘱"或类似字句，以确保使用安全。

二、细辛〔Asari Radix et Rhizoma〕

本品为马兜铃科植物北细辛 *Asarum heterotropoides* Fr. Schmidt var. *mandshuricum*（Maxim.）Kitag.、汉城细辛 *A. sieboldii* Miq. var. *seoulense* Nakai 或华细辛 *A. sieboldii* Miq. 的根及根茎（图4-3）。

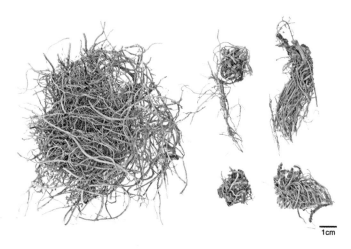

1cm

图4-3　细辛饮片

细辛首载于《神农本草经》，曰："细辛，味辛温。主咳逆，头痛，脑动，百节拘挛，风湿痹痛，死肌。"细辛是古今常用的药物，主治风寒感冒、喘咳、风湿骨痛等证。细辛有小毒，服用时间过长或过量，可能出现某些不良反应。

（一）作用特点

1. **性能功效特点**　性味辛、温，有毒，归肺、肾经。其功效特点主要是窜透散寒。

（1）祛风散寒：辛香走窜，有升浮之性，外可发汗散风寒，尤解头面之风寒，通鼻窍，但发汗力较弱，用于发汗解表时用作辅助之品；又其散寒力强，故常用于阳虚外感。其含挥发油（主要成分为甲基丁香酚），有解热之效。

（2）温肺化饮：入肺经温肺寒以化饮，为治肺寒伏饮之要药。

（3）通窍止痛：走窜疏通，能逐散里外寒邪而止痛。可用于头痛、牙痛、风寒湿痹痛、胸痹胸痛等多种疼痛病证。

2. 细辛的品种和药用部位 马兜铃科的北细辛、华细辛与汉城细辛均含较高的挥发油，质量较优良，药力强，为常用药，也是《中华人民共和国药典》和香港特区《中医药条例》规定的细辛品种，使用的药用部位为根部。香港特区政府卫生署于2004年4月24日公布暂时停止进口和使用的细辛品种，对细辛的使用进行了规范。

（二）安全合理用药

《本草害利》载："［害］其性升燥发散，凡病内热及火升炎上，上盛下虚，气虚有汗，血虚头痛，阴虚咳嗽，法皆禁用。即入风药，亦不可过五分。服过一钱，使人闷绝，因其气厚而性烈耳。双叶者，服之害人。恶黄芪、狼毒、山茱萸，忌生菜，畏硝石、滑石。反藜芦。"

细辛的安全合理使用问题，归纳起来，集中在其毒性、用量、服药时间等方面，与之密切相关的因素还有品种、辨证用药、配伍、煎服法等。

1. 毒性

（1）古代认识：从古代本草著作记载来看，《神农本草经》将细辛列为上品，即无毒之药；宋以前的本草著作均未记载细辛的毒性。但南宋医家陈承著《本草别说》，首次记载过量服用细辛粉末可致死。明清中药著作《本草纲目》《本草备要》《得配本草》《会约医镜》《神农本草经疏》等都沿用此说法。

（2）现代认识：①当代的各版《中华人民共和国药典》均未记载细辛的毒性。②《中华本草》及目前的《中药学》教材将细辛定为有"小毒"。由于细辛为马兜铃科植物，目前还应密切关注细辛的马兜铃酸含量及毒性问题。

（3）影响因素：细辛的毒性常受品种、药用部位、产地、采集季节、贮藏时间、剂型、煎煮，患者的体质、证型，以及配伍等多方面因素的影响。①品种：华细辛的煎剂小鼠灌胃和静脉注射的 LD_{50} 分别为 12.375g/kg 及 0.778g/kg，华细辛油腹腔注射小鼠的 MLD 为 200mg/kg，LD_{50} 为 247mg/kg；辽细辛油腹腔注射小鼠的 LD_{50} 为（1.02±0.04）mg/kg。[24, 25]②细辛的马兜铃酸含量，又以地上部分最高，根部最低。③水煎煮提取的含量较以有机溶剂提取为少，其中细辛根在复方煎煮后未检出马兜铃酸。④另有报道，细辛所含的有毒挥发油经煎煮 10 分钟后，含量降低 3 倍；所含的黄樟醚在煎煮 10 分钟后，降低 4 倍，煎煮 20 分钟后，降低 12 倍，煎煮 30 分钟后，降低 50 倍。适当地延长煎煮时间，能够有效地减缓甚至消除其毒性。[26]

2. 用法用量

（1）南宋医家陈承著《本草别说》，曰：细辛"若单用末，不可过半钱匕，多则气闷塞，不通者死"。这是超剂量服用细辛会对人体产生毒副作用致死的首次记载。

究其历史背景，有研究认为，"到了宋代，临床医生习惯用煮散剂，由于煮散剂所用的药材的粗（或细）末，其所含成分（包括有毒成分）的煎出率肯定会比相同量的饮片煎出率高，故用量自然会比饮片少，细辛也不例外"。[27]

（2）自陈承提出细辛的毒副作用以来，临床常以"细辛用量不过钱"作为用量的指引和约束。

（3）明代的陈嘉谟将"半钱匕"改为"半钱"。缪希雍《神农本草经疏》亦认为："不可过五分，以其气味俱厚而性过烈耳。"李时珍将"半钱匕"改为"一钱"。

（4）据研究，细辛散剂中挥发油的含量为相同细辛用量作汤剂煎煮 10 分钟的 3 倍，若要达到相同的作用，则汤剂用量至少应为散剂的 3 倍以上。细辛主要有效成分之一的甲基丁香油酚的挥发性不及黄樟醚，经煎煮 30 分钟后，前者在煎液中仍有一定含量，而后者含量已大大降低，印证了细辛"用末不可大剂量，大量必须入汤药"这一用药经验。[26]

（5）《中华人民共和国药典》（2020 年版）将其剂量定为 1～3g，煎服；散剂每次服 0.5～1g。

（6）香港中医药管理委员会中药组经过重新评估有关的管制措施后规定：细辛用量不可超过 1～3g；煎煮时间不少于 60 分钟；只用水煎剂，不应磨粉内服。目前在香港特区必须遵照执行此规定。

（7）关于细辛的用量，尚有争议。现归纳于下，仅供临床参考。不同国家和地区，对其用量的规管也有所不同。

1）据统计，张仲景在《伤寒论》和《金匮要略》中细辛的日用量超过 3g 的汤剂方共有 16 个，其中细辛的用量一般为 2～3 两（东汉的 1 两相当于今之公制 13.92g）。据此推算，《伤寒论》和《金匮要略》汤剂方中细辛的一般用量为 27.84～41.76g，分别是《中华人民共和国药典》推荐用量的 4.5～12.0 倍。

2）当代医家在复方汤剂中大量用细辛的临床报道很多。如著名老中医谢海洲治顽固性头痛，细辛每用 15g；治顽固性痰饮咳喘，细辛用量为 10～13g。[28] 著名老中医裘沛然在《细辛与临床（附疑难重奇案 73 例）》也有许多重用细辛的案例。

3）目前很难确定其有效剂量与极量，有待进一步研究。在辨证的前提下，细辛的内服剂量应根据剂型来确定，不宜简单地一刀切。若以细辛入丸、散吞服，或浸酒服，其用量也应有所不同。[27]

4）有人认为，细辛入汤剂后下，其用量一般以 5～10g 为宜。超过此用量，应适当延长煎煮时间。若用散剂，仍以每次不大于 1.5g 为妥。

5）临床对一般轻证、年老体弱者、儿童、产妇都不应过量使用细辛，以确保用药安全。阳虚外感、寒痰喘咳、寒厥肢冷、寒痹腰痛、胸痹心痛、脉缓等危重急证可以适当超过常规剂量使用，但在没有充分根据和实际应用经验时，仍须避免盲目过量使用。[29]

3. 合理停药　细辛不宜久服，历代医家对细辛合理停药的论述值得借鉴。陈士铎《本草新编》曰："细辛……止可少用，而不可多用，亦止可共用，而不能独用。多用则气耗而病增，独用则气尽而命丧。"张山雷《本草正义》曰："须知温升开窍之品，通阳有余，伤阴也捷，断无久服之理。"

故细辛宜在规定的剂量短期服用，不宜多服久服，肝肾功能不全的患者当慎用或忌用。

4.使用宜忌

（1）清代医家邹澍《本经疏证》总结了张仲景对细辛的应用："细辛《本经》主咳逆上气，小青龙汤治咳逆上气之剂也，而曰服汤已渴者，寒去欲解也，则咳逆上气而渴者，细辛不当用矣。又主百节拘挛，侯氏黑散、千金三黄汤治百节拘挛之剂也，而此曰恶寒，彼亦曰恶寒，则百节拘挛而不恶寒者，细辛非所宜矣。又主风湿痹痛，防己黄芪汤治风湿痹痛之剂也，而曰下有陈寒者加之，则风湿痹痛下无陈寒者，细辛无能为力矣……总之细辛惟治寒，乃为恰合。"明确指出了张仲景用细辛所主治咳逆、痹痛，唯寒证用之，辨证要点是咳逆口不渴、关节拘挛恶寒、风湿痹痛、身体下部素有寒冷。

（2）细辛辛散温燥，能耗散正气，故阴虚火旺、血虚内热、肝阳头昏头痛、肺热咳喘、干咳无痰者忌用。廷琬《药义明辨》云："如因火热属阳盛者，而以此味投之，则相反若冰炭矣。"

裘沛然总结细辛用之所慎为以下几点：①劳疾失血非所宜，反能引血化热。②寒化口渴者慎用，外感风寒已解或未解口渴亦慎用。③目疾胬肉有障翳者，赤白膜肤皆不用（注：眼暗不明，泪出者，眦赤多用之）。④衄血、溺血、便血，以及咯、呕、吐血，皆不用。⑤久病阴虚灼热，非所宜。⑥凡病由内热火盛及气虚血虚阴虚，并慎之。[32]

（3）外用的使用注意：皮肤过敏及易激惹者，不宜用其末外敷。

（三）不良反应及处理

1.中毒症状

（1）大剂量细辛挥发油可使中枢神经系统先兴奋后抑制，中毒时主要表现为头痛、呕吐、烦躁、出汗、颈项强直、口渴、体温及血压升高、瞳孔轻度散大、面色潮红等，如不及时治疗，可迅速转入惊厥状态，牙关紧闭，角弓反张，意识不清，四肢抽搐，尿闭，导致随意运动和呼吸减慢，反射消失，最后因呼吸麻痹而死亡。古代记载的"气闭塞者，死"，即属于此情况。

古代"细辛用量不过钱"的说法起到了一定的警示作用，故细辛中毒的案例实际上非常少见。

病案举例：服用过量细辛致中毒[30]

1965年，陈玉珉报道：患者因头痛、牙痛而服用单味细辛，在80分钟内连服3次，共服细辛5钱（15.63g），末次药后40分钟，即出现头痛更剧烈，且发胀，随即又见呕吐汗出、烦躁不安、面色红赤、呼吸急促（53次/分）、颈项强、瞳孔散大等，体温40.5℃，血压170/130mmHg，70分钟后出现神志昏迷、意识不清、牙关紧闭、角弓反张、四肢抽搐、汗出、小便闭塞、少腹膨隆等。

（2）细辛对于心肌有直接抑制作用，过量使用可引起心律失常。

病案举例：服用过量细辛致心律失常[31]

1994年，陈筱琴报道：患者因慢性支气管炎证属寒痰型咳喘，而服用含北细辛的小青龙汤加减方。首诊时，医生在方中用北细辛 3g，连续煎服 2 剂，未见不适。二诊在原方基础上将北细辛的用量加至 8g，服药 2 小时后即出现咽麻、口干、面色潮红、心跳加快、心律失常等。

2. 中毒的主要原因 细辛中毒的原因，一是直接吞服单方的散剂用量过大；二是较大剂量入汤剂煎煮时间过短。所以必须严格按照规定的用法用量使用，方能保证用药安全。

3. 细辛中毒的救治 中毒救治的一般疗法为：早期催吐、洗胃；由于大剂量细辛挥发油中毒的主要危害是使中枢神经系统先兴奋后抑制，最终的严重后果是呼吸麻痹，所以尤氏认为抢救细辛中毒的有效办法是静脉注射大剂量的呼吸兴奋剂[32]。

（四）配伍应用及增效减毒（烈）

1. 配麻黄、附子 细辛外助麻黄发汗解表，内辅附子扶阳温肾，助阳发表作用增强，治阳虚外感证，如麻黄附子细辛汤。

2. 配白芷、苍耳子、辛夷 辛温芳香，散寒通鼻窍作用增强，用于外感风寒，头痛牙痛，风湿痹痛，鼻渊鼻塞等证。

3. 细辛在古方中发挥的增效作用举例 裘沛然老中医总结了细辛在中医古方中的增效作用，兹举数例如下[32]：

（1）在救阴剂中，以此通药性之迟滞，如当归四逆汤加吴茱萸生姜汤。

（2）在散寒剂中，以此破伏寒之凝结，如大黄附子汤。

（3）在温解剂中，以此温经达邪，散滞逐饮，如小青龙汤。

（4）在涤饮理气剂中，以此助气逐饮，如射干麻黄汤、厚朴麻黄汤。

（5）在宣和剂中，以此升冲气，借助涤邪，如苓甘五味姜辛汤、苓甘五味姜辛半夏汤。

（6）在厥阴剂中，以此发少阳之初阳，以助厥阴之化，如乌梅丸。

（7）在散邪剂中，以此散邪气之结，如侯氏黑散。

（8）在和血散结剂中，以此和血脉之壅，逐隧道之涩，如大圣散。

（9）在补剂中，以此行补药之滞，如再造散。

（10）在寒邪在里剂中，是借以托出散邪快捷，如九味羌活汤。

4. 配熟地黄、枸杞子 制约细辛辛散之性，治头痛。陈士铎《本草新编》云："细辛气清而不浊，故善降浊气而升清气，所以治头痛如神也。但味辛而性散，必须佐之以补血之药，使气得血而不散。"

（五）配伍禁忌

1. 忌与藜芦配伍 在十八反里有记载细辛反藜芦，细辛和藜芦均为有毒药物，配伍应用有可能会增加毒性，临床应该尽量避免配伍应用。

2. 不宜与心得安同用 细辛具有兴奋 β 肾上腺素能受体的效应，使心率加快，心肌收缩力增强，心得安能阻断细辛的作用，使细辛减效。

3. 不宜与巴比妥类、水合氯醛合用 细辛挥发油具有中枢神经抑制作用，能加强巴比妥类、水合氯醛的镇静作用，同用易引起毒性反应。

附录

2004 年香港特区政府卫生署公布的《马兜铃属及细辛属中药材的管理办法》中有关细辛的规定（摘录）[33]

至于细辛属药材，香港特区政府卫生署公布细辛只可使用根部。而含有细辛之中成药，必须证明不含马兜铃酸方可获得注册。根据文献报道，长期过量服用含有马兜铃酸的中药会导致肾衰竭及尿道癌。香港特区政府卫生署公布，于 2004 年 6 月 1 日起，停止进口及销售指定的马兜铃属中药材，停止进口及销售指定的细辛属中药材，停止进口及销售含马兜铃酸的中成药。

而细辛的马兜铃酸含量，又以地上部分最高，根部最低。此外，水煎煮提取的含量较以有机溶剂提取为少，其中细辛根在复方煎煮后未检出马兜铃酸。

根据这些研究结果，香港中医药管理委员会中药组重新评估有关的管制措施及决定，继续维持从 2004 年 6 月 1 日起，停止进口及销售指定的马兜铃属中药材。至于细辛，则可在适当情况下使用，即：

1. 细辛应在中医师处方指导下使用。

2. 细辛使用的品种必须为《中医药条例》中所指定的品种。

3. 细辛使用的药用部位仅为根部。

4. 细辛用量也不可超过《中华人民共和国药典》（2000 年版）所列范围 1～3g。

5. 细辛煎煮时间不少于 60 分钟。

6. 药商应从饮片厂入口《中医药条例》中所指定品种的细辛根部。

7. 细辛只用水煎剂，不应磨粉内服。

三、苍耳子〔Xanthii Fructus〕

本品为菊科植物苍耳 *Xanthium sibiricum* Patr. 的带总苞的成熟果实（图 4-4）。

苍耳子首载于《神农本草经》，曰："味甘，温。主风头寒痛，风湿周痹，四肢拘挛痛，恶肉死肌。"本品为治疗风寒感冒、鼻病、皮肤瘙痒、湿疹、风湿痹证的常用药。

（一）作用特点

1. 性能功效特点 性味辛、苦，温，有毒，归肺经。《本草备要》曰："善发汗，

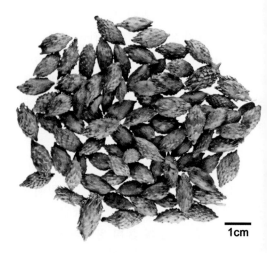

图 4-4 苍耳子饮片

散风湿，上通脑顶，下行足膝，外达皮肤。治头痛，目暗，齿痛，鼻渊……去刺。"

（1）祛风通鼻窍：能疏通宣散，上达颠顶，通窍透脑，但发汗力不强，多用于鼻病。《要药分剂》曰："治鼻渊鼻息，断不可缺，能使清阳之气上行巅顶也。"

（2）祛风寒湿邪：能祛风除湿，散寒止痛，常用于治疗风湿痹痛。《本草正义》："苍耳子，温和疏达，流利关节，宣通脉络，遍及孔窍肌肤而不偏于燥烈，乃主治风寒湿三气痹著之最有力而驯良者。"

（3）散结止痒：用于治疗多种皮肤病。

2. 不同炮制品种的作用特点

（1）生苍耳子：消风止痒力强，毒性大，对胃的刺激性较强，剂量稍大，服用后会出现胃部不适甚至中毒，所以生苍耳子不宜内服。其只能外用，常用于皮肤痒疹、湿疮、疥癣等，可配伍苦参、艾叶、防风等煎汤外洗。

（2）炒苍耳子：炒后减毒，且有利于水溶性成分的溶出，增强疗效。长于散风寒，通鼻窍，祛湿止痛。内服，治疗鼻渊、风湿痹痛、外感头痛等；外用，祛风止痒作用不如生苍耳子。

（二）安全合理用药

1. 苍耳子的毒性 《本草纲目》记载，苍耳子"有小毒"。苍耳全株有毒，以果实为最。苍耳子的毒性成分是毒蛋白质，动物实验可致肝脏退行性变或坏死，肾小管上皮细胞浊肿，管腔内有蛋白管型、肺和脑充血、水肿，心肌细胞轻度浊肿，其中肝损害最为严重。服用过量、长期服用、炮制不当及个人体质差异都可能导致中毒。

2. 炮制减毒 苍耳子内服必须炒制，去刺。其所含的毒蛋白在炒制时受热而变性，可使之凝固在细胞中不易溶出，使毒性降低。宋代开始用炒法，一直沿用至今，成为法定的炮制方法。另外，历代还重视去刺，目的是便于调配操作。[34]

3. 用法用量

（1）煎服法：水煎服，不宜捣碎或研成粉末。

（2）用量：成人常用一日剂量为 3～9g。动物实验小鼠对苍耳子最大耐受量为 0.437g/kg，是成人口服剂量的 138 倍，说明临床应用苍耳子在常用量范围内一般是安全的。[35]

4. 禁忌

（1）勿内服生苍耳子煎剂，内服入药必须用炒苍耳子。

（2）不宜食用苍耳幼芽和苍耳子油及榨油后的渣饼。

（3）有肝、肾功能障碍者应忌用。

（4）老年人和儿童、血虚气弱病者慎用，或酌情调整用量。

（5）不宜自行制作含苍耳子中药处方成药长期服用。

5. 合理停药 内服用药时间不应过长，并应加强观察病情。

（三）不良反应及处理

沈氏搜集 1996—2004 年国内的临床研究资料，共有 89 例苍耳子中毒病例，其中死亡 13 例，急性中毒 63 例，慢性中毒 15 例，多数中毒病例及急性中毒致死者常见于儿童，多因误食过量或未经炮制的苍耳子，常为急性发作。临床表现：头痛、头晕、恶心、呕吐腹痛、腹泻，严重者出现昏迷、抽搐甚至死亡。可见，服用苍耳子中毒的报告较多，特别要注意其安全用药。[36-38]

1. **急性中毒**　根据文献报道，服用过量苍耳子 12～36 小时后，甚至更早，即可出现中毒症状，且内服剂量的大小与中毒程度成正比。早期症状有头晕头痛，全身不适，恶心，呕吐咖啡色物，轻度腹胀，伴腹泻或便秘；重者烦躁、躁动，或倦怠萎靡，嗜睡，口渴，尿少，昏迷，全身强直性痉挛，黄疸、肝脾肿大、肝功能障碍，尿中出现蛋白、红细胞、管型，以及呼吸、循环、肾功能衰竭而死亡。[39-45]

2. **慢性中毒**　慢性中毒多因初服时未出现明显的不良反应而长期服用，结果导致蓄积中毒，引起心肌及肝肾功能损害，出现黄疸、心律不齐、蛋白尿。其尤以肝脏为甚，能引起肝昏迷而迅速死亡，即便治愈，易留下肝肿大的后遗症。

3. **处理**[46, 47]

（1）立即停药，如服药后 4～6 小时，应进行早期处理，催吐、洗胃或导泻等。

（2）轻证口服解毒中药，可试用甘草 50g，绿豆 200g，黄芩 15g，水煎频服，或芦根 50g，金银花 15g，连翘 15g，水煎服。

（3）对证处理，保肝护肾等。

4. **苍耳子外用的过敏反应及处理**　苍耳毒蛋白可能为主要的毒性成分和致敏因素。引起接触性皮炎可能是与Ⅳ型变态反应有关，也可能通过Ⅰ型变态反应或过敏样药物反应导致皮损及直接接触皮肤造成皮肤损伤。

（1）临床表现：药物接触部位可见红肿、隆起，初起边界清楚，逐渐扩散。皮损呈多形性，可见粟粒样皮疹、丘疹、风团、水疱，常伴有局部疼痛、瘙痒、渗出、灼热和局部淋巴结肿大等。[48, 49]

（2）处理和预防

1）停止使用，及时清除外敷的药物，局部皮肤清洁，用温水、硼酸水或过氧化氢、醋酸铝液等；如有油脂，可用橄榄油或其他植物油如麻油等清洗。如一次清洗不干净，可先湿敷后数次再清洗。

2）试服解毒中药：用甘草 50g，绿豆 200g，黄芩 15g，水煎频服，或芦根 50g，金银花 15g，连翘 15g，水煎服。

3）过敏体质者忌用。

4）在临床上慎用或禁用未成熟的苍耳子。

5）已发生过敏的皮炎，要避免再刺激，包括对皮肤有刺激的碱性液体、日晒、摩擦、搔抓、饮酒或食用辛辣厚味。

6）按皮肤科进行对证处理，但要注意慎用中草药洗剂，以免再次过敏。

（四）配伍应用及增效减毒（烈）

1. **配辛夷** 具较强之疏散风寒、宣通鼻窍的作用，为治鼻病的常用药对。

2. **配白蒺藜** 止痒效力更强，可用治皮肤风疹瘙痒、湿疮、疥癣等。内服、外洗皆可。

3. **配威灵仙** 苍耳子偏于走表散风湿兼止痛，威灵仙偏于通经络，性急善走，二者相配则散风除湿力增，可治风湿痹痛或局部皮肤麻木。

4. **配葶苈子** 一寒一温，一偏走里，一偏行表，相使配伍，泻肺祛痰、发汗散风力增，可用于外感寒湿、痰饮壅肺、水肿胀满等病证。

5. **配黄芪** 有动物实验表明配伍黄芪后能减轻苍耳子的肝毒性。[50, 51]

附录

2005 年香港特区政府卫生署有关《中药材苍耳子的适当使用方法》的指引（摘录）[52]

苍耳子是"中医药条例"附表 2 药材，来源于菊科植物苍耳（*Xanthium sibiricum* Patr.）的成熟带总苞的果实。炮制后的饮片包括苍耳子及炒苍耳子。古时要求去刺和炒制。苍耳子性味辛、苦，温；有毒；具有散风除湿、通鼻窍的功能，主要用于治疗风寒头痛、鼻渊流涕、风疹瘙痒、湿痹拘挛。

中药材苍耳子的炮制处理及使用方法如下：

（1）中药材批发商及零售商，如需要炮制苍耳子，应按《中华人民共和国药典》（2000 年版）的要求进行炮制：苍耳子（外用）：除去杂质。炒苍耳子（内服）：按照清炒法，取净苍耳子置热锅中，用中火炒至黄褐色，去刺，筛净。

（2）苍耳子用作内服时，不应捣碎或研成粉末。

（3）中医师处方苍耳子供内服时应注明"炒苍耳子"。未炒制的苍耳子不应内服，只可外用。

（4）中药材零售商在配发苍耳子时，如中医师处方"苍耳子"作内服使用时，应调配给"炒苍耳子"；如中医师处方"苍耳子"作外用时，应调配给未炒制品。如有疑问，应联络有关中医师，以澄清处方要求。

（5）注意用药剂量和时间。用药剂量应按《中华人民共和国药典》（2000 年版），成人常用一日剂量为 3～9g；外用则可用苍耳子适量。老幼使用时，应当酌情调整用量。用药时间不应过长，并应加强观察病情。

（6）肝、肾功能障碍者应避免使用；年老体弱者及儿童应慎用。

（7）若服用苍耳子后发现不良反应，应立即停药及求医。

第四节　其他常用解表药的安全合理用药

本部分为常用解表药，虽无毒性，但必须合理应用，以提高疗效，防止副作用产生。

一、桂枝〔Cinnamomi Ramulus〕

本品为樟科植物肉桂 *Cinnamomum cassia* Presl 的嫩枝（图 4-5）。

桂枝首载于《神农本草经》。《本经疏证》总结桂枝的性能功效特点曰："其用之之道有六：曰和营，曰通阳，曰利水，曰下气，曰行瘀，曰补中。其功之大，施之最广，无如桂枝汤，则和营其首功也。"

桂枝在张仲景《伤寒杂病论》中不仅用于解表，更多地用于内科杂病。

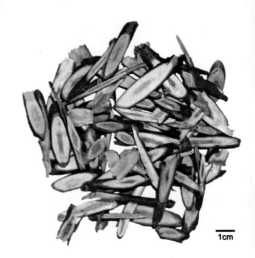

图 4-5　桂枝饮片

（一）作用特点

1. 发汗解表　桂枝发汗作用的特点是以温通经脉、调和营卫为基础，发汗作用缓和，祛邪而不伤正，透达营卫而解肌。本品所含的挥发性成分桂皮醛能扩张外周血管，调整血液循环，刺激汗液分泌，以利于发汗解表退热。

2. 温通经脉　通过温助阳气，温通经脉而达到散寒止痛之效。桂枝不仅是治疗外感风寒的主药，而且广泛应用于寒凝血脉、气血不通的各种痛证，如胸痹胸痛、腹痛、月经痛、风湿痹痛等。其所含的桂皮油能强心，扩张血管，解除内脏平滑肌痉挛，温通血脉，振奋心阳，温暖胞宫。

3. 助阳化气　桂枝与其他药物配伍治疗痰饮、水肿，并不是其直接的利水作用，而是通过通阳化气而行水。桂枝的辛温发散促进血液循环，减轻局部体液的郁积，所以适用于脾阳虚弱，阴寒阻遏，阳气不宣，不能化气行水的病证，必须配伍利水药。

（二）安全合理用药

1. 本品辛温助热，温热病或阴虚阳盛患者慎用，古有"桂枝下咽，阳盛即毙"的说法。

2. 服用本品后若出现牙痛、咽喉痛、便秘、小便短赤等热象，应停药，用菊花、石膏、生地黄各 15g，水煎服。

3. 本品温通血脉，易致动血，故咯血、吐血、便血等出血患者忌用；孕妇、产妇、月经过多者慎用。

4.用法用量如下：

（1）用法：桂枝含挥发油，不宜久煎。

（2）用量：根据患者的个体差异和不同病证确定用量，常用量为 3 ～ 15g。《中华人民共和国药典》推荐用量为 3 ～ 10g。

（三）配伍应用

1.**配白芍**　调和营卫，敛阴止汗，解肌发表。桂枝辛散，白芍酸收，发汗中寓敛汗之效，和营内有调卫之功，使解表而无多汗之弊，敛汗而无滞邪之患。治风寒表虚有汗。如桂枝汤。

2.**配附子**　温经散寒，通痹止痛作用增强。治寒湿痹痛。如附子桂枝汤。

3.**配茯苓、白术**　温阳化气，健脾利水作用增强。治水饮内停痰饮病证。如苓桂术甘汤。

（四）鉴别用药

1.**桂枝与肉桂**　都是出自樟科植物肉桂，性味辛甘，均能温经通脉、散寒止痛。桂枝为嫩枝，性温和，能走表发汗，走里则温经通脉，故能表里兼治。肉桂为树皮，性热，功专走里，不用于治疗表证，而是用于阳虚火衰证。

2.**桂枝与桑枝**　均能祛风通络，治疗偏于上肢的风湿痹痛。然桂枝性温，温经散寒方面力强，适合于偏寒的痹证；桑枝性味苦平，其祛风湿清热作用，更适合于偏热的痹证。

二、紫苏（紫苏叶〔Perillae Folium〕，紫苏梗〔Perillae Caulis〕）

本品为唇形科植物紫苏 *Perilla frutescens*（L.）Britt. 的叶（紫苏叶）或茎（紫苏梗）。

（一）作用特点

1.**性能功效特点**

（1）解表散寒：辛散性温，开宣肺气，发汗解表散寒之力较为缓和，外能解表散寒，内能理气宽胸，且兼化痰止咳之功。据研究，其所含的挥发油能扩张皮肤血管，刺激汗腺分泌而发汗解表退热；能减少支气管分泌物，缓解支气管痉挛而镇咳祛痰，其适用于风寒表证而兼气滞，胸脘满闷、恶心呕逆，或咳喘痰多者。

（2）行气止呕：辛香行气醒脾，宽中除胀，和胃止呕，兼有理气安胎之功。其特点是辛行气滞而不破气，芳香醒脾却不燥热。其所含的挥发油能促进消化液分泌，增强胃肠蠕动，调整肠胃功能。其适用于脾胃气滞，胸脘满闷呕吐、妊娠恶阻等。孕妇外感尤为适宜。

2.**不同药用部位的作用特点**

（1）紫苏叶：单用其叶，则发表力强。

（2）紫苏梗：为单用其茎，行气宽中，止呕安胎，多用于气滞腹胀，妊娠呕吐，胎动不安等。

（3）紫苏子：为其种子，有降气化痰和止咳平喘的作用，种子含脂肪油，又能润肠通便，不用于表证，而是用于痰多咳喘证，或兼有肠燥便秘者。

（二）配伍应用

配生姜、藿香、香薷 发表散寒，调理胃肠作用增强。治外感风寒，内伤暑湿，症见发热恶寒、胸脘痞闷、恶心呕吐或腹痛腹泻等。

三、荆芥〔Schizonepetae Herba〕、防风〔Saposhnikoviae Radix〕

荆芥为唇形科植物荆芥 *Schizonepeta tenuifolia* Briq. 的地上部分。防风为伞形科植物防风 *Saposhnikovia divaricata*（Turcz.）Schischk. 的根，主产于东北及内蒙古东部。

（一）作用特点

1. **荆芥和防风** 辛散气香，微温不烈，药性和缓，为发散风寒药中药性最为平和之品，对于外感表证，无论风寒、风热或寒热不明显者均可应用。其所含的挥发油具缓和的发汗退热作用。

2. **荆芥** 质轻透散，祛风止痒，宣散疹毒。用于表邪外束，麻疹初起及疹出不畅。其通过祛风解表，透散邪气，宣通壅结而达消疮之功，故可用于疮疡初起而有表证者，常须配伍清热解毒药。

3. **不同炮制品种的作用特点** 荆芥炭：炒炭后已无辛散之性，其性味已由辛温变为苦涩平和，功效变为收敛止血。用于治疗吐血、衄血、便血、崩漏等多种出血证。研究表明，荆芥炒炭后，其挥发油成分发生变化，其脂溶性提取物具有明显的止血作用，通过体内促凝血和抑制纤溶活性的双重途径发挥止血作用。[53]

4. **防风** 为"风药中之润剂"，又为较常用之祛风湿、止痹痛药。治疗风寒湿痹，肢节疼痛、筋脉挛急者，常配伍其他祛风湿、止痹痛之品。

（二）安全合理用药

1. **荆芥的安全合理使用**

（1）其本身并无解毒作用，疮痈热毒壅盛，脓已成者不宜用。

（2）表虚自汗、阴虚头痛忌用。

（3）富含挥发油，不宜久煎。

2. **防风的安全合理使用** 本品药性偏温，阴血亏虚、热病动风者不宜使用。

《本草害利》曰："〔害〕升浮之性，易动肝木。若似中风，产后血晕痉急诸病，头痛因于血虚不因于风寒，泄泻不因于寒湿，及二便闭涩，小儿脾虚发搐，慢惊脾风，气升作呕，火升作嗽，阴虚盗汗，阳虚自汗等病，法所同忌。"

（三）增效配伍应用

二者配伍使用，疏风解表作用增强。治风寒或风热感冒。如荆防败毒散。

四、白芷〔Angelicae Dahuricae Radix〕、羌活〔Notopterygii Rhizoma et Radix〕、藁本〔Ligustici Rhizoma et Radix〕

白芷为伞形科植物白芷 *Angelica dahurica*（Fisch. ex Hoffm.）Benth. et Hook. f. 或杭白芷 *A. dahurica*（Fisch. ex Hoffm.）Benth. et Hook. f. var. *formosana*（Boiss.）Shan et Yuan 的根（图 4-6）。

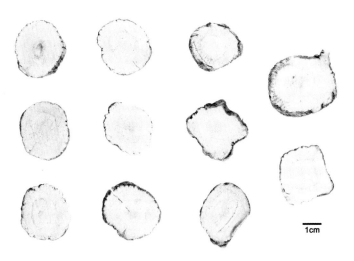

图 4-6　白芷饮片

羌活为伞形科植物羌活 *Notopterygium incisum* Ting ex H. T. Chang 或宽叶羌活 *N. franchetii* H. de Boiss. 的干燥根茎及根（图 4-7）。

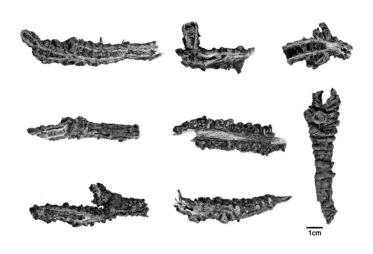

图 4-7　羌活饮片

藁本为伞形科植物藁本 *Ligusticum sinensis* Oliv. 或辽藁本 *L. jeholense* Nakai et Kitag. 的根茎及根（图4-8）。

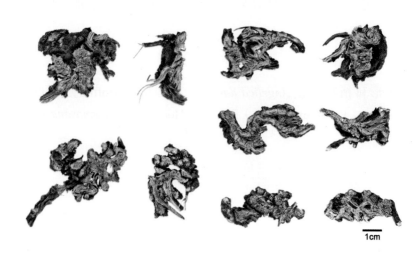

图4-8 藁本饮片

（一）作用特点

1. **白芷** 本品辛散温通，祛风散寒解表之力较温和，而以止痛、通鼻窍见长，善入足阳明胃经，故鼻渊、阳明经头额痛以及牙龈肿痛尤为多用。

2. **羌活** 本品辛温发散，气味雄烈，善于升散发表，有较强的解表散寒、祛风胜湿止痛之功。其又善入足太阳膀胱经，以除头项肩背之痛见长，故外感风寒夹湿，恶寒发热、肌表无汗、头痛项强、肢体酸痛较重者，尤为适宜；以及上半身游走性风寒湿痹、肩背肢节疼痛者尤为多用。

3. **藁本** 本品辛温香燥，气味辛烈，性升浮，善达颠顶，以发散太阳经风寒湿邪见长，并有较好的止痛作用，为治风寒表证、风湿痹痛、颠顶疼痛之常用药。《本草正义》云："藁本味辛气温，上行升散，专主太阳太阴之寒风寒湿，而能疏达厥阴郁滞，功用与细辛、川芎、羌活近似。"

（二）安全合理用药

三药均辛香温燥，阴虚血热者忌服。

1. **白芷** 《本草害利》云："［害］燥能耗气，散能损气，有虑火者忌。凡呕吐因于火者禁用。漏下赤白，由阴虚火炽，血热所致者勿用。痈疽已溃，宜渐减。"过敏体质者应慎用。[54]

2. **羌活** 用量一般为3～9g，用量过大易致呕吐，故脾胃虚弱者不宜服。

3. **藁本** 肝阳上亢、火热内盛之头痛者忌服。

《本草害利》云："［害］气雄上升，能耗血液。凡温病头痛，发热口渴，或骨疼，及伤寒发于春夏，阳证头疼，产后血虚火炎，皆不宜服。"

五、辛夷〔Magnoliae Flos〕

本品为木兰科植物望春花 *Magnolia biondii* Pamp.、玉兰 *M. denudata* Desr. 或武当玉兰 *M. sprengeri* Pamp. 的花蕾（图4-9）。

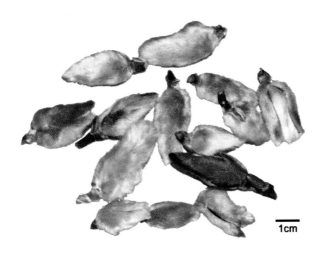

图 4-9　辛夷饮片

（一）作用特点

本品辛温发散，芳香通窍，其性上达，外能祛除风寒邪气，内能升达肺胃清气，善通鼻窍，为治鼻渊头痛、鼻塞流涕之要药。现代研究表明，辛夷能收缩鼻黏膜血管，保护鼻黏膜，促进黏膜分泌物的吸收，减轻炎症，使鼻腔通畅。

（二）安全合理用药

1. 鼻病因于阴虚火旺者忌服。《神农本草经疏》云："凡气虚人忌，头脑痛属血虚火炽者忌。齿痛属胃火者忌。"《本草汇言》曰："气虚之人，虽偶感风寒，致诸窍不通者，不宜用。"

2. 本品有毛，易对咽喉、食管和气管黏膜产生不良刺激，入汤剂宜用纱布包煎。

六、柴胡〔Bupleuri Radix〕

本品为伞形科植物柴胡 *Bupleurum chinensis* DC. 或狭叶柴胡 *B. scorzonerifolium* Willd. 的根。

柴胡首载于《神农本草经》，曰："主心腹肠胃结气，饮食积聚，寒热邪气，推陈致新。"

（一）作用特点

《滇南本草》总结柴胡的作用特点曰："伤寒发汗解表要药，退六经邪热往来，痹痿，除肝家邪热、痨热，行肝经逆结之气，止左胁肝气疼痛，治妇人血热烧经，能调月经。"

1.性能功效特点

（1）辛散苦泄，微寒退热，善于祛邪解表退热和疏散少阳半表半里之邪。对于外感表证发热，无论风热、风寒表证，皆可使用。若伤寒邪在少阳，寒热往来、胸胁苦满、口苦咽干、目眩，本品用之最宜，为治少阳证之要药。

（2）辛行苦泄，性善条达肝气，疏肝解郁。治疗肝失疏泄，气机郁阻所致的胸胁或少腹胀痛、情志抑郁、妇女月经失调、痛经等症，常配伍疏肝行气药。

（3）能升举脾胃清阳之气，治疗中气不足，气虚下陷所致的脘腹重坠作胀、食少倦怠、久泻脱肛、胃下垂、子宫脱垂、肾下垂等。

2.不同炮制品种的作用特点 醋炙柴胡：酸入肝，醋炙后疏肝理气作用增强。

柴胡经醋炙后能明显增加胆汁的分泌作用，较给药前增加22.86%。其醋炙品和醋拌品对CCl_4所致的肝损伤有明显保护作用，能抑制转氨酶的升高。柴胡炮制后粗皂苷含量：酒柴胡 > 醋柴胡 > 生柴胡；而挥发油含量：生柴胡 > 酒柴胡 > 醋柴胡。[55-57]

（二）安全合理用药

1.柴胡其性升散，古人有"柴胡劫肝阴"之说，阴虚阳亢、肝风内动、阴虚火旺及气机上逆者慎用。但岳美中老中医认为，柴胡可发挥其重要作用："柴胡为解郁疏肝专用之材，若弃置不用，是治肝病药法的一大损失。然在使用柴胡时，亦宜注意它的适用范围，无论是外感还是内伤病，若舌无苔或绛或干，或淡红嫩红，脉细数或沉数，均属肝阴不足，当然不宜滥投柴胡。只允许在舌苔白润，脉弦或濡，并有柴胡证，方可应用。"[58]

2.用法用量

（1）用法：解表退热宜生用，且用量宜稍重；疏肝解郁宜醋炙，升阳可生用或酒炙，其用量均宜稍轻。

（2）用量：煎服，3～10g。《傅青主女科》在调经止带方中常用少量柴胡（1～3g）以疏肝解郁，宣畅气血，如完带汤、平肝开郁止血汤等。

（三）配伍应用

1.**配升麻、人参、黄芪** 升阳举陷作用增强，并能补气。治脾气虚弱，中气下陷证。如补中益气汤。

2.**配白芍、当归、薄荷** 疏肝理气作用增强。治肝气郁结证。如逍遥散。

3.**配黄芩** 清半表半里之热，和解少阳作用增强。治少阳病寒热往来。如小柴胡汤。

（四）鉴别用药

1.**柴胡的品种** 伞形科柴胡属 *Bupleurum* 植物约120种，我国有36种，17变种。

除《中华人民共和国药典》收载 2 种外，同属植物尚有近 20 种入药。但同属植物大叶柴胡 *B. longeradiatum* Turcz. 的根茎有毒，曾发生过严重中毒事故，故不可当作柴胡使用，应特别留意。

2. 药用部位　柴胡自古以来以根入药。目前中国大部分地区用根，然亦有不少地区以全草入药。现代研究表明，根中含柴胡皂苷而茎叶中不含皂苷，挥发油含量却茎叶高于根。据研究，柴胡皂苷是本品的主要药效成分，故临床用药当弃其茎叶，而只用其根。[59]

七、升麻〔Cimicifugae Rhizoma〕

本品为毛茛科植物大三叶升麻 *Cimicifuga heracleifolia* Kom.、兴安升麻 *C. dahurica* (Turcz.) Maxim. 或升麻 *C. foetida* L. 的根茎。

（一）作用特点

1. 清热解毒，能入营血分而透邪解毒，凉血化斑。

2. 轻清升散，能散肌腠之邪，常用于透发疹子，然发汗解表之力弱，表证用之较少。

3. 性主上升，善升脾胃清阳之气，为升阳举陷之要药。又可引药上行，作为引经药。

（二）安全合理用药

1. 充分发挥升麻的清热解毒作用　金元时期以前，升麻主要用于解毒凉血化斑，治疗热毒病证。如《神农本草经》曰："升麻……主解百毒……辟温疫、瘴气。"《名医别录》亦云："主解毒入口皆吐出，中恶腹痛，时气毒疠，头痛寒热，风肿诸毒，喉痛口疮。"

李东垣《脾胃论》创制补中益气汤，谓升麻功偏升举宣发，配柴胡、人参、黄芪等，用于升阳举陷，治中气下陷证；并认为升麻可作为引经药。

升麻的解毒作用被忽略。现代研究表明，升麻具有解热、镇痛镇静、抗惊厥和抑菌作用，用于热毒病证有较好的疗效。故应全面审度其药效，以发挥其应有的凉血解毒作用。

2. 用法用量

（1）用法：发表透疹、清热解毒宜生用，升阳举陷宜炙用。

（2）用量

1）常用量为 3～9g。升麻有一定的刺激性，用量过大可能引起呕吐、头昏目眩等副作用。

2）升麻治疗表证、痘疹或热毒等，用量宜稍大。如《备急千金要方》治"口热生疮，用升麻三十铢，黄连十八铢。上二味末之，绵裹含，咽汁"。《脾胃论》清胃散用"牡丹皮半钱，黄连……六分……升麻一钱"，其升麻用量超过了方中的黄连、牡丹皮。

3）用以升举阳气，或补脾胃以此为引，用量宜轻。《药品化义》曰："升麻……善提清气……少用佐参、芪升补中气。"《本草新编》曰："升麻……但必须同气血药共用，可佐使而亦不可以为君臣。世虑其散气，不敢多用是也。"《景岳全书》举元煎及《医学衷中参西录》升陷汤中升麻用量皆仅为人参、黄芪用量的 1/6 左右。

3. 麻疹已透，肝肾阴虚，阴虚火旺，以及阴虚阳亢，咳逆吐血鼻出血者，均当忌用。《神农本草经疏》云："凡吐血鼻衄，咳嗽多痰，阴虚火动，肾经不足及气逆呕吐，惊悸怔忡，癫狂等病，法咸忌之。"

（三）鉴别用药

升麻与广升麻

（1）升麻：为毛茛科多年生草本植物大三叶升麻 *Cimicifuga heracleifolia* Kom.、兴安升麻 *C. dahurica*（Turcz.）Maxim. 或升麻 *C. foetida* L. 的干燥根茎，为《中华人民共和国药典》所收录之正品。

（2）广升麻：为菊科植物华麻花头 *Serratula Chinensis* S. Moore 的根，收载于《广东中药志》，为地方惯用品。

升麻味辛、微甘，性微寒；广升麻味辛、苦，性微寒。二者均有疏风透疹、清热解毒、升阳举陷等作用，但来源相距甚远。两者之间的化学成分、临床疗效及加工方法对比研究有待深入。

八、葛根〔Puerariae Lobatae Radix〕

本品为豆科植物野葛 *Pueraria lobata*（Willd.）Ohwi 的根。

葛根首载于《神农本草经》，曰："味甘，平。主消渴，身大热，呕吐，诸痹，起阴气，解诸毒。"

（一）作用特点

1.性能功效特点

（1）辛甘而性平，外可解肌发表，透发疹子，但发汗力不强，风寒、风热均可用；并使筋脉得以津液的濡养，长于缓解外邪郁阻，经气不利，筋脉失养所致的项背强痛。《名医别录》曰："葛根……主治伤寒中风头痛，解肌发表出汗，开腠理，疗金疮，止痛，胁风痛。"

（2）内清阳明之热，解热作用明显，甘润生津止渴；又具升散之性，善升清阳，鼓舞脾胃清气上升而生津止渴、止泻。

2. 现代研究
葛根含黄酮类化合物，能扩张冠脉血管和脑血管，增加冠脉血流量和脑血流量，降低心肌耗氧量，增加氧供应。其可直接扩张血管，使外周阻力下降，而有明显的降压作用，能较好地缓解高血压患者的"项紧"症状。葛根能改善微循环，提高局部微循环的血流量，抑制血小板凝集，为治疗多种与瘀血相关的心脑血管疾病的要药，具有较好的临床疗效。

3. **解酒毒**　唐代《备急千金要方》以鲜葛根捣汁饮治酒醉不醒者。宋代《本草衍义》谓葛根"病酒及渴者，行之甚良"。故葛根对饮酒过度，损伤脾胃而致的烦渴、纳差、呕吐等，治之有效。

4. **不同炮制品种的作用特点**

（1）煨葛根：葛根埋入麸皮中煨炒至深黄色者为煨葛根，其凉散之性减退，专用于升发脾胃清阳而止泻。

（2）葛粉：葛根经水磨而澄取的淀粉为葛粉，其性甘寒，清热除烦、生津止渴之力强于葛根，适用于热病伤津之证。

（二）安全合理用药

1. 葛根、葛粉、葛花均可作为药膳使用。

2. 素体胃寒呆滞，消化不良者当慎用葛根，或用量宜轻。《本草正》云："其性凉，易于动呕，胃寒者所当慎用。"

（三）配伍应用

1. **配桂枝、白芍**　发表解肌作用增强。治风寒感冒，头项强痛。如葛根汤。

2. **配升麻**　发表透疹作用增强。治疹子不透。如升麻葛根汤。

3. **配天花粉、麦冬**　生津止渴作用增强。治消渴、口渴多饮。如玉液汤。

4. **配白术**　健脾止泻作用增强。治脾虚泄泻。如七味白术散。

九、薄荷〔Menthae Haplocalycis Herba〕

本品为唇形科植物薄荷 *Mentha haplocalyx* Briq. 的地上部分。

（一）作用特点

1. 清轻凉散，其辛散之性较强，是辛凉解表药中最能宣散表邪和发汗之药，故为风热表证和温病卫分证常用药。

2. 轻扬升浮、芳香通窍，功善疏散上焦风热，清头目、利咽喉，为治疗风热上攻，头痛眩晕，目赤多泪，咽喉肿痛之常用药。

3. 质轻宣散，有疏散风热、宣毒透疹、祛风止痒之功，常用于风热束表，麻疹不透。

4. 兼入肝经，能疏肝行气，治疗肝郁气滞，胸胁胀满。但在此方面薄荷一般不作为主药，仅仅是助柴胡疏肝理气。

（二）安全合理用药

本品可作食物、药膳应用。其性芳香辛散，发汗耗气，故久病体虚多汗、气血不足、头目眩晕、肺虚燥咳、阴虚发热者慎用。

薄荷在临床应用过程中所发现的不良反应多由服用薄荷油引起，不良反应主要发生在中枢神经系统和消化系统，过量服用甚至可致死亡。[60]同时，也有报道称薄荷致过敏性肺泡炎[61]，薄荷油致迟发型药物过敏[62]。有研究表明，大鼠一次性口服大量薄荷油可造成急性肝脏毒性。[63]同时，白芍对薄荷油急性肝损伤有保护作用。

十、牛蒡子〔Arctii Fructus〕

本品为菊科植物牛蒡 *Arctium lappa* L. 的成熟果实（图 4-10）。

牛蒡子性味辛苦寒，兼有宣散肺气、滑肠通便作用，对肺虚咳喘、脾虚泄泻、气血虚弱者，不宜用之。可用薄荷、蝉蜕替代牛蒡子疏散风热。

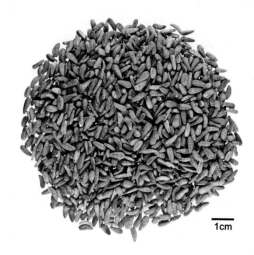

1cm

图 4-10　牛蒡子饮片

十一、浮萍〔Spirodelae Herba〕

鉴别用药

1. **浮萍**　为浮萍科紫萍 *Spirodela polyrrhiza*（L.）Schleid. 的全草。其味辛，性寒，有宣散风热、透疹、利尿作用，为《中华人民共和国药典》之正品，以色绿、背紫者为佳。

2. **大浮萍**　为天南星科植物大藻 *Pistia stratiotes* L. 的全草。其味辛，性寒，疏风透疹，利尿除湿，凉血活血。其收载于《广东中药志》，为地区惯用品。《全国中草药汇编》:"孕妇忌用。本品根有微毒，内服应去根。"其成分、功效及质量标准有待深入研究。

参考文献

［1］中国中医研究院.蒲辅周医案.［M］北京：人民卫生出版社，2005：43-44.

［2］中国中医研究院.蒲辅周医案［M］.北京：人民卫生出版社，2005：44-45.

［3］秦伯未，李岩，张田仁，等.中医临证备要［M］.北京：人民卫生出版社，2005：62.

［4］华碧春.蓝心孚老中医临证若干特点［J］.福建中医药，1999，21（6）：26-27.

［5］秦伯未，李岩，张田仁，等.中医临证备要［M］.北京：人民卫生出版社，2005，31-32.

［6］南京中医学院伤寒教研组.伤寒论译释［M］.第二版.上海：上海科学技术出版社，1980：382.

［7］河南省药品评价中心.《药品不良反应信息通报》（第10期）警惕葛根素注射剂引起急性血管内溶血［EB/OL］.（2005-12-29）.［2008-06-26］.http：//www.hnadr.org/view/869.

［8］马继兴.神农本草经辑注［M］.北京：人民卫生出版社，1995，200.

［9］陈蕙芳摘.FDA关于含有麻黄素产品安全性的建议［J］.国外医药·植物药分册，1998，13（3）：140.

［10］陆顺芳.麻黄在美国［J］.中草药，1997，28（3）：189.

［11］沈映君.中药药理学［M］.北京：人民卫生出版社，2000：114.

［12］曾诠，刘成基，楼冠峰，等.气质联用研究麻黄及其炮制品中挥发油［J］.中国中药杂志，1992，（2）：83.

［13］曾诠，刘成基.麻黄及其炮制品中总生物碱含量测定［J］.中药材，1989，12（8）：21-23.

［14］沈海葆.麻黄的合理应用［J］.浙江中医杂志，1989，（2）：81-82.

［15］张廷模.中华临床中药学［M］.北京：人民卫生出版社，1998：178-188.

［16］俞志鸿.章次公论药［J］.中医文献杂志，1995（4）：34-35.

［17］王长洪.董建华运用麻黄治疗喘证的配伍特色［J］.浙江中医杂志，1989（11）：498-499.

［18］Bent S1，Tiedt TN，Odden MC，et al. The relative safety of ephedra compared with other herbal products［J］.Ann Intern Med，2003，138（6）：468-71.

［19］王芝春，李逢菊，杨静.浅谈麻黄的不良反应［J］.科技信息，2010（13）：407-408.

［20］葛汝红，李勤珍.麻黄过量致心律失常加重一则［J］.中成药，1995（10）：50.

［21］徐永昭.中药麻黄与西药的相互作用［J］.中西医结合杂志，1989，9（4）：250.

［22］马兴民，孙平川，耿振亮.麻黄与西药联合应用的利弊［J］.陕西中医，1991，12（8）：373.

［23］香港特区政府卫生署中医药事务部.中药材麻黄的适当使用方法［EB/OL］.（2004-8-25）.［2006-9-7］.http://www.cmchk.org.hk/news/proper_ephedrae_c.pdf.

［24］谢伟，陆满文.细辛挥发油的化学与药理作用［J］.宁夏医学杂志，1995，17（2）：121.

［25］王本祥.现代中药药理学［M］.天津：天津科学技术出版社，1995：50.

［26］王智华，洪筱坤.从细辛根末与全草煎剂所含挥发油及黄樟醚的测定分析论细辛用量与剂型的关系［J］.上海中医药杂志，1987（3）：2-3.

［27］杨春澍.细辛属和八角属中药研究与应用［M］.北京：人民卫生出版社，2006：15.

［28］谢海洲.细辛用于顽固性咳喘及癫痫［J］.中医杂志，1993（7）：390-391.

［29］陶御风.临证本草［M］.北京：人民卫生出版社，2005：1-17.

［30］陈玉珉.治愈过量服细辛引起中毒一例报告［J］.上海中医药杂志，1965（8）：封底.

［31］陈筱琴，王遂生.细辛过量引起心律失常1例.［J］江苏中医，1994，15（1）：10.

［32］尤月娥，叶世辉，陈晓云.重度急性细辛中毒抢救成功1例［J］.陕西中医，1999，20（6）：

282.

[33] 香港特区政府卫生署.卫生署公布对马兜铃属及细辛属中药材的最新管理办法.[EB/OL].（2004-6-8）.[2004-6-8].http://www.dh.gov.hk/textonly/tc_chi/press/2004/040608.html.

[34] 叶定江,张名伟,姚石安.中药临床的生用与制用[M].南昌:江西科学技术出版社,1991:20.

[35] 沈映君.中药解表方药研究[M].北京:中国医药科技出版社,2004:346.

[36] 沈映君.中药解表方药研究[M].北京:中国医药科技出版社.2004:349.

[37] 曲莉颖,权锦花,孙彤,等.105例苍耳子不良反应文献分析[J].辽宁中医药大学学报,2015（2）:127-129.

[38] 苏伟琴.95例苍耳子致不良反应文献分析[J].今日药学,2008（5）:44-45.

[39] 张学海,张重华.苍耳子中毒及毒性研究进展[J].中西医结合学报,2003,1（1）:72-73.

[40] 陈丽娟,孟莲花,张利军.苍耳子中毒致脑出血及急性肾功能不全1例[J].中华临床杂志,2002,2（8）:17.

[41] 周加权.以多器官损害为表现的苍耳子中毒1例报告[J].中国社区医师,2005（5）:47.

[42] 贾春伶,李锦.苍耳子及其制剂致肝损害34例临床分析[J].人民军医,2016（4）:401-402.

[43] 赵胜乾,吴敏.苍耳子中毒致急性肾功能衰竭及肝损伤1例[J].实用诊断与治疗杂志,2004,（6）:514.

[44] 杨晓红.苍耳子中毒致脑功能不可逆损伤1例[J].中医儿科杂志,2014（3）:62-63.

[45] 魏婧婧.苍耳子致炎性肌病1例报告[J].实用中医药杂志,2008（8）:542.

[46] 李秀婷.儿童苍耳子中毒12例抢救体会[J].现代中西医结合杂志,2003,12（7）:746-747.

[47] 王佩,刘恩生.苍耳子中毒的救治[J].药物不良反应杂志,2004,6（4）:251-252.

[48] 李杰,房庆华,吕晓红.1例外敷苍耳子致接触性皮炎的护理[J].中外医疗,2013（12）:156-158.

[49] 高冬.外用苍耳子致接触性皮炎1例[J].临床皮肤科杂志,2004（9）:570.

[50] 武斌,曹敏,于海龙,等.基于代谢组学的苍耳子配伍黄芪后减毒作用研究[J].中药药理与临床,2012（2）:99-102.

[51] 刘树民,姚珠星,张丽霞.黄芪对苍耳子肝毒性影响的实验研究[J].药物不良反应杂志,2007（1）:17-20.

[52] 香港特区政府卫生署.中药材苍耳子的适当使用方法[EB/OL].（2005-1-19）.http://www.cmchk.org.hk/cmp/news/guideline_xanthii_c_amend.pdf.

[53] 丁安伟,孔令东,吴皓,等.荆芥炭提取物止血活性部位的研究[J].中国中药杂志,1993,18（9）:535.

[54] 陈淑侠.白芷致全身过敏反应1例临床护理[J].齐鲁护理杂志,2008（17）:36.

[55] 陈青莲,郑祥银,黄新平.柴胡炮制品的泌胆作用探讨[J].中成药,1993,15（4）:18.

［56］陈青莲，郑祥银，黄新平.柴胡炮制品对小白鼠实验性肝损伤的影响［J］.中成药，1994，16（3）：22.

［57］夏明衍，陈科力.柴胡炮制质量研究［J］.中成药，1992，14（8）：19.

［58］中国中医研究院.岳美中论医集［M］.北京：人民卫生出版社，2005：66.

［59］冯宝麟，王琦，赵小桐.柴胡药用部位的探讨［J］.山东中医学院学报，1979（2）：59-62.

［60］杨倩，孙蓉.与功效和物质基础相关的薄荷毒性研究进展［J］.中国药物警戒，2009（7）：430-433.

［61］倪建国，赵凯国.薄荷所致过敏性肺泡炎二例［J］.临床内科杂志，1998（4）：226.

［62］胡祥珍，赵燕瑜.薄荷油引起迟发型药物过敏1例［J］.药物流行病学杂志，1994，17（2）：97.

［63］刘红杰，金若敏，齐双岩，等.薄荷油致大鼠肝毒性机制研究［J］.毒理学杂志，2007（4）：329.

第五章 清热药

第一节 里热证与清热药概述

凡以清泻里热为主要功效，治疗里热证的药物，称为清热药。主要由清热药组成的方剂，称为清热剂。清热方药是临床最常用的药物之一，也是中医防治里热证的特色药物。金元四大家之一的刘完素倡导"火热论"，善用寒凉药；明清时期以吴又可、叶天士、吴鞠通等为代表的温病学家，在应用寒凉药治疗外感热病方面积累了大量的宝贵经验。现代研究表明，许多感染性疾病、免疫病、心血管疾病、肿瘤及糖尿病等均可出现"里热证"，对其按照里热证辨证论治，每获疗效。

一、里热证概述

所谓里热证，是指温热之邪、疫疠之气或寒邪入里化热导致的内热之证。

里热证由于发病原因不同，病情发展阶段有异，以及患者体质之殊，按八纲辨证，有实热证和虚热证之分；按卫气营血辨证，外感热病入里又有气分热证和营血分热证之别；按脏腑辨证，则有五脏六腑的里热证之异。有时里热证亦会出现表里同病、气血两燔、虚实夹杂、寒热错杂、寒热真假的情况。

多种病原微生物所致的急性传染病和感染性疾病，以及非感染性疾病，如某些肿瘤、白血病、心血管疾病、变态反应性疾病及内分泌代谢性疾病等，其基本病理过程有发热、急性炎症、血液循环障碍及神经、内分泌、免疫功能紊乱等，均可出现以发热不恶寒、口渴、口苦、尿赤、舌红、苔黄、脉数等里热证的基本证候。在这种情况下，均可根据里热证进行辨证施治，应用清热药进行治疗。

（一）病因

里热证包括外感病中的温邪所致的温热病，一般以"温邪"作为温病致病因素的总称。温邪包括风热、暑热、湿热、暑湿、燥热、伏寒化热等。此外，戾气、温毒、疟邪等也具有温热性质的特点，亦属于温邪的范围。

里热证还包括脏腑功能失调的脏腑热证，病因为七情郁而化火。

温热病的后期或各种疾病后期的虚热证，则为阴津过度耗损，阴不制阳所致。

（二）病位

里热证的病位在里。根据温邪所致里热证的不同发病阶段，张仲景《伤寒论》主要将其定位于热入少阳半表半里证和阳明里热证；温病学家叶天士将之定位于气分、营分、血分；吴鞠通则将之定位于中焦、下焦；按脏腑辨证划分，则有五脏六腑的里热证之异。

（三）病性

里热证病性属热，可分为实热证和虚热证。

（四）主证

发热，面红，口渴饮冷，尿赤，舌红，苔黄，脉数等。

主证鉴别：发热是里热证的主要临床表现，必须辨清表里、虚实及寒热真假，达到临证时准确的遣方用药。

1. 表热证与里热证的发热 《医碥》曰："外感则寒热齐作而无间，内伤则寒热间作而不齐……外感手背热，手心不热；内伤手心热，手背不热。"

（1）表热：风热或温病初起，热在卫分，症见发热恶寒。

（2）半表半里：热在少阳，症见寒热往来，兼默默不欲饮食，心烦喜呕、胸胁苦满，脉弦数等。

（3）里热：①温热病热入气分实热、热在阳明，症见但热不寒，壮热，兼渴欲饮冷，烦躁，脉洪大。②湿热、湿温郁于气分，症见身热不扬，稽留不退，兼便溏，小便黄赤，口干不欲饮，舌苔黄腻，脉濡数。③温热病后期，或阴虚津液亏损，致阴虚内热，症见低热，夜热早凉，骨蒸潮热，兼盗汗，颧红，舌红少苔，脉细数。

2. 辨实热与虚热的发热 秦伯未《中医临证备要》载："实证有外邪传里，热不退清，至一定时间上升；虚热由气血亏损引起，大多热能退清"。[1]

3. 辨真热假寒与假寒真热的发热 真热假寒的发热，身寒恶衣被，烦渴引饮，便秘，脉数，宜用清热药；真寒假热的发热，身热神静，语言低微，喜热饮或饮冷不多，小便多，大便溏，脉微弱，或数而虚，或浮大无根等。对于阴盛格阳、真寒假热者，尤应辨清，切勿误用清热药，以免雪上加霜。

（五）兼证

1. 兼湿热 泻痢，黄疸，淋证，足膝肿痛，舌红，苔黄腻，脉滑数。

2. 兼热毒 高热，疮痈肿毒，咽喉肿痛，痢疾，舌红，苔黄，脉滑数。

3. 兼上扰心神 心烦，神昏谵语，舌红，苔黄，脉弦数或滑数。

4. 兼动风 抽搐，角弓反张。

5. 兼动血 斑疹，尿血，便血，齿衄，舌红绛，脉细数。

6. 兼伤阴 潮热，午后发热，盗汗，颧红，舌红，苔黄，脉细数。

（六）特点

1.温邪从口鼻或皮毛入侵人体，起病迅速；病位由浅入深，病情重，变化快；里热炽盛，正邪斗争激烈，多为里实热证；后期阴液耗伤，多为虚热证，或虚实夹杂。

2. 致病与时令季节密切相关；温热性质明显，发病后出现发热或相关热象。

3. 不同的温邪入侵人体的部位有别，如暑热多在足阳明胃经，湿热多在足太阴脾经。

4. 温病或里热证的治疗，若得其要领，则邪去病愈；反之，若失治误治则邪盛正衰，甚或出现亡阴亡阳之证。虚热证常在外感病后期或大病久病后出现。

5. 若为脏腑功能失调的脏腑热证，既有实热证，亦有虚热证，发病较慢，病程较长。

二、里热证的治疗原则和方法

里实热证用"清法"，即《黄帝内经》所谓"热者寒之""温者清之"（《素问·至真要大论》);《神农本草经》曰之"疗热以寒药"。根据病邪的不同和疾病的不同阶段，可分别采用清热泻火、清热燥湿、清热解毒、清热凉血、清虚热等方法。

三、清热药的分类

（一）清热泻火药

此类药物性味多甘寒，清气分实热及脏腑热邪，用于温病气分实热证，以及肺热、胃热、心热、肝热、风热、风火眼病等。常用药有石膏、寒水石、知母、栀子、芦根、天花粉、淡竹叶、夏枯草、决明子、青葙子等。

（二）清热燥湿药

此类药物性味多苦寒，清热燥湿，泻火解毒，用于湿热及火热毒邪病证，如温病气分实热证，疔疮走黄热毒内陷证，肠胃湿热下痢泄泻证，肝胆湿热证之胁肋胀痛、黄疸、目赤、口苦等，下焦湿热证之小便淋沥涩痛、带下等，其他湿热病证如关节肿痛、湿疹、痈肿者亦可用之。常用药有黄芩、黄连、黄柏、龙胆、苦参、白鲜皮、秦皮等。

（三）清热凉血药

此类药物性味多辛寒或甘寒，清解营血分热邪，用于热入营血之烦躁神昏、口干、身热夜甚，以及血热迫血妄行所致之斑疹或各种出血。常用药如水牛角、生地黄、玄参、牡丹皮、赤芍、紫草等。

（四）清热解毒药

此类药物性味多苦寒，清火邪，解热毒，用于痈肿疔疮、丹毒、斑疹、痄腮、咽痛、痢疾、毒蛇咬伤、癌症等疾病出现火热毒邪内炽壅盛者。主要药物有金银花、连翘、大青叶、板蓝根、青黛、蒲公英、鱼腥草、败酱草、白花蛇舌草、重楼、白头翁、马齿苋、射干、山豆根、马勃、牛黄、熊胆等。

（五）清虚热药

此类药物性味多辛寒或甘寒，用于清阴分虚热，如阴虚发热证之骨蒸潮热、手足心热等，温病后期津伤液亏证之夜热早凉、热退无汗、神疲乏力、便结或便少等。主要药物有青蒿、地骨皮、银柴胡、胡黄连、白薇等。

四、清热药的作用机制

清热药药性皆寒凉，味多苦，少数味甘，或辛，或咸，善沉降入里。因药性寒凉，故能清除体内热邪，或抑制亢盛的阳气，从而减轻或消除里热证候。就药味来说，甘味药尚能养阴生津，辛味药能活血。

现代研究表明，清热药能抑制病原微生物生长繁殖，以及拮抗病原微生物毒素以消除病因，并具有解热、抗炎、改善凝血功能及血液循环等作用。此外，清热药亦能增强机体的免疫功能，抑制变态反应，以及保护肝肾损害等。部分清热药具有抗肿瘤、抗蛇毒等作用。

第二节　清热药的安全合理用药

安全合理使用清热药，首先必须辨证用药，而不能仅仅根据现代的药理研究结果"对号入座"。其次，应辨清热邪在该疾病的具体阶段、部位及虚实，选择相适宜的药物进行组方。但是，在里热证的各个阶段组方用药，都必须把握好两个方面：一是要"以存津液为第一要务"，防止伤津液；二是做到"清而勿疑"，当机立断清除热邪。[2] 此外，部分有毒性或对脏腑可能有损害的药物，应注意其用量及用法等。

一、急性温热病里热证不同阶段的安全合理用药

急性热病里热证应根据病情发展的不同阶段合理用药，蒲辅周老中医指出："急性病若表里气血不分，用药就没有准则。"[2]

叶天士《温热论》云："大凡看法，卫之后方言气，营之后方言血。在卫汗之可也，到气才宜清气，乍入营血犹可透热转气而解，如犀角、玄参、羚羊角等物是也，至于入血就恐耗血散血，直须凉血散血，如生地、丹皮、阿胶、赤芍等物是也。若不循缓急之法，虑其动手便错耳。"

著名老中医姜春华则认为治疗温病不能拘泥于成规，要掌握截断方药，当机立断给予应用。[3]

（一）早期用药：表里同病（卫分和气分同病）

风热、暑热温邪由卫转气，初入气分，或卫气同病，郁滞上焦胸膈气机，但热势尚不盛，可选用辛凉轻清宣气药，如金银花、连翘、竹叶、栀子、淡豆豉、青蒿、荷叶、西瓜翠衣等，借以轻宣清热透邪，防止邪热传里。

（二）中期（气分）

1. 选用辛寒清气药　热盛于阳明气分，里热蒸迫，症见壮热、口渴、汗多、心烦、舌苔黄燥、脉洪数等，宜选用石膏、知母等具有辛透寒泄，大清气分邪热作用的药物。若邪热尚盛，但气阴已伤，则在清热之中当佐以益气养阴生津之品，如芦根、天花粉、西洋参等。

此外，清气分热邪，当以辛凉寒为法，乃辛能透邪，寒能泻热，辛凉并用，气分邪热得以清透。这正如蒲辅周老中医所云："清里热要根据病邪到气才能清气，清气不可寒滞，如生地黄、玄参之类，若用之反使邪不外达而内闭。若为白虎证，亦不可在白虎汤中加上三黄解毒泻火，这样方的性质由辛凉变为苦寒，就成了'死白虎'，反不能清透其热，或导致由'热中'变'寒中'。"[2]

2. 根据证候性质组方用药　气分证病情复杂，多种病邪如湿、热、暑、火、毒等可相互兼夹，合而为患，故临证之时当以明辨，然后根据其证候性质组方遣药。例如湿热证宜用清热燥湿药，如苦寒之栀子、黄芩、黄连、黄柏、栀子、龙胆、苦参；热毒证宜用清热解毒药，如大青叶、板蓝根、蒲公英、鱼腥草、牛黄等；暑热证宜选用清热解暑药，如荷叶、滑石、青蒿、绿豆等。

（三）营血分（中后期）

热入营血，若兼伤阴，出现口干、舌绛少津等，宜选用既能清热凉血，又能养阴的药物，如生地黄、玄参等；若兼瘀热、瘀血，出现斑疹紫黑或出血表现，当选用既能清热凉血，又能活血散血的药物，如赤芍、牡丹皮、紫草等。

（四）里热证后期

若温热之邪已去，但阴虚内热者，宜用清虚热药等，如青蒿、白薇、地骨皮、牡丹皮、银柴胡等。若邪热已微，阴津耗伤，宜养阴生津益胃，如玄参、生地黄、麦冬、天冬、北沙参等。

著名老中医金寿山和姜春华对温病的论治有深入的研究，其以丰富的临床经验，对治疗温病的用药与疗效的关系进行了论述，这对于临床合理使用清热药具有重要的参考价值。

金寿山云："叶氏以卫气营血四个层次论治温病……但用这一套方法辨证论治，其目的是否为制止疾病的发展，用下去能否制止疾病的发展，则历来有信有疑。"

金寿山则认为："根据《温热论》的论述，其目的就是千方百计制止疾病的发展。

"温病初起为什么要用辛凉轻剂？其目的就是促使它外解。夹风者为什么要透风于热外？夹湿者为什么要渗湿于下？其目的就是不使风或湿与热相搏。

"不这样用药又会怎样？《温热论》说：'不尔风夹温热而燥生，清窍必干……两阳相劫也；湿与温合，蒸郁而蒙蔽于上，清窍为之壅塞，浊邪害清也。'可见夹风之温，用解表透风之法，就是制止它的两阳相劫；夹湿之温，用解表渗湿之法，就是截断它蒸郁而蒙蔽于上的道路。

"全部《温热论》精神，一方面是透解外邪，故在乍入营分，犹可透热，仍转气分而解。问题是路要一步一步走，在通常情况下，不能把治血分药如生地黄、牡丹皮、阿胶、赤芍等用于卫分气分，否则，还谈什么辨证论治呢？所以叶天士说：'不循缓急之法，虑其动手便错耳。'另一方面就是扶正存津，邪在气分流连，益胃生津。其人肾水素亏，病虽未及下焦，须甘寒之中加入咸寒，务在先安其未受邪之地，恐其陷入，都是扶正法，也就是防止它向重证转变。

"但是，用了这些方法，疗效究竟怎么样？能否制止疾病的发展呢？这要具体问题具体分析，所谓'温病'，还是一个广义的名称，所包括的病种很多，有的病可以一汗而散，有的病可以到气而解，有的病可以阻止它逆传，有的病一定要入营入血。至于入营入血，虽用药得当，已是半生半死。还有邪有兼夹，体有强弱，都可影响疗效。但在当时用这套方药，对于某些热病，疗效还是比较高的，较之仅用《伤寒论》方为高……"[4]

姜春华在评价中医药治疗温热病的疗效中指出："中医药能不能治急性传染病？它的疗效高不高？是不是疗效不及抗生素？我说肯定能治，而且疗效有的不亚于抗生素。中医对于调整机体功能、增强抗病能力等方面结合辨证还是有它的更多优点的。另外，也不能否定中药的抗菌作用……如青蒿治疟见于《肘后方》，实践证明疗效极好……""这些都证明中医治传染病是有的，而且疗效是好的，主要在于发掘，唯有不拘泥于成规，才能有所发现，有所发明。现在，时代要求我们治病要具备能够扭转、截断病势，提高疗效。"[4]

二、根据药性和药效强弱、作用趋向、作用部位安全合理用药

（一）根据药性和药效强弱、作用趋向安全合理用药

大苦大寒之药，清热泻火作用强，适用于大热之证，如石膏、栀子、黄连等；甘寒之药，清热泻火作用弱，适用于热不甚之证，如淡竹叶、芦根、天花粉等。临床选药应权衡热证的轻重，大热之证若用轻药，则杯水车薪；微热之证若用重药，则诛伐太过，阳气受损。

药性轻清，作用趋于上焦的药物，用于上焦邪热；药性苦寒，作用趋下的药物，用于下焦湿热。

《景岳全书·新方八略》云："性力之厚者能清大热，如石膏、黄连、芦荟、苦参、山豆根之属也；性力之缓者能清微热，如地骨皮、玄参、贝母、石斛、童便之属也；夫轻清者宜以清上，如黄芩、石斛、连翘、天花粉之属是也；重浊者宜于清下，如栀子、黄柏、龙胆、滑石之属也。"

（二）根据药物的作用部位安全合理用药

使用清热药可根据药物的作用部位，取其清某脏腑热之所长合理选药，以发挥最佳

疗效。

1. **清心火** 热邪扰心者，宜用擅长清心热、泻心火的药物，如黄连、连翘、牛黄、淡竹叶等。

2. **清肝火** 热邪犯肝者，宜用擅长清肝热、泻肝火的药物，如龙胆、夏枯草等。

3. **清肺热** 热邪壅肺者，宜用擅长清肺热、泻肺火的药物，如黄芩、鱼腥草、地骨皮等。

4. **清胃热** 热邪犯胃者，宜用擅长清胃热、泻胃火的药物，如黄连、芦根等。

5. **清三焦火** 三焦热盛，宜用擅长清泻三焦之火的药物，如栀子。

6. **泻肾火（虚热）** 下焦虚热虚火，宜选用擅长清虚热、泻虚火的药物，如知母、黄柏等。

对于脏腑功能失调所致的内热，若为脏气不调兼阴虚者，不可单纯使用清热泻火药，必须调气和血，养阴抑阳，或引火归原，或壮水之主，或补土伏火，或滋水涵木，或泻火补水，不平者，使之平，不和者，调而使之和，这是治病用药的大法，应灵活酌用。

叶天士《临证指南医案·郁门》云：《内经》以五志过极皆火，但非六气外来，芩、连之属不能制伏，固当柔缓以濡之，合乎肝为刚脏，济之以柔，亦和法也。"方用生地黄、天冬、阿胶、茯神、石斛、牡蛎、小麦、人中白。

姜春华评述道："叶氏以芩、连只治外感之火，不治五志过极之火，由于火旺伤阴，阴虚生火，恰应益阴，古所谓实火宜泻，虚火宜滋是也。"[5]

对于传统认为的"黄芩治上焦，黄连治中焦，黄柏治下焦"是指三药的作用部位有所侧重、有所擅长，选药时可作为首选药考虑：上焦肺热、湿热多选用黄芩；中焦湿热、胃热、胃火多选用黄连，尤其是中焦湿热泻痢；下焦湿热、阴虚火旺多选黄柏。但并不是黄芩只治上焦，黄连只治中焦，黄柏只治下焦，诚如姜春华所云："某些药物作用于某些系统，也有不必拘泥的。如黄芩、黄连，古人也有用于下焦病，黄柏也用于上部病，因为消炎清热作用是它们的共同性。"[6]

三、根据药物的作用特点安全合理用药

根据古今医家的临床经验，某些药物治疗某些病证的针对性强，疗效较好，故可作为首选药。

1. **连翘为"疮家圣药"** 《本草正义》称本品"能散结而泄化络脉之热"，能宣畅气血，散热毒血积气聚，拔毒外出，消痈疽疮毒。现代研究证实，连翘有显著的抗炎作用，能显著抑制炎性渗出、水肿。凡热毒所致的疮痈肿毒、瘰疬结核等，均可作为首选药，故被称为"疮家圣药"。

2. **蒲公英为乳痈要药** 本品擅长清热解毒，消肿散结，能疏厥阴肝经、阳明胃经之滞气而通乳窍。现代研究表明，蒲公英具有广谱抗菌作用，其多糖尚有抗肿瘤作用，为治疗热毒乳痈肿痛的要药。

诚如《本草求真》云："蒲公英……能入阳明胃、厥阴肝，凉血解热，故乳痈、乳岩

为首重焉……缘乳头属肝，乳房属胃，乳痈、乳岩多因热盛血滞，用此直入二经。外敷散肿臻效，内消须同夏枯草、贝母、连翘、白芷等药同治。"

3. 败酱草为肠痈要药 本品苦寒清热解毒，辛寒散结破瘀，排脓泄毒，凡瘀热壅滞肠腐为痈者宜用之，尤以发热腹痛初起，配伍红藤、薏苡仁、桃仁、牡丹皮、大黄、金银花、连翘等疗效较佳，现代用于治疗单纯性阑尾炎、阑尾脓肿等。

4. 鱼腥草为肺痈要药 本品辛香性寒，长于清热解毒，能清肺消痰，拔毒消痈，祛瘀血，攻坚积，消痈肿。其所含的鱼腥草素具有抗菌、抗病毒作用，能增强机体免疫力，增强白细胞的吞噬能力，镇咳作用明显；所含的槲皮苷能使血管扩张，促进炎症消退。其可作为肺痈咳吐脓血、发热、胸痛等的首选药，常配伍桔梗、浙贝母、瓜蒌、连翘等。

老中医龚士澄应用鱼腥草治疗肺痈：谓："我对贫困之人患肺痈，咳嗽气逆，喘息，胸胀且闷，咯吐脓痰腥臭，窘于无力购药者，即令采鲜鱼腥草捣烂绞汁，每次 50mL，兑陈芥菜卤 10mL，炖温顿服，一日 2 次。在成脓初期用之，非常有效。若冬无鲜草时，以干品 30g 煎汤代汁[7]。"

5. 青蒿为治疟疾要药 晋代《补缺肘后方》载青蒿截疟，曰："青蒿一握……绞取汁，尽服之。"《本草纲目》云其"治疟疾寒热"。现代研究证实，其所含的青蒿素能杀灭疟原虫，其一些衍生物有良好的抗疟作用，并具有高效、速效、低毒的优点，尤其是在治疗抗氯喹恶性疟、凶险型疟疾疗效更加明显，已得到广泛应用。

6. 银柴胡为治疳热要药 本品甘微寒，擅长消疳益脾、清热除积，用于小儿疳积、烦渴急躁、消瘦发热者，可配伍黄芩、人参、使君子、胡黄连等。

四、根据寒热的表现特点安全合理用药

1. 发热恶寒 通过辛凉疏散表热以退热，如桑叶、菊花、金银花、连翘等。

2. 寒热往来 通过和解少阳以退热，如黄芩配柴胡等。

3. 身热不扬 通过清透湿热或苦寒清热燥湿以退热，如黄芩、黄连、栀子、黄柏等。

4. 但热不寒 通过甘寒或苦寒清泻里热以退热，如生石膏、知母；清泻肝胆实火以退热，如龙胆；清泻里热积滞、阳明腑实以退热，如大黄、枳实、芒硝等。

5. 虚热，夜热早凉 通过甘寒或辛寒清热凉血，养阴以退虚热，如青蒿、地骨皮、银柴胡、胡黄连，常配知母、黄柏、生地黄、牡丹皮等。

五、不同年龄及体质患者以及孕产妇患有里热证的安全合理用药

（一）青壮年

体质强壮的青壮年，或素体阳盛，或病情较重者，可用苦寒力猛的清热药，去疾迅速，如黄连、黄芩、黄柏、龙胆等。

（二）儿童和老年人、体虚及轻证患者

幼儿、年长及体虚者或病情轻者，可用甘寒的清热泻火药，其力缓，副作用少，但去疾也较缓慢，如芦根、天花粉、竹叶、银花、菊花等。

（三）孕妇和产妇

清热药中的锦灯笼、绵马贯众、重楼、鸦胆子、山豆根、北豆根、广东万年青、苦木、瓦松、千里光、望江南等药为"有毒"之品，孕妇、产妇当忌用。

射干、漏芦孕妇忌用，大血藤、牡丹皮、赤芍、马齿苋、半枝莲等孕妇慎用。

产妇不宜过用寒凉药，故有"产前宜凉、产后宜温"之说，但产前亦不可过用寒凉药。

六、里热证不同兼证的安全合理用药

（一）兼伤阴耗气

热为阳邪，最易耗伤阴津。某些清热药苦寒性燥又有伤阴之偏性，在使用清热药时，若见口干、舌红少苔等津伤阴亏证候时，宜选用既能清热，又能养阴生津的药物，如生地黄、麦冬、玄参等，并配伍养阴生津药，如北沙参、石斛、天冬、玉竹等。

温热之邪不仅易伤阴津，同时也易耗气，出现口渴欲饮、气短乏力等，此时清热药应与益气生津药同用，如配伍人参、西洋参、党参、太子参等。

（二）兼热结便秘

热邪与积滞易结聚于肠道，出现出血、大便秘结，并见火热上炎之象，如头昏头痛、面红目赤、口舌生疮等，此时清热药须与泻下药同用，如大黄、芒硝，借其釜底抽薪，以分消热势，引热下行，排出热毒。

（三）兼热极生风、邪陷心包

阳热亢盛，易致热极生风或热陷心包，症见高热惊厥、痉挛抽搐，或烦躁、神昏谵语。此时，在使用清热药时，宜选用既能清热，又能息风止痉或定惊的药物，如牛黄、水牛角，常配伍清热息风止痉药，如羚羊角、钩藤、天麻、地龙、全蝎、蜈蚣等，甚则与开窍药同用，如麝香、苏合香、冰片等。

（四）兼血热妄行

热入营血，迫血妄行，出现皮肤斑疹、衄血、尿血等，宜选用清热凉血药，如生地黄、玄参、水牛角、紫草等，配伍凉血止血药，如槐花、地榆、白茅根、侧柏叶等。

（五）兼热毒咽喉肿痛

热毒壅郁咽喉肿痛，宜选用既能清热解毒，又能利咽消肿的药物，如玄参、射干、山豆根、板蓝根、岗梅根、马勃等。

（六）兼热毒痢疾

热毒壅郁于肠，血败肉腐，下痢脓血，宜选用既能清热解毒，又能凉血止痢的药物，如黄连、马齿苋、白头翁、金银花、鸦胆子等。

（七）兼肝热目赤肿痛

肝热上攻，导致目赤肿痛，宜选用既能清热泻火，又能消肿明目的药物，如决明子、夏枯草、秦皮、青葙子、密蒙花、谷精草等；若目赤肿痛甚，宜配用清热解毒药，如黄连、蒲公英等。青葙子所含的油脂有散瞳作用，患青光眼及瞳孔散大者慎用。

七、不同季节与气候清热药的安全合理用药

（一）春夏

春多兼湿热，夏多兼暑湿，故春夏季节患里热证，宜选用祛湿或解暑之药。例如叶天士用芦根、滑石治春温，因温病兼夹湿邪，势必缠绵难解，不除其湿则热势不会孤立，治湿之法若不利小便又非其治，利小便药又多伤阴，唯用芦根、滑石，味甘性寒，既能渗湿清热，又无伤阴之弊。

夏季患里热证，或患暑温，当以清泻暑热、化湿利湿为法，可选用新鲜金银花、荷叶、扁豆花、滑石、青蒿，兼表邪者配伍藿香、佩兰、香薷、连翘，兼暑热伤阴者配伍石斛、竹叶、知母、五味子、麦冬、西瓜翠衣等，耗气者配人参、西洋参。

病案举例：张菊人医案一则

黄某（女）患伏暑似疟，虽寒热不甚，但日久不解。医用和化之品，略加人参以固正，反而加剧。余诊其脉滑数，舌苔白腻，口不渴，大便通，小便黄，知其暑湿方盛。投以芳香化浊之品，略佐升提利湿之味，始得出其汗；唯肤冷达一昼夜不温，病家惊惧。余诊其六脉和平，神志清爽，了无他异，安慰病家勿虑，稍候阳气来复，自然无恙。方用：

鲜藿香三钱，鲜佩兰三钱，新鲜荷叶一大张（后下），益元散四钱，白蔻壳一钱半，杏仁泥三钱，鲜竹叶三钱，苡仁六钱，鲜扁豆花两枝（后下），法半夏一钱半，白通草一钱半，西瓜翠衣一两（后下），青蒿一钱半。

按：瘦弱患者，久病佐人参以固正，本无不可，但此例正当暑邪弥漫之际，邪势猖狂，用参既属不急之务，反而助邪益炽。此时化邪，刻不容缓。

（二）秋

秋季夹燥，尤其是夏末初秋之温燥之邪，易伤肺阴，宜选用或配伍轻宣燥邪之品，如桑叶、杏仁，配伍养阴润肺之药，如知母、天花粉、芦根、玉竹、百合、天冬、麦冬、北沙参、梨皮等。

（三）冬

冬季寒郁化热，寒中夹热，或寒包火，当外散其寒，内清其热，选用清而兼透的药物，如石膏、金银花、连翘等，不宜过用苦寒，以免导致寒凝热邪不透。

八、合理停药

热清即停，不宜多服久服。寒药长期服用，最易伤脾胃，导致食欲减退、恶心、胃痛、便溏等反应。某些药物有毒，如锦灯笼、绵马贯众、重楼、鸦胆子、山豆根、北豆根、广东万年青、苦木、瓦松、千里光、望江南等，更要中病即止。青黛、穿心莲、板蓝根药性寒凉，长期服用也有可能导致不良反应或毒性反应。

九、清热药的用量和用法

（一）用量

1. **因人制宜、因病制宜** 应用清热药的用量要根据患者的体质和病情程度，合理使用剂量，这正如程国彭《医学心悟·卷首》所论："夫以壮实之人，而患实热之病，清之稍重，尚为无碍。若本体素虚，脏腑本寒，饮食素少，肠胃虚滑，或产后、病后、房室之后，既有热证，亦宜少少用之，宁可不足，不使有余。或余热未清，即以轻药代之，庶几病去人安。倘清剂过多，则疗热未已而寒生矣。此清之贵量其人也。"又曰："夫以大热之证，而清剂太微，则病不除；微热之证，而清剂太过，则寒证即至。但不及尤可再清，太过则将医药矣……此清之贵量其证也。"[8]

2. **因时、因地制宜** 春夏、南方地区气候温热，清热药用量可稍大，秋冬、北方气候寒冷，用量可稍小。

（二）煎煮法

含有挥发油的药物如鱼腥草，其抗菌活性成分为鱼腥草素，鲜品抗菌作用较强，干品或久煎后抗菌活性降低，故煎煮时间不能太长，以 15 ～ 20 分钟为宜。煎药时最好要密闭，以免挥发性有效成分散失，使药效降低。青蒿也应后下，或用鲜品绞汁用。

矿物类的药物如生石膏、寒水石，宜先煎、久煎，有利于有效成分充分溶出。

（三）剂型

清热药的剂型，除主要用汤剂以外，还可以用是散剂、颗粒剂、片剂、胶囊剂等。

其以汤剂、散剂为主，热盛、伤阴口干者亦可煎汤代茶。

（四）服药指导

1. 清热药性味甘寒或苦寒，或味极苦，或气味不佳，某些对胃肠道有直接的刺激作用，易损伤脾胃，故宜饭后服药，不宜空腹服药，以减少对胃肠道的刺激，或配用少量矫味食物，如话梅等。

2. 一般可温服。若患者热盛口渴，欲凉服亦可。对于狂躁脉实，阳盛拒阴，凉药入口即吐者，服药时为了防止热盛于内，格拒寒凉药于外，可采用凉药热服，少量频服；或在凉药中佐以少许生姜汁为引，或用姜汁炒黄连，反佐以利药能入胃。

3. 病情急重者，可不拘时服用。

十、药后调摄

（一）饮食宜忌

1. 及时补充液体。
2. 宜食用清淡易消化的食物，禁生冷、辛辣、油腻、饮酒、抽烟、咖啡等。
3. 服用土茯苓时忌茶。
4. 服贯众忌油，若肠中有过多的脂肪存在，其所含之绵马素（有毒）容易被机体吸收，吸收过多则容易中毒。

（二）药后可能出现的问题及处理

根据临床报道，清热药中以清热解毒药导致的不良反应较多，如服用天花粉、芦根、夏枯草、穿心莲、大青叶、四季青、青蒿、板蓝根、地锦草、鸦胆子、白头翁、败酱草、青黛等可偶然引起变态反应；龙胆、苦参、紫草、山豆根等可引起神经系统反应；山豆根、鸦胆子等可引起中毒；青黛可导致肝损害；穿心莲、马齿苋、鸦胆子、熊胆等可致泌尿系统反应。[9]

1. 损伤脾胃　清热药性味甘寒或苦寒，易损伤脾胃，或味极苦，或气味不佳，故易引起消化系统副作用。使用不当，轻者出现恶心欲呕、胃脘不适、食欲减退、便溏等；重者引起呕吐、腹痛、腹泻，甚至便血。

（1）甘寒腻脾：性味甘寒的清热药，如生地黄、玄参、知母、芦根等，含大量的黏液质（黏多糖）成分，质地黏腻，易助湿壅脾、呆胃、滑肠，致脾胃运化功能减退。若过量使用，可出现食欲减退、便稀等。

脾胃虚寒、肠滑易泻的患者当慎用；或减少药量，或配陈皮、砂仁等理气健脾药。

（2）苦寒败胃：①性味苦寒的清热药，如黄连、黄芩、黄柏、龙胆、苦参、射干、十大功劳叶、山豆根等，含有生物碱类成分，有些则味极苦，易伤脾败胃。若用量过大，可致脾胃功能减退，出现恶心、呕吐、食欲减退；剂量过大，还可能出现腹痛、腹泻等。如黄柏中所含的生物碱对胰蛋白酶活性有显著的抑制作用，可影响消化功能，剂量超过 10g 有可能引起恶心、食欲减退。穿心莲因其味甚苦，口服较大剂量可致胃脘不适、食欲减退。②某些苦寒清热药所含的化学成分可引起胃肠道等反应。如栀子含环烯醚萜苷、去羟栀子苷、异栀子苷，有泻下作用。生栀子少量水煎服偶见恶心、呕吐等反应，但炒焦后使用其反应明显减轻。龙胆含龙胆苦苷等，常规剂量水煎服对无湿热者可能出现食欲减退、恶心多尿等，大剂量使用时可致消化功能减退，出现头痛、头晕、颜面潮红等。白头翁含毛茛苷，内服过量可引起口腔灼热、肿胀、流涎、胃肠道炎症、呕吐、腹痛、肾炎、血尿及心衰，严重者可因呼吸衰竭而死亡。其在灌肠和灌洗阴道时也宜慎用。干燥久贮者和久煎，毛茛苷被分解为白头翁素，不良反应大大降低。胡黄连主要含胡黄连苷和 D- 甘露醇，剂量稍大，对脾虚者可引起滑肠，大便次数增多。野菊花含香豆精苷、黄酮苷、挥发油等，若用量超过 10g，水煎服，即可能有胃部不适，超过 15g 和大剂量使用可出现食欲减退、恶心、呕吐、腹泻等。③其他如鸦胆子对胃肠黏膜有较强的刺激作用，可引起急性胃肠炎，甚至出血。板蓝根、青黛含靛玉红，口服给药可致口涎过多、腹泻、恶心等，停药或对症处理即可缓解。青黛用量过大，可致便血。蒲公英用量过大，可致缓泻。个别患者服黄花败酱草后出现口干和胃部不适等反应。千里光口服时，个别患者可出现恶心、食欲减退、大便次数增多等现象。紫草有缓下通便作用。④部分药物由于不良气味等可导致消化道的不适反应。如穿心莲味甚苦，入汤剂易致恶心呕吐、胃脘不适、食欲减退，故多作丸、片剂服用。熊胆味有腥苦，口服易引起呕吐，故宜用胶囊剂。白鲜皮有特殊的药香气，剂量过大有胃不适反应。四季青味极苦，剂量稍大，可致食欲减退甚则呕吐等。水牛角粉吞服时有恶心反应。

因此，在临证之时，应在中医辨证的基础上合理应用清热药，注意该类药性寒凉易伤脾胃的特点，掌握好适应证和禁忌证，特别是要把握好用药量。临床上不少中毒反应是由于用药过量所致，对有药物过敏史、食物过敏史、家族过敏史者，慎重使用清热药。

清热药对脾胃虚寒，胃纳不佳，肠滑易泻者慎用；脾胃虚弱又须清泄者，可适当辅以健脾益胃的药物，祛邪不忘扶正。

老中医蒲辅周在论述清法的应用中指出："凡用清法，就须考虑脾胃，必须凉而勿伤，寒而勿凝。体质弱者，宁可再剂，不可重剂，避免热证未已，寒证即起之戒。"[2]

2. 苦燥伤阴 清热药大多性味苦寒，过量或使用时间过长会伤津化燥，导致津亏肠燥，大便秘结，即肠蠕动减慢，肠道水分被吸收。故阴虚津伤应慎用清热药，或用甘寒的清热药，或配养阴药。

3. 寒凉伤阳 素体脾胃虚寒和偏阳虚体质的患者服用清热药，或一般人大剂量，或久服清热药，会损伤脾胃阳气，甚至导致脾肾阳虚，出现口淡乏味、呕吐清水、脘腹冷痛、便溏、怕冷等症状，此时宜减量，或停药，或服用生姜、干姜、大枣、白术、肉桂等温胃养胃，助阳健脾之品。

药后要视具体情况，决定是否要补益。正如程国彭所云："大抵清火之药，不可久恃，必归本于滋阴。滋阴之法，又不能开胃扶脾，以恢复元气，则参、苓、芪、术，亦当酌量而用。非言清后必补，但元气无亏者，可以不补，元气有亏，必须补之。俟其饮食渐进，精神爽慧，然后止药可也。"[8]

4.毒邪内陷 过用苦寒，损伤正气；或阴证疮痈，误用苦寒，易致毒邪内陷。

十一、清热药用作药膳的合理应用

对素体阳盛内热的患者，或轻证里热证，或春夏、南方气候炎热地区，也可应用清热药制作药膳或凉茶进行预防调理。选用的药物要药性平和，药味可口，如金银花、淡竹叶、芦根、天花粉、夏枯草、决明子、马齿苋、鱼腥草、败酱草、煎汤代茶，或配合食物如水鸭肉、猪瘦肉、鱼等煲汤。但其不宜长期大剂量食用，脾胃虚寒者慎用。

十二、生（鲜）草药的安全合理用药

岭南地区草药资源丰富，加上地理、气候、体质等因素，人们习惯使用生草药，且绝大部分为苦寒的清热解毒药。

《岭南采药录》云："生草药多为广东、广西的土产药物，多属原地生产、原地使用，鲜用、干用均可，民间多用以治病。因生草药具有廉（价钱便宜）、便（就地取材）、验（行之有效）的特点，故自古以来为民间赖以保健和治病的主要药物。近年来，中医师处方亦有兼用生草药者。随着中医药事业的发展，生草药在临证使用多年后，亦成为医疗上不可缺少的药物。"[10]

但是，生草药由于对其品种、采集、炮制、毒性的认识不如中药饮片清楚，现代研究缺乏，用药也较随意，没有严格的用药量等文献记录，故使用生草药的安全合理性问题应该引起重视。

第三节　具烈性或具毒性清热解毒药的安全合理用药

一、鸦胆子〔Bruceae Fructus〕

本品为苦木科植物鸦胆子 *Brucea javanica*（L.）Merr. 的干燥成熟果实（图 5-1）。

（一）作用特点

鸦胆子苦寒，有小毒，有清热解毒、截疟、腐蚀赘疣的作用，用于痢疾、疟疾，外用治赘疣、鸡眼。

《本草纲目拾遗》云："治冷痢久泻……外无烦热躁扰，内无肚腹急痛，有赤白相兼，无里急后重，大便流痢，小便清长……"

《医学衷中参西录》："鸦胆子……其味极苦，其性善凉血止血，兼能化瘀生新。凡痢之偏于热者，用之皆有捷效。而以治下鲜血之痢、泻血之痢则尤效。"

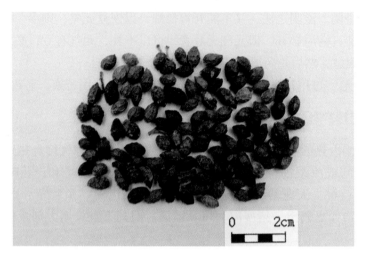

图 5-1　鸦胆子饮片

（二）安全合理用药

1. 内服，0.5～2g。应严格控制剂量，不宜多用久服。以干龙眼肉包裹或装入胶囊吞服，亦可压去油制成丸剂、片剂内服，不宜入煎剂。

2. 外用适量。注意用胶布保护好周围正常皮肤，以防止对正常皮肤的刺激，眼及眼睑等重要部位不宜外用鸦胆子。

3. 孕妇及小儿慎用，胃肠出血及肝肾疾病患者忌用或慎用。

4. 过敏体质者内服或外用均不宜用。

（三）不良反应及处理

1. 临床表现

（1）过敏反应：其挥发油对皮肤和黏膜有强烈的刺激性。外用，尤其是敷药处有破损更易导致过敏出现皮肤潮红、肿胀、瘙痒，药疹呈丘疹或荨麻疹样，多伴有气短、心慌、头昏等症状。严重者发生过敏性休克，面色苍白，出冷汗，呼吸困难，口唇发绀四肢冰冷，神志昏迷，血压下降等。[11-14]

（2）毒性反应：本品有毒，可致胃肠道及肝肾功能损害，其毒性反应发生率较高。其毒性成分主要存在于水溶性的苦味成分中，为剧烈的细胞原浆毒，对中枢神经有抑制作用，并损害肝肾实质，亦可扩张内脏动脉，引起出血。

鸦胆子壳及种子均有毒，据报道，成人内服 12 粒即有中毒危险。中毒时主要表现为恶心，呕吐，食欲不振，头昏，乏力，腹痛，便血，胃肠道充血，尿量减少，体温升高，眼结膜充血，四肢麻木或瘫痪，昏迷，抽搐等。

2. 过敏反应的可能原因

（1）鸦胆子仁制备工艺简单但成分复杂，含有大分子抗原性物质如生物碱、苷类、鸦胆子酚等。

（2）有过敏史者，年老体弱者以及肝肾疾病的患者对药物的耐受性差，敏感性强，易出现不良反应。

（3）皮损切削出血后，可使致敏物质迅速大量入血导致过敏性休克。

（4）致敏物质初次进入过敏体质的机体后，产生相应的 IgE，当致敏的机体再次接触相同的过敏原时，引起过敏性休克。

3. 处理

（1）立即停药，清除药物，外用者及时用生理盐水等清洗药物接触部位，内服者催吐、洗胃、导泻等加速毒物的清除；毒物清除后或内服蛋清、牛奶等保护胃黏膜。

（2）对证治疗，如抗过敏，呼吸困难者吸氧或人工呼吸，血压下降，休克者采用抗休克治疗。

（3）中药用生甘草 15g，绿豆 60g，生姜 10g，煎汤频服。

4. 预防　外用鸦胆子多为患者自行治疗，发生严重过敏反应，多不能及时抢救。因此，使用鸦胆子仁外用应注意：

（1）有药物或食物过敏史者慎用。

（2）第一次使用无不良反应，不能证明第二次治疗安全。

（3）治疗应在医师的指导下进行。

（4）治疗前皮损不能有出血或进行切削。

（5）可考虑治疗前做低浓度斑贴试验（包括第二次治疗）。

二、山豆根〔Sophorae Tonkinesis Radix et Rhizoma〕

本品为豆科植物越南槐 *Sophora tonkinensis* Gapnep. 的根及根茎（图 5-2）。

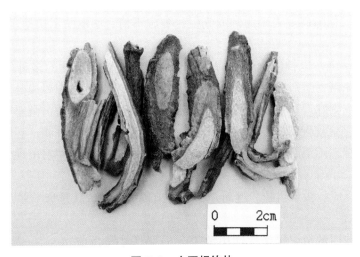

图 5-2　山豆根饮片

（一）作用特点

山豆根苦，寒；有毒；归肺、胃经。《本草备要》："泻热解毒……去肺、大肠风热……治喉痛喉风、龈肿齿痛……含之咽汁。"本品苦寒之性较甚，尤长于清热解毒以利咽消肿止痛，为治疗热毒蕴结，咽喉红肿疼痛之要药。其清热解毒、消肿散结之功还可用于热毒内盛所致的牙龈肿痛、痔疮肿痛、疮痈肿痛及毒虫蜇伤等。山豆根对金黄色葡萄球菌、痢疾杆菌、结核杆菌、白色念珠菌以及钩端螺旋体和柯萨奇 B_5 病毒均有抑制作用；能反射性地兴奋呼吸，有较强的平喘作用；能抑制胃酸分泌，有抗胃溃疡作用。此外，山豆根还有升高白细胞、抗心律失常、抗炎、保肝及抗癌作用。

（二）安全合理用药

1. 煎服，3～6g。外用适量。

2. 临证用药时，应详细询问患者的既往病史及体质情况，详审处方用药，对年老体弱及婴幼儿更应严格控制剂量，确保用药安全。

（三）不良反应及处理

1. 临床表现　山豆根毒副反应发生的时间：最短者在药后 10～15 分钟，长则几天，最长的为药后 2 周。

（1）消化系统：能使胆碱能自主神经系统兴奋，并对胃肠道的有较强刺激性，引起胃肠功能紊乱。表现为恶心、纳呆、呕吐、腹痛、腹泻等，原有肝炎的患者可出现肝昏迷。[15]

（2）呼吸系统：苦参碱能麻痹呼吸肌运动神经末梢。对呼吸中枢先兴奋后抑制，表现为呼吸急促，呼吸暂停，发绀；双肺闻及大量水泡音，严重者肺水肿、呼吸衰竭而死亡。

（3）心血管系统：轻者头晕、乏力；大剂量使用时，对心脏呈负性频率、负性传导作用和心肌复极化障碍。表现为胸闷气促，神志不清，心电图示快速房颤，心率加快，血压下降。

（4）神经系统：以神经毒性反应的损害为最严重。其所含的多种生物碱（如苦参碱、甲基金雀花碱）是造成者神经毒性反应和身体严重致残的主要成分，对中枢神经系统初期兴奋，继则麻痹。主要表现为头晕眼花，疲乏无力，嗜睡，微恶寒或吐白沫，共济失调，视物模糊或胸闷，心悸，四肢乏力，不听使唤，大汗淋漓，甚则肢体麻痹，全身扭转痉挛及神志不清等神经毒性反应。一般在用药后 1 小时左右出现症状，轻者可自行缓解。[16-18]

（5）过敏反应：头晕目眩，继而全身皮肤出现散在性片状丘疹。[19]

2. 中毒原因

（1）中毒与用量密切相关：1 次用量 3～5g 者无中毒反应，6～9g 者中毒反应 4.7%，10～12g 者中毒反应 17.6%，1 次量 15～20g 者中毒反应发生率达 50%。[20]

中毒亦与个体差异有关，一般在 10g 以上容易中毒，少数患者服用 6g 即出现毒性反应。用量过大，有报道服用 40g 发生中毒反应。[21]

（2）服药后饮酒，或与大黄配伍。[22]

（3）较长时间泡饮或煎煮时间长，则毒性增大，可能与所含的神经毒成分有关。

3.处理

（1）发生中毒，应及时送医院急救，清除药物，催吐、洗胃、导泻，服用吸附剂和保护胃黏膜的牛奶、蛋清等。

（2）补液和对证处理，呼吸衰竭者用呼吸兴奋剂，抽搐者给予中枢镇静剂，或配合针灸。

（3）轻者或病情稳定后，用中药解毒方：茶叶 20g，甘草 9g，煎汤代茶；或用枳实、金银花、甘草各 9g，煎汤代茶。

病案举例：山豆根过量引起神经毒性反应[23]

患者，女，30 岁，于 1996 年 10 月 25 日上午 9 时服汤药后 1 小时全身发冷、四肢无力、恶心呕吐，2 小时后血压极低，反复抽搐继而昏迷。予以洗胃、灌肠、解痉和抗休克等治疗，疗效差，呈去大脑强直状态。10 月 27 日起上消化道出血，予止血、保护胃黏膜、大量葡萄糖、维生素 C、激素及支持对症疗法。10 月 28 日抽搐停止，体温 36.8℃，脉搏 84 次 / 分，呼吸 24 次 / 分，血压 95/70mmHg，双肺小水泡音，中至深度昏迷，左瞳孔 2.5mm，光反应弱，右瞳孔 2mm，光反应存在，双视乳头水肿，眼球浮动，四肢肌张力低，无痛觉，双侧腱反射（－），右侧巴宾斯基征（＋），颈抵抗（±）。此后病情渐好转，睫毛反射出现，不自主睁眼，痛刺激四肢可动。病后 1.5 个月意识朦胧，有躲避反应，痛刺激似能定位，完全混合性失语，眼底（－），吞咽不能，四肢肌张力高，肌力Ⅱ～Ⅲ级，腱反射（＋＋＋），双侧巴宾斯基征（＋）。10 月 27 日 CT 示双侧半卵圆中心显著低密度，灰白质界限分明，双豆状核密度很低，呈空壳状。12 月 2 日 CT 示双额叶白质中心密度略低，双侧苍白球低密度，较前明显好转，左侧优于右侧，白质优于底节。从中药处方、配伍及药量看无毒性。经鉴定，其为混入山豆根约 30g。最后诊断：山豆根中毒。

4.预防

（1）严格掌握用量，煎煮时间不宜过长，或用研末冲服，疗效好，见效快。煎煮时除去山豆根的泡沫，可减轻胃肠道反应。[20]

（2）密切观察病情，患胃肠、肝脏、心脏及神经系统疾病的患者忌用。

（3）不宜与酒同用，注意配伍用药，5g 以上配伍和胃止呕药陈皮、半夏、砂仁、茯苓等。

（4）饭后服药。

（四）鉴别用药

北豆根〔Menispermi Rhizoma〕 北豆根为防己科多年生藤本植物蝙蝠葛 *Menispermum dauricum* DC. 的干燥根茎。切片生用，为北方地区所惯用。本品性味苦寒，有小毒。功能清热解毒，祛风止痛。用于热毒壅盛，咽喉肿痛，泄泻痢疾及风湿痹痛。煎服，3 ～ 10g。脾胃虚寒者不宜使用。

窦房结功能不全或心动过缓者慎用。肝病患者禁用。过量及中毒的临床表现参考山豆根。

三、绵马贯众〔Dryopteridis Crassirhizomatis Rhizoma〕

本品为鳞毛蕨科植物粗茎鳞毛蕨 *Dryopteris crassirhizoma* Nakai 的带叶柄基部的根茎（图 5-3）。

贯众之名始载于《神农本草经》，列为下品。其后李时珍《本草纲目》、陶弘景《名医别录》、苏颂《图经本草》均有记载。从古代医书中记载的植物形态和生态环境看，其为蕨类的多种植物，虽药用部位及外形较为相似，但品种颇多。

绵马贯众在发挥抗菌、抗病毒作用的同时，也可出现一定的不良反应，应注意合理应用。

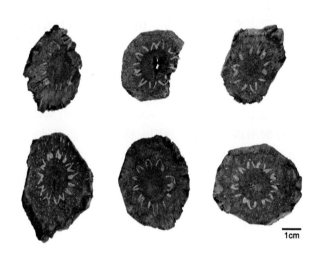

图 5-3　绵马贯众饮片

（一）作用特点

1. 性能功效特点　绵马贯众苦、微寒，有小毒，具有清热、解毒、止血、杀虫作用。《神农本草经》曰："味苦，微寒。主腹中邪，热气，诸毒，杀三虫。"[24]

本品有较强的杀灭绦虫的作用。其杀灭绦虫的活性成分为间苯三酚类衍生物东北贯众素、绵马酸等，对绦虫有强烈毒性，可使绦虫麻痹而排出，也可驱除钩虫、蛲虫、蛔虫，另外尚有免疫抑制活性。本品历来为防治时疫的要药。该药对流感杆菌、脑膜炎双球菌、痢疾杆菌有良好的抑制作用，对流感病毒、腺病毒、麻疹病毒、流行性乙型脑炎病毒等都有良好的抑制效果，故常用于预防麻疹、流行性脑炎、流行性感冒和痢疾。

2. 不同炮制品种的作用特点
（1）生用：清热解毒作用强，热毒病证宜生用。
（2）炒炭：止血作用强，出血病证宜炒炭用。

3. **不同源药物的作用特点** 贯众是临床使用极为混乱的品种之一。中医开处方只写"贯众"，然而历年来在中国称之为贯众的有 11 科 18 属 58 种和变种。

紫萁贯众（*Osmunda japonica* Thunb.）：苦、微寒，有小毒，清热解毒、止血，具有明显的抗病毒和止血作用。该品用于疫毒感冒、热毒泻痢、痈疮肿毒、吐血、衄血、便血、崩漏、虫积腹痛。

（二）安全合理用药

1. **用法用量** 水煎服，3～6g。根据年龄和身体状况确定用药剂量。脾胃虚弱者和儿童用量宜减半，应遵医嘱，不可连续用药。

2. **禁忌**

（1）绵马素有毒，一般在肠道中不易吸收，但当肠中有过多脂肪时，可促进吸收而致中毒，故服用含有贯众的药物须忌食脂肪类油腻食物。

（2）绵马贯众还具有促进子宫平滑肌收缩及抗早孕作用，故孕妇禁用。

（3）体质虚弱、肝肾功能不全、消化道溃疡者禁用。

（4）低龄儿童慎用。

（5）绵马贯众在能够发挥驱虫作用的用量下容易造成人体中毒，故现已很少用于驱虫。

（三）不良反应及处理

1. **临床表现**

（1）绵马贯众的主要成分绵马素可引起眩晕、头痛、腹痛、腹泻等症状。

（2）大剂量时可损害视神经，引起失明，大脑皮质也可受损。中毒的主要表现为：轻者头痛，头晕，腹泻，腹痛，呼吸困难，黄视或短暂失明；重者谵妄，昏迷，黄疸，肾功能损伤；最后四肢强直，阵发性惊厥，终因呼吸衰竭而死亡。中毒后恢复缓慢，可造成永久性失明。

2. **中毒的可能机制** 绵马贯众中含有的杀灭绦虫的间苯三酚类衍生物具有一定的毒性，能麻痹随意肌，刺激胃肠道，引起呕吐、腹痛、腹泻等不良反应；中毒时引起中枢神经系统障碍，出现视网膜血管痉挛及伤害视神经，见震颤、惊厥、视物模糊乃至延脑麻痹。

3. **处理**

（1）出现中毒症状时要立即停药。

（2）使用盐类泻药和活性炭阻止药物吸收，给予通用解毒剂解毒。在解救绵马贯众中毒时也要禁用油脂类成分的药物。

（3）对症治疗措施，如痉挛惊厥时，给予苯巴比妥等中枢镇静剂；补充体液和电解质；给氧或用呼吸兴奋剂。

4. **预防**

（1）正常人群应慎用，且要控制用量。

（2）准确鉴定贯众的品种，慎用绵马贯众。

四、重楼〔Paridis Rhizoma〕

本品为百合科植物云南重楼 *Paris polyphylla* Smith var. *yunnanensis*（Franch.）Hand.–Mazz. 或七叶一枝花 *P. polyphylla* Smith var. *chinensis*（F.）Hara 的根茎（图 5-4）。

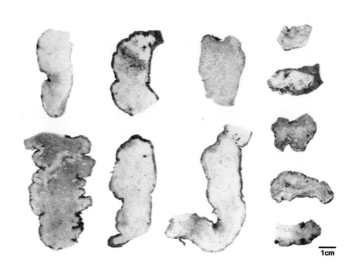

图 5-4 重楼饮片

（一）作用特点

重楼苦、微寒，有小毒，归肝经，有清热解毒、消肿止痛、凉肝定惊的作用，常用于咽喉肿痛、疮痈肿毒、毒蛇咬伤、跌打损伤、惊风抽搐等。《神农本草经》云："主惊痫，摇头弄舌，热气在腹中，癫疾，痈疮，阴蚀，下三虫，去蛇毒。"

（二）安全合理用药

1. 注意用药剂量，如汤剂以 5～10g 为宜，外用适量。不宜长期大量使用。《本草汇言》云："蚤休，凉血去风，解痈毒之药也。但气味苦寒，虽云凉血，不过为痈疽疮疡血热致疾者宜用，中病即止。又不可多服久服。"

2. 本品苦寒伤胃，素体虚弱，尤其是脾胃虚寒阴虚津伤患者应慎用。孕妇忌用。

（三）不良反应及处理

1. 临床表现

（1）毒性反应：烦躁不安，恶心呕吐，头痛，腹泻，甚至出现痉挛，抽搐，面色苍白，呼吸困难，发绀，心律不齐，心音低钝，心电图示频发性期前收缩等。[25]

（2）过敏反应：接触药物后眼睑部轻度瘙痒，鼻腔发痒，流清涕，继而面部麻木，水肿明显，睁眼困难。[26]

（四）鉴别用药

本品别名较多，最早出自《神农本草经》，名为蚤休；在《新修本草》中称为重楼；在《本草蒙筌》中名为七叶一枝花；在《植物名实图考》中异名为草河车；《中华人民共和国药典》2000 年版将其正名定为重楼。此外，由于中药拳参（蓼科植物）在药材商品中也有"草河车""重楼"等异名，易与本品混淆，使用时应注意加以鉴别。

五、白头翁〔Pulsatillae Radix〕

本品为毛茛科植物白头翁 *Pulsatilla chinensis*（Bge.）Regel 的根（图 5-5）。

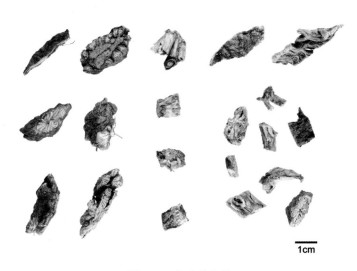

1cm

图 5-5　白头翁饮片

（一）作用特点

白头翁苦寒，归大肠经，有清热解毒、凉血止痢的作用，用于治疗热毒血痢、发热腹痛、下痢脓血，有止血、抗菌、杀虫等作用。

（二）安全合理用药

1. 不宜长期大量使用。

2. 有胃出血、胃溃疡者禁用。

3. 有皮肤过敏者不宜外用。干燥久贮者局部刺激作用大为降低。

（三）不良反应及处理

1. 临床表现

（1）鲜白头翁全草捣烂后因原白头翁素逸出而有强烈的刺激性气味，对皮肤及黏膜具有强烈的刺激作用，可引起流泪、喷嚏、咳嗽。

（2）白头翁素刺激黏膜，可出现口腔黏膜灼热肿胀，发炎；刺激胃肠，可见呕吐、腹痛、腹泻，甚至便血。

（3）白头翁可使出现心跳加快而弱，血压下降，严重者可引起休克。

（4）外用浓度太大，超过30%时可引起接触性皮炎，皮肤发疱、灼痛，心衰，严重者可因呼吸衰竭而死亡。

2. 处理

（1）皮肤黏膜中毒者可用清水、硼酸水或鞣酸溶液清洗。

（2）口腔可用4%的碳酸氢钠或硼酸水清洗。

（3）内服中毒者要洗胃，以及使用胃黏膜保护剂。

（4）出现心衰、出血等中毒严重的情况，可对症用西药抢救。

（5）中药连翘、甘草、绿豆、金银花等煎汤服用。

六、青黛〔Indigo Naturalis〕

本品为爵床科植物马蓝 *Baphicacanthus cusia*（Nees）Bremek.、蓼科植物蓼蓝 *Polygonum tinctorium* Ait. 或十字花科植物菘蓝 *Isatis indigotica* Fort. 的叶或茎叶经加工制得的干燥粉末或团块（图 5-6）。

（一）作用特点

青黛性味咸、寒，归肝经，有清热解毒、凉血、定惊等作用，用于治疗温毒发斑、口疮、痄腮等。

青黛的主要化学成分为靛蓝、靛玉红，此外还有色胺酮、青黛酮等微量成分。其中靛玉红具有抗肿瘤活性，能够抑制实体瘤和溶解白血病细胞；靛蓝具有保肝作用；色胺酮是抗真菌的活性成分；青黛煎剂对金黄色葡萄球菌、炭疽杆菌、志贺痢疾杆菌、霍乱弧菌、幽门螺杆菌等具有抗菌作用。

（二）安全合理用药

1. 用法用量

（1）内服 1.5～3g。青黛是一种很细的粉末，因其不溶于水，使煎液成为混悬液，而影响了方药中其他饮片有效成分的煎出，同时使煎液过滤发生困难。另外，在过滤时，由于青黛的细小微粒黏附于药渣表面，而随药渣弃去，或沾在滤材上，使青黛的用量有所减少，造成不必要的浪费，影响治疗效果。

可将青黛单独加工成散剂、冲剂或胶囊剂，在使用时以汤液送服，或与其他中药配伍制成丸、片、散、胶囊、冲剂内服。这样

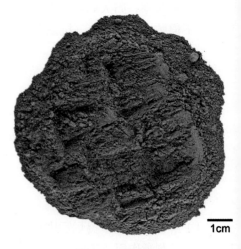

图 5-6　青黛饮片

既有利于药效的发挥，又能减少用量。

（2）外用适量，干撒或调敷。

2. 禁忌　有出血倾向、胃炎、胃溃疡患者慎用。皮肤过敏患者不宜外用。

（三）不良反应及处理

1. 临床表现

（1）消化系统：青黛中所含的靛玉红可引起严重的胃肠道反应，可能与肠道吸收靛玉红较差，造成该药在消化道蓄积有关。胃肠道反应可见腹部绞痛，食欲减退，甚者导致消化道出血。[27]

（2）造血系统：用靛玉红每次50mg，可引起骨髓造血组织损害，脂肪组织增生，以及头昏、乏力、牙龈出血等，可能与个体敏感性有关。

（3）皮肤过敏反应：以青黛外用治疗腮腺炎曾出现接触性皮炎案例，局部肿痛加重，皮肤瘙痒、红肿、皮疹、红斑等。[28]

2. 处理

（1）停药，对症处理。

（2）若出现骨髓抑制，则按再生障碍性贫血常规治疗，常用中药有炙黄芪、当归、生地黄、熟地黄、淫羊藿、玉米须、茜草等。

七、射干〔Belamcandae Rhizoma〕

本品为鸢尾科植物射干 *Belamcanda chinensis*（L.）DC. 的根茎（图5-7）。

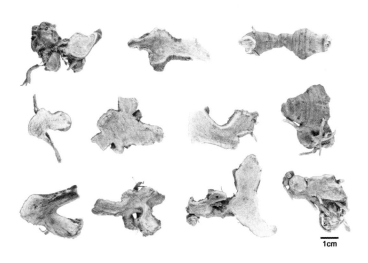

图5-7　射干饮片

（一）作用特点

射干苦、寒，归肺经，清热解毒、消痰、利咽喉，用于热毒痰火郁结，咽喉肿痛，痰涎壅盛，咳嗽气喘。

（二）安全合理用药

1.用量 3 ～ 10g。

2.本品苦寒伤胃，素体虚弱，尤以脾胃虚寒、肠滑易泻者当慎用。孕妇忌用。

（三）不良反应及处理

据报道，应用含射干的中药复方 73 例中出现水泻者 7 例，其用量超过 5g，故应注意慎用药量。《本草纲目》云"利大肠"，《本草衍义补遗》云"利大便"，《中国医学大词典》云"多服泻人"。[29]有个案报道因自服射干渍液后出现颈项、四肢、腹肌等全身性肌肉强直，咬肌紧张，语言障碍。[30]

八、千里光〔Senecionis Scandentis Herba〕

本品为菊科植物千里光 *Senecio scandens* Buch.–Ham. 的地上部分（图 5-8）。

（一）作用特点

千里光在我国作为药用始载于唐代《本草拾遗》，曰：千里光性味苦寒，归肝、肾二经，具清肝明目、清热解毒、止痒之功效，用于治疗肝热目赤肿痛、疮痈、皮肤疮疹等。现代研究证明，千里光具有广谱抗菌作用，可用于各种急性炎症性疾病，如伤寒、菌痢、大叶性肺炎、扁桃体炎、肠炎、黄疸、流行性感冒、毒血症、败血症、痈肿疔毒、丹毒、滴虫性阴道炎等。

（二）安全合理用药

1.用量 10 ～ 15g。外用适量，煎水熏洗。

2.由于本品性味苦寒，易伤脾胃，故脾胃虚弱、泄泻等者慎用，且不宜久服。肝脏病患者忌用，孕妇及哺乳期忌用。

（三）不良反应及处理

1. **对其毒性的认识**　对其毒性，历代医家认识不一，《本草拾遗》称"味苦，平，小毒"，《本草图经》云"味苦甘，寒，无毒"，但《生草药性备要》载"味涩苦，性平，微寒，无毒"。可见，历代对千里光的毒性认识不一致。

由于千里光属植物中普遍含具肝毒性的吡咯里西啶生物碱（PA），故千里光及其制剂的安全性问题已经引起国际社会和医药界的广泛关注。如美国已经禁

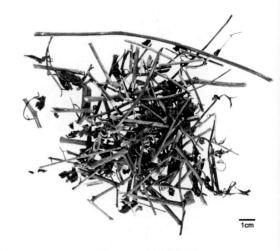

图 5-8　千里光饮片

止含千里光的内服药销售，如千里光制剂千柏鼻炎片在美国受到查封。

2. **不良反应**　PA 具有迟发性肝毒性，长期使用可导致肝静脉闭塞，出现黄疸和腹水，其肝损害的症状表现为疲乏无力、恶心呕吐、腹胀、黄疸、少尿、腹水等，还可导致肝癌、肺癌以及畸胎等。[31, 32]有临床报道，3 岁患儿肌注千里光 1mL 致敏抢救无效死亡，结果表明千里光注射剂使用可产生严重的不良反应。[33]

3. **处理**　立即停药，送医院处理，采用利尿、保肝等疗法。

九、山慈菇〔Cremastrae Pseudobulbus, Pleiones Pseudobulbus〕

本品为兰科植物杜鹃兰 *Cremastra appendiculata*（D.Don）Makino、独蒜兰 *Pleione bulbocodioides*（Franch.）Rolfe 或云南独蒜兰 *Pleione yunnanensis* Rolfe 的干燥假鳞茎（图 5-9）。《中华人民共和国药典》将之收载为山慈菇的正品。

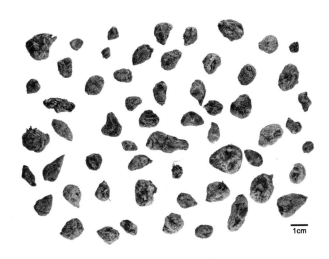

图 5-9　山慈菇饮片

（一）作用特点

甘、微辛，凉。归肝、脾经。清热解毒，消痈散结。

（二）安全合理用药

1. 煎服，3 ～ 9g。外用适量。
2. 正虚体弱者慎用。

（三）鉴别用药

光慈菇

（1）来源：某些地区将百合科植物老鸦瓣 *Tulipa edulis*（Mig）Bak. 和丽江山慈菇 *Iphigenia indica* Kunth et Benth 的鳞茎亦作山慈菇用，此二种药材商品通称为"光慈菇"（图 5-10），临床应用当予鉴别。

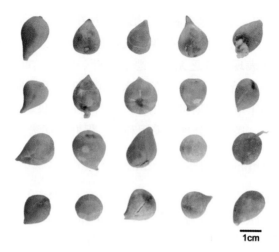

图 5-10 光慈菇饮片

（2）作用特点：光慈菇甘、寒，有毒，有散结化瘀消肿之功效。光慈菇含秋水仙碱等多种生物碱，具有抗癌作用。近年研究表明，秋水仙碱的衍生物秋水仙酰胺抗癌活性更强，故广泛用于治疗乳腺癌、宫颈癌、食管癌、肺癌、胃癌、皮肤癌等多种癌症。光慈菇亦可用于治疗痛风、白塞综合征及肝硬化等。

（3）光慈菇的不良反应及处理

1）不良反应：光慈菇含秋水仙碱等多种生物碱，久服可引起胃肠道不适、多发性神经炎、白细胞减少以及中枢神经系统抑制等。

2）中毒临床表现：光慈菇毒性较强，治疗量与中毒量比较接近，过量可引起中毒（丽江山慈菇每次 0.6 ～ 0.9g）。①中毒潜伏期 3 ～ 6 小时，开始咽喉和上腹部烧灼感，吞咽困难，恶心，剧烈呕吐，腹痛，腹泻，水样便，血便。②血管损害引起休克，肾脏受损出现血尿或尿闭，衰竭，虚脱，并可产生粒细胞缺乏症和再生障碍性贫血等严重后果。③危重者于 1 ～ 2 天死于呼吸麻痹。

3）中毒解救：立即送医院急救。

附录 1

香港特区政府卫生署有关《提防混淆药材山慈菇、光慈菇及马兜铃科细辛属药材金耳环及土金耳环》的通告（节录）

本署发现目前市面以"山慈菇"为名出售的中药材出现有四种不同品种，包括兰科山慈菇（正品）、百合科光慈菇以及同属马兜铃科细辛属药材金耳环和土金耳环，现提醒各位在购买及售卖中药材山慈菇时须小心分辨。

《中医药条例》附表 2 及《中华人民共和国药典》（2005 年版）订明，中药材山慈菇的来源为兰科植物杜鹃兰、独蒜兰或云南独蒜兰的干燥假鳞茎（地下部分），而光慈菇则为百合科植物老鸦瓣或伊犁郁金香的鳞茎（地下部分）。两者所含的化学成分不同，它们的主治与功效也不一样，须小心分辨。

附录2

山慈菇和光慈菇

山慈菇

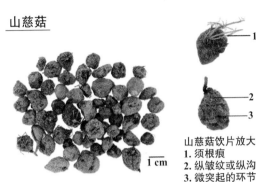

光慈菇

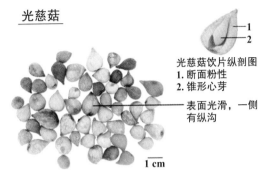

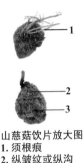

光慈菇饮片纵剖图
1. 断面粉性
2. 锥形心芽

表面光滑，一侧
有纵沟

1 cm

山慈菇饮片放大图
1. 须根痕
2. 纵皱纹或纵沟
3. 微突起的环节

1 cm

山慈菇	光慈菇
来源：兰科植物杜鹃兰、独蒜兰或云南独蒜兰 药用部位：（地下部分）假鳞茎 性状特征： （1）形状：不规则扁球形或圆锥形 （2）表面：黄棕色或棕色，有纵皱纹或纵沟，中部有环节，节上有丝状纤维 （3）质地：质坚硬 （4）断面：灰白色或黄白色，略呈角质	来源：百合科植物老鸦瓣或伊犁郁金香（伊犁山慈菇） 药用部位：（地下部分）鳞茎 性状特征： （1）形状：卵圆形或圆锥形 （2）表面：粉白色或黄白色，光滑，一侧有纵沟 （3）质地：质硬而脆 （4）断面：白色，粉质，内有心芽（经加工蒸煮的表面呈浅棕色，断面呈角质）

第四节　其他常用清热药的安全合理用药

一、石膏〔Gypsum Fibrosum〕

本品为主要含水硫酸钙（$CaSO_4 \cdot 2H_2O$）纤维状结晶聚合体的矿石。

生石膏为历代医家所常用治疗温热病的药物之一。其首载于《神农本草经》，列为下品，曰："味辛，微寒。主中风寒热，心下逆气，惊喘，口干，舌焦，不能息……金疮。"

张仲景《伤寒论》中共有 7 方（次）使用石膏。魏晋南北朝时期医家用石膏除热，治金疮及烫火烂疮；唐宋医家用石膏清热除烦；金元明代医家善用石膏治疗五官、头痛之疾；明代缪仲淳，清代顾松园、吴鞠通、余师愚，近代张锡纯、蒲辅周等均擅长用石膏治疗热病，尤其用于治疗乙型脑炎，积累了丰富经验。张锡纯在《药物讲义石膏解》一文中云"外感有实热者，放胆用之，直胜金丹"，故石膏被称为"热病金丹"。石膏是治疗温病名方白虎汤、清瘟败毒饮、竹叶石膏汤的主药之一。

（一）作用功效特点

1.性能功效特点

（1）清气分实热：石膏苦、辛、甘，大寒。其性大寒，既能外解肌肤之热，又可内清肺胃之火，尤善于清泻热邪和抑制亢阳，通过清热泻火作用而达到除烦止渴。正如余师愚《疫疹一得》所云："石膏性寒，大清胃热；味淡气薄，能解肌热；体沉性降，能泄实热。"

据研究，石膏可能是通过抑制体温中枢的亢进而发挥解热作用，同时由于发汗中枢也被抑制，故解热而不发汗，尤其适用于高热，解热作用较持久。石膏内服后经胃酸的作用，一部分变为可溶性钙盐，由肠道吸收入血，钙能抑制神经、肌肉的兴奋性，产生镇静、镇痉的作用，并能降低血管的通透性，发挥抗炎、抗过敏、抗浮肿作用。

（2）清肺胃脏腑热：石膏归肺、胃经。在清脏腑热方面，石膏擅长清肺热、胃热，亦能清头面之郁热而止痛。

2.不同炮制品种的作用特点
煅石膏：为外用药，不作内服药用。其含硫酸钙，寒凉之性大减，性能由清热泻火变为收敛固涩，有收湿敛疮之功，既能收敛水湿，使创面分泌物减少，又可促进创面愈合，故多用于疮疡不敛，或湿疹浸淫及水火烫伤等。

（二）安全合理用药

1.石膏的适应证
著名中医何绍奇提出了应用"石膏八证"，可资参考。

（1）身大热（温病由卫入气，气分大热，风寒入里化热；中暑，病位在上中焦肺与胃，身大热为石膏的必具药证）。

（2）不恶寒反恶热（表已解，里热炽）。

（3）汗出而热不退（无论伤寒温病，不汗出都是病在表未解，为卫分证、太阳证，应予解表透达外邪。表寒未罢，里热已炽者，用石膏须兼用解表，以表里同治）。

（4）口舌干燥、唇焦口渴、渴欲饮冷、口鼻气热（渴甚或饮不解渴，是阴分为热邪所伤，宜加人参、麦冬）。

（5）脉滑数、洪大；舌红绛，苔薄而干焦（如见脉重按无力或见芤脉重证，必加人参，轻证可加麦冬、玉竹、百合、北沙参）。

（6）肢厥，而胸腹抚之如烙（属热厥阳郁，但要区别于用下法之承气汤证）。

（7）烦躁不安，甚则昏迷、谵妄（由热扰心神所致，同是烦躁不安，须区别于阳气欲脱证）。

（8）牙龈肿痛（龈为阳明所络）。

2.不宜用石膏的指征
何绍奇又提出了"石膏八禁"。

（1）无汗（热病初起，病邪在表，不得用石膏；而见恶寒发热无汗、头痛身痛、脉浮，虽有身热，亦当从表而汗解，即里有郁热，客寒包火，当用石膏者也须兼用解表；也有胃虚营弱不得汗之虚证，更非石膏证）。

（2）口不渴（无里热，若口中和而不渴，非表证即为里寒）。

（3）无烦躁（肺胃无郁热）。

（4）脉浮（病在表）、芤迟虚细（虚寒）、沉实（腑实）或结代（多为阴阳两虚）。

（5）舌苔白腻、黄腻而厚（湿寒或湿热。湿热证湿重于热者不可用石膏，盖石膏寒凉，有助湿之弊，前人用白虎加苍术、三石汤，皆热重于湿者）。

（6）食少便溏（素体脾虚，即使肺胃大热当用石膏者亦须酌减其量，或加健脾助运药，否则大泻）。

（7）老人、心力不健者（姜春华先生谆谆告诫，非用石膏不可时，宜加人参、麦冬保护心力）。

（8）虚证发热（阴虚发热、气虚发热，均非石膏可退）。

3.用法用量

（1）常用量：煎服，15～60g，宜打碎先煎。内服宜生用；外用多火煅研末。

（2）大剂量用药：石膏质重，当用石膏清热者，用量宜重。张锡纯临证之时，只要辨证为实热，必重用石膏。从《医学衷中参西录》中用石膏的56例验案来看，其中单独使用石膏者47例，且用量较大，每剂少则1～2两，重则4～7两，有时甚至用到数斤。

张锡纯认为："夫石膏之质甚重，七八钱不过一大撮耳。以微寒之药，欲用一大撮扑灭寒温燎原之热，又何能有大效？……其寒凉之力远逊于黄连、龙胆草、黄柏等药，而其退热之功效则远过于诸药。盖诸药之退热，以寒胜热也；而石膏之退热，逐热外出也。"

而且，张锡纯用石膏的用量与患者的年龄关系不明显。小者5岁孩童，大者七旬老人，其石膏用量均在四两以上，如张氏曾治一7岁儿童，患感冒风寒而身大热，约一昼夜间，共享石膏六两。[13]

（3）石膏在配方中的用量：石膏的用量应随不同的配伍和所主治病证的不同而增减。如同样是配麻黄，若用于治疗外寒郁遏，阳气不宣之表寒里热证，则石膏用量小于麻黄，使麻黄宣发外寒，石膏清解郁热，如大青龙汤、桂枝二越婢一汤；若用于治疗肺热壅盛的咳喘，则石膏用量大于麻黄，以清泻肺热为主，如麻杏石甘汤；若用于治疗肺胃大热烦渴之证，石膏配知母，石膏尤其宜重用，如白虎汤、白虎加人参汤。

白虎汤治疗阳明四大证，且热象越著，生石膏用量须越大。《伤寒论》中白虎汤用生石膏1斤（东汉1斤相当于222.73g或250g）。

（4）有不主张用大量石膏者：如蒲辅周老中医所云：使药证相符，石膏也不必用过大的量，不要动不动就半斤、一斤的。姜春华老中医也指出：石膏的饱和溶解度应有一定的范围，超过此范围即使加大量也无济于事。

（5）煎法：历代多数医者认为本品入药宜打碎先煎，然目前也有学者认为不宜先煎。持此观点者认为本品退热的主要成分在30～40℃时溶解度最大，随着温度升高，则溶解度变小，从而影响其退热疗效，故认为石膏用于气分实热证之高热者可不必先煎。

何绍奇认为：甘草、粳米有助于石膏的混悬，煮成米汤之后，石膏微粒在煎煮中混于其间，患者直接吞下了微粒的石膏，从而有效地发挥了石膏的作用，同时也保护了胃气，使之不为石膏的寒凉沉降所伤。

（6）服法：张锡纯用石膏退热虽主张石膏重用，而又有节制，不致成为滥用。他指出：石膏"必煎汤三四匙，分四五次徐徐温饮下，热退不必尽剂"。煎汤徐徐温服是常用的服法。徐徐温服，既利于散热，又可护胃。乘热服之，得石膏寒凉之性，随热汤发散之力，化为汗液尽达于外。此乃寒因热用，护胃之法。

张锡纯还根据不同的病情与需要有不同的服法，如：

1）入复方与他药同煎：用于一般的热性疾病。如温病兼喉痧，即以生石膏捣细配玄参、天花粉等，水煎服。

2）单煎代茶饮用：适用于热病小儿苦于服药或病热当清而闻药即吐者，均可用生石膏细末煎取清汤，徐徐温饮，多次服用。这样既能使药入病所，又可使其退热而不至于下焦滑泄。

3）对于温病表里壮热，呕吐甚剧，不能服药，少进饮食或饮水亦呕吐者，为避药味，将梨去皮，切片，蘸生石膏末，细细嚼之，方可使患者受药而奏效。但石膏质重、性凉，有碍消化，脾胃虚寒者不宜用。

为了加强生石膏的退热之力或针对热病大便干燥者，可用温开水或他药煎汤送服生石膏末，以其凉而重坠之性善通大便。

（7）剂型：多入汤剂，少用散剂，若用散剂则用量不宜大，以免导致石膏不消化而伤胃。

（三）不良反应及处理

1. 纯净的生石膏临床应用是安全无毒的。服用石膏出现一些不良反应可能与石膏的质量有关，如不纯净、混有杂质等。

2. 处理包括停药，用生姜、大枣煎汤服用即可。

3. 预防如下。

（1）用药时间不宜过长，一般应掌握"热退即撤"的原则。

（2）阳虚和无内热的患者不宜用。

（3）在方中配用粳米、山药、扁豆、薏苡仁等。

（四）配伍应用

1. **配知母、甘草、粳米**　清气分实热之作用可明显增强。生石膏退热，作用较强，效果较快，但不持久；知母退热，作用较弱，效果较慢，但较持久。两药相配伍，能产生协同作用，退热快而持久。治气分实热证。如《伤寒论》白虎汤。

2. **配生地黄、水牛角、牛黄等**　清热泻火、清解营分热邪作用增强。用于气营两燔高热证。

3. **配麻黄、黄芩、贝母、鱼腥草等**　清肺热宣肺作用增强。治风热肺热证，肺热咳喘。

4. **配黄连、黄芩、大黄等** 泻火解毒退热作用增强。治热毒炽盛。

5. **配生地黄、麦冬，或熟地黄、知母** 滋阴退热作用增强。治阴虚发热，如玉女煎。也可用此改善服用激素后或肿瘤患者放疗、化疗后的出现口干、烦躁等，尚可加芦根、石斛等增强养阴生津之功效。

6. **配知母、人参** 张锡纯在用石膏时，视患者体质，常仿白虎加人参汤意，配以人参。他认为："《伤寒》定例，汗、吐、下后，用白虎汤者加人参，渴者用白虎汤亦加人参。而愚临证品验以来，知其人或年过五旬，或壮年在劳心劳力之余，或其人素有内伤，或禀赋赢弱，即不在汗、吐、下后渴者，用白虎汤时，亦皆宜加人参。"

7. **配苍术** 苍术燥湿健脾，与石膏配伍，其清热燥湿力增强。治湿温、暑温夹湿，热重于湿，身热胸痞、汗多身重、舌红苔腻者。如白虎加苍术汤。

8. **配金银花、连翘** 白虎大清肺胃之热，加入金银花、连翘，清热解毒之力增强。治热毒炽盛、肺热壅盛等。如新加白虎汤。

9. **配大黄** 大黄通腑，去肠胃之结，助石膏清泻肺热，使石膏清泻肺热之力增强。用于温热下后，症见喘促，痰涎壅滞，肺气不降者。如宣白承气汤。

（五）与西药合用的禁忌

1. **不宜与四环素类抗生素同服** 石膏会使该类抗生素溶解度降低而吸收率减少。

2. **不宜与异烟肼同服** 会使其疗效降低。

3. **不宜与强的松同服** 能降低其生物利用度。

二、黄连〔Coptidis Rhizoma〕

本品为毛茛科植物黄连 *Coptis chinensis* Franch.、三角叶黄连 *C. deltoidea* C. Y. Cheng et Hsiao 或云连 *C. teeta* Wall. 的根茎（图 5-11）。

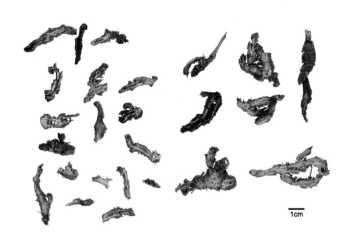

图 5-11 黄连饮片

《神农本草经》载黄连："味苦，寒。主热气，目痛，眦伤泣出，明目，肠澼，下利，妇人阴中肿痛。"《名医别录》云："黄连……主治五脏冷热，久下泄澼、脓血，止消渴，大惊，除水，利骨，调胃厚肠，益胆，疗口疮。"黄连在《伤寒论》中入方12次，在《金匮要略》中入方7次。张仲景在使用黄连的方剂中，用量讲究，配伍严谨，切于实用，以黄连为主药的一些著名方剂仍沿用至今。历代医家对黄连的应用积累了丰富的经验。

有关黄连历代的应用，包括单方、复方、孕妇的使用和新生儿应用黄连为"开口药"的文献资料，以及临床应用和实验研究，中国中医科学院的高晓山、陈馥馨、杨守业、林娜等人从1990年代开始进行了大量研究，发表了系列研究文章，其研究成果为黄连的安全合理应用提供了重要的依据。

（一）作用特点

1. 性能功效特点 黄连性味苦寒，以苦燥湿，以寒除热，一举两得。

（1）善清中焦肠胃湿热：黄连药性苦寒降苦燥，清热燥湿之力胜，善入中焦、大肠，以清泻中焦、大肠之湿热，对于湿热泻痢、呕吐之证，历代医家最为最常用，称为治湿热泻痢之要药。

黄连亦清肝、胆、膀胱等湿热，用于湿热引起的黄疸、淋证及湿疹、湿疮等多种湿热病证。

（2）长于清泻心、胃之实热：黄连清脏腑实热作用广泛，可清泻多个脏腑的实热，然尤以清泻心、胃二经实热见长，为治心、胃二经实热证之常用药，对于心、胃二经热盛所致的多种病证均有较好疗效。

（3）清热解毒力强：黄连清热解毒力强，可用于多种热毒病证，尤其是热毒上攻的目赤肿痛，故又称为治目疾之要药。

2. 黄连不同炮制品种的作用特点 据研究，炮制可提高小檗碱在水中的溶出率。生黄连中小檗碱的溶出率约为58%，酒、姜汁、吴茱萸炮制后，其溶出率约为85%，证明炮制对小檗碱在煎液中的溶出有促进作用。[34]

黄连较为常用的有：

（1）生用：生用其清热燥湿、泻心火、清热解毒力较强，适用于湿热、火热毒邪病证，心火亢盛、胃火炽盛、热毒病证，体质强壮及脾胃功能较强者。

（2）炒用：能降低其苦寒之性，适用于火热之邪不盛，或脾胃功能较差者，以防黄连苦寒伤胃。

（3）姜汁炙：姜能止呕，故姜炙黄连的清胃止呕作用较强，适用于胃火呕吐。

（4）酒炙：酒制升提，能引药上行，缓和寒性，善清头目之火，适用于目赤肿痛、口舌生疮。

（5）萸黄连：吴茱萸能抑制黄连的苦寒之性，使黄连寒而不滞，以清气分湿热，散肝胆之郁火，适用于湿热郁滞肝胆、嘈杂吞酸、胸脘痞满、泄泻或下痢者。

（6）猪胆汁炙或醋制：醋制能引黄连入肝经，且止痛作用增强，适用于肝胆虚火之心腹痛。胆汁炙可增强黄连清泻肝胆实火之功，适用于肝胆实热所致之目赤肿痛、呕吐、脘腹痞满、泄泻等病证。

（7）炒炭：性味苦涩，可增强黄连的止泻和止血作用，适用于久泻下痢脓血、心火亢盛、烦躁不寐及迫血妄行所致的吐血、衄血等病证。

（二）安全合理用药

1. 适应证　张元素《珍珠囊》云：黄连"其用有六：泻心脏火，一也；去中焦湿热，二也；诸疮必用，三也；去风湿，四也；治赤眼暴发，五也；止中部见血，六也"。

黄连是中医外科的重要常用药，但因外科中的派别不同而其用量也各异。外科三派（正宗派、全生派、心得派）中的正宗派创始人陈实功，以消、托、补三法为治法大纲，他使用消法时，黄连是首选之药，因为《外科正宗》的肿疡以阳痈为多。

全生派以"以消为贵""以托为畏"作为治法总纲，但他所治的肿疡则以阴疽或半阴半阳者为主，所以不一定非黄连不可。

至于《疡科心得集》的心得派，其运用传统内科治法来处理外科病，所以对黄连的依赖程度也就不及正宗派了。

著名老中医干祖望对黄连的适应证提出"有人称黄连是消炎药，当然可以，但总不及称'清热解毒'药为妥。'炎'是病，'热'与'毒'是证，中医治'证'不治'病'。""现在年轻的中医外科医书往往把黄连作为抗生素来使用，这已丢失了中医传统理论而滑到西医化的邪路上去，奏响了中医传统理论的哀乐。"[35]

2. 禁忌证　《本草害利》称："虚寒为病大忌。凡病人血少气虚，脾胃薄弱，血不足以致惊悸不眠，兼烦热燥渴；及产后不卧，血虚发热，泄泻腹痛；小儿痘疮，阳虚作泻，行浆后泄泻；老人脾胃虚寒作泻，虚人天明飧泄，病名肾泄；真阴不足，内热烦躁诸症，法咸忌之。犯之使人危殆。久服黄连、苦参，反热从火化也。盖炎上作苦，味苦必燥，燥则热矣。且苦寒沉阴，肃杀伐伤生和之气也。"寒证、阳虚、阴虚及脾胃虚寒者忌用黄连。

黄连苦寒较甚，不宜久服，否则易损脾胃。

3. 用法用量　煎服，常用量 2 ～ 10g。

《伤寒论》中对黄连的用量，因证而异：

（1）仲景应用黄连的最大量为4两，见于黄连阿胶汤，旨在用大剂量黄连主治烦躁、失眠。

（2）仲景应用黄连的次大量为3两，见于葛根芩连汤、白头翁汤、白头翁加甘草阿胶汤、黄连汤、干姜黄芩黄连参汤五方中。用于治疗下利、呕吐、腹痛之症。

（3）仲景应用黄连的一般量为1两，治各种痞证，见于泻心汤、黄连泻心汤、半夏泻心汤、生姜泻心汤、甘草泻心汤、附子泻心汤、小陷胸汤方中。

4. 剂型

（1）临床用药黄连多入汤剂。

（2）黄连与某些药物配伍时，亦可用丸散剂，如黄连与吴茱萸配伍的左金丸，与木香配伍的香连丸等。

（三）不良反应及处理

1. 古今医学文献均将黄连视为无毒，或副作用很小的良药。

2. 少数患者服用本品后有上腹不适、便秘或腹泻等消化道症状。[36]

3. 个别患者服用黄连或黄连素可有恶心、呕吐、皮疹、药物热、头昏、心慌、耳鸣、腹痛、腹泻、关节痛、尿痛等不良反应。黄连素过敏性休克易发生于有过敏史的患者。对黄连素过敏者是否对中药黄连饮片过敏尚未见报道，但对黄连素过敏的患者在使用黄连时应以注意为好。[37-42]

（四）配伍应用

1. **关于黄连配伍的研究** 据相关文献研究，黄连最常配伍的药物是黄芩、黄柏、甘草、当归、大黄等。在古代，黄连大多数是以方剂的形式用之，极少用单方。13 部宋以前的方书中，3 万多方剂中，单方只占 2.05%，最多不超过 5.26%。常见的配伍药依次为黄芩、黄柏、甘草、当归、大黄等。清代皇室应用的福寿丹由黄连、朱砂、甘草组成。[43]

2. **黄连的药对** 著名中医干祖望将黄连的配伍形象地称为"伴侣"，黄连若和它们同用则可发挥出远胜于单味黄连的作用。"药对"可以在"相辅相成"或"相反相成"中进一步获得"相得益彰"的效益，在临床上使其作用发挥得淋漓尽致。其主要方式如下：

（1）相须配对：把药性功能相类似的药物配对，以求可以明显地增强原有疗效。这两种药的性味、归经大体相同。如黄连配黄芩，二者性味均是苦寒，都能清热、燥湿、泻火、解毒，但黄连偏泻心胃之火，黄芩偏清肺胃之热。因此，二药相须而用，以泻上、中两焦邪热见长。如《伤寒论》的葛根芩连汤、李东垣的普济消毒饮之类。

（2）相使配对：如黄连配大黄。黄连清热泻火，大黄攻下泻热。大黄能提高黄连的清热泻火作用，黄连能加强大黄的泻热之力。如《伤寒论》的大黄黄连泻心汤。

（3）清补配对：如黄连配人参。凡正虚邪实的病，非人参峻补阳气、急扶中土则不足以扶正；无黄连清热燥湿，速除疫毒不足以祛邪。且黄连苦降止呕，又可引人参入中。两者一清一补，相济相佑。朱丹溪谓之"下痢胃热噤口者，用黄连人参煎汤，终日呷之"，方有升阳益胃汤。

（4）相反配对

1）黄连配肉桂，为交泰丸，有交通心肾的作用，用于心肾不交的失眠，用黄连泻心火，配肉桂温肾阳，而引火归原。姜春华认为："黄连性寒，有抑制作用；肉桂性热，有兴奋作用。抑制与兴奋，功能调节平衡，对照'交通心肾'的论点，是殊途义同的。方中黄连与肉桂的比例应根据病情做适当增减，但肉桂用量一般应少于黄连。"

2）黄连配干姜：《伤寒论》第 173 条云："伤寒胸中有热，胃中有邪气，腹中痛，欲呕吐者，黄连汤主之。"方以黄连清上热，干姜温下寒，辛开苦降以复中焦升降之职，主治上热下寒证。《伤寒论》第154条治疗柴胡汤证误下后变病的半夏泻心汤，以辛热之干姜温中散寒，以苦寒之黄芩、黄连泻热开痞，具有平调寒热、辛开苦降之用，主治寒热错杂。

3）黄连配乌梅：黄连苦泄，虫得苦则下，乌梅酸收，虫得酸则静，主治蛔厥之证，如乌梅丸。

（5）润燥配对：如黄连配知母，为辛香苦燥药与阴柔滋润药的配伍成对。黄连性燥，虽可除湿，但易伤阴。知母性润而黏，但易留邪，且有一定的滋阴润燥作用。两者相合、相使为用，则能更好地发挥其滋阴润燥作用，使清热降火作用增强，润燥兼施，扬长避短。

（6）燥湿与化湿配对：黄连治疗湿浊上蒸，必须佐以藿香、佩兰以芳香化浊。

（五）关于"开口药"用于新生儿的问题

对新生儿的胎火、胎毒，据传从南北朝时期开始使用"黄连法"。实际上，"黄连法"又有几种不同的方法，常用的有预先将黄连一钱打碎，用沸水浸泡，或煮沸浓缩，备用；或配以不同比例的甘草同浸、同煎备用，称为"甘草黄连法"；或分煎甘草、黄连，依次使用；或用含黄连的复方。

其具体应用，大部分是用棉裹手指蘸药汁或用棉做成乳头状蘸药汁，向婴儿口中抹或挤滴药汁。此种方法，被称作"初生搜口法""试口法""试秽法""开口法"，或称为"初生解毒"。

古代中医认为，经此处理后，胎火、胎毒得以清除，小儿食欲增强，少生疾病。清代的《医宗金鉴》称："素禀胎热蕴于中，惟有黄连法最灵，水浸浓汁滴口内，脐粪胎毒自此清。"

至今，我国南方许多地方，如福建、广东、浙江、江西、广西、湖南、安徽等一带民间仍然流行黄连"开口药"的传统习惯。

有学者也反对新生儿使用黄连，但产科临床证明，即使在消毒条件良好的条件下，婴儿经产道感染的可能性仍然存在，故也有人主张新生儿产后短期内给予具有较强抑菌作用的黄连也是可取的。

针对有学者提出的黄连有毒，导致新生儿黄疸的观点，高氏等人经过实验研究和社会调查，均未发现新生儿服用黄连或含黄连方剂诱发核黄疸或可能导致核黄疸的证据。也没有发现证据显示孕妇、乳母服用黄连或小檗碱对胎儿、新生儿、乳儿有导致核黄疸的情况。[44, 45]

（六）与西药合用的禁忌

1. 不宜与强心苷同用　黄连在胃肠道中有很强的抑菌作用，肠道菌群的改变使强心苷被细菌代谢的部分减少，血中强心苷浓度升高，易发生中毒。

2. 不宜与酶类制剂同用　黄连可抑制酶的活性，降低酶类制剂的作用。

三、知母〔Anemarrhenae Rhizoma〕

本品为百合科植物知母 *Anemarrhena asphodeloides* Bge. 的根茎。

（一）作用特点

1.性能功效特点 《神农本草经》曰："味苦，寒。主消渴，热中，除邪气，肢体浮肿，下水，补不足，益气。"

知母苦、甘、寒，归肺、胃、经。其苦寒清热，甘寒滋润，既能清热泻火，又能滋阴润燥，有双重作用。知母善入肺、胃、肾经以清热泻火，既清肺热，又滋肺阴而除燥热；能清胃火，存津液；其甘寒之性又可滋养胃阴，生津止渴；既滋肾阴，又退虚热，泻相火。

2.不同炮制品种的作用特点

（1）生知母：清热泻火作用强。

（2）炒用：据研究，清炒、酒炒、盐炒皆可使其所含的芒果苷、新芒果苷含量大幅度降低，而总多糖含量变化不大；然其抗炎作用则各炮制品皆不及生品，炮制虽不降低总多糖含量，但可使其结构发生改变。炒、酒炒后其镇静作用增强，因其镇静的主要有效成分为一种脂溶性成分，炒可使其药材疏松，酒炒中带入乙醇，乙醇对脂溶性成分具"增溶"作用。盐知母的镇静作用稍差。故知母用于镇静则宜炒用或酒炒。

盐炒可增强其入肾滋阴降火的作用，肾阴虚火旺可用盐炒之知母。

（二）安全合理用药

虚寒证不宜用知母；因其性寒滋润，脾虚便溏者尤应忌用。

四、天花粉〔Trichosanthis Radix〕

本品为葫芦科植物栝楼 *Trichosanthes kirilowii* Maxim. 或双边栝楼 *Trichosanthes rosthornii* Harms 的块根。

天花粉本名"栝楼根"，唐宋时期多加水捣磨过滤后澄粉入药，故改名天花粉。目前本品完全以块根直接使用，已无天花粉之实，应视为瓜蒌根的现代正名。本品孕妇慎用；不宜与川乌、制川乌、草乌、制草乌、附子同用。

不良反应及处理

1. 有报道天花粉煎服，对少数病例可致恶心、腹痛和腹泻等。[46]其提示脾胃虚寒患者应慎用，过敏体质患者忌用。

2. 天花粉蛋白有较强的抗原性，有因接触天花粉蛋白而引起严重过敏的报道。[47]

病案举例：天花粉引起过敏反应[48]

某医院需制一种治疗糖尿病的颗粒剂，需要将 62kg 天花粉碎加工成细粉。参加粉碎的共 5 人，其中男性 2 人，女性 3 人，40 岁以上者 1 人，30 岁以上者 2 人，20 岁以上者 2 人。粉碎机型号为 WF-250 型万能粉碎机，设备为半封闭式。粉碎时间为 2 小时（上午 9—11 时）。防护措施：佩戴一次性口罩、工作帽。到下午上班 2 小时后（16 时左右），5 人出现不同程度的发热、头痛、咽喉痛、胸闷、恶心呕吐、咳嗽咳痰，颜色为白黄色痰液，心率也有不同程度的加快。以上症状轻者持续 2 ～ 3 天，重者 4 ～ 6 天，未经治疗消失。

其症状的轻重与粉碎时接触时间的长短及人体的耐受力大小、吸入多少有关。在加工粉碎时要加强防护措施，使用全封闭式粉碎设备，佩戴口罩，要防尘口罩或加湿，以减少细粉的吸入。在临床使用天花粉时用量要准确，不得超大剂量乱用及长期应用，以免引起毒副作用的发生。

五、栀子〔Gardeniae Fructus〕

本品为茜草科植物栀子 *Gardenia jasminoides* Ellis 的成熟果实。

（一）作用特点

1. 性能功效特点 栀子苦、寒，归心、肝、胃、肺经，功效泻火除烦，凉血止血，清热解毒，清利湿热。《神农本草经》曰："味苦。主五内邪气，胃中热气，面赤，酒疱皶鼻，白癞，赤癞，疮疡。"

栀子苦寒清降之性较强，能清泻气分实热，通泻三焦之火，尤以清泻心、肝、胃经热邪见长。其长于清解心经之热而除烦，清利肝胆湿热而退黄，清解血分之热而达到止血之功，并能清热解毒消肿。

2. 不同炮制品种的作用特点

（1）生用：在解热、保肝、利胆等方面，以生栀子作用为强，故清热泻火、利湿退黄用宜用生栀子。有人对栀子生、炒、焦、炭、姜炙品及 4 种不同温度、时间下的烘制品进行了护肝作用的比较研究，结果表明，栀子生品能明显对抗四氯化碳所致的动物急性肝炎，经不同方法炮制后护肝作用均降低。此外，栀子如用于治疗急性黄疸性肝炎应以生品为好。[49]

（2）炒炭（焦栀子、黑栀子）：传统认为栀子炒炭其止血效果优于生用，但临床使用时则应视其出血之病因，若非血热所致之出血，止血多用焦栀子；若为血热出血者，则生栀子作用为佳。[50]

（二）安全合理用药

《本草害利》云：栀子"禀苦寒之性，虑伤胃气而伤血，凡脾胃虚弱，及血虚发热者忌之。能泻有余之火，心肺无邪热者忌。心腹痛不因火者尤忌。小便不通，由于膀胱虚无气以化，而非热结小肠者亦不可用。疮疡因气血虚，不能收敛，则为久冷败疮，非温暖补益之剂则不愈。所谓既溃之后，一毫寒药不可用是也"。

虚寒证不宜用栀子；因其苦寒性较强，易伤脾胃，脾虚便溏者尤应忌用。

（三）不良反应及处理

1. 栀子含环烯醚萜苷、去羟栀子苷、异栀子苷，具泻下作用。生栀子水煎服，若脾胃虚寒或久服，偶有恶心、呕吐等反应，应用炒栀子或炒焦后反应明显减轻。

2. 有报道称服用含栀子的中成药致过敏反应，而出现红斑或红色丘疹，瘙痒，经予栀子煎汁做斑贴试验，呈阳性反应（＋），分别诊断为中药栀子致固定性药疹和荨麻疹样药疹。[51, 52]

3. 大剂量（125g）左右，导致中毒。[53]

（四）配伍应用

1. **配淡豆豉**　著名温热病专家赵绍琴教授临证运用栀子豉汤颇多，他认为温病邪在卫分而将化热入里之时用之，苦宣（栀子、豆豉性味苦寒而性轻宣，谓之苦宣）透散，宜泄郁热，使邪达郁开，从而遏制热邪向纵深方向发展，谓之为"苦宣折热"。苦宣折热与诸多温病治法相合而用，可治疗温病卫、气、营、血各阶段的多种病证。尤其是热郁胸膈气分，或气分高热已解，余邪郁于胸膈，身微热，心烦懊恼，坐卧不安，胸闷欲吐，苔薄而略黄，寸脉较大之余热扰于胸中之证，宜用栀子豉汤随证加味。[54]

2. **配茵陈、大黄**　栀子与茵陈配伍具有协同性利胆作用，与大黄配伍则有协同性抗菌、利胆作用，利湿退黄力增强，治湿热黄疸，热重于湿。如茵陈蒿汤。

3. **配郁金、姜黄**　可使利胆作用稳定持久，并有协同性镇痛作用。可用于湿热黄疸、胆结石、胆囊炎等。

4. **配金钱草**　具协同效应，可增加肝细胞的胆汁分泌。可用于湿热黄疸、胆结石、胆囊炎等。

5. **配姜汁**　可减轻栀子的苦味和致呕作用。

六、黄芩〔Scutellariae Radix〕

本品为唇形科植物黄芩 *Scutellaria baicalensis* Georgi 的根。

（一）作用特点

1. **性能功效特点**　黄芩苦、寒，归肺、胃、胆、大肠、膀胱经，功效清热燥湿，泻火解毒，凉血止血。《神农本草经》载："主诸热，黄疸，肠澼泄痢，逐水，下血闭，恶疮，疽蚀，火疡。"

黄芩苦寒而燥，有较强的清热燥湿作用，能清泄脾胃、肝胆、大肠及膀胱诸经的湿热，故用于治疗多种湿热病证。其既可清热燥湿，又善入肺、胃、胆经以清气分实热，并长于退壮热；其长于清半表半里之热，此外还有清热凉血止血、清热安胎之效。

2. **不同药用部分的作用特点**　商品药材中有枯芩、条芩之分，传统有枯芩长于泻肺火，条芩长于泻大肠火之说。但亦有人认为，条芩的清热作用，不论上焦、中焦均不弱于枯芩，故二者在作用部位方面不存在明显差异。

3.不同炮制品种的作用特点

（1）生用：清热燥湿力强，用于湿热病证。

（2）炒炭：止血力强，用于血热出血。

（3）炒用：具有清热安胎的作用，用于胎热所致之胎动不安。

（二）安全合理用药

1.湿温及暑湿病，湿热郁阻气分，身热不扬，胸脘痞闷，恶心呕吐，舌苔黄腻等病证，黄芩较其他清热燥湿药更为多用，且常与化湿、行气药及利水渗湿药配伍，清热与除湿并施，两解胶结之湿热邪气。

著名中医金寿山在《论选药》中曰："欲求选药精当，必须熟识药性。"又曰："黄芩气分药，黄连血分药。肺主气，故治肺与大肠之热多用黄芩；心主血，故治心与小肠之热多用黄连。但芩、连多数同用，取其协同作用也。黄连清热作用最强，凉血、解毒、泻火、清湿热、治疮疡，适应范围也较广泛。温热一类疾病，在气分流连时间较久，黄芩能清气分之热，故临床选用机会多于黄连。"[55]

2.黄芩能入肺、胃、胆诸经以清热泻火，可用治多种脏腑实热证。因其最善清肺火，尤常用于肺热壅遏，清肃失司，咳嗽痰黄等。单用有效。

病案举例：黄芩治李时珍肺热咳嗽[56]

李时珍自述："予年二十时，因感冒咳嗽既久，且犯戒，遂病骨蒸发热，肤如火燎，每日吐痰碗许，暑月烦渴，寝食几废，六脉浮洪。遍服柴胡、麦门冬、荆沥诸药，月余益剧，皆以为必死矣。先君偶思李东垣治肺热如火燎，烦躁引饮而昼盛者，气分热也。宜一味黄芩汤，以泻肺经气分之火。遂按方用片芩一两，水二钟，煎一钟，顿服。次日身热尽退，而痰嗽皆愈。"

（三）不良反应及处理

黄芩毒性低。极少数报道服用本品后引起过敏反应，症见皮肤潮红，瘙痒异常，并出现散在性水疱或红色斑块样皮疹，以颜面及四肢暴露处明显，或伴见阴茎包皮水肿、眼结膜充血水肿、畏寒、发热、咽充血等。[57]而含黄芩苷的中药注射剂（如双黄连注射液）所引发的不良反应往往累及多系统、多器官、多组织，可表现为用药后的局部损害，用药后在穿刺部位可出现疼痛、酸胀、瘙痒等血管刺激症状、过敏性皮疹，严重的还可引起过敏性休克，以及呼吸系统、循环系统、泌尿系统、血液系统、神经系统的损害和消化道反应。[58]

七、龙胆〔Gentianae Radix et Rhizoma〕

本品为龙胆科植物龙胆 *Gentiana scabra* Bge.、三花龙胆 *G. triflora* Pall. 或条叶龙胆 *G. manshurica* Kitag. 的根及根茎。

（一）作用特点

龙胆性味苦寒，有清热燥湿、泻肝胆火的作用，尤其擅长清肝胆湿热、实火、下焦湿热，故为肝胆湿热、实火之首选药。现代研究表明，少量应用龙胆有促进胃液分泌、健胃；保肝、利胆，促进胆汁分泌及胆囊收缩；利尿，降血压等作用。

（二）安全合理用药

1. 煎服，2～6g。外用适量。

2. 虚寒、气虚、血虚、胃虚、脾虚、无湿热实火者，龙胆应当忌用。本品较大剂量对胃有刺激作用，不宜多服久服。

（三）不良反应及处理

1. **不良反应**　龙胆含龙胆苦苷、龙胆宁碱，其不良反应与辨证和剂量密切相关，需在常规剂量下，用于湿热或实火之证。若用于无湿热、实火之人，或剂量过大，则可能有副作用，甚至引起中毒反应。

（1）常规剂量：对无湿热者，可能出现食欲减退、恶心、多尿等，有报道脾胃虚寒者用龙胆 10g 致剧烈呕吐者[59]。

（2）大剂量：消化功能减退，出现头痛、头晕、颜面潮红等副作用。

（3）超大剂量：常常是患者私自购买龙胆用于治疗上火、牙痛、眩晕等。有报道单用龙胆 30g、35g、50g，或用龙胆和枸杞子各 150g，煎服，引起胃肠道及神经系统损伤者，其表现为：①消化系统：恶心呕吐，腹痛，腹泻，严重者可出现肠麻痹。②心血管系统：心率减慢，血压下降。③神经系统：高热，神志不清，二便失禁，四肢弛缓性瘫痪，腱反射消失等[60, 61]。

2. **中毒机制**　大剂量或超大剂量龙胆可抑制胃肠蠕动，使肠处于麻痹状态，高级神经中枢受到抑制，出现四肢瘫痪。大剂量龙胆中毒实属罕见。目前中毒的机制尚不清楚，是否与大量生物碱阻碍了神经递质的释放或降低了相关受体的敏感性，使神经系统的兴奋性降低有直接或间接关系，有待进一步研究。

3. **处理**　①催吐、洗胃、服解毒剂。②保护胃黏膜，服氢氧化铝凝胶。③可用党参、白术、炙甘草各 15g，水煎服。

病案举例：服龙胆煎液致中毒[62]

患者，男，18 岁，学生。1992 年 3 月 5 日，患者因自觉有热，在药店购买龙胆 30g，当晚加水煎后一次服下，夜里 11 时出现腹痛、恶心呕吐、头晕，至早上 5 时上述症状加重，并出现轻度昏迷、颈强而入院。检查：吐出物黄绿色，轻度昏迷，颈强，面色苍白，腹部胀满，体温 37.2℃，脉搏 95 次 / 分，呼吸 23 次 / 分，血压 128/60mmHg。医生检查药渣确系龙胆，即诊断龙胆中毒，经采用补液、解毒等综合疗法治疗，2 日后痊愈。

八、苦参〔Sophorae Flavescentis Radix〕

本品为豆科植物苦参 *Sophora flavescens* Ait. 的根（图 5-12）。

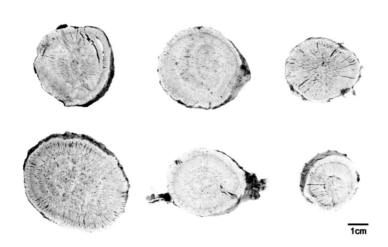

图 5-12 苦参饮片

（一）作用特点

苦参苦、寒，具有清热燥湿、杀虫止痒的作用。其含有的总生物碱有抗病原微生物，抗心肌缺血，抗心律失常，抗过敏，平喘，镇静安定和增强心肌收缩力等作用。

（二）安全合理用药

1. 注意用药剂量，如汤剂以 3 ～ 10g 为宜，外用适量。不宜长期大量使用。
2. 苦参苦寒伤胃，素体虚弱，尤其是脾胃虚寒阴虚津伤患者应慎用。
3. 有眩晕病史和过敏体质的患者应禁用或慎用，以免药物诱发或加重病情。

（三）不良反应及处理

1. 临床表现

（1）神经系统：苦参碱对中枢神经系统有先兴奋后麻痹的作用，剂量过大可出现头昏、头痛、烦躁、肢体麻木、站立不稳等；严重者继而可转入麻痹，呼吸不规则，发作性昏睡，痉挛，言语不利，张口困难，呼吸麻痹等。[63-67]

（2）消化系统：苦参碱对胃黏膜有较强的刺激作用，口服可出现胃痛、胃烧灼感、恶心、呕吐、便秘、腹泻和食欲下降等。[66, 67]

（3）过敏反应：有报道苦参类注射液可致过敏，出现红色半球状皮疹并皮肤瘙痒，甚至过敏性休克。[68, 69]

2. 处理 过量使用苦参出现中毒症状时，应立即停药；严重者应送医院诊治。

（1）出现神经系统症状者，用含钾的能量合剂和补液。

（2）出现消化系统症状者，轻者用陈皮 6g，大枣 10g，茯苓 15g，煎服；重者予以补液等对症治疗。

（3）过敏反应皮肤瘙痒者，用氢化可的松软膏外用；过敏性休克者应给予吸氧、心电监护，同时给予抗休克、抗过敏、升血压等综合抢救。

九、板蓝根〔Isatidis Radix〕

本品为十字花科植物菘蓝 *Isatis indigotica* Fort. 的根（图 5–13）。

（一）作用特点

1.性能功效特点 板蓝根苦寒，有清热解毒、利咽消肿的作用，可用于多种热毒病证。

2.不同源药物的作用特点《中华人民共和国药典》（2020 年版）将十字花科植物菘蓝的根定为板蓝根正品，而爵床科植物马蓝 *Baphicacanthus cusia*（Nees）Bremek. 的根茎及根，在南方地区亦作为板蓝根使用，前者习称"北板蓝根"，后者习称"南板蓝根"。二者性能、功效、应用基本相同。

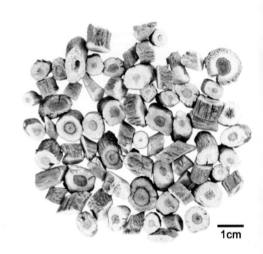

图 5–13　板蓝根饮片

（二）安全合理用药

板蓝根为抗病毒的清热解毒要药，口服时一般无明显毒副作用。其所含的靛玉红口服对消化道有副作用，偶可引起消化系统症状，如恶心、呕吐、食欲不振等，个别报道可引起溶血反应。但其制剂可引起荨麻疹、多发性红斑、过敏性皮炎、多发性肉芽肿及过敏性休克，临床应用时应引起注意。[70-72]

参考文献

［1］秦伯未，李岩，张田仁，等.中医临证备要［M］.北京：人民卫生出版社，2005：5.

［2］中国中医研究院.蒲辅周医案［M］.北京：人民卫生出版社，2005：23-24.

［3］上海中医药大学中医文献研究所.内科名家姜春华学术经验集［M］.上海：上海中医药大学出版社，2003，124-126.

［4］金寿山.金寿山医论选集［M］.北京：人民卫生出版社，2005：74-75.

［5］上海中医药大学中医文献研究所.内科名家姜春华学术经验集［M］.上海：上海中医药大学出版社，2003：130-131.

［6］上海中医药大学中医文献研究所.内科名家姜春华学术经验集［M］.上海：上海中医药大学出版社，2003：129.

［7］龚士澄．临证用药经验［M］.北京：人民卫生出版社，1998：6.

［8］程国彭．医学心悟［M］.北京：人民卫生出版社，1962：27.

［9］华碧春．清热药及其制剂的不良反应和对策［J］.福建中医学院学报.2002，12（3）：32-33.

［10］萧步丹．岭南采药录［M］.香港：万里出版社，2003：前言.

［11］周忠华，黄性贵．鸦胆子仁外敷致过敏性休克1例［J］.中国皮肤性病学杂志，1998,12（5）：20-320.

［12］甘戈，卞蓉蓉，孙骏.35例鸦胆子外用致药品不良反应/事件的文献分析［J］.中国药物警戒，2014（5）：288-290.

［13］何国伟，曹颖．鸦胆子外用致肢体肿胀1例［J］.北方药学，2012（1）：95.

［14］李金芳，张平．鸦胆子治疗扁平疣致过敏性休克1例［J］.中国全科医学，2004（6）：394.

［15］李克荣，刘明乐．大剂量山豆根致恶心呕吐2例［J］.医药导报，2011（3）：386.

［16］董高宏，张衍国，韩跃东，等．含过量山豆根中药煎剂致中毒性脑病［J］.药物不良反应杂志，2012，14（3）：165-166.

［17］王艳飞，徐晓霞，王栋．山豆根中毒致双侧小脑蚓部病变1例［J］.疑难病杂志，2014（11）：181.

［18］吕昕，郭韶韶，齐武强．山豆根中毒致全身扭转痉挛1例并文献复习［J］.承德医学院学报，2015（6）：533-534.

［19］邵炜．山豆根致过敏1例［J］.湖北中医杂志，2003（11）：34.

［20］沈映君．中药药理学［M］.北京：人民卫生出版社，2000：259-264.

［21］林雪．服过量山豆根煎剂致严重不良反应1例［J］.中国中药杂志，2002，27（7）：559.

［22］徐振华，许连珍，王晓梅．服山豆根后饮酒出现房颤1例［J］.中国中药杂志，1996,21（12）：53.

［23］张丕逊，曾嵘，党雁华，等．山豆根过量引起神经毒性反应1例报告［J］.中华神经科杂志，1999，32（1）：62.

［24］马继兴．神农本草经辑注［M］.北京：人民卫生出版社，1995：358.

［25］蓝远明，刘仕英．七叶一枝花致新生儿中毒1例报告［J］.广西中医药，1989，12（3）：9.

［26］王小仙．鼻腔吸入重楼粉末引起过敏反应1例［J］.中国中药杂志，1998，23（5）：311.

［27］张莉，段丽萍，杨卫红，等．含青黛成分中药导致便血的临床特点及可能致病机制［J］.胃肠病学和肝病学杂志，2004，13（2）：161-164.

［28］周柳娟．青黛致接触性皮炎2例报告［J］.广西中医药，1989，12（4）：37.

［29］李宁．射干致泻与用量浅谈［J］.中国中药杂志，1991，16（4）：249.

［30］李昌军．射干中毒致全身肌肉强直1例［J］.新医学，2005（10）：55.

［31］梁爱华，叶祖光．千里光属植物的毒性研究进展［J］.中国中药杂志，2006，31（2）：93-6.

［32］尹利顺，李晓宇，孙蓉．千里光临床不良反应成因分析［J］.中国药物警戒，2015（3）：60-163.

［33］刘明宣，王川东．肌注千里光过敏致死一例［J］.四川医学，1983（4）：246.

［34］叶定江.中药炮制学［M］.上海：上海科学技术出版社，1998：139.

［35］干祖望编著.干祖望医书三种［M］.山东：山东科学技术出版社，2002：199-201.

［36］王松，赵林华，周源.仝小林教授谈黄连的量效毒［J］.世界中医药，2014（10）：1325-
1327.

［37］詹瑞林.服黄连引起过敏反应1例［J］.中国中药杂志，1994（1）：47.

［38］王喜才.黄连素引起固定性药疹一例［J］.中华皮肤科杂志，1989（6）：379.

［39］丁洁卫.黄连素片致过敏反应1例［J］.药学实践杂志，2002（2）：107.

［40］李红梅.口服黄连素片致过敏反应1例［J］.中国药业，2003（11）：68.

［41］李海立，张丽群，刘玉华.黄连素致心律失常1例［J］.航空军医，2003（1）：36.

［42］孙翔.黄连素致严重尿痛1例［J］.护理学杂志，2005，（9）：33.

［43］陈馥馨，高晓山.含黄连方剂及黄连配伍药的文献统计［J］.中成药.1997，19（8）：40.

［44］高晓山.黄连致溶血性黄疸毒性的提出和争议［J］.中国中医药信息杂志，1996，3（6）：3.

［45］高晓山，陈馥馨，杨守业，等.黄连致溶血性黄疸毒性及其防治研究综合报告［J］.中国中
药杂志，2002，27（1）：70-74.

［46］王文波.煎服天花粉致腹泻1例报道［J］.时珍国医国药，2000，11（4）：353.

［47］孙波.天花粉的不良反应与临床合理用药分析［J］.中国中医药现代远程教育，2009，（9）：
182.

［48］李伟，李书香，朱敬山.天花粉引起过敏反应5例［J］.河北医药，2004，26（1）：79.

［49］张学兰，孙秀梅，刘玉荣.栀子不同炮制品护肝作用比较研究［J］.中成药,1996,18（2）:9.

［50］庞富强.栀子炮制研究进展［J］.时珍国医国药，1998，9（1）：69.

［51］解黎波，赵丹秋.中药栀子内服过敏2例［J］.中国皮肤性病学杂志.1995，9（1）：57.

［52］张运华.中药栀子致系统性接触性皮炎1例［J］.中国麻风皮肤病杂志，2009（5）：383.

［53］黄锦华.误服大剂量栀子煎液致中毒1例［J］.中国中药杂志，1996，21（4）：251.

［54］艾军.赵绍琴教授运用栀子豉汤的经验［J］.广西中医药.1995，18（3）：22.

［55］金寿山.现代著名老中医名著重刊丛书（第二辑）：金寿山医论选集［M］.北京：人民卫生
出版社，2005，176.

［56］李时珍.本草纲目（金陵版排印本）［M］.北京：人民卫生出版社，1999：701.

［57］何慧晶，付娟.中药黄芩致过敏1例报告并文献复习［J］.湖北中医杂志，2016（2）：56-
58.

［58］杨辉，乔海灵.含黄芩苷的注射剂的不良反应的研究概况［J］.健康之路，2015（11）：
154-155.

［59］姬长魁.龙胆草导致剧烈呕吐1例报告［J］.江西中医药，1995（增刊）：128.

［60］梁德宏，郭明栓，翟鲁辉，等.滥用中草药龙胆草致周围神经病3例［J］.药物流行病学杂
志，1994，3（3）：170.

［61］赵志祥，李延龙，闫淑华.龙胆草中毒致神经系统损害1例［J］.中国中西医结合杂志，
1997，17（9）：539.

［62］李智才，毛云贞.服龙胆草煎液致中毒1例［J］.中国中药杂志，1994，19（1）：50.

［63］王忠山．过量服用苦参煎剂致急性中毒 1 例［J］．中国中药杂志，1993，18（4）：247．

［64］宫占凤．苦参中毒致呼吸肌麻痹 1 例［J］．时珍国医国药，2000，11（5）：466．

［65］张梅香，侯苏谊．大剂苦参内服致中毒 1 例报告［J］．中国社区医师，2002，10（2）：42．

［66］王世民，叶长春．大剂量苦参致痉挛 1 例报告［J］．河南中医，1995，15（4）：225．

［67］顾生旺，蒋兆荣．苦参碱葡萄糖注射液致水样腹泻［J］．药物不良反应杂志，2012（3）：77-178．

［68］顾建英．苦参素致过敏性药疹 4 例［J］．药物流行病学杂志，2008（1）：61．

［69］于龙胜，刘芳．苦参碱葡萄糖注射液致过敏性休克 1 例［J］．中国医院药学杂志，2006（6）：34．

［70］刘安祥，顾以华，宋晓燕．板蓝根冲剂致血小板减少性紫癜 1 例［J］．中国医院药学杂志，2005，25（2）：99．

［71］侯丽艳，吴丽华，于成勇．板蓝根冲剂致父女全身不良反应报道 1 例［J］．中国医疗前沿，2009（20）：99．

［72］萧毅鹏，李镇华，李泳娜，等．板蓝根制剂所致 29 例不良反应回顾性分析［J］．中医临床研究，2013（14）：22-23．

第六章　泻下药

第一节　里实积滞证与泻下药概述

凡能引起腹泻，或润滑大肠，促进排便，用以治疗里实积滞证的药物，称为泻下药。主要由泻下药组成的方剂，称为泻下剂。下法是中医重要的治疗法则之一，始于《黄帝内经》，成熟于《伤寒论》，发展于金元明清，尤其是金元时期的张从正善于应用下法和泻下药。近现代对下法在临床上的应用范围日益扩大，并对其机制进行了深入的研究。

泻下方药是常用的药物之一，泻下药除了治疗积滞便秘以外，在急腹症、急性感染性疾病、上消化道出血、急性肾衰、尿毒症、急性呼吸窘迫综合征、感染性中毒急症以及肥胖症、精神疾患等治疗中，合理地使用泻下药可取得良好的治疗效果。

一、里实积滞证概述

里实积滞证是指胃肠积滞，实热或寒实内结及水饮停滞等里实证。

里实积滞证主要包括外邪入里化热，结于胃肠，出现的壮热、烦渴、腹痛、便秘等腑实证候；或有形的多量水液停留于体内引起的水肿停饮、胸腹腔积水；以及由热毒、瘀血、虫积或其他有毒物质导致的疮痈肿毒及瘀血证、虫积证、各种毒物中毒等。

按中医理论和辨证，某些因梗阻、感染、血运障碍病理过程所致的多种急腹症、腹部手术后的肠胀气和急性感染性疾病等，也可按里实积滞证辨证施治。

（一）病因

里实积滞证的病因是无形之邪与有形之邪相合为病。无形之邪有火热、热毒、湿热之邪，或者寒邪；有形之邪有宿食、燥屎、水饮、结石、虫积、瘀血、毒物等。无形之邪与有形之邪相合，可引起胃肠气滞，又相互影响，而形成热结、寒结、燥结和水结等。

（二）病位

病位主要在腑，以胃肠为主，也可在膀胱、胆。

（三）病性

病性为实证，有寒证和热证，体质虚弱或疾病后期则虚实夹杂。

（四）主证

1. **主证**　大便秘结，腹痛腹胀，或水肿、胸腹腔积水。

2. **主证鉴别**　应结合大便的情况和兼证进行寒热虚实的鉴别。

（1）热秘：腹满拒按，并见身热不恶寒或身微热，口臭，口苦，小便短赤，舌红苔黄腻或燥裂，或大便干结，脉滑数或弦。

（2）气秘：其特点是粪便不燥结，但排出困难，大便数日一行或涩滞不爽，腹胀满闷，矢气则快，或呃气频频，胁肋时胀，或气逆喘咳。

（3）冷秘：大便秘结不解，畏寒喜暖，面色苍白，唇淡，舌淡苔白，脉象沉迟，腹冷腹痛。

（4）虚秘：大便难解，排便无力，但身无他疾，腹亦无满痛，多见于手术后、产后和体虚之人。

（五）兼证

1. **兼食积**　腹胀腹痛，嗳腐吞酸，不思饮食等。

2. **兼瘀血**　痛处不移，拒按，舌质暗，或有瘀斑，脉涩或结代。

3. **兼痰饮、水湿**　咳嗽咳痰，喘不得卧，水肿等。

4. **兼虫积**　绕脐腹痛。

（六）特点

1. 六腑以通为用，不通则痛，里实积滞证常有腹痛。

2. 邪之积滞于内，常兼有气滞。

3. 热结容易伤阴，出现舌苔焦黄或黑而干燥，甚至裂纹舌、芒刺舌。

4. 水饮积滞可伤阳气。

（七）热结证和寒结证的区别

根据病邪的不同，可有不同的兼证，热结兼有壮热、汗出、烦渴、脉洪数，寒结兼有畏冷、口不渴、脉沉迟等。

二、里实积滞证的治疗原则和方法

《黄帝内经》确立了里实积滞证的治疗原则。《素问·至真要大论》有"实则泻之"；"因其重而减之……其下者，引而竭之；中满者，泻之于内……其实者，散而泻之"。《素问·热论》云："其满三日者，可泄而已。"

根据病邪和病情的不同，临床上常用寒下、温下、润下、峻下逐水等方法。

三、泻下药的分类

根据泻下药的作用强弱及主治病证的不同，一般将其分为以下三类。

（一）攻下导滞药

该类药物性味多为苦寒，苦能降泄，寒能清热泻火。其性沉降，主归胃、大肠经，有较强的泻下通便作用，又能清热泻火。其主要用于大便秘结，燥屎坚结及实热积滞之证；热病之高热神昏、谵语发狂；火热上炎所致的头痛、目赤、咽喉肿痛、牙龈肿痛；火热炽盛所致的吐血、衄血、咯血等上部出血证。常用药物有大黄、芒硝、番泻叶、芦荟等。

（二）润下通便药

该类药物多为植物种子和种仁，富含油脂，味甘质润，多归脾、大肠经，能润滑大肠，使大便软化易于排出。其通便作用较为缓和，且不具毒性，主要用于年老津枯、产后血虚、热病伤津及失血等所致的肠燥便秘。常用药物有火麻仁、郁李仁等。

（三）峻下逐水药

该类药物大多为苦寒或辛热有毒，作用峻猛，泻下通便力强，能引起剧烈水泻，主要用于水肿、臌胀、胸胁停饮等正气未衰之证。常用药物有甘遂、京大戟、商陆、牵牛子等。

四、泻下药的作用机制

（一）泻下通便

泻下药多为沉降之品，主归大肠经，可通过不同的方式使肠蠕动增加，产生不同程度的泻下作用。如攻下导滞药和峻下逐水药主要刺激大肠黏膜或黏膜下神经丛，使结肠蠕动显著增加而产生刺激性泻下作用；芒硝在肠道内不被吸收，可使肠腔形成高渗状态，从而保留大量水分，扩大肠容积，机械刺激肠壁使肠蠕动增加而产生容积性泻下作用；缓下通便药多富含油脂，使肠道润滑，粪便软化，加之脂肪油在碱性肠液中分解产生脂肪酸，可对肠壁产生温和的刺激作用，从而使肠蠕动增加而产生润滑性泻下作用。

（二）泻下攻邪

通过泻下通便，使大便通畅，次数增多，质地变稀，从而使积滞水饮、湿热积滞等或其他有害物质（毒、瘀、虫）得以排出，脾胃运化功能恢复正常。如《素问·灵兰秘典论》云："大肠者，传道之官，变化出焉。"

攻下导滞药亦用于痢疾初起，下痢后重，或饮食积滞，泻而不畅之证。其根据反治法中的"通因通用"法，目的是清除肠道湿热积滞，也用于肠道寄生虫病和瘀血内停、中毒等。

苦寒的攻下导滞药有清热泻火作用，同时通过泻下，使实热壅滞之邪通过泻下而清解，导热下行，故也用于火热上炎的咽喉肿痛、目赤肿痛等，此即中医所谓的"上病下治""釜底抽薪"。温病医家应用泻下药，可达到泻热存阴的目的。

通过泻下和利尿，使水湿停饮随从大小便排出，可达到祛除停饮，消退水肿的目的。

（三）通腑止痛

根据"六腑以通为用""不通则痛""通则不痛"的理论，攻下导滞药通过泻下通便，可达到"通腑止痛"的目的。胆石症、胆道蛔虫症、胆囊炎、急性胰腺炎、肠梗阻等急腹症，应用通腑法治疗每获疗效。据研究，大多数攻下药和峻下药具有利尿、利胆、抗菌、抗炎、抗肿瘤及增强机体免疫功能等作用。

总之，攻下药不仅通大便，治疗大便秘结，还能从通下作用达到祛邪（热毒、火热、湿热之邪，以及瘀血、虫积、食积等），即除了对肠道局部的作用外，还有对全身的作用，如促进新陈代谢、排泄毒素、调节体温、改善血液循环、降低毛细血管的通透性，以及调整体液循环、止痛等，从而扩大了攻下药的适用范围。

第二节 泻下药的安全合理用药

一、里实积滞证不同情况的安全合理用药

（一）根据病情安全合理使用泻下药

使用泻下药当以适时为要，既不宜早，亦不宜晚，还须根据病情轻重缓急辨清寒热虚实，合理用药。

1. 里热未结实，不可用泻下药 里热未经结实而攻下会伤阴损液，临证时当辨明有无里热结实，才可考虑是否施予攻下。

2. 表里同病 若表证未解，里实已成，切不可单纯用泻下药，以防引邪入里，表邪内陷。可据表里的轻重缓急，或先解表后攻下，或解表攻下同用，如凉膈散即为表里双解剂。

3. 应当急下的情况 邪已入里，里实较急重，病情较急者，宜峻攻急下，如《伤寒论》中称之为"急下之"；温病学家则认为里实热证宜"急下存阴"。概括起来，治急性热病的燥屎用泻下药，腹中形成燥屎是急性热病的主要证候之一。在急性热病的病程中，燥屎已成，热盛伤津之候如下：

（1）潮热，手足濈然汗出，腹满而喘，谵语，心中烦热，目不了了或目不闭合。

（2）甚则独语如见鬼状，循衣摸床，直视，腹满痛而心下硬，尿数或不利，大便坚硬，或热结旁流。

（3）舌苔黄干或老黄，甚则苔焦起刺或黑焦燥裂，脉滑数、滑疾或沉而有力实大。

当用泻下药而不用，失治则易导致津液枯竭。同时，蒲辅周告诫使用泻下药要做到"下而勿损"，他认为："所谓'急下存阴''下不嫌早'，都是有的放矢，攻逐邪热，有故

无殒，祛邪护卫的手段。谨慎待之，方能做到'下而勿损'。"[1]

4. 当下不可下的情况 病邪已入里，需要用泻下药，但由于患者气血阴阳虚极，已不耐攻伐，故不可以妄用泻下药。辨证要点如下：

（1）津液内竭，咽燥鼻干，头眩心悸。

（2）气脱亡阳大汗淋漓，蜷卧，脉微欲绝，或浮大，按之无力，或沉迟。

（3）胃阳、胃气虚极，食不下，食则下利清谷，呃逆不止；即使能食，但腹中无燥屎。

（4）肺气虚衰，喘促胸满等。

5. 当下不可下，又不得不下 应正确处理邪正关系。对于虚实夹杂的患者，在使用泻下药时，要注意处处固护正气，做到祛邪而不伤正，可采取先补后攻或攻补兼施方法治之。

（1）气虚：配补气药，如人参、白术、党参、黄芪等。

（2）血虚：配既能养血又能通便的药物，如肉苁蓉、当归、锁阳、桑椹等。

（3）阴液不足：配既能养阴生津又能通便的药物，如生地黄、玄参、麦冬、天冬、梨汁等，俗称"增水行舟"；或选用润下通便药，即富含油脂类的润肠药，如火麻仁、郁李仁、柏子仁、松子仁、杏仁、桃仁、核桃仁、芝麻等。

（4）阳虚：冷秘多见于老人，伴有轻微腹痛，得温痛减，脉象沉迟。选用温阳通便药，如肉苁蓉、锁阳等。

6. 应当缓下的情况 病情较缓者，或习惯性、老年性便秘等，宜轻下、缓下。

7. 辨清虚实真假 积热在中，脉反细涩，神昏体倦，甚至憎寒战栗，但又表现为便秘尿赤、唇干口燥，此为真实假虚证，应用泻下药，不宜用补虚药。

秦伯未对热性便秘的辨证施治和注意事项有精辟的总结："在伤寒、温病等过程中出现者，多为热证，由于内热肠燥，大便不能润下。同时因大便秘结而邪热不得下达，在下则腹满胀痛，在上则烦躁不安，甚至神昏谵语，伴见壮热、自汗、口渴、脉象滑数、舌苔黄腻或干燥少液。治法采取急下，用大、小承气汤。凡热盛便秘最易伤阴，引起咽喉肿痛等证，故亦称急下存阴。但在津液素虚或已经伤阴之后，不宜单用下法，可选用脾约麻仁丸和增液承气汤，有时只用增液承气汤，吴鞠通所谓'以补药之体，作泻药之用'。"《温病条辨》指出：'应下失下，正气不能运药，不运药者死，新加黄龙汤主之；喘促不宁，痰涎壅滞，右寸实大，肺气不降者，宜白承气汤主之；右尺牢坚，小便赤痛，时烦渴甚，导赤承气汤主之。'说明治疗热性便秘，应与具体病情结合，才能收到更好效果。"[2]

（二）根据不同兼证的安全合理用药

便秘应用泻下药，须辨清病因，不同的病因有不同的兼证，诚如蒲辅周所云："毒火宜急下，风火宜疏下，燥火宜润下，食积宜消下，瘀血宜通下，水火互结宜导下。"[3]选择不同药性和作用特点的泻下药，并进行相应的配伍。

1. 兼气滞 无论何种病因引起的便秘，均易阻滞肠胃气机，同时可加重便秘，即所谓"气内滞而物不行",使用泻下药,尤其是性味苦寒的攻下药和甘润的润下药更容易壅塞气机,故常需配伍行气导滞药,如枳实、厚朴、木香、槟榔等,以消除气滞胀满,增强泻下通便的作用。

2. **兼里热炽盛** 选大黄、芒硝、番泻叶、芦荟、牵牛子等清热泻火,攻下导滞,以达到釜底抽薪之作用;但里实热证,火热弥漫,应配黄连、黄芩、败酱草、金银花、栀子、连翘等清热泻火解毒药。

3. **兼食积** 食积腹痛,泻而不畅者,配消食导滞药,如莱菔子、青皮、枳实、槟榔、神曲等。

4. **兼瘀血** 肠胃实热积滞,易于影响气血通畅,瘀积互结,宜选既能攻下又能活血的大黄,并配活血祛瘀药,如牡丹皮、桃仁、红花、当归等。

5. **兼痰饮、水湿** 配化痰药,选峻下逐水药,配利水渗湿药。

6. **兼虫积** 选牵牛子,配驱虫药,如使君子、槟榔、南瓜子等。

7. **兼虚寒** 寒邪与积滞互结,实积宜攻下,寒邪宜温化,选巴豆霜,配温阳散寒药,如干姜、硫黄、半夏、附子、细辛、肉苁蓉、锁阳、干姜等。

(三)根据药力安全合理选用泻下药

润下药药力较缓较弱,攻下药较重较强,峻下逐水药最重最强,应依其药力强弱程度的不同而合理选药。

二、不同年龄与体质患者里实积滞证的安全合理用药

(一)青壮年

可用攻下力量较强的泻下药,用量可稍大。

(二)儿童和老年人

当慎用,选用润下药,缓下,用量较小。尤其要注意伤阴脱水。对于老年性便秘,当润肠通便,不可妄用攻下。

(三)孕妇和产妇、月经期

峻下逐水药,如甘遂、京大戟、商陆、牵牛子等品苦寒有毒,芫花、巴豆等味辛性温热有毒,可损害胎元;且泻下药力较剧烈,泻下的同时会引起盆腔充血,子宫收缩,故妇女胎前产后、月经期当忌用;攻下导滞药大黄、芒硝、番泻叶、芦荟和润下药郁李仁也当慎用。

(四)体虚患者

脾胃虚弱、年老体弱、病后伤津及亡血者,虽有大便秘结,亦不可随意攻下;必要时酌情采用先攻后补,或攻补兼施,虚实兼顾之法。

病案举例：蒲辅周医案一则[3]

我曾见一热病患者，误表伤阴，愈后，十余日大便不下，苔脉如常，我未用药。又过几日，患者延请他医，开了泡大黄，一煎服后，腹胀如鼓，小便亦不通。复请我，我用了红糖、生姜恢复其脾胃升降功能，小便通解，得矢气，腹胀消，大便仍不下，直到二十五日，患者方又微觉腹胀，又过二日，排气，二十八日才见大便，后自愈。

在杂证中，便秘有老年血燥不行者、素体阴液涸者、新产血枯不行者、病后亡津液者，久不大便，腹无所苦，别无他症者，不可误下。我曾诊一脾弱转输不利引起的习惯便秘者，以甘麦大枣汤调治而愈。

三、泻下药的用法和用量

使用作用峻猛而有毒性的泻下药时，一定要严格炮制法度，控制用量，避免中毒反应发生，确保用药安全。

（一）炮制

大黄酒炙、醋炙、炒炭均能减缓泻下之力；甘遂、大戟、芫花、均用醋制以减毒；巴豆则宜去油取霜以减量去毒（有毒成分主要在巴豆油中）。

（二）煎煮法

大黄宜后下，番泻叶宜开水泡服，此时泻下作用较强；如要缓下则需久煎，因其泻下成分结合型蒽醌加热后易被破坏。

（三）剂型

泻下药的剂型，除主要用汤剂以外，还可用散剂、丸剂等。甘遂、巴豆宜入丸散。润燥药火麻仁宜制成丸剂。

应根据病情的轻重缓急制成不同的剂型服用。如重证、急证，必须急下者，以汤剂作用快；病情较缓，只需缓下者，可制成丸剂服用。

（四）用量

应因人制宜、因病制宜，根据患者的体质和病情的轻重缓急用药。如重证、急证，必须急下者，用量较大；病情较缓，只需缓下者，用量较小。

（五）服药指导

1.一般宜于午后、日晡或入夜服用。

2.缓下剂一般在睡前服用，以便于翌日清晨排便；峻下逐水药宜在清晨空腹服用。

3.急性腹痛为主的急腹症服药如下：

（1）重剂顿服或连服：如急性单纯性肠梗阻等需要在短时间内（6～12小时）畅

通，宜采取大剂量攻下，一次未成，若无禁忌，4 小时后再服一次。

（2）重剂定期分服：如毒热型阑尾炎或实热型腹膜炎。

（3）一般剂量常规服：病情由重转轻或病后，防止复发。

4. 用于腹部手术前清洁胃肠，宜前一天晚上临睡前服药，使药物充分发挥药效，排空肠道。

四、合理停药

泻下药易伤正气，当得效即止，但得效要根据具体病情判断，一般以通便二三次为度，即张仲景《伤寒论》中所云"以利为度"。

五、药后调摄

（一）观察大便

对服用泻下药的患者，药后需密切观察大便的情况，这对于掌握病情变化，了解药效，以及指导安全合理用药尤为重要。

1. **观察内容** 大便的形状、颜色、数量、气味，以及有无虫体或其他排泄物，第一次排便时间，排便次数等，应有详细的记录。

2. **目的** 根据大便情况调整服药。

（1）一般润下通便药药力温和，通便后还可服药 1 ～ 2 日。

（2）服用攻下通便药或峻下逐水药后如果大便不下，或仅有数枚燥屎，应间隔 4 小时后再服药；若燥矢后带有稀便，表明已达疗效要求，应停止给药，以免损伤脾胃。

（二）观察小便

服用峻下逐水药时应观察小便的情况，并做详细记录。

1. **观察内容** 小便的颜色、气味、数量、有无混浊物、pH 值等。对于单纯水肿患者，还应在服药前后测量和对比患者的体重。

2. **目的** 了解药物的疗效，以便于及时调整用量用法。

（三）观察生命体征

1. **观察内容** 服药后应注意观察患者的脉象、呼吸、血压及神色的变化，以及有无恶心呕吐、腹痛、出汗、心悸气短等情况。尤其是应用峻下逐水药的患者，更要密切观察。

2. **目的** 及时了解患者服药后有无毒副作用发生，是否泻下过度导致亡阴亡阳等，特别是对于虚实夹杂的患者，以保证用药的安全。

（四）饮食宜忌

1. 泻后要及时补充液体。但水肿、胸腹腔积水在服用峻下逐水药时要注意限制液体的摄入。

2.宜食用清淡易消化的食物，禁辛辣、油腻、饮酒、抽烟、咖啡等，以及不易消化的食物等。

3.药后饮食寒温适中，饥饱适当，由少到多，少吃多餐。尤其注意的是当有形之邪祛除后，胃肠气机通顺，食欲大增，如不慎饮食易再次产生积滞。

（五）调理脾胃

泻后不等于疾病已愈，因为泻后要考虑脾胃是否恢复，如果脾胃没有恢复，一定要继续给予调理。

（六）劳逸结合

药后告诫患者注意休息，戒房事，保持良好心境。

（七）药后可能出现的问题及处理

1.**恶心、腹痛**　攻下药，如大黄、番泻叶、芒硝，性味均为苦寒，尤其是峻下逐水药，如甘遂、京大戟、商陆、牵牛子等，但芫花、巴豆味辛性温热有毒，药力较剧烈。上述药物均能使肠管产生痉挛性收缩，故药后可能出现恶心呕吐、腹痛，甚至肠绞痛等反应。

（1）应在服药前向患者解释，以消除患者的疑虑和紧张情绪，提高患者的服药依从性，取得患者的密切配合，这对提高疗效有重要意义。同时注意让患者卧床休息。

（2）为了减轻上述不良反应，以复方配伍常能奏效，如配伍温和健脾养胃药，如甘草、大枣、茯苓、半夏、蜂蜜等；或配伍理气药以和胃解痉止痛，如陈皮、木香、砂仁、枳壳等。

2.**泻下不止**　若服用峻下逐水药如巴豆泻下不止时，在停药的同时可服冷粥或饮冷开水止之。

3.**伤阴耗气**　若服药后出现剧烈腹痛、泄泻不止；或虽腹泻次数和数量不多，但剧烈呕吐，同时出现大汗淋漓、心悸气短等症状，乃伤阴耗气，亡阳征象，应及时抢救，同时可饮用糯米粥或小米粥红枣汤等以养胃止泻。

4.**药物依赖性便秘**　是一种病程长久，服药或效或不效，停药后反复，长期依赖药物排便的功能性疾患。这类便秘可因长期不合理服用大黄、番泻叶、芦荟等含蒽醌类的药物，以及西药通便药引起，使肠壁神经感受细胞的应激性降低，肠壁神经末梢细胞甚至发生崩解、变性等改变，即使肠内有足够粪便，也不能产生正常蠕动及排便反射，因而导致顽固性便秘，使便秘的治疗更加困难。此种多为虚秘或虚实夹型便秘，主要可分为脾虚湿热、阴虚燥热、肾阳亏、气虚气滞等证型，此时应更换药物，并根据患者的不同情况辨证施治。

第三节　常用烈性或具毒性泻下药的安全合理用药

一、大黄〔Rhei Radix et Rhizoma〕

本品为蓼科植物掌叶大黄 *Rheum palmatum* L.、唐古特大黄 *R. tanguticum* Maxim. ex Balf. 或药用大黄 *R. officinale* Baill. 的根及根茎（图 6-1）。

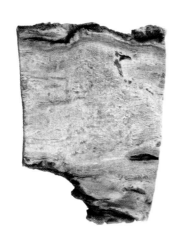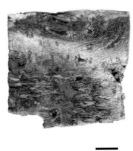

1cm

图 6-1　大黄饮片

大黄是一味历史悠久，应用广泛，疗效可靠的药物。其首载于《神农本草经》，曰："味苦，寒。主下瘀血，血闭，寒热，破癥瘕积聚，留饮，宿食，荡涤肠胃，推陈致新，通利水谷，调中化食，安和五脏。"

《本草纲目》更进一步论述大黄的适应证为"下痢赤白，里急腹痛，小便淋沥，实热燥结，潮热谵语，黄疸，诸火疮"。

大黄盛产于中国，全世界共有 60 余种大黄，中国约有 40 余种。

据统计，《伤寒论》和《金匮要略》中共有 89 首方剂应用了大黄，占全书方剂用药的 1/4 左右。[4]

据中国科学院院士、著名中西医结合专家陈可冀教授的研究，清宫医案中，"大黄在皇宫用药中列第 8 ～ 10 位，仅次于蜂蜜、灯心草、麦冬、神曲、山楂、麦芽、薄荷等的用药。大黄在宫中耗用量之大，实在超过我们一般人之想象。可见大黄在医疗上之重要，为历代医家所推崇，是一味'出将入相'的良药，有着广泛的治疗作用"。

历代著名医家对大黄进行了深入的研究，积累了丰富的临床经验，其创立的许多以大黄为主药的著名方剂至今仍广泛应用于临床各科。

（一）作用特点

1.性能功效特点

（1）攻下导滞

1）大黄苦寒，有较强的泻下通便、荡涤胃肠积滞的作用，其泻下作用一往无前，有如"将军"，为治疗积滞便秘之要药；又因性味苦寒，具清热泻火之功，故尤适用于热结便秘，是治疗热结便秘的要药。如《本草害利》云："泻有形积滞，水食痰结者宜之。有拨乱反正之功，得峻快将军之名。"

大黄的荡涤肠胃的有效成分为结合型蒽苷，其中以番泻苷 A（sennoside A）的泻下活性最强，其在肠内细菌的作用下还原为蒽酮，刺激肠壁增加蠕动，促进肠液分泌，增加肠内水分，使肠内粪便及细菌毒素易于排出。口服大黄一般在 6 ～ 8 小时可排出软泥样大便。

2）古代医家称"大黄泻下而不伤正"，现代研究认为大黄的泻下作用部位在大肠，而人体营养成分的吸收在小肠。

3）大黄的泻下作用还因人而异，有些人服用大黄效果好，某些人则相反，现代研究认为，这种差别可能与人体肠道菌群不同有关。

（2）泻火凉血止血

1）大黄苦寒入血分，有泻火凉血止血的作用，疗效可靠。早在汉代，张仲景即提出"血自下，下者愈"，为大黄止血创立了理论基础。大黄止血的主要成分为 d-儿茶素和没食子酸，其能缩短凝血时间，降低毛细血管的通透性，改变血管脆性，促进血液凝固而止血。大黄对实热出血证具有较好疗效。

2）因大黄又具有活血化瘀的作用，唐容川称大黄有"止血而不留瘀"的特点。现代研究表明，大黄可提高血浆渗透压，使组织内的水分向血管内转移，可补充大失血所丢失的血容量，降低血液黏度，有利于改善微循环，可纠正大失血时所引起的体液平衡失调和细胞内代谢障碍，被称为"稀释止血"。[5]大黄对出血兼有瘀血的病证最为适宜。

3）大黄苦降，能降胃气止血。《伤寒论》用大黄为主药的复方治疗急性上消化道出血之吐血、黑便，如泻心汤、抵当汤等。张锡纯认为"降胃止血之药以大黄为最要，胃气不上逆，血即不逆行也"。[6]现代根据古代经验亦常用大黄治疗上消化道出血。

（3）清热泻火解毒：大黄苦寒，内服能清热解毒，并借其泻下通便的作用使热毒下泄，称为"釜底抽薪"。由于大便秘结，肠内糟粕不能及时排出，其产生的毒素吸收入血，损害机体，从而产生各种全身症状。大黄外用能清热毒、消肿块。现代研究表明，大黄有抗病原微生物的作用，对多种革兰阳性和阴性细菌具有抑制作用，并能抗炎、解热。

（4）活血祛瘀：大黄入血，能消结解瘀滞恶血，攻破癥瘕积聚，疗伤镇痛，并使体内积血从大便排出，为祛瘀生新之要药。

（5）清热利湿和利尿消肿：大黄苦寒，能清泻肝胆、下焦湿热。据研究，大黄能使胆囊收缩，奥迪括约肌松弛，促使胆汁排出增加，并能使尿量增加，促进输尿管蠕动而利尿；尚能抗菌、保肝、降压、降低血清胆固醇。其泻下作用也有利于湿热和下焦毒素的排泄。大黄是治疗湿热黄疸兼有便秘的要药，善用于治疗急慢性胆囊炎、肝炎、胰腺炎、尿毒症等。

2. 不同源药物的作用特点 掌叶大黄、唐古特大黄、药用大黄为《中华人民共和国药典》正品大黄，质量优良，为传统地道药材，临床使用广泛。其所含的蒽苷含量高，泻下作用和抗菌作用强。

其他非正品大黄，有效成分含量低，效果差。

3. 不同炮制品种的作用特点

（1）生大黄：大黄生用苦寒，气味重浊，攻积导滞、泻火解毒、凉血止血作用强。其所含的泻下成分蒽醌及与止血成分鞣质含量最高，泻下作用强，止血速度快，效果好，故体质强壮、实热便秘、高热谵语、急性出血、湿热黄疸、痈疮肿毒等宜用生大黄。

相对而言，生大黄的副作用亦较大。

（2）酒炙大黄：性能特点为苦寒之性减弱，酒制升提，能引药上行，以清上焦实热为主。其多用于血热迫血妄行的吐血、衄血，火热上炎之目赤肿痛、口舌生疮、牙龈肿痛等。酒制大黄的结合型蒽醌及鞣质含量较生大黄分别降低 30% 和 18%，泻下力稍和缓；但主要游离蒽醌含量明显高于生大黄，故酒制大黄的清热解毒作用并未降低，反而增强。[7]

（3）醋炙大黄：其所含的结合型蒽醌成分和泻下作用与酒制相似，然消积化瘀作用增强。据高晓山等研究，其对胰蛋白酶的活性抑制作用最强。醋制大黄用于食积痞满、癥瘕积聚等。[8]

（4）熟大黄：苦寒之性减弱，泻下作用减弱，活血祛瘀作用增强。据研究，其结合型蒽醌含量较生大黄减少了 50%；熟大黄尚对血小板聚集有抑制作用，故用于瘀血内停，腹部肿块，血瘀闭经等。[9]

（5）大黄炭：性能特点为苦寒之性大减，具涩味，泻下作用轻微，而有止血作用，无腹痛及苦寒伤胃等副作用。在所有的炮制品中，大黄炭所含的结合蒽醌量最少，鞣质成分也较生大黄减少了 80%，但鞣质与结合蒽醌的比值最高，故常用于大肠积滞轻微，但有出血的病证。

（6）清宁片：为酒煮大黄，粉碎后，与蜂蜜混合，再加酒经蒸透的炮制品，性味由苦寒转为甘凉而润。其泻下作用和缓，并有润燥护胃滑肠之效，对胃肠刺激作用小，适用于老年人、儿童及久病体虚者。

大黄及其炮制品无论泻下效力的强与弱，在同等剂量下，其泻下物的干重基本一致，且随给药剂量加大而泻下物增多，这一结果表明，大黄的炮制品并非仅仅是缓和泻下，而能改变大黄的性能，并能减少副作用，同时可排除肠内积滞，以适合不同体质、不同病情的患者。若仅仅为了减弱泻下程度，用生大黄减量即可。因此，临证之中根据辨证施治选用生大黄或其炮制品，体现了中医学的用药特点。

（二）安全合理用药

1. 处理好三方面的相互关系　大黄的安全合理应用，概括起来为要处理好祛邪与补虚、泻下攻积与收涩止泻、止血与活血三个方面的关系。此三方面双方间的关系与大黄的合理用药，以及与之相关的大黄所含的有效成分、炮制方法、用药剂量、配伍变化、煎服法和个体差异、病情等有关。

（1）处理好祛邪与补虚的关系：大黄具有"祛邪而不伤正""邪去而正复"的作用特点，但重要的是要在辨证有邪的情况下合理使用大黄，如热邪、食积、痰饮、虫积、瘀血、湿热、热毒等。正如《神农本草经》云大黄主下"瘀血，血闭寒热……癥瘕积聚""留饮""宿食"等邪气停留在肠胃，故用大黄"荡涤肠胃，推陈致新，通利水谷"，而达到"调中化食，安和五脏"的效果。这里的"陈"即留积在脏腑（主要是指六腑）的邪气，通过"推"，即泻下攻积，使邪气从六腑排出，则五脏功能得以恢复，而能"致新"，使正气恢复。

虽然大黄在祛邪治病的基础上可达到"邪去正安"，脏腑功能恢复，但若不合理使用仍会损伤正气，也不能将大黄作为补药应用。在一些补剂中用大黄作为佐使药，可以祛除体内的某些积滞，防止补益药的黏滞或温补造成大便干结等。

宫廷之人常食山珍海味，养尊处优，肆用补益，固然肠胃积滞，故用大黄攻导积滞有较好的效果，但是也必须视具体情况合理应用。

在清宫医案中，大黄之运用极为广泛。凡外感时气、内伤杂证，或里实里滞，或有实火血热，或瘀滞经闭等，每多用之。妇科月经病、儿科热证等亦常使用。且年龄不论长幼，宫中上至皇帝、太后，下至宫女、太监，不论是花甲老人还是幼童，御医在处方时常以大黄作为重要的药物，从而形成了宫中用药的特点之一。如宫中至为推崇的用治疗外感内伤、积热诸证之清麟丸，乃仅用大黄一味经多方炮制而成。[10]

现代利用大黄的泻下攻积、荡涤肠胃、推陈致新的作用治疗急腹症，获得良效。吴咸中使用大黄治疗急腹症40余年，认为大黄有五个方面的作用：一是调整胃肠运动；二是改善血液循环；三是清洁肠道，减少毒素吸收；四是保护肠屏障；五是调整免疫，保护内脏器官。

《本草害利》云："［害］经曰，实则泻之。此大苦大寒峻利之性，猛烈之气，长驱直捣，一往直前，苟非血分热结，六脉沉实者，切勿轻与推荡。"又曰："凡病血闭由于血枯，而不由于热积；寒热由于阴虚，而不由于为血积；癥瘕由于脾胃虚弱，而不由于积滞停留；便秘由于血瘀、血燥、肠燥，而不由于饮食停滞；女子少腹痛，由于厥阴血虚，而不由于经阻老血、瘀结滞下者不宜用。"这些均是应用大黄时必须注意的。

目前某些保健品打着保健、美容的旗号，却滥用泻下药，导致有些患者出现不良反应：有些患者长期服用泻下药，导致脾胃损伤，肠滑易泻；有些患者则是引起继发性便秘。

无实热积滞便秘不宜长期使用大黄，以免引起不良反应。

（2）处理好泻下与收涩止泻的关系：大黄的清热泻下、攻积导滞是主要功效，其影响因素如有效成分（泻下成分为结合型蒽苷，止泻成分为鞣质）、炮制方法、用药剂量、配伍变化、煎服法及个体差异、病情等，会影响其清热泻下、攻积导滞力量的强弱，或增强或减弱。

大黄的止泻可能存在于以下两种情况中：①"通因通用"：即有湿热积滞引起的痢疾初起、热结旁流，或食积、毒物导致的泄泻，利用大黄的攻下作用，祛除湿热、毒物、食积之邪，而起到止泻止痢作用。②长期使用产生的耐药性：这并不能视大黄为收涩止泻药。故对脾胃虚寒，大便溏泄的患者，必须用收涩止泻药配伍健脾药，而不能用大黄。

（3）处理好止血与活血的关系：现代临床根据中医传统辨证论治方法用单味生大黄粉，或配白及粉等，或应用复方治疗上消化道出血，取得了良好的疗效，并将其作为常用疗法。但是大黄的止血作用也是有局限性的，必须辨证论治，不可随意应用。

大黄尚能活血祛瘀，有抗凝作用，能增加出血，故适用于出血兼有瘀血的病证，内服或外敷均可。《本草害利》云"清血分实热，血瘀血逆者宜之"，即指对于出血证，适用于血热迫血上逆妄行兼有血瘀者。

2.掌握用量与用法

（1）用量：焦东海等总结了张仲景用大黄的剂量规律，可供临床参考：①消痞轻，如大黄黄连泻心汤、附子泻心汤；通腑重，如大承气汤、小承气汤。②利湿轻，如栀子大黄汤；逐水重，如茵陈蒿汤。③表里同病轻，如桂枝加大黄汤；表里同病里实重，如大黄硝石汤；表里同病，而表证偏重者，则不宜用大黄。④根据病情缓急而定，如大黄牡丹汤用治急证，用量大；桃核承气汤用治缓证，用量轻。[11]

同时，剂量的大小应遵循个体化原则，因人因证而不同。如用于肝胆病或尿毒症者，剂量应由小到大，逐步调整，以达到泻热除湿、降浊排毒作用。

生大黄入汤剂，后下通便常用剂量为3～9g，散剂为3g；在急腹症时可用至15～30g。酒制大黄用于活血时常用量为3～9g。

（2）煎服法

1）煎法：生大黄泻下力较强，欲攻下者宜生用，入汤剂应后下，或用开水泡服，久煎则泻下力减弱（大黄的泻下有效成分蒽醌类化合物，加热则受到破坏，使其泻下力减弱）。

张仲景对于大黄的煎法颇有法度，病情不同，煎法各异，而且在各方下均有较明确的记载，在煎药的用水量及煎出药汁量方面都有明确说明，表明张仲景已充分认识到不同的煎煮法与大黄的药效强弱有关。

如大柴胡汤方后有"以水一斗二升，煮取六升"，桃核承气汤方后有"以水七升，煮取二升半"等记录。

对于大黄的入汤先后，张仲景也有明确的规定。如大承气汤方后的记载："以水一斗，先煮二物（指枳实、厚朴），取五升，去滓，内大黄，煮取二升，去滓，内芒硝，更上微火一二沸，分温再服，得下止服。"大承气汤的煎药法当为先煎枳实、厚朴，后纳大黄，再纳芒硝，可谓大承气汤的古代"制备工艺流程"，应当被现代所遵从。

另外，张仲景《伤寒论》中的煎煮法有煎丸饮汤法和浸汁饮服法。煎丸饮汤法如下瘀血汤、抵当汤、大陷胸丸等，煎后"温，顿服"；浸汁饮服法如大黄黄连泻心汤、附子泻心汤，"以麻沸汤二升渍之，须臾绞去滓"，以取其气，薄其味，使之清上部无形邪热。

2）服法：张仲景对大黄的服法分为顿服、分服二法。

顿服法具有药量大、药效专一、起效迅速的特点，常常一服中病，迅速扭转病势，如大黄硝石汤、大黄牡丹汤、下瘀血汤、大黄甘遂汤等。这对泻下药治疗重证、急症有特别意义，中病即止。

分服法则是每剂药一日二至三服，以日三服为最多，其次为二服，获效后不必尽剂。如大承气汤、小承气汤、大陷胸汤等取一煎二服，得利则停服余药，其意是防止药过病所。甚至同一方剂由于治疗目的的不同，服法也要进行相应的调整。如调胃承气汤，用于和胃，则"少少温服"，是欲令药液留于胃中以濡润胃腑而存津液；用于燥热内结，则应"顿服"，是取其锐下之势。另外，还有鳖甲煎丸空心服，大黄䗪虫丸以酒送服，麻子仁丸可小量递增服等。

这些服法是根据治疗需要而做相应的变化，值得临床安全合理用药借鉴。

服用大黄后，不宜马上进食，以免降低泻下之力量。如《本草害利》曰："欲取通利者，不得骤进谷食。大黄得谷食，不能通利也。"

（三）不良反应及处理

虽然《神农本草经》将大黄列为下品，但历代本草多称大黄无毒，大量的临床资料和实验研究证明，大黄合理应用是安全可靠的。

不合理应用大黄主要表现在生大黄较大剂量用药时，或体质较弱，或长期服用等，导致出现某些副作用和不良反应。

1.腹痛

（1）临床表现：大黄的致泻部位在结肠的中段和远端，使该部张力增强，蠕动加速，服用大黄后排便前有腹痛，或一过性绞痛。[12]

（2）处理：一般泻后腹痛能够缓解，大部分患者能忍受，嘱患者休息，不需处理。腹痛较剧烈的患者，可同时服用木香、砂仁、枳壳各9g，或用芍药甘草汤（白芍15g，甘草9g）以缓急止痛，水煎服，可使腹痛减轻或缓解。

2.耐药

（1）临床表现：生大黄和制大黄长时间服用会产生耐药，加大剂量后不久会再次出现，有效期亦随之缩短，甚至有人出现便秘较服用前加重的情况。这主要是由于大黄中的泻下成分蒽醌苷因耐药而失效，而大黄所含收涩成分鞣质则会引起便秘。

（2）处理：对于习惯性便秘，需要经常服用者，应设计多种治疗方案，如配伍润肠通便药火麻仁、郁李仁等，或配伍枳实、厚朴等破气导滞药。经研究，大黄配芒硝则无此副作用，可见大承气汤芒硝配大黄是十分重要的；或配以高纤维的食物疗法，交替使用；也可停用1周或10天后再用。

3.用于减肥中出现的问题

（1）临床表现：大黄由于具有阻滞脂肪在肠道中吸收的作用，从而可降低胆固醇，故曾用于减肥而风靡一时。但大黄不是对所有肥胖者均适宜，仅适用于部分营养过剩导致的肥胖症。若不合理长期服用，可使个别患者出现继发性便秘；或停药后体重反弹，对大黄产生依赖性；甚至发生水盐代谢和肠功能紊乱、性功能减退、阳痿等。

（2）处理：应经过辨证选择性地应用大黄减肥；同时所配的复方应慎重选择药物，达到降低食欲、加速脂肪分解、减少吸收、增加排泄等要求，以提高疗效，减少对大黄的依赖性和副作用。

4.损伤脾胃

（1）临床表现：本品苦寒，长期服用大黄易伤脾胃，导致食欲减退、恶心、泄泻频作等。

（2）处理：应停用，并用大枣、生姜、砂仁等，水煎服。某些便秘患者间有大便稀薄，或先秘后稀，消瘦、面色无华等，乃属脾胃虚弱者，应慎用大黄，或配伍上述药物同用。

5.肝肾毒性　2001年美国"国家毒理学规划"发表了连续口服大黄素14周以上，可致肝肿大、肾小管透明小滴生成和肾矿化、膀胱浆细胞变性等研究结果，提示大黄蒽醌具有潜在的肝肾毒性和致癌性。近年有报道生大黄中的某些成分可对机体的肝肾功能和结构造成损伤，长期或不合理应用可能引起肝肾损害。而生大黄经过炮制处理后则毒性下降明显。[13, 14]

6.特殊人群的不良反应　大黄性沉降，善于活血祛瘀，会加重盆腔充血，故妇女妊娠及月经期忌用。大黄在肠道中被吸收后，随血流分布到乳汁，乳汁也会变黄，婴儿食后引起腹泻，故哺乳期应忌用。

7.蒽醌类化合物的致癌和致突变问题　德国联邦药品和医疗用品研究所于1996年6月宣布限制含蒽类化合物泻药的应用，其理由是根据实验和流行病学研究，怀疑这类药可能有遗传毒性和致癌作用。已发现芦荟大黄素在多种细胞株的埃姆斯实验（AMES）中有致突变作用，大黄素、大黄酚、2-羟大黄素、大黄素甲醚在多种细胞株的实验中表现为遗传毒性作用。芦荟大黄素、大黄素可使C3H/M2成纤维细胞转化为恶性表型等。[15]此外，长期服用这类泻药可致水盐代谢和肠功能紊乱。

由于大黄在中药处方中用量不大，且用药时间短，故对人类的遗传毒性和致癌作用尚无定论，但应引起足够重视。[16]

8.炮制减少不良反应　炮制可减少副作用，大黄炮制在减少副作用上包括以下4方面内容。

（1）减低"伤阴血"副作用：生大黄的半数有效量为0.18g/kg，服用后可引起恶心、呕吐，特别是对年老体弱、婴幼儿、孕妇和长期服用者，对峻下作用视为"伤阴血"作用。通过炮制，此副作用大为降低，如酒、醋炒可降低泻下作用的30%，熟大黄、清宁片、醋煮可降低95%～97%，大黄炭几乎没有泻下作用。

（2）减低"伤胃气"副作用：生大黄具有较强的抑制胃酸分泌的作用及抑制消化酶

活性的作用，并显著抑制胃蛋白酶的活性，易伤胃气。

酒炖大黄：对胃酸、胃蛋白酶均无影响。

大黄炭、熟大黄：对胃酸、胃蛋白酶活性抑制的作用降低最强。

从对消化功能的影响角度总的来看，熟大黄、大黄炭、清宁片达到了消除或缓和苦寒败胃副作用。

（3）减少腹痛等消化道副作用：生大黄在临床用药中突出的副作用是引起腹痛、恶心等胃肠道反应。用于治疗上消化道出血疾病时观察到：生大黄组95%出现大便前腹痛、肠鸣，18%伴有恶心、上腹部不适，5%出现呕吐，而酒炖大黄组无上述消化道症状。这说明适宜的炮制程度可达到消除这一副作用的目的。[17]

（4）减低"致虚"副作用：生大黄煎剂半数致死量为26.5/kg，生大黄混悬液7.5g/（kg·d）（分2次灌胃），服药14天，小鼠出现虚弱现象，表现为腹泻、脱肛、消瘦、毛疏散竖立、活动减少等。

在以上同等剂量下进行急性毒性与亚急性毒性比较，各种炮制品毒性均有不同程度的减弱。酒制与醋制大黄减弱程度小，酒炖与大黄炭毒性显著减弱，急性毒性未见小鼠死亡，亚急性毒性小鼠体重生长良好，无明显泻下、无脱肛现象，似有红细胞数量增加作用。

大黄生、制品毒性强弱与总鞣质含量相平行，生大黄去鞣质煎剂在100g/kg剂量下仍未见小鼠死亡，大黄中所含的水解型鞣质可能是大黄的主要毒性成分，死亡小鼠以肝脏损害明显，与水解型鞣质中毒情况相似。因此，临床大剂量长期服用生大黄应慎重。而熟大黄等制品在临床加大剂量与长期服用相对安全。[18]

（四）配伍应用及增效减毒（烈）

1. **配芒硝、枳实、厚朴** 大黄的泻下成分为蒽醌类化合物，同时也含有收敛成分鞣质，某些患者大剂量使用时，泻下后会导致继发性便秘。经研究，大黄配芒硝则无此副作用。可见，大承气汤中芒硝配大黄是十分重要的。

2. **配当归、人参、甘草** 补气血。治里实热结而兼气血虚亏。如新加黄龙汤。

3. **配生地黄、麦冬、玄参** 养阴生津，泻下而不伤阴。治里实热结兼阴虚津亏者。如增液承气汤。

4. **配附子、干姜** 治脾阳不足，冷积便秘者，如温脾汤，取泻下而不伤阳之意。

5. **配茵陈、栀子** 清热利湿退黄作用增强。茵陈、栀子清热利湿，大黄既能清泻湿热，又能通过泻下使湿热之邪从大便而出，故湿热黄疸，热重于湿，兼有便秘者尤为适宜。

6. **配肉桂** 用肉桂制约大黄的寒凉之性，寒热相济，性归和平，降胃平肝，兼顾无遗。

（五）与西药合用的禁忌

1.大黄含鞣质

（1）大黄不宜与下列西药同时服用：①维生素 B_1、维生素 B_6。②抗生素（四环素类、红霉素、灰黄霉素、制霉菌素、林可霉素、利福平等）。③苷类（洋地黄、狄戈辛、可待因等）。④生物碱（麻黄素、阿托品、黄连素、奎宁、利血平）。⑤亚铁盐制剂。⑥碳酸氢钠制剂。⑦异烟肼。⑧酶制剂（多酶、胃酸酶胰酶）。

（2）原理：①产生沉淀、影响吸收。②分解失效。③改变性质而降效或失效。④形成络合物，降效或失效。

2.大黄含苷类

（1）不宜与下列药物同时服用：①维生素 C。②烟酸谷氨酸。③胃酶合剂。④强心苷。⑤降糖药。⑤可待因、吗啡、杜冷丁、苯巴比妥。

（2）原理：①分解，药效降低。②加重麻醉，抑制呼吸。③药效累加，增加毒性。④血糖升高。

二、芒硝〔Natrii Sulfas〕

本品为含硫酸钠的天然矿物经精制而成的结晶体（图6-2）。

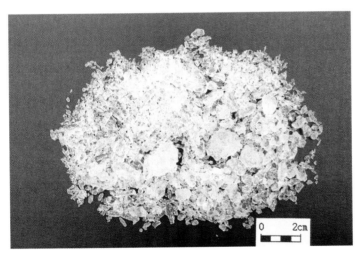

图6-2　芒硝饮片

（一）作用特点

芒硝为含硫酸钠（$Na_2SO_4 \cdot 10H_2O$）的天然矿物经精制而成的结晶体。其咸、苦，寒；归胃、大肠经。《珍珠囊》总结芒硝的特点，曰："其用有三：去实热，一也；荡涤肠中宿垢，二也；破坚积热块，三也。"

1.性能功效特点

（1）泻下软坚：芒硝咸苦寒，其性降泄，有较强的泻热通便、润下软坚、荡涤胃肠作用。芒硝的主要成分是硫酸钠，为盐类容积性泻药，能软化粪便，对燥屎坚结尤为适宜。

（2）清热消肿：芒硝本身并无解毒作用，而是通过其外用清热而达到消肿止痛的作用。

2.不同炮制品种的作用特点

（1）皮硝：为天然产品用热水溶解，过滤，放冷析出结晶而得，杂质较多，泻下猛烈，一般作外敷用于痈疮肿痛、乳痈初起。

（2）芒硝：以萝卜洗净切片，置锅内加水与皮硝共煮，取上层液，放冷析出结晶，质地较纯，泻下作用较强，内服用于实热积滞、大便燥结之证。

（3）玄明粉〔Natrii Sulfas Exsiccatus〕：为芒硝经风化失去结晶水而成的白色粉末，质纯，泻下作用和缓，也常用于咽喉、眼科、口腔科外用。

（4）西瓜霜：以芒硝置于西瓜中制成，质纯净，用于咽喉、眼科、口腔科，不作泻下药使用。

（二）安全合理用药

1.合理利用芒硝的泻下作用

（1）里实热证须攻下泻热，芒硝常与大黄配伍应用（见大黄）。

（2）对于一般习惯性便秘，不宜用芒硝作为常规通便药，以免耗伤阴液。若便秘时间长，大便干结难解属实证者，可单用芒硝或配大黄应用。

2. 用法用量 内服，芒硝 6～12g，玄明粉 3～9g。冲入药汁内或开水溶化后服。

本品味苦而咸，口服易致恶心，故宜温服或偏凉时服，或冲稀服用。芒硝的泻下作用还与饮水量有关，饮水量多，泻下作用起效快，一般 2～3 小时致泻；饮水量少，一般 5～6 小时致泻。

3. 使用注意 孕妇及哺乳期妇女忌用或慎用。

（三）不良反应及处理

1.芒硝无毒，但服用后可有腹痛等不适反应，一般不需处理。

2. 香港特区曾发生批发商误将牙硝（$NaNO_2$）当作芒硝销售使用，致不良反应，香港卫生署发出通告提醒中医师，二者不可混淆。[19]

（四）配伍禁忌

十九畏中芒硝不宜与三棱同用。

三、番泻叶〔Sennae Folium〕

本品为豆科植物狭叶番泻 *Cassia angustifolia* Vahl 或尖叶番泻 *C. acutifolia* Delile 的小叶（图 6-3）。

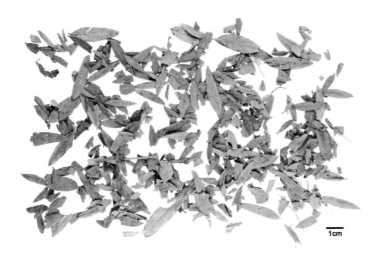

图 6-3　番泻叶饮片

公元 9 世纪，阿拉伯医生已将其作为药用，近代时传入我国。《饮片新参》首先记载了番泻叶，曰："泄热，利肠腑，通大便。"合理应用番泻叶，绝大部分是安全可靠的。但若长期或大剂量服用，或由于患者体质等问题，也可能出现不良反应。

（一）作用特点

番泻叶性味甘、苦，寒；归大肠经。其苦寒降泄，既能泻下导滞，又能清导实热。番泻叶能导泻，口服 6 小时左右出现泻下作用；尚能止血，抗病原微生物。

（二）安全合理用药

1.安全合理地利用番泻叶的泻下作用

（1）热结便秘，腹满胀痛，多种急腹症等，合理应用番泻叶，疗效可靠安全。

（2）用于习惯性便秘，开水泡服，短期疗效好，但长期应用可能产生依赖性。

（3）现代用于腹部平片、结肠和肾盂造影摄片、腹部手术前的准备，清洁肠道，单味泡饮，效果可靠。

2.禁忌证

（1）消化道疾病如急慢性消化道炎症、消化性溃疡、胃扩张、胃黏膜脱垂、胃肠吻合术后的空肠溃疡、吻合口溃疡等当忌用。

（2）消化道出血病证，以及全身性出血病证，如白血病、再生障碍性贫血、血友病、流行性出血热等，应忌用。

（3）番泻叶有回乳作用，妇女哺乳期忌用；能使盆腔充血，月经期及孕妇忌用。

（4）不能久服，也不宜长期大量使用，习惯性便秘患者应培养良好的饮食习惯和排便习惯，不可完全依赖药物。

3. 用法用量
小剂量可起缓泻作用，用于习惯性便秘及老年便秘等宜用小剂量（2～6g）。大剂量则可攻下，热结便秘、腹满胀痛宜用较大剂量（6～9g）。入散剂 1.5～3g。

本品的有效成分易溶于水。曾宪平紧密结合临床应用研究，结果显示以加番泻叶20倍的水量、80℃的水温（加入时）浸泡1小时为宜，在临床上具有一定的实际应用价值和指导意义。[20] 而马爱华等的研究结果认为患者服用番泻叶时不能煎煮，最好用90℃左右的水浸泡4次以上，浸泡时间以每次30分钟为宜，临床可作为参考[21]。

（三）不良反应及处理

1.消化系统副作用

（1）临床表现：有恶心、呕吐、腹痛等副作用。严重者，可致肠梗阻或肠破裂及穿孔甚至死亡，剧烈呕吐，可出现消化道出血、溶血性黄疸、盆腔炎样疼痛。[22-25]

剧烈吐泻、消化道出血主要是因为用量过大损伤胃肠所致，引起溶血性黄疸现象可能与用量过大及患者的特殊体质有关；至于引起盆腔炎样腹痛，可能与番泻叶致肠道或盆腔充血有关。[26, 27]

（2）处理：在临床使用时要向患者交待番泻叶可能出现的消化系统不良反应，轻者一般不需处理，排便后自然消失。出现消化道较严重刺激症状时即要减量或停药；有出血时，应卧床休息、稳定情绪、减少搬动、禁食、及时止血、对症治疗、密切观察。

为缓解番泻叶引起腹痛的副作用，陶明伦根据中医药炮制理论，将番泻叶加甘草汁、白芍汁做辅料进行炮制，取得了较好的效果。[28]

2.依赖性

（1）临床表现：杨玉福报道，有21例患者因患习惯性便秘，长期服用番泻叶通便，用量5～9g不等，每日或间隔一定时间服用，开水泡服，用药最短6年，最长达11年之久。停服则出现戒断症状，表现为焦虑不安、失眠、周身疼痛、瞳孔散大、颜面潮红发热、厌食、体温升高、呼吸、心率加快、血压升高、体重减轻等；部分患者出现恶心、呕吐、腹痛等。其戒断症状类似吗啡依赖性的前驱症状，但程度较轻。[29]

（2）处理：①停药，轻者一段时间后戒断症状可自动缓解或消除。②较严重者，对症治疗。如兴奋、失眠等，选用安神药或镇静催眠药；体温升高者用清热泻火药，或物理降温；厌食、恶心等用消食理气健脾药。③停药困难，症状严重者，递减用量，或用其他导泻药交替用药，如用润肠丸等。

3.过敏反应

（1）临床表现：出现皮肤潮红、局部瘙痒过敏性皮疹，甚至面色苍白、冷汗、脉搏细速等过敏性休克症状。

（2）处理：用药期间密切观察药物反应，尤其是过敏体质或体质虚弱者更须谨慎用药，一旦有过敏症状立即停药，症状轻者可使用抗过敏药物，如氯苯那敏、苯海拉明、异丙嗪、维生素C、钙制剂等治疗，发生过敏性休克时，应立即抗休克治疗。[30-32]

四、芦荟〔Aloe〕

本品为百合科植物库拉索芦荟 *Aloe barbadensis* Miller、好望角芦荟 *A. ferox* Miller 或其他同属近缘植物叶的汁液浓缩干燥物（图6-4）。

（一）作用特点

芦荟苦、寒，归肝、大肠经。芦荟苦寒降泄，既能泻下通便，又能清肝火、除烦热，特别适用于热结便秘，兼见心肝火旺，烦躁失眠之证；还能杀虫疗疳。

（二）安全合理用药

《本草汇言》云："芦会，凉肝杀虫之药也。凡属肝脏为病有热者，用之必无疑也。但味极苦，气极寒，诸苦寒药无出其右者。其功力主消不主补，因内热气强者可用，如内虚泄泻食少者禁之。"

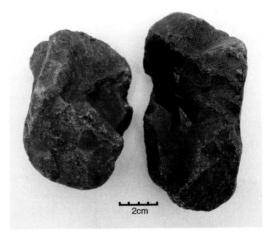

图 6-4　芦荟饮片

1.本品有特殊臭气，味极苦，不宜入汤煎服。入丸散服，每次 1～2g。外用适量。

2.性味苦寒，易伤脾胃，脾胃虚弱，食少便溏忌用。

3.孕妇及月经期忌用。

4.过敏体质者忌外用。

（三）不良反应及处理

1.不良反应

（1）内服：芦荟蒽醌衍生物具有刺激性泻下作用，内服可能导致恶心呕吐、腹痛、腹泻等；长期使用可能导致结肠黑变及泻素依赖等不良反应；严重者可引起肾炎；孕妇内服芦荟使盆腔充血，可致流产。[33]

（2）外用：新鲜芦荟汁外用于黄褐斑、雀斑、色素斑等皮肤病患者的美容，导致将鲜芦荟汁直接涂于面部皮肤，部分患者致接触性皮炎，出现大片鲜红色斑疹，严重者出现两眼红肿及水疱、患处烧灼痛等。[34, 35]若处理不当，可能导致瘢痕、色素斑而影响容颜。

2.处理

（1）当立即停药，严重者送医院诊治。

（2）鲜芦荟汁不能随意直接涂于面部皮肤，需要经过专业提炼、筛选、脱敏等处理后方能使用。发生接触性皮炎，应到皮肤科就诊，按照接触性皮炎进行治疗，可用3%硼酸溶液湿敷患处，严重者酌情选用口服强的松片或静脉滴注氢化可的松、地塞米松等类固醇皮质激素，口服盐酸西替利嗪片、氯雷他定片或者肌内注射扑尔敏、非那根针剂等抗组胺药物。

第四节　非常用烈性或具毒性泻下药的安全合理用药

峻下逐水药：甘遂〔Kansui Radix〕、京大戟〔Euphorbiae Pekinensis Radix〕、芫花〔Genkwa Flos〕、商陆〔Phytolaccae Radix〕、牵牛子〔Pharbitidis Semen〕、巴豆〔Crotonis Fructus〕

本类药物为非常用药物，甘遂、京大戟、巴豆、千金子、狼毒均为大戟科植物，芫花为瑞香科植物，商陆为商陆科植物，故合并介绍其安全合理应用。

甘遂为大戟科植物甘遂 *Euphorbia kansui* T. N. Liou ex T. P. Wang 的块根。京大戟为大戟科植物大戟 *Euphorbia pekinensis* Rupr. 的根。芫花为瑞香科植物芫花 *Daphne genkwa* Sieb. et Zucc. 的花蕾。商陆为商陆科植物商陆 *Phytolacca acinosa* Roxb. 或垂序商陆 *P. americana* L. 的根。牵牛子为旋花科植物裂叶牵牛 *Pharbitis nil*（L.）Choisy 或圆叶牵牛 *P. purpurea*（L.）Voigt 的成熟种子。巴豆为大戟科植物巴豆 *Croton tiglium* L. 的成熟果实。

（一）作用特点

1.性能功效特点

（1）性味：甘遂、大戟、牵牛子、商陆均苦寒有毒；芫花苦辛温有毒；巴豆辛、热，有大毒。

（2）功效

1）内服：上述药物均有强烈的泻下作用，作用峻猛，服药后能引起剧烈连续的腹泻，能使体内留滞的水湿从大便排出。部分药物兼能利尿，如牵牛子、商陆等。从泻下作用的强度而言，巴豆、甘遂最强，大戟、商陆次之，芫花、牵牛子最弱。

巴豆辛热，为泻下冷结的代表药，能峻下冷积，开通肠道闭塞，张元素喻其有"斩关夺门之功"。巴豆也有很强的峻下逐水退肿作用。

2）外用：能消肿散结，或杀虫。巴豆外用有蚀腐肉、疗疮毒作用。

2.不同炮制品种的作用特点

（1）甘遂：甘遂经面煨、土炒、醋炒后，其毒性、刺激性和泻下作用均比生品大大降低，其炮制品以醋制为佳，具有泻下逐水散结作用。[36]

（2）京大戟：生品毒性强，泻下力猛，具有解毒疗伤散结作用；外用于虫蛇咬伤、热毒痈肿等。

醋制京大戟毒性弱，缓和泻下，具有逐水退肿作用，内服用于胸腹腔积水等实证。临床上内服宜用醋制京大戟。[37]

（3）芫花：生芫花挥发油含量高，对眼结膜有强烈的刺激作用，可使眼结膜充血；毒性强，峻下逐水力量强，外用于恶疮肿毒。不宜内服。

醋炙芫花挥发油含量降低，羟基芫花素含量增高，毒性降低 2.5 倍，泻下作用较缓和，内服用于胸腹腔积水实证、痰湿壅盛等。[38, 39]

（4）商陆：生商陆的皂苷和苷元含量高，毒性强，泻下力猛，具有解毒消肿、利尿消肿作用。

醋制商陆皂苷和苷元降低，毒性降低 50% 左右，利尿泻下作用均降低，作用较缓和，祛痰作用增强，用于水湿内停水肿。[40]

（5）巴豆：①巴豆仁：导泻作用中等，有溶血作用，不宜内服；外用拔毒医疮，用于恶疮。②巴豆油：导泻作用最强，有溶血作用，不宜内服；外用不宜接触正常皮肤，多外用于恶疮。③巴豆霜：导泻作用较弱，泻下作用较缓和，若严格掌握用量，可用于寒实积滞、大腹水肿、痰涎壅塞等。

3. 不同源药物的作用特点　京大戟与红大戟〔Radix Knoxiae〕的作用特点如下：

相同点：苦寒有毒，醋制品内服能泻水逐饮，治胸腹腔积水实证；生用、外用消肿散结，治疮痈未溃、瘰疬痰核。

（1）京大戟：为大戟科植物，毒性大，泻水逐饮力强，当醋制用。

（2）红大戟：为茜草科植物红大戟 *Knoxia valerianoides* Thorel et Pitard 的块根，毒性小，散结消肿力强。

（二）安全合理用药

1. 适用于全身水肿、大腹胀满，以及停饮等证而正气未衰者。

2. 本类药大多苦寒有毒，攻伐力强，易伤正气，临床应用当"中病即止"，不可久服，使用时应注意顾护正气。

3. 体虚者慎用，孕妇忌用。

4. 注意本类药物的炮制、剂量、用法及禁忌等，以确保用药安全、有效。

（1）内服用炮制品，勿用生品：甘遂、大戟、芫花、商陆醋制用，牵牛子炒用，巴豆去油取霜用。

（2）用法用量

1）甘遂：入丸散服，每次 0.5 ～ 1g。

2）大戟、芫花：煎服，1.5 ～ 3g；入丸散服，每次 0.6g。

3）商陆：煎服，5 ～ 10g，宜入汤剂，久煎毒性有所缓和，且滋味甘淡而气微，故古方常以之与肉类、糯米、赤小豆等煮服，攻补兼施。

4）牵牛子：煎服，3 ～ 9g；入丸散服，每次 1.5 ～ 3g。

5）巴豆：入丸散服，每次 0.1 ～ 0.3g。巴豆有"得热则助泻，得冷则缓泻"的特点。故服用本品时，不宜食热粥、饮开水等热物，以免加剧泻下。反之，若服药后欲泻不能者，可食热粥或饮开水以助药力；若服药后泄泻不止者，可进冷粥或饮凉水以解药力。

（三）不良反应及处理

1. **甘遂**　《神农本草经》将其列为下品；《名医别录》称其"有毒"；《本草衍义》曰其"专于行水，攻决为用，入药须斟酌"；《本草纲目》称其"不可过服，但中病即止也"。

（1）不良反应：若内服过量，其中毒反应为腹痛，剧烈腹泻水样便，呈里急后重感，或可出现霍乱样米汤状大便，并有恶心、呕吐、头晕、头痛、心悸、血压下降、脱水、呼吸困难、脉搏细弱、体温下降、谵语、发绀等症状，甚或因呼吸循环衰竭而死亡。实验研究提示，甘遂可通过脂质过氧化作用而引起小鼠肝脏氧化损伤。[41]

（2）处理：①清除毒物，如用温开水洗胃。②保护胃黏膜，如口服活性炭、浓茶、蛋清、牛乳等。③腹痛腹泻剧烈者，可肌内注射硫酸阿托品，或盐酸吗啡。④矫正脱水，维持水和电解质平衡。静脉滴注5%葡萄糖生理盐水，加入维生素C。⑤呼吸、循环衰竭时，对症处理。⑥泻下不止，可用人参9g，黄连6g，水煎服。⑦中药解毒，可试用新鲜石菖蒲汁、新鲜芦根汁各200mL内服；或用大青叶、黑豆各30g，水煎服。

2.大戟

《神农本草经》将其列为下品；《名医别录》称其"有小毒"；《药性论》曰其"有大毒""毒，用菖蒲解之"；《本草纲目》云其"其根辛苦，戟人咽喉，故名。今俚人呼为下马仙，言利人甚速也"。

（1）不良反应：可刺激胃肠道引起恶心、呕吐、腹痛、腹泻及水样便。大剂量使用可致肝肾功能不良，甚至发生急性肝肾功能衰竭。如毒素侵犯中枢神经，可导致眩晕、昏迷、痉挛瞳孔散大，最后因呼吸麻痹而死亡。新鲜大戟根的乳汁对人皮肤有刺激作用，可引起红肿等皮炎。

（2）处理：①清除毒物，如用0.02%高锰酸钾洗胃，或用1%鞣酸溶液洗胃。②保护胃黏膜，如口服活性炭、浓茶、蛋清、牛乳、藕粉等。③腹痛腹泻剧烈者，可酌情用盐酸吗啡或杜冷丁，不可用硫酸阿托品。④矫正脱水，维持水和电解质平衡。静脉滴注5%葡萄糖生理盐水，注意补钾。⑤呼吸、循环衰竭时，对症处理。⑥中药解毒，可试用新鲜石菖蒲汁、新鲜芦根汁各200mL内服；或用大青叶、黑豆各30g，水煎服。泻下不止，可用人参9g，黄连6g，水煎服。

3.芫花

《吴普本草》云其"有大毒，多服令人泄"。《名医别录》云其"有小毒"。《本草经集注》云其"不可近眼"。

（1）不良反应：大量使用可致中毒，出现头晕、头疼、耳鸣、四肢疼痛，并有口干、胃中灼热感、恶心呕吐、腹痛腹泻，严重者可出现痉挛、抽搐，甚至发生昏迷及呼吸衰竭。据有关芫花的药理学报道，其乙醇提取物具有肝毒性。[42]

（2）处理：洗胃，保护胃黏膜，可口服阿拉伯胶浆，或蛋清、藕粉、牛乳等。

4.商陆

（1）不良反应：商陆毒素可刺激交感神经，促进胃肠蠕动，并刺激肠黏膜，引起腹痛、腹泻。[43]

过量可引起中毒，出现恶心呕吐、腹痛腹泻、心动过速、呼吸频数，继则语言不清、躁动、肌肉抽搐，严重者血压下降、昏迷、瞳孔散大、心跳和呼吸停止而死亡。

有研究表明，商陆具有肝毒性和肾毒性。[44-46]

（2）与西药合用的禁忌：①不宜与阿司匹林同用：商陆皂苷具有解热镇痛作用，合用可产生局部性刺激，增加阿司匹林诱发胃溃疡的概率。②不宜与阿托品同用：阿托品可拮抗商陆的祛痰作用。③不宜与酒同用：酒可增加肉豆蔻酸、商陆毒素的溶解吸收，发生中毒。

5. 牵牛子　大量使用除直接引起呕吐、腹痛、腹泻及黏液血便外，还可刺激肾脏，引起血尿、小便失禁，严重者可损及神经系统，发生语言障碍、昏迷等。[47]

6. 巴豆

（1）不良反应：主要毒性成分为巴豆油。

口服巴豆油半滴至1滴，即能产生口腔、咽及胃部烧灼感，并有催吐作用；至肠内遇碱性肠液水解后释出巴豆油酸，刺激肠黏膜使之发炎，分泌增加，促进蠕动，0.5～1小时产生剧烈腹泻，伴有剧烈腹痛和里急后重。

尿中可出现蛋白、红细胞、白细胞、管型，并可引起急性肾功能衰竭而致尿少尿闭。

口服20滴即可出现谵语、发绀、脉细弱、体温和血压下降、呼吸困难，终致呼吸和循环衰竭而死亡。[48]

外用可使皮肤黏膜发赤起疱，形成炎症，以致局部组织坏死。巴豆油、巴豆树脂和巴豆醇脂类具有一定的致癌活性。

（2）处理：①中毒早期用0.02%高锰酸钾洗胃，或用1%鞣酸溶液洗胃。②洗胃后服浓茶，或蛋清、牛乳、藕粉等黏膜保护剂。③早期静脉输液5%葡萄糖盐水，矫正脱水，维持电解质平衡。腹泻剧烈者可肌内注射盐酸吗啡15mg，佐以阿托品0.6mg。④可试用荸荠30g或芦根120g，水煎服；或饮菖蒲汁200mL。

（四）配伍应用及增效减毒（烈）

甘遂、大戟、芫花配大枣，大枣可缓和药性。

（五）配伍禁忌

1. 甘遂、大戟、芫花反甘草。
2. 巴豆不宜与牵牛子同用。

（六）鉴别用药

巴豆与大黄：巴豆为泻下冷结代表药，大黄为泻下热结代表药。巴豆、大黄同为攻下之剂，但大黄性冷，腑病多热者宜之；巴豆性热，脏病多寒者宜之。

参考文献

［1］中国中医研究院. 蒲辅周医案［M］. 北京：人民卫生出版社，2005：19.

［2］秦伯未，李岩，张田仁，等. 中医临证备要［M］. 北京：人民卫生出版社，2005：205.

［3］中国中医研究院. 蒲辅周医案［M］. 北京：人民卫生出版社，2005：20.

［4］焦东海，杜上鉴.大黄研究［M］.上海：上海科学技术出版社，2000：1.

［5］沈映君.中药药理学［M］.北京：人民卫生出版社，2000：332.

［6］张锡纯.医学衷中参西录［M］.石家庄：河北科学技术出版社，2007，107.

［7］江文君，毛淑杰，吴连英，等.大黄及其炮制品对大鼠实验性胃溃疡的影响［J］.中药通报1985（2）：17.

［8］高晓山，李玉珍，朱彦.生大黄对4种消化酶活性的影响及其与药性的关系探讨［J］.中药通报，1981，6（3）：25.

［9］吴连英，江文君，毛淑杰，等.中药大黄炮制研究Ⅱ：炮制对大黄泻下作用与泻下成分的影响［J］.中药通报，1983（2）：20.

［10］陈可冀，周文泉.清宫医案研究［M］.北京：中医古籍出版社，1993：2175.

［11］焦东海，杜上鉴.大黄研究［M］.上海：上海科学技术出版社，2000：20.

［12］徐力生，徐力维.中药大黄致小儿肠套迭成因分析［J］.亚太传统医药，2015（24）：147-148.

［13］郭鹏，张铁军，朱雪瑜，等.大黄毒性的现代研究与减毒对策［J］.中草药，2009（10）1671-1674.

［14］白晶，孙向明，刘泉，等.大黄肝毒性及减毒对策研究［J］.哈尔滨商业大学学报（自然科学版），2014（5）：529-531.

［15］萧惠来.德国限制使用含蒽类化合物的植物泻药［J］.中药新药与临床药理，1998（3）18.

［16］沈映君.中药药理学［M］.北京：人民卫生出版社，2000：338.

［17］赵淑颖，张淑文，王宝恩.单味生、熟大黄治疗二种消化道急症的临床观察［J］.中药通报1986（3）：58.

［18］江文君.大黄炮制研究［J］.中药通报，1986（12）：3.

［19］香港特别行政区政府卫生署.卫生署提醒中医药业界避免混淆中药"芒硝"与化学品"牙硝"［EB/OL］.（2004-05-03）.http：//www.info.gov.hk/gia/general/200405/03/0503211.htm.

［20］曾宪平.番泻叶泡服方法的研究［J］.中华现代中西医杂志，2005，3（1）：58.

［21］马爱华，张俊慧，张兴辉，等.番泻叶服法研究［J］.基层中药杂志，1996，10（1）：51.

［22］蒋霞，刘滔滔，唐双意.番泻叶致不良反应116例文献分析［J］.中国医院用药评价与分析2009（11）：869-871.

［23］樊红，魏丽娜，王鹏飞，等.番泻叶清洁肠道致急性肠梗阻一例报道并文献复习［J］.中华临床医师杂志（电子版），2012（7）：1936-1937.

［24］靳大川.番泻叶致急性肠梗阻1例报道及文献复习［J］.中国医药指南，2016（6）：225-226.

［25］蒋霞，刘滔滔，唐双意.番泻叶致不良反应116例文献分析［J］.中国医院用药评价与分析2009（11）：869-871.

［26］张勇阜.番泻叶严重副反应19例报告［J］.江苏中医，1997，18（11）：35.

［27］顾自悦.长期服用番泻叶致月经失调例析［J］.实用中医内科杂志，2002（4）：203.

［28］陶明伦.番泻叶引起腹痛的缓解方法探讨［J］.桂林医学，2000，16（1）：17-18.

［29］杨玉福.21 例长期服用番泻叶致依赖性报告［J］.中国中药杂志，1992，17（3）：184.

［30］巩霞，闫青.口服番泻叶致变态反应 1 例［J］.护理研究，2009（23）：2092.

［31］韩英娥，朱昭亮.番泻叶致急性荨麻疹 1 例［J］.中国校医，2006（3）：264.

［32］王继华，陈华平，冯云萍.番泻叶致过敏性皮疹 1 例［J］.现代医药卫生，2006（17）：2752-2753.

［33］何秋霞，董贞兰，楚杰，等.芦荟大黄素对斑马鱼胚胎发育及运动行为学的毒性研究［J］.山东科学，2015，28（3）：23-28.

［34］邢继华，邢继霞.芦荟致接触性皮炎 12 例［J］.菏泽医学专科学校学报，2004（4）：91.

［35］陈科力.芦荟及其制剂所致皮肤过敏，四例报道［J］.中国药物滥用防治杂志，2002（5）：26-45.

［36］戴兴荣，王兴法.甘遂不同炮制方法的实验研究［J］.中药通报，1984（5）：18.

［37］汪素岩.京大戟醋制后毒性和作用改变的探讨［J］.浙江中医杂志，1985，20（9）：420.

［38］刘洁，张世臣，魏璐雪.芫花醋炙前后挥发油成分的分析［J］.中国中药杂志，1993，18（1）：25.

［39］王弘志，刘洁，杨海光.芫花炮制前后羟基芫花素、芫花素的含量测定［J］.中国中药杂志，1989，11（11）：24.

［40］王祝举，程明，原思通.薄层扫描测定商陆饮片中商陆毒素含量［J］.中国中药杂志，1990，15（9）：21.

［41］张秀娟，陆童，杨波，等.中药甘遂致小鼠肝脏氧化损伤的机制研究［J］.中国生化药物杂志，2014（4）：63-65.

［42］Geng Lulu，Ma Chao，Zhang Li，et al.Metabonomic study of Genkwa Flos-induced hepatotoxicity and effect of herb-processing procedure on toxicity［J］.Phytother Res，2013，27（4）：521-529.

［43］胡莹，曾聪彦，梅全喜.急性商陆中毒反应 82 例文献分析［J］.时珍国医国药，2011（12）：3041.

［44］周倩，姚广涛，金若敏，等.商陆皂苷甲致肝毒性的研究［J］.中成药，2014（1）：14-18.

［45］徐婷婷，甄滢滢，金若敏，等.商陆致大鼠肾损伤的代谢组学研究［J］.中华中医药杂志，2015（11）：4120-4123.

［46］徐婷婷，李一飞，金若敏，等.商陆水煎液致大鼠肾损伤的初步研究［J］.中国药学杂志，2015（5）：403-407.

［47］万焱，张艳丽，黄喜梅.服牵牛子引起小便失禁 1 例报告［J］.河南中医，2004（6）：56.

［48］于海军.急性巴豆中毒 26 例临床分析［J］.安徽中医临床杂志，1997（2）：110.

第七章　祛湿药

第一节　湿病（证）与祛湿药概述

凡具有祛除湿邪作用的药物，称为祛湿药。以祛湿药为主组成的方剂，称为祛湿剂。

湿病（证）是中医临床的一类常见和多发病证。湿邪致病在六淫致病中所占的比例最大。与湿有关的病证在我国南方地区，以及东南亚、日本、英国等诸沿海地区和国家尤其常见，这些国家和地区地处多湿，或居处阴湿，气候温热，发病率甚高。现代自然环境和生活条件、方式的改变，如工业废气排放、全球气候变暖、生活和工作场所普遍使用空调，都会使人汗液排泄不畅，湿热郁于体内。另一方面，随着生活水平的提高，过食肥甘、酒酪，或体育锻炼、体力劳动减少，内伤湿病更呈明显上升趋势。

湿病遍及临床各科诸多疾病，如流感、肠伤寒、痢疾、胃炎、肠炎、肝炎、风湿性关节炎、类风湿关节炎、重症肌无力、痛风、妇科炎症、泌尿系统感染、尿路结石、小儿夏季热等。

某些自身免疫病，中医辨证多与湿相关，西医无特效药，或依靠激素治疗，产生许多副作用。中医药在治疗自身免疫病中，对于缓解症状和病情、减少发作、强壮体质等方面具有一定的优势，显示出较好的疗效。同时，合理使用中药，对长期依赖激素治疗的患者能起到增效减毒、减少激素用量、稳定病情、巩固疗效的作用。现代名中医在此方面积累了一定的经验，值得深入研究。如著名老中医邓铁涛总结应用脾胃理论治疗重症肌无力时，指出使用较大剂量激素治疗者易致湿浊壅滞，常用薏苡仁等化湿，减轻激素的不良反应，但要有信心和耐心，坚持长期服用。[1]

湿邪重浊黏滞，故湿邪所致病患常常病情缠绵，反复发作，留着不去，故祛风湿药往往使用时间长，或使用有毒药物，故应注意合理和安全用药。

虽然将治疗湿证的药物分类为祛风湿药、化湿药、利水渗湿药三类，但其皆为祛除湿邪的药物，且各种湿证具有相似的特点，三类药物亦常配伍使用，故将之合并讨论，以期对湿病和祛湿药有较全面的认识，以助于安全合理用药。

一、湿病（证）概述

湿病（证）范围广泛，常为湿邪与风邪、寒邪、毒邪合而为患，并可郁而化热，故其病情复杂。湿聚可为有形之水湿，或成痰饮等，泛滥各处。

湿邪为病，尚有外湿与内湿之分。外湿者，症见恶寒发热、头胀脑重、肢体浮肿身重关节疼痛等。内湿者，如湿阻中焦，胃肠功能紊乱，常出现脘腹胀闷、呕吐泛酸、大便溏薄、泻痢、少食体倦、口甘多涎、舌苔厚腻等；湿热在肝胆可致黄疸。湿热下注，则为淋浊、足膝肿痛；湿热或与毒邪壅结，则为癃闭；湿热煎熬，则为结石。湿聚为水，则为水肿、小便不利，甚则胸腹腔积水。湿聚为痰，则为痰饮。

（一）病因

1. **湿自外来**　如居处潮湿，汗出当风，淋雨涉水，感受雾露，湿邪侵入肌表所致。
2. **湿自内生**　每因过食生冷，酒酪过度，致脾阳失运，湿从内生。
外湿与内湿相互影响发病，故治当兼顾两者。如湿痹之证，多为素体虚弱，或为痰湿之体，而复感湿邪所致，并且每因阴雨天、气候潮湿而关节疼痛加重且病势缠绵难愈，说明同气相求，内湿与外湿在湿病中常合而为患。

（二）病位

湿邪可侵犯人体多个部位，如侵犯肌表可为表湿证，侵犯皮肤可出现湿疹、疮毒，流窜经络与关节可为痹证。内湿多属脏腑之病，有弥漫上焦心肺，湿滞中焦脾胃，湿浊下注下焦肝、肾与膀胱等。

（三）病性

其以实证、寒证、阴证多见；湿郁化热则为热证。病久则表现为虚实夹杂。

（四）主证

湿病（证）临床表现复杂，但判断是否有湿，常以头身困重、汗出不透、面色黄滞或暗滞、渴不欲饮、胸脘痞闷、便溏、小便不利、舌苔滑腻、脉濡缓等为要点。

（五）特点

1. 外湿常兼其他病邪为病，如兼夹寒邪为寒湿证，与风邪相合为风湿证，或风寒湿三气杂至而成风寒湿证，与暑邪相合为暑湿证，湿郁化热则成为湿热证。内湿的形成与肺、脾、肾三脏水液代谢失常密切相关。
2. 湿为阴邪，易伤卫表阳气和脾胃阳气，导致卫气不宣或脾胃气机阻遏。
3. 湿性重浊而黏滞，往往具有起病缓、病位深、病程长、变化慢、病情缠绵不愈的特点。故治疗湿病（证）难以速治速愈。欲攻邪，当以缓攻；欲补益，当以缓补清补。但需坚持治疗疗程，防止复发。
4. 湿又有形之湿和无形之湿之分。无形之湿在脾胃、肝胆、经络肌肉关节；有形之湿还常聚而为水，或为有形之痰饮等。
5. 湿病与季节、气候、地理、体质和生活、饮食习惯、工作居住环境等条件有密切关系。

二、湿病（证）的治疗原则和方法

《素问·至真要大论》云"以苦燥之"，故内湿用苦味的药物以燥湿；又云"湿淫于内，治以苦热"，意指寒湿病证用苦温燥湿法；"以淡泄之"，意指是水湿、湿热病证以淡渗利湿法。湿病（证）的治疗原则以祛邪为主，但应根据湿邪的兼夹和部位不同采用不同的方法。原则上，上焦宜化，中焦宜燥，下焦宜利。

运用祛湿的方药以祛除湿邪，治疗水湿病证的治法，称为祛湿法。祛湿法属于八法中的"消法"，即可通过化湿、燥湿、利湿药物的作用以消除水湿之邪，治疗各种水湿病证。

根据水湿病证的部位、病性及临床表现，结合祛湿药的性味、归经、功效、药物性能特点等，祛湿的方法有多种，现将祛湿之法与具有祛除水湿之邪的药物归纳如下，以便于临床合理选用祛湿药。

（一）解表散湿法

湿邪在上在外者，宜用解表散湿法，借微汗以解之。常用药物有麻黄、桂枝、羌活、藁本、苍耳子、白芷等。

（二）祛风胜湿法

本法适用于风湿留着经络、筋骨、肌肉、关节之痹证。常用药物有防风、独活、威灵仙、海风藤、海桐皮、青风藤、络石藤、宽筋藤、制附子、制川乌等。

（三）芳香化湿或健脾除湿法

湿邪滞于脾胃者，宜芳香化湿或健脾除湿。常用药物有藿香、佩兰、苍术、白术、厚朴、砂仁、白豆蔻、草豆蔻等。

（四）清热燥湿法

湿邪在肝胆、膀胱、脾胃等，无形之湿与热邪相合为病，宜清热燥湿法。常用药物有黄连、黄芩、黄柏、龙胆、苦参、椿皮、秦皮、栀子等。

（五）散寒燥湿法

本法适用于寒邪相合为病的寒湿证。常用药物有吴茱萸、干姜、厚朴、苍术、春砂仁、草豆蔻、红豆蔻、花椒等。

（六）利湿、渗湿法

湿邪聚为水，水湿内停，导致小便不利、水肿，利湿、渗湿即有利水消肿之功。常用药物有茯苓、猪苓、泽泻、冬瓜皮、薏苡仁、五加皮、香加皮、大腹皮、桑白皮、葶苈子等。

（七）清热利湿法（利水通淋、利湿退黄）

本法适用于湿兼热者或湿热之邪在下焦、膀胱而成水湿或湿热病证。常用药物有车前子、木通、滑石、瞿麦、萹蓄、萆薢、土茯苓、茵陈、土茵陈、金钱草、海金沙、虎杖、积雪草、溪黄草、鸡骨草等。

（八）温化水湿法

本法适用于素体阳虚或久病伤阳而病湿，或肾阳虚衰、气化不利而致水邪泛滥之水肿病。常用药物有桂枝、附子、肉桂等。

（九）峻下逐水法

本法可通泻大小便，用于大量水液停留体内而成的水肿、胸水、腹水等。常用药物有大戟、芫花、甘遂、牵牛子、商陆、巴豆等。

上述诸法中，应用最普遍的是佐以淡渗利水法，其能使水湿之邪有出路，从小便排出。《临证指南医案》具体论述了祛湿法的具体用药，云："若湿阻上焦者，用开肺气，佐淡渗，通膀胱，是即启上闸，开支河，导水势下行之理也。若脾阳不运，湿滞中焦者，用术、朴、姜、半之属以温运之，以苓、泽、腹皮、滑石等渗泄之，亦犹低洼深处，必得烈日晒之，或以刚燥之土培之，或开沟渠以泄之耳。其用药总以苦辛寒治湿热，以苦辛温治寒湿，概以淡渗佐之，或再加风药。甘酸腻浊，在所不用。"[2]

（十）苦寒燥湿法与清热利湿法的异同

苦寒燥湿和清热利湿药均可用于湿热证，且常配伍使用。如龙胆泻肝汤中既有苦寒清热燥湿的龙胆、黄芩，又有清热利湿的车前子、泽泻、木通等；茵陈蒿汤中既有清热利湿的茵陈、大黄，又有苦寒燥湿的栀子。

但苦寒清热燥湿法多适用于中焦湿热内盛，肠胃症状比较明显者，本身一般无利尿作用；清热利湿法则偏重于湿热下注下焦，泌尿系统症状明显者，其作用是使湿热之邪从小便排出。

（十一）苦寒清热燥湿法与苦温散寒燥湿法的异同

两者均可治疗湿证，但如黄连、黄芩、黄柏、龙胆等苦寒清热燥湿药，适用于治疗湿热证，症见口苦口腻、口干、小便黄赤、舌苔黄腻而厚、脉滑数；而苍术、厚朴、白术、草豆蔻、红豆蔻等为苦温燥湿药，适用于湿邪内盛或寒湿内盛证，多见口黏口腻、脘腹胀满、倦怠、食欲不振、便溏、舌苔白腻、脉迟滑等。

三、祛湿药的分类

(一) 祛风湿药

根据祛风湿药所兼功效的不同，可将其分为祛风湿止痛药、祛风湿活络药、祛风湿强筋骨药三类。

1. 祛风湿止痛药 味多辛苦，性或温或寒，多入肝、脾、肾经。其辛行散祛风，苦燥湿，既能祛风湿，又有明显的止痛作用，尤适用于痹证之肢体或关节疼痛，亦可用于外伤疼痛、头风痛等。部分药物尚兼利尿之功，故可用于治疗水肿。性温的有制附子、制川乌、制草乌、独活、威灵仙、蕲蛇、香加皮、松节、九节茶、青风藤、海风藤、丁公藤、八角枫、昆明山海棠、雪上一枝蒿、祖师麻等；性寒凉的有汉防己、独一味等；性平的有海桐皮、青风藤、老鹳草、两面针。其中草乌、雷公藤、昆明山海棠均为有大毒药；香加皮、八角枫为有毒药；丁公藤、两面针、祖师麻等有小毒。

解表药中的羌活、藁本、苍耳子、防风等也有此作用。

2. 祛风湿活络药 味多辛、苦，性或温或寒，主入肝经，具有祛风湿、舒筋活络的作用，广泛用于各型痹证，尤宜于痹证日久而筋脉不舒，络脉不利，症见关节挛急、屈伸不利、麻木等，以及中风不遂，或气血不足，经络瘀阻而致的麻木、偏瘫不遂、口眼㖞斜，或肝肾亏虚，阴血不足，筋脉失养之肢体僵硬拘挛等。常用药性寒凉的有秦艽、豨莶草、臭梧桐、穿山龙、络石藤等；性温的有木瓜、蕲蛇、乌梢蛇、金钱白花蛇、伸筋草、舒筋草、忍冬藤等；性平的有路路通、桑枝、丝瓜络、老鹳草等。

3. 祛风湿强筋骨药 味多甘苦，性温，主入肝、肾经，既能祛风湿，又能补肝肾、强筋骨，主要用于风湿日久，肝肾虚损，腰膝酸软，脚弱无力等。风湿日久，易损肝肾；肝肾虚损，风寒湿邪最易侵犯腰膝部位。故风湿日久，治当补益肝肾，强腰壮骨。此类药物亦可用于肾虚腰痛，骨痿，软弱无力者。常用药物有五加皮、桑寄生、狗脊等，其他如千年健、鹿衔草、石楠叶、狗骨、雪莲花等，可配伍杜仲、怀牛膝、枸杞子。

补益药中的巴戟天、淫羊藿、仙茅等具有温补肝肾、强筋骨、祛风湿的作用，亦可用之。

(二) 化湿药

本类药物气味芳香，性温而燥，芳香能助脾健运，燥可去湿，故有芳香化湿、辟秽除浊的作用，适用于湿浊内阻，脾为湿困，运化失职所致的胸腹痞闷、食少体倦、口淡不渴，或呕吐泛酸、大便溏泄、舌苔白腻等。湿阻中焦，胃肠功能紊乱，常出现脘腹胀闷、呕吐泛酸、大便溏薄、少食体倦、口甘多涎、苔腻等。以上症状在胃肠炎、消化不良、痢疾、肠伤寒、消化道真菌感染、肝炎及胃肠型感冒中常可见到。常用药物有广藿香、佩兰、苍术、厚朴、白豆蔻、砂仁、草豆蔻、草果等，其他如厚朴花、扁豆花、石菖蒲、木瓜、砂仁壳、白豆蔻壳等亦可选用。

（三）利水渗湿药

1. 利水消肿药　此类药物甘淡渗利，使水湿之邪从小便排出，以达到利水消肿等作用，适用于水湿内停之水肿、小便不利、水泻、带下、淋浊、痰饮。其要点是小便不利，小便通利则湿邪自能排出体外。肾炎、慢性肾炎等肾脏疾病或其他原因引起的水肿、小便不利常用该类药物治之。常用药物有茯苓、猪苓、泽泻、薏苡仁、冬瓜皮、大腹皮、泽漆、赤小豆、玉米须、枳椇子、椒目等。

麻黄能发汗利水消肿；黄芪、白术能益气健脾利水；桑白皮、葶苈子能泻肺行水消肿；益母草、泽兰能祛瘀利水消肿；五加皮、香加皮、汉防己能祛风湿利水消肿；海藻、昆布能软坚散结利水消肿；小蓟、白茅根、苎麻根能凉血止血利尿。上述种种药物，均可酌情选用。而芫花、甘遂、大戟、商陆、腹水草、了哥王、狼毒等则能峻下逐水，在某些情况下，亦可慎重使用。

2. 清热利湿药　此类药物性味多甘淡而偏寒凉，小部分苦寒，其功效特点是一方面能清热，另一方面能利尿。

（1）利水通淋药：利尿通淋药性味多苦寒，或甘淡而寒。苦能降泄，寒能清热，走下焦，尤能清利下焦湿热，以利尿通淋为主要功用，故可主治小便灼热、短赤涩痛之热淋，兼见尿血之血淋，尿有砂石之石淋，以及尿如脂膏之膏淋等证。有的药物还可用于泄泻、水肿、湿疹、湿痹等证。常用药物有车前子、川木通、滑石、海金沙、瞿麦、萹蓄、石韦、萆薢、通草、灯心草、车前草、海金沙藤、冬葵子、地肤子、鱼腥草、车前子、蒲公英等。

（2）利湿退黄药：苦寒或甘寒，用于湿热郁滞肝胆导致的黄疸、小便黄赤等。常用药物有茵陈、金钱草、垂盆草、地耳草、溪黄草、广金钱草、天胡荽、马蹄金、阴行草、地耳草、獐牙菜、大黄、栀子、郁金、秦艽等。

四、祛湿药的作用机制

（一）祛湿药的性味与功效的关系

祛风湿药和化湿药大部分性味辛温，因湿为阴邪，其性黏滞，易伤阳气，阻遏脾胃气机，阻滞脉络气血运行，辛味药则能发散、行滞通络，性温则能散寒、温通血脉而止痛，并能温中散寒，合而为用，辛温之品则能祛除脏腑、经脉、肌肉之风寒湿邪，收到舒筋活络止痛之功效。

化湿药能宣化湿邪，祛除中焦寒湿之邪；其气味芳香，故有醒脾之效。

清热燥湿药性味苦寒，苦能燥湿，寒能清热。利水渗湿药性味甘淡，能利水渗湿，部分药物性寒，则能清热利湿，使水湿和湿热之邪从小便排出。

（二）祛风湿药的作用原理

祛风湿药能祛除留滞经络、肌肉、筋骨及关节的风湿之邪，以减轻或消除痹证的痛楚，减轻症状，并能治病求本，消除其致病病邪。此外，本类药物亦具有舒筋活络之功，即通过辛散宣通、舒缓筋急以解除关节拘急、屈伸不利，以及通利脉络以缓解肌肤麻木或偏瘫。

现代研究表明，祛风湿药具有抗炎、镇痛、抑制异常免疫反应、抗组织增生、保护关节软骨及骨质破坏等作用，此乃祛风湿药物的药理学基础。而其作用机制是多方面的，如抑菌、消除抗原、抑制免疫抗体、提高垂体 – 肾上腺皮质功能、减少免疫复合物生成、抗炎、解热、镇痛、利尿等。

（三）化湿药的作用原理

多数化湿药以治寒湿困脾证见长，其中部分药物能调畅中焦气滞，使脾胃升降气机有常；部分药物则具温中作用，使脾胃功能畅旺，各司其职；部分药物则通过化湿、行气、温中而达到止呕作用。

现代研究表明，化湿药多气味芳香，能刺激嗅觉、味觉及胃黏膜，从而促进胃液分泌，兴奋肠管蠕动，使胃肠推进运动加快，以增强食欲，促进消化，排出肠道积气，从而解除湿阻中焦证候。另外，某些药物还有抗菌、抗病毒的作用。

（四）利水渗湿药的作用原理

此类药物通过通利水道，渗泄湿邪，使水湿之邪从小便而去以减轻或消除水湿内停。小便通利，则邪有出路，即水湿之邪由小便而出，令水肿消退，小便淋沥涩痛等淋证症状也得以缓解。此外，湿热黄疸郁于体内，亦可由小便而解。因此，通利小便是治疗水肿、淋证和黄疸的基本治法。

现代研究表明，利水渗湿药大多具有不同程度的利尿作用，通过利尿，使大量水分经肾脏排泄，既可减轻肠黏膜充血、水肿等炎症反应，增强其自身防卫功能，又可减轻腹泻症状，提高抗感染药在肠道中的浓度和作用时间，以增强疗效。利尿通淋药大多还有抗病原微生物和化石排石等作用，利湿退黄药具有利胆作用，某些药物具有降压、抗肿瘤、降血糖、降血脂、保肝、调节免疫功能等作用。

第二节　祛湿药的安全合理用药

一、祛风湿药的安全合理用药

湿病中最常见的且危害性较大的风湿病有急性风湿病（风湿热）、类风湿关节炎、强直性脊椎炎、骨性关节炎、痛风等。风湿病致残性很高，早期关节肿痛，渐致功能障碍，晚期则关节变形、僵硬、致残，严重地危害着人们的健康。由于疾病自身的特点，目前尚难以根治。祛湿药的安全用药主要是在祛风湿药，故作为重点阐述。

（一）祛风湿中药不良反应的特点

1. 不合理用药是引起不良反应的主要原因，其中最常见的是超量服用和剂型不当。治疗风湿病的雷公藤类、乌头类、马钱子等有毒中药不良反应最为多见，甚至很严重，故其合理用药尤为重要。

2. 肝肾损害及胃肠、心血管、神经系统、过敏反应等副作用比较多见。

3. 发作时间长短不同，差别较大，但过敏反应以速发为主；有部分为慢性蓄积中毒，轻重不一，轻者有食欲不振等胃肠道反应，严重时意识障碍、呼吸困难，甚至严重的心律失常及肾脏等器官功能衰竭而死亡。

（二）有毒祛风湿药的归管

对肾功能有损害的含马兜铃酸的马兜铃科祛湿药如寻骨风、天仙藤、朱砂莲等，应忌用或慎用。关木通、广防己在香港特区已被禁用，中国国家药品监督管理局也取消其药品标准而禁用。毒大力猛治疗痹证的药物如生草乌、生川乌、雪上一枝蒿、生马钱子、鬼臼等为香港特区政府卫生署规管的药物。

（三）正确对待有毒祛风湿药

雷公藤、雪上一枝蒿、昆明山海棠、生川乌、生马钱子、鬼臼等，有经验的老中医采用多种减毒增效的方法使用这些有毒药物，常取得良好的效果。但也有患者擅自用所谓的民间单方、验方中含有这些药物，不合理使用引起不良反应，甚至死亡。因这些药物对于难治性的痹证等具有较好的疗效，采取简单的摒弃、淘汰，因噎废食，将使中药治疗这些难治性疾病的优势得不到发挥，甚至失传。这种做法并不可取，正确的选择是做到安全合理地使用，为患者解除疾苦。

（四）祛风湿草药的安全合理用药

1. **慎用草药单方、秘方**　有许多草药用于治疗痹证，某些药物是有毒药物，如叶底珠、地枫皮、两头尖、百花丹、两面针等，应特别注意安全用药。由于湿证的难治，民间常有许多不明成分的所谓的单方、秘方，使用时应特别慎重，往往患者相信单方、验方，或自购药物，超剂量服用而导致中毒，这是应予避免的。应用任何中药治疗疾病，均需请中医师处方。

2. **慎用新鲜草药**　祛湿药许多是鲜草药，用于外敷或煎汤，或作为药膳，导致的不良反应并不少见，如新鲜的威灵仙、两面针、伸筋草等引起的过敏反应等，外用对过敏体质患者可能引起过敏反应、接触性皮炎等。同时，有毒新鲜草药剂量较难控制。因此，要尽量避免使用鲜草药，患者更加不能自行使用鲜草药。

（五）祛风湿药中易混淆药物的安全合理用药

祛风湿药中大部分是植物药，且很多是根茎或茎木、藤茎类药物，名称和功效相似，性状上也有类似之处，如藤类、根茎类等。这在药材及饮片上容易混淆，处方上容易混用，或与同类药物混淆，或与其他类药物混淆，尤其是有些有毒或不良反应较多的药物，这给中医临床带来了许多隐患。如久服含马兜铃酸的关木通引起肾功能衰竭的事件，很大程度上就是药材品种混乱所致。除了药材生产及管理机构、中药鉴定机构要从源头上做好外，临床中医师也应该有此方面的知识，加强防范意识。兹参考相关文献资料，将祛风湿药中容易混淆的药物归纳列举如下，供临床用药参考。

1.容易与含马兜铃酸类物质的中药混淆的药物

（1）关木通〔Aristolochiae Manshuriensis Caulis〕与川木通〔Clematidis Armandii Caulis〕：①关木通：为马兜铃科植物东北马兜铃 *Aristolochia manshuriensis* Kom. 的藤茎。其性味苦寒，有清心利尿、通经下乳的作用。关木通含有马兜铃酸类成分，小量长期使用或大量偶用对肾脏有毒性，可引起急性肾衰、慢性肾衰、肾小管坏死、尿道癌等，已被停止使用。②川木通：为毛茛科植物小木通 *Clematis armandii* Franch. 及同属植物绣球藤 *C. montana* Buch.–Ham. ex DC. 的藤茎。其性味微苦、微寒，有清热利尿、通经下乳的作用，不含马兜铃酸，无毒。

（2）天仙藤〔Aristolochiae Herba〕与青木香〔Aristolochiae Radix〕、马兜铃〔Aristolochiae Fructus〕：三者来源于马兜铃科植物马兜铃 *Aristolochia debilis* Sieb. et Zucc.。天仙藤为马兜铃科植物马兜铃或北马兜铃的地上部分，性味苦温，有行气活血、利水消肿的作用；青木香为其根，性味辛苦寒，有行气止痛、解毒消肿、祛湿的作用；马兜铃为其果实，性味辛苦寒，有降气止咳化痰、清肠消痔的作用。三者均含有马兜铃酸类成分，小量长期使用或大量偶用对肾脏有毒性，可引起急性肾衰、慢性肾衰、肾小管坏死、尿道癌等，已被停止使用。

（3）寻骨风〔Aristolochiae Mollissimae Herba〕与白英〔Solani Lyrati Herba〕：①寻骨风：为马兜铃科植物绵毛马兜铃 *Aristolochia mollissima* Hance 的全草。其性味辛苦平，有祛风除湿、活血通路、止痛的作用。寻骨风含有马兜铃酸类成分，长期大量使用对肾脏有毒性，可引起急性肾衰、慢性肾衰、肾小管坏死、尿道癌等，已被停止使用。②白英：为茄科植物白英 *Solanum lyratum* Thunb. 的全草。其性味甘苦寒，有小毒，有清热利湿、解毒消肿的作用，不含马兜铃酸。

由于两者均有白毛藤的别名，而容易混淆配药使用。

（4）木防己（广防己）〔Aristolochiae Fangchi Radix〕与防己（粉防己）〔Stephaniae Tetrandrae Radix〕：①木防己：为马兜铃科植物广防己 *Aristolochia fangchi* Y. C. Wu ex L. D. Chou et S. M. Hwang 的根。其性味苦辛寒，有祛风湿止痛、清热利尿消肿的作用。木防己祛风湿止痛力比汉防己强，含有马兜铃酸类成分，长期大量使用对肾脏有毒性，可引起急性肾衰、慢性肾衰、肾小管坏死、尿道癌等，已被停止使用。②防己：为防己科植物粉防己 *Stephania tetrandra* S. Moore 的根，又称汉防己。其性味苦寒，有清热利水消肿、祛风湿止痛的作用，利水消肿的作用比木防己强，不含马兜铃酸。

两者科属不同，所含成分和毒性不同，作用也有区别，不可混用。

2. **草乌与川乌**　两者均辛苦热，有大毒，草乌毒性大于川乌，温经散寒力大于川乌。两者生品均为香港特区《中医药条例》附表 1 中的规管药材，两者名称相似容易混淆（不良反应及处理等详见温里药附子）。

3. 鬼臼（桃耳七、八角莲）与威灵仙、龙胆

（1）鬼臼：为小檗科植物桃儿七 *Sinopodophyllum hexandrum*（Royle）ying 的根及根茎，或八角莲 *Dysosma versipellis*（Hance）M. Cheng、六角莲 *D. pleiantha*（Hance）Woodson 的根茎或根。鬼臼性味辛苦温，有大毒，有祛风除湿、活血止痛、祛痰止咳的作用。其为香港特区《中医药条例》附表 1 的 31 种烈性 / 毒性中药材规管的药物之一，用之不当可致中毒，应注意其安全用药。

鬼臼毒素的作用类似于秋水仙碱，为细胞毒性，过量内服鬼臼可刺激小肠而出现肠道反应。若内服鬼臼中毒，首先感到唇麻、恶心呕吐，出现水泻，严重者出现血便，或产生严重衰竭性虚脱，昏迷，口唇发绀，瞳孔散大，各种反射消失，最后心跳停止死亡。

（2）威灵仙：性味辛咸温，无毒，有祛风通络止痛的作用，能治骨鲠咽喉。

（3）龙胆：性味苦寒，无毒，有清热燥湿、清泻肝胆实火的作用。

香港特区曾发生将鬼臼误用作威灵仙和龙胆引起中毒事件，应注意鉴别用药。

4. 雷公藤与丁公藤　两者为不同的药物，毒性不同，不可混淆使用。

（1）雷公藤：为卫矛科植物雷公藤 *Tripterygium wilfordii* Hook. f. 的根的木质部。其性味辛苦寒，有大毒，毒副作用大（详见本章雷公藤）。

（2）丁公藤：为旋花科植物丁公藤 *Erycibe obtusifolia* Benth. 的藤茎。其性味辛温，有小毒，具有祛风除湿、消肿止痛的作用，用于风湿痹痛、半身不遂、跌打损伤。本品有强烈的发汗作用，虚弱者慎用，孕妇忌服。丁公藤用量过大可引起中毒反应，其症状为大汗不止、四肢麻痹、流泪、瞳孔缩小、心跳减慢，甚则呼吸急促、血压下降等。一旦发现中毒症状，应立即送院急救。一般救治方法：及时洗胃，导泻，服用甘草蜜糖水，用温水擦身，及时给予阿托品类特效解毒剂，静脉输液及对症治疗等。

5. 络石藤与广东络石藤

（1）络石藤：为夹竹桃科植物 *Trachelospermum jasminoides*（Lindl.）Lem. 的带叶藤茎。其性味苦、微寒，有祛风通络、凉血消肿的作用，为《中华人民共和国药典》收载的品种。

（2）广东络石藤：为茜草科植物蔓九节 *Psychotria serpens* L. 的全株。其性味苦辛平，有祛风除湿、舒筋活络、消肿止痛的作用，为地区惯用品种。

6. 青风藤与鸡矢藤

（1）青风藤：为防己科植物青藤 *Sinomenium acutum*（Thunb.）Rehd.et Wils. 的藤茎。其性味苦辛平，有祛风通络、除湿止痛的作用。

服用青风藤部分病例出现皮肤瘙痒、皮疹、头昏、头痛、腹痛、畏寒发热、食欲减退、白细胞减少、血小板减少等，其中以皮肤瘙痒、皮疹发生率最高，极少数出现恶

心、口干、心悸、休克。

（2）鸡矢藤：为茜草科植物鸡矢藤 *Paederia scandens*（lour.）Merr. 的藤茎或地上部分。其性味甘、微苦、平，为消食药，有消食化积的作用，并能祛风除湿、解毒消肿、活血止痛等。

青风藤与鸡矢藤虽然都能祛风除湿止痛，但来源不同，功用也有区别。鸡矢藤在广东地区混称为青风藤或青藤，是形成市场混淆的原因之一。

7. 桑寄生、槲寄生、马桑寄生

（1）桑寄生：为桑寄生科植物桑寄生 *Taxillus chinensis*（DC.）Danser 的带叶茎枝。其寄生于桑科、茶科、山毛榉科、芸香科、蔷薇科、豆科等29科50余种植物上，性味苦平，补肝肾、强筋骨、固冲任力胜，也常用于崩漏、胎漏下血及高血压等。

桑寄生无毒，但若采收的是寄生在有毒植物株如夹竹桃上的桑寄生，就会含有相应的有毒成分而引起中毒。

（2）槲寄生：为桑寄生科植物槲寄生 *Viscum coloratum*（Komar.）Nakai 的带叶茎枝。其寄生于榆、桦、柳、枫、杨树等植物，以祛风湿之功见长，风湿痹痛多用。

（3）马桑寄生：为寄生于马桑科植物马桑 *Coriaria sinica* Maxim. 的寄生属植物桑寄生 *Loranthus parasiticus*（L.）Merr.、毛叶桑寄生 *L. yadoriki* Sieb、菲律宾桑寄生 *L. philippensis* Cham. 或四川桑寄生 *L. sutchuenensis* Lecomte 的全株，供提取马桑内酯等成分，用于治疗精神分裂症、偏头痛、风湿性关节炎、跌打损伤等，但毒性大，需注意安全用药。

8. 豨莶草与防风草

（1）豨莶草：为菊科植物 *Siegesbeckia pubescens* Makino 的地上部分。其性味苦辛寒，有祛风湿、通经络、清热解毒的作用。

（2）防风草：为唇形科植物广防风 *Epimeredi indica*（L.）Rothm. 的全草。其性味苦辛平，有小毒，有祛风湿、消疮毒的作用。

因防风草有豨莶草和土防风的异名而混用，但两者来源不同，应区别用药。

9. 五加皮与牛白藤

（1）五加皮：为五加科植物细柱五加 *Acanthopanax gracilistylus* W. W. Smith 的根皮。其性味辛苦温，既能祛风湿，又能补肝肾、强筋骨。

（2）牛白藤：为茜草科植物牛白藤 *Hedyotis hedyotidea*（DC.）Merr. 的藤茎。其性味甘淡凉，有清热解毒的作用。

牛白藤在广东地区有土五加的别名，为五加皮的混淆品。但两者来源与功用均不同，应严格鉴别用药。

10. 香加皮与五加皮　详见本章香加皮。

二、具有通淋排石作用中药的安全合理用药

石淋，相当于泌尿系统结石病证，合理应用利尿渗湿、通淋排石作用的药物，有可能排出结石，或清除肾内砂石样结石，或有清除尿酸盐结石的作用。使用中药排石最好

能与现代医学检查手段相结合，选择适合用中药排石的适用病证，注意排石的禁忌证。若不顾适应证，服用大剂量的利水渗湿药强行排石，有可能导致频发绞痛、出血，甚至导致尿闭和血压升高等。

1. 适应证　患者尿路通畅，无炎症、外伤、肿瘤、畸形等所形成的狭窄梗阻；结石直径小于 1cm；结石位置在肾盂、输尿管等。一般肾盂结石排出率较输尿管低，肾实质与肾盏因蠕动力弱，易与结石粘连，排出率更低，尤其是下盏结石。

2. 禁忌证　妊娠、心肾功能不全、身体羸弱患者，结石直径大，难以排出，勿使用排石法。

3. 辨证用药　对于不适合峻猛排石的病证，但又不能用手术治疗的结石，采用中药保守治疗时，需进行辨证用药，当以较轻剂量、较少的利水通淋药缓缓治之，达到保持尿路通畅、防止感染出血的目的。而对于久病体虚的石淋患者，如多发性肾结石或反复发作性结石的患者，或因各种代谢功能紊乱而合并结石的患者，或几经手术仍然发作者，可使用中药治疗。若久服苦寒利尿通淋排石药物不效，宜采用攻补兼施的方法，调整脏腑气血阴阳，保护肾脏的功能。

病案举例：姚正平医案一则[3]

李某，男，44 岁，病历号 586724，1965 年 11 月 3 日初诊。

1964 年，患者发现右肾结核。1965 年 2 月，患者行右肾上极切除术，术后发现为干酪样坏死灶，并取出结石一块；7 个月后，腰痛尿血不止，X 线腹部平片发现双肾多发性结石。诊见腰痛，恶寒肢凉，疲乏，低热，不能久坐久立，食少腹胀，尿频，日 10 余次，睾肿痛，面色萎黄并见暗黑，舌质淡胖，脉沉细。血压 150/105mmHg。尿常规示红细胞满布视野。尿抗酸杆菌 2 次阴性，1 次阳性。X 线腹部平片示左肾 3 枚、右肾 1 枚黄豆大至花生米大结石。证属阴阳两虚，脾肾俱伤。治以调和阴阳，补益脾肾。予右归饮加四君子汤化裁。药用：党参、白术、茯苓、陈皮、熟地黄、山茱萸、泽泻、仙茅、仙灵脾、鹿角胶、附子、石韦、炒知母、肉桂等。

服 120 余剂后，患者血尿逐渐消失，低热亦清，精神体力好转，腰痛减轻，尿次正常，1966 年恢复工作。其后患者间断服药，交替使用分清通淋之品。

1970—1978 年曾 5 次肾盂造影，均示双肾功能良好，结石无动态改变。肾图正常，肾功能恢复。

三、治疗湿病（证）不同性质和部位湿病（证）的安全合理用药

根据感邪的性质偏寒偏热，湿从寒化、热化，湿聚成水或成痰，感邪的轻重，病位的在表或在里、在上或在下，病性的偏实或偏虚，病程的长短，患者的体质强弱等因素合理选用祛湿药。

选药处方时应密切联系脏腑功能，同时注意水与湿、湿与痰的关系。

（一）寒湿病证

1. **寒湿病证**　是指外感寒湿，或阳虚体质，或过用寒凉药物、过食生冷，导致湿从寒化或湿与寒结的病证。

（1）寒湿阻于肌肉筋骨则患寒湿痹证，若以寒邪偏盛则为寒痹，症见疼痛剧烈、畏寒肢冷，宜用温性祛风湿散寒药治之，常用制附子、独活、桂枝、防风、羌活、藁本、麻黄等。若病情需要，亦可配伍散寒止痛药如制川乌、制草乌、蕲蛇、肉桂、威灵仙、五加皮、木瓜等。

（2）寒湿外侵，经气、血脉不和则成寒湿脚气，宜选用吴茱萸、木瓜、蚕沙等祛除寒湿药物。

（3）湿在中焦，寒湿困脾，宜用苦温的燥湿健脾药，如苍术、厚朴、砂仁、白豆蔻等，并配伍干姜、吴茱萸等温里散寒药。

（4）寒饮水湿之邪留于胃肠则为痰饮，宜用苦温燥湿化痰药，如法半夏、陈皮、茯苓、制南星、旋覆花等。

（5）寒湿内停下焦则为水肿，宜选用利水渗湿药，如茯苓、猪苓、车前子、五加皮等。

2. **配伍用药**

（1）对于寒湿病证，宜选用温性的祛湿药，并配伍温阳祛寒和配健脾补肾药，如白术、甘草、大枣、益智仁、制附子等，以治其根本。

（2）寒湿致气滞不行，宜选用既能化湿，又能行气药的厚朴、砂仁、白豆蔻、草豆蔻等，并配理气药如乌药、木香、陈皮、槟榔等，使气行则水湿行。

（3）寒湿顽痹，经脉不通，久痛入络，常配伍活血通络药物，如当归、川芎、赤芍、蕲蛇等。

（4）寒湿久痹，过用温燥常致耗伤阴血，需配养血滋阴药，如鸡血藤、熟地黄、麦冬。

著名老中医姜春华善用制川乌或制附子配伍生地黄治疗寒湿顽痹，用生地黄的量常达 60～90g，最多到 150g。姜春华认为生地黄甘寒，有滋养阴血、补益肝肾的作用，寒湿痹证用辛温或燥烈之品易耗伤阴血，用大剂量生地黄可缓和其燥烈之性，双向调节，取利祛弊；同时，《神农本草经》记载生地黄本身亦有祛痹作用。现代研究表明，生地黄有促进免疫的作用，有激素样的作用而无激素的副作用。

病案举例：姜春华运用附子治疗痹证一则[4]

杨某，男，46 岁。3 年来患者腰痛如折，右腿冷痛，肿胀麻木，屈伸不利，艰于行走，得温则减，遇寒则甚，气候变化时尤易发作。检查：抗链"O"750U，红细胞沉降率 15mm/h。诊断为风湿性关节炎。患者平素恶寒怯冷，口淡不渴，舌苔白而厚腻，脉象沉细。证属寒湿入络，凝滞经脉，闭阻营卫。治以温经散寒，活血镇痛。药用：制附子 9g，桂枝 9g，生地黄 50g，威灵仙 15g，晚蚕沙 15g，秦艽 9g，蕲蛇 9g，当归 9g，赤芍 9g。

7 剂后，患者关节疼痛、麻木、发冷好转；按上方加黄芪 30g，乳香、没药各 6g，再进 14 剂，患者下肢活动自如；后用上法调治月余而愈，随访 1 年未发。

（二）湿热、湿温病证

1. 湿热病证　为外感湿热或暑湿、湿温，或阳盛体质，或过用温热药物、过食辛热食物，导致湿从热化或湿与热结的病证。

（1）热邪偏盛，留滞经络、关节、肌肉所成之热痹，宜选用凉性的祛风湿清热药，如汉防己、秦艽、豨莶草、络石藤、忍冬藤、臭梧桐、穿山龙等。

（2）暑湿，症见胸脘痞满、心烦、身热、舌苔黄腻；春夏季外感湿热为湿温，症见头痛恶热、身重疼痛、面色淡黄、胸闷不饥、午后身热等；湿热壅结中焦，则为泻痢；湿热熏蒸，令胆汁外溢则为黄疸；湿热下注，则为淋证。此时宜选用平性或寒凉性质的清热燥湿或清热利湿药，如黄连、黄芩、黄柏、栀子、龙胆、苦参、白鲜皮等清热燥湿药；车前子、滑石、川木通等利湿通淋药，或茵陈、金钱草、虎杖等利湿退黄药。暑湿明显者，宜选用既能利湿又能祛暑的药物，如滑石、西瓜翠衣、绿豆等。

2. 配伍用药

（1）宜轻清透达、芳香宣化：用藿香、佩兰、薄荷、芦根、竹叶等。湿温证当宣畅三焦气机，选用杏仁宣上焦，白豆蔻宣中焦，薏苡仁导下焦。

（2）若火热盛，热痹，症见关节红肿热痛明显，宜配清热泻火药，如石膏、知母、苍术、黄柏等。

（3）湿热内结，泻而不畅，宜配寒性泻下药和导滞药，如大黄、槟榔、厚朴、枳实等，使湿热之邪从大便而出。

3. 湿温证用药禁忌　湿温禁汗、禁下、禁润。湿邪为阴腻之邪，不可妄投柔润之品，以防湿邪留着不去，但又需防止过用温燥伤阴，或过汗、过下伤阴。

（三）湿证部位偏于上或风邪偏盛

湿病部位偏于上，常出现上半身酸痛，但多是局部性的，如肩周炎、网球肘、颈椎病、手指关节炎等；或湿病初起，尚有表证。在此情况下，当选用药性轻浮向上，善达肌表、四肢之品，如羌活、桑枝、桂枝、防风等。

此外，治风先治血，血行风自灭，故可适当配伍理血药物，如川芎、牛膝、当归、鸡血藤等。

（四）湿证部位偏于下半身或湿邪偏盛，湿浊下注

感受风邪，日久逐渐入里，或湿邪偏盛，病位偏于下部的风湿痹证，或湿浊下注的淋浊，当选用药性向下、善走下肢的祛风湿药物。在临证中，结节性红斑、痛风好发于下肢，特别是足背脚趾，多属湿热下注；下半身酸痛如腰肌劳损、腰椎骨质增生、坐骨神经痛、膝关节炎、股骨头坏死、骶髂关节炎、强直性脊柱炎早期等，多见下半身酸痛

或下肢活动不利，多与肝肾亏损，气血不荣，或湿邪留着有关，当辨证治之。药性向下的祛风湿药主要有独活、木瓜、蚕沙、薏苡仁、苍术、萆薢等，亦常配伍黄芪、白术、茯苓等益气健脾药。

（五）风寒湿痹阻周身或湿聚为水、为痰饮

1. 风寒湿痹阻周身或湿聚为水　风寒湿邪痹阻，使全身经脉痹阻不通，出现周身疼痛，且筋脉拘急、关节屈伸不利，宜选用通达全身、舒筋活络的药物，如威灵仙、络石藤、海风藤、青风藤等。

若湿聚为水，泛溢肌肤，则遍身浮肿、小便不利，宜选用利尿消肿的药物，如茯苓、猪苓、泽泻、冬瓜皮、五加皮、香加皮、葶苈子、桑白皮、大腹皮等。

湿聚为水，常因脾肾同病，故宜适当配伍益气健脾和温补肾阳药，以治其根本。

2. 湿聚为痰饮　痰饮的形成，多因肺脾肾三脏水液代谢失常，聚湿成为痰饮。故治疗痰饮病证常用燥湿化痰药，配伍健脾利水药。

（六）辨湿邪留着部位选药

对不同部位的风湿痹痛，选用趋向其湿邪留着部位的药物，常可提高疗效。

1. **颈椎**　宜选用葛根、伸筋草、鹿衔草等。

2. **肩部**　宜选用麻黄、桂枝、细辛等。

3. **四肢**　宜选用桑枝、桂枝、红藤、青风藤、络石藤、鸡血藤、海风藤、忍冬藤、伸筋草等。

4. **腰部**　宜选用杜仲、续断、牛膝等。

5. **膝、踝关节**　宜选用牛膝、全蝎、木瓜、苍术、黄柏等；膝关节腔有积液，宜选用土茯苓、车前子、薏苡仁、猫爪草等。

6. **胸胁部**　宜选用延胡索、香附、川芎等。

7. **脊椎**　宜选用狗脊，并配鹿角霜、小茴香、当归、川芎、茯苓等药物，从奇经督脉论治。

（七）湿病常见证候的安全合理用药

湿病虽然缠绵难愈，但其痛楚必须尽快解除，故应处理好标本关系，急则治标。

1. **痹证**　虽无法速愈，但常见关节肿胀、疼痛、晨僵、活动不利、风湿结节等，需要合理选药，尽快缓解病情。

（1）疼痛：痹证的疼痛，若一般的祛风湿止痛药不能奏效时，需恰当选用某些麻醉止痛药如川乌、草乌、花椒、祖师麻、天仙子、曼陀罗、徐长卿等，虫类搜风止痛药如水蛭、全蝎、露蜂房、蜂毒、乌梢蛇、蕲蛇、蚂蚁、僵蚕、蜈蚣等。但上述药物有毒或药性刚烈，需特别注意安全用药，中病即止。

临证之时，应当首选辨证止痛。

1）风邪偏胜的行痹，疼痛游走不定，宜选用祛风止痛药，如桂枝、羌活、独活、

威灵仙、秦艽、海桐皮、伸筋草、老鹳草、豨莶草等。

2）寒邪偏盛的痛痹，疼痛剧烈，遇寒加剧，得温则减，宜选用散寒止痛药，如细辛、马钱子、花椒、桂枝、制川乌、制草乌、制附子、荜澄茄等。

3）热邪偏盛的热痹，关节红肿热痛，宜选用和配伍清热止痛药，如秦艽、桑枝、豨莶草、金银花、连翘、蒲公英、紫花地丁、牡丹皮、大青叶、板蓝根、黄柏等。

4）气滞胀痛应配伍理气止痛药，如香附、延胡索、郁金、三棱、莪术等。

5）胸、腹、背、胁、腿、肌肉拘急疼痛，宜选用缓急止痛药，如白芍、甘草、姜黄等。

（2）疼痛而肿，或有结节，或畸形：疼痛有结节者应处理好湿与痰、瘀、燥、毒的关系。湿未成痰时，关节漫肿，按之柔软；湿聚成痰，按之较硬，或有结节；或瘀血形成，久病入络，则有畸形，关节肿硬；兼热毒，则关节焮红、灼热、漫肿憋胀。治疗证多用风药，风药其性燥热，用之过度则易化燥化火，耗伤正气和阴血，加重病情，故宜配伍燥湿祛痰、活血、润燥、解毒等药物。

1）痛风关节红肿热痛：宜选用利湿降浊解毒之土茯苓、川萆薢、生薏苡仁、泽泻等，并配伍清热化瘀之品，如泽兰、当归、鱼腥草、桃仁、红花等。

2）活血消肿止痛：风湿病以炎性渗出增加或关节积液时，注意药物用量要小、药味要少，以免加重肿胀，因为活血祛瘀药有扩张血管、增加血流量的作用；但如多发性动脉炎、硬皮病等以增生、纤维化为主时，则以活血祛瘀药为主。

3）湿盛而关节浮肿：宜选用利水渗湿药，如土茯苓、薏苡仁、泽泻、猫眼草、川萆薢、车前子、汉防己等。

4）结节：按湿、水、痰核选药，如赤小豆、土茯苓、生薏苡仁、白芥子，加软坚散结药如连翘、玄明粉、浙贝母、夏枯草、生山楂、生牡蛎等。

5）疼痛兼关节畸形：宜选用扶正固本、舒利关节的药物，如丝瓜络、路路通、鸡血藤、豨莶草、伸筋草、生薏苡仁等；亦可配伍白术、茯苓、当归、牛膝、淫羊藿、巴戟天、龟甲、鳖甲等益气健脾、补益肝肾之品。

2. 水肿 水肿甚、胸腹腔积水，须尽快而除之，一般的利水渗湿药难奏速效，需配伍甘遂、大戟、芫花、牵牛子等逐水消肿，但这些药物有毒，药性峻烈，需注意安全用药，中病即止。

四、不同年龄与体质患者湿病（证）的安全合理用药

（一）青壮年

青壮年湿多从热化，湿常夹热、夹毒，或化火，发为黄疸、淋证、疮疡、热痹等，故多用苦寒之品清热燥湿、清热利湿。需注意用药不宜过于辛燥，以免伤津耗液。

（二）儿童和老年人

儿童为稚阴稚阳之体，脾肾之气未充，老年人脏腑功能衰退，要慎用或忌用有毒或峻烈的祛湿药，以免耗伤阴津，或损及脏腑，或中毒。

如治肾结石、胆结石、黄疸、淋证，不宜长期使用利水渗湿药，以免淡渗太过而损伤阴液；还应注意健脾固肾，临证之时可选用茯苓、薏苡仁、芡实、黄芪、白术、莲子、怀山药等益气健脾、利水渗湿的药物。老年人风湿痹证宜选用桑寄生、五加皮、淫羊藿、巴戟天等既能补肾，又能祛风湿强筋骨的药物。

（三）孕妇和产妇

1. 孕妇、产妇宜选用的药物

（1）祛湿药中部分药物有安胎作用，如桑寄生，能补肝肾、固冲任、安胎，对既有风湿疼痛，又有肝肾不足、胎动不安的患者尤为适宜；亦可配伍杜仲、续断等。行气化湿药砂仁能理气安胎，适用于既有湿浊中阻，又有气滞胎动不安的患者。

（2）祛湿药中部分药物尚有通经下乳的作用，如祛风湿药中的路路通、丝瓜络；利水渗湿药中的川木通、通草、冬葵子、通草等，对于产妇乳汁不通者可选用；亦可配伍王不留行以通经下乳。

2. 孕妇、产妇忌用和慎用的药物

（1）祛风湿药中的草乌、雷公藤、昆明山海棠均为有大毒药，香加皮、八角枫、大苞雪莲花为有毒药，丁公藤、两面针、独一味、祖师麻、天山雪莲花等有小毒，孕、产妇均忌用。

（2）祛风湿药中的伸筋草、路路通有通经作用，孕妇当慎用。

（3）利水渗湿药中某些药物有较强的通利作用，孕妇应慎用，如滑石、冬葵子、海金沙、通草等。川木通、瞿麦、虎杖尚有通经作用，孕妇均宜慎用。

（四）体虚患者

1. 气血不足

病程久，气血不足的患者，宜配伍黄芪、杜仲、续断、桑寄生、当归、鸡血藤以调补肝肾和补益气血。

2. 肝肾不足

年老体弱，或久病致肝肾亏损，当配伍补肝肾强筋骨之品，如独活、怀牛膝、巴戟天、淫羊藿、桑寄生、五加皮等。独活寄生汤乃遵此意而创之。

3. 阳虚湿滞

湿为阴邪，若与寒合，则更易损伤阳气，故治寒湿当不忘顾护阳气。如治寒湿历节的乌头汤（川乌、麻黄、芍药、黄芪、甘草、蜜）、治肾著的甘姜苓术汤（甘草、干姜、茯苓、白术）、治表虚黄汗的芪芍桂酒汤（黄芪、芍药、桂枝、苦酒）等，方中皆有温阳、通阳之品，以助阳祛湿，此仲景治湿之特点。

4. 阴血亏虚

宜选用药性偏凉或甘寒的祛湿药。化湿药和祛风湿药多属辛温香燥之品，易于伤阴耗气；利水渗湿药多用久用也易伤阴液，故阴虚血燥者当慎用，或配伍养阴补血药。

（五）过敏体质患者

祛湿药中部分药物有报道引起荨麻疹等皮肤过敏反应，或对皮肤有较强的刺激作用，如路路通、蚕沙、威灵仙、祖师麻、蕲蛇等。某些新鲜的草药亦易引起皮肤过敏，过敏体质患者当忌用。

五、湿病（证）兼证的安全合理用药

治疗水湿证尤需联系相关脏腑功能辨证施治。人体中，主水在肾，制水在脾，调水在肺，说明水湿病与肾、脾、肺功能密切相关。

湿邪，其性重浊黏腻，易阻碍气机，故湿证常兼有气机不利。若肺气失于通调，脾气不能运行，肾气难以制化，则水湿调节失常，聚集于体内而为病。故在治疗湿病时，往往配伍行气药以调理气机，导滞化湿，以达到气化则湿化，气行湿自化，气行则湿行的目的。可选用既能祛湿，又能行气的药物，如砂仁、厚朴、白豆蔻、草豆蔻、陈皮、大腹皮等。

风寒湿邪痹阻经络关节，气血不通，使用祛风湿药时常配伍活血通络药，如当归、川芎、牛膝、姜黄、乳香、没药等。

由于患者体质有异，感受的外邪兼夹不同，湿病的表现也不同，故应根据兼夹症状有针对性地选药。

（一）兼（夹）表证

素有风湿，又复感寒邪，或感风寒湿邪，症见发热恶寒，全身肌肉、筋骨关节疼痛明显，无汗，苔白或有腻，脉浮，宜用解表散湿法治之，选用既能祛除风寒湿邪，又能发散解表的药物，如麻黄、藁本、羌活、防风、苍耳子，同时可配伍薏苡仁、苍术、白术等。

因湿性黏滞重浊，故使用该法不可发汗太过，用药宜透湿温阳，不可用滋腻之品，使微微汗出则湿气易去。如《金匮要略·痉湿暍病脉证》云："汗大出者，但风气去，湿气在，是故不愈也。若治风湿者，发其汗，但微微似欲出汗者，风湿俱去也。"

治风湿若令汗大出，但风气去而湿气在，其病不愈，且汗大出还有亡阳之弊。故正确治法为取微汗，使阳气缓缓内蒸，营卫畅行，则滞留于肌肉关节间的风湿之邪可随汗而去。如麻黄加术汤方中，麻黄配白术，虽发汗而不致过汗，白术得麻黄，又可并行表里之湿，于治寒湿在表证中体现了微发汗的具体治法。[5]

（二）兼（夹）肾虚

若肾阳虚而寒湿内盛，或肾虚水泛，宜配伍温阳祛湿药，如制附子、干姜、桂枝、白术等；不宜用寒凉渗透之品。肾虚遗精、滑精患者无湿热者不宜用滑利渗泄的药物，如车前子、川木通、川草薢、泽泻。

（三）兼（夹）脾虚

脾气虚运化无力，湿浊内停，症见脘腹胀满、便溏、苔腻等，治当益气健脾以行湿化湿，可选用苍术、白术、陈皮、砂仁、白豆蔻等燥湿化湿之品；若脾虚水泛，症见水肿、小便不利，可选用茯苓、薏苡仁、苍术等既能祛湿，又能健脾的药物，并配伍黄芪、党参、白术等。此外，在使用苦寒清热燥湿药时，勿忘脾虚生湿，故需配伍补气健脾药。

（四）兼出血

湿热下注，灼伤血络致尿血，或结石伤及血脉致尿血，宜选用既能清热利湿，又能止血的药物，如石韦、白茅根、小蓟、琥珀等。

（五）兼（夹）结石

此时宜选用既能清热利湿，又能排石的药物，如金钱草、海金沙，并配伍鸡内金、郁金等。

（六）兼（夹）热毒

湿毒为患，既表现出湿象，又突出其热毒，症见发热、小便短赤涩痛，或带下腥臭、舌苔黄腻等，宜选用清热燥湿药，或兼有清热解毒的药物，如黄连、黄芩、黄柏、鱼腥草、土茯苓等。

若湿毒郁结于皮肤，出现带状疱疹、湿疹、接触性皮炎等，皮肤溃烂、瘙痒，宜选用既能祛湿，又能祛风止痒或消疮的药物，如地肤子、白鲜皮、蛇床子、土茯苓、苦参、徐长卿、海桐皮等。

热毒缠结于喉，可见咽喉肿痛，反复发作，并可诱发和加重痹证，亦是损害心脏的重要原因，故需配伍清热解毒、利咽消肿的药物，如金银花、连翘、牛蒡子、升麻、薄荷、板蓝根、山豆根、射干、岗梅根等。

（七）兼（夹）温热

湿温证或暑湿证，或温病兼夹湿邪，势必缠绵难解，不除其湿则热势不会孤立，治湿之法不利小便又非其治，而利小便药又多伤阴，故叶天士用芦根、滑石，因唯芦根、滑石味甘性寒，可以渗湿清热，却无伤阴之弊。这种用药在临床合理用药上是很有指导意义的。

（八）兼（夹）高血压

此时选用既能祛风湿，又能清热平肝降血压的药物，如豨莶草、臭梧桐、车前子等，不宜用温燥或苦温的药物。

（九）兼心悸

此时当配伍养心安神药，如酸枣仁、柏子仁等；若心阳不足，宜配伍补火温阳药，如制附子、干姜、肉桂；若心之气血两虚，宜配伍补气养血之品，如人参、黄芪、当归、阿胶等。

六、不同季节与气候祛湿药的安全合理用药

（一）春夏

1. 春夏是湿病的多发季节。春季多雷雨，西南地区则湿气弥漫，多兼寒湿或湿温之邪。夏天炎热、潮湿，暑湿相交，暑多夹湿，为暑邪致病的特点。同时，夏季空调和游泳、野外露宿等纳凉方法，常使人既受暑热又受寒湿侵袭，暑湿和寒湿常侵犯中焦脾胃或关节。临床常见表现为发热恶寒，头身困重，或身热不扬，呕恶，食欲不振，便溏，舌苔厚腻等。春季多选用砂仁、白豆蔻以行气化湿，或厚朴、苍术以燥湿健脾；夏季宜选用紫苏、藿香、佩兰、香薷化湿以解表或化湿祛暑。

2. 西南地区雾多湿重，宜用白豆蔻、草果、花椒、草豆蔻等化湿醒脾。

3. 岭南地区夏季天气炎热，加上多雨潮湿，故常常以湿热交蒸为患。此时宜选用清热透表兼以祛湿之品，如防风、菊花等，又需配伍清热利湿的药物，如火炭母、木棉花、鸡蛋花、龙脷叶、薏苡仁等。但应注意勿过度饮用苦味凉茶，以免损伤脾胃，反而助寒生湿。

（二）秋冬

秋冬季节以寒燥为主，当尽量少用性味温燥的化湿药。若有寒湿征象，可用健脾燥湿药；对于在秋冬季节发病的寒痹，当用温性的祛风湿药，少用苦温燥湿之品，以免伤阴耗液。

七、合理停药

湿邪为患，病情缠绵，反复发作，故需确立治疗方案，坚持治疗疗程，方能收到较好的疗效。即使病情已经得到控制（如痹证），亦需巩固治疗，防止复发。但是，在不同的治疗阶段，应根据不同的病情合理用药，不可过于攻伐。对于药性刚烈或有毒药材，不能久服常服，更不能大剂量使用（如制附子、马钱子、雷公藤、制川乌、肉桂等）。

此外，祛湿方药多属辛香温燥或甘淡渗利之品，易伤耗阴津。若见阴虚津亏之证，虽受湿邪，亦不宜过分使用祛湿药，以免阴津愈伤。

八、祛湿药的用量和用法

（一）用量

具毒性或药性刚烈之品，一则不可用大量，宜根据《中华人民共和国药典》的参考剂量而用之；二则可以从小剂量开始，逐渐加量，一旦病情好转，即刻减量或停用。此外，即使是一般的祛风湿药，也不宜大量应用，避免急于求成，而应治病求本，缓缓奏效，否则容易出现不良反应或中毒。

（二）煎煮法

化湿药砂仁、白豆蔻、草豆蔻等含有挥发油，煎药时器具要比较密闭，且不宜久煎，一般 15～20 分钟，以免挥发性有效成分散失而降低药效。车前子、海金沙宜包煎。制川乌、制附子、制草乌宜久煎，以减其烈性。

（三）剂型

1. 祛湿药的剂型，除汤剂之外，亦可制成散剂、颗粒剂、片剂、胶囊剂等服用。

2. 除经口服给药途径外，祛风湿药的外用剂型（局部用药）亦可收到较好效果，可酌情使用。但对于皮肤过敏的患者，某些药物应慎用。就风湿痹证来说，一般病程很长，常需长程治疗，故可先用汤剂，待病情缓解后改用丸散制剂以巩固疗效。

3. 对于外敷、熏洗，热痹宜用冷敷，用寒性药；寒痹宜用热敷，用温性药。

4. 酒有活血化瘀、通经络的作用，故酒剂在祛风湿药中占重要的地位。但值得注意的是，某些祛风湿药在使用酒剂时更容易发生中毒。如草乌、川乌、香加皮、祖师麻等，因酒剂的剂量不易控制，同时酒又能促进毒物的吸收。故在内服酒剂时，不宜使用有毒药物。某些抗风湿药的中毒案例正是服用酒剂发生的，应予高度提防。

（四）服药法

1. 风湿病患者病程长，服药种类多，服药剂量较大且杂，服药方法也不尽一致。因此指导患者如何服药、何时服药、如何交替更换药物，以及药后调摄等都是非常重要的，直接关系到处方的疗效、患者康复和药后安全等问题。

2. 祛风湿药常对胃肠有刺激作用，应在饭后服药，以餐后半小时左右服用为宜。具有镇痛作用的祛风湿药宜在临睡前服药（服用前食用少量碱性饼干等），以利于安眠，同时减轻晨间关节僵痛。胃纳不佳或患有胃病患者，应避免食用酸性、辛辣及刺激性食物，借以固护胃气，令胃肠能适应长程服药治疗。亦可在处方中适当配用制酸消导之品，如乌贼骨、麦芽、鸡内金等。

3. 应用祛风湿药治疗痹证初起，宜温服取微汗，可服热粥以助药力。

九、药后调摄

(一) 汗出的程度

风湿在表之证用发汗法时,如《金匮要略》麻黄加术汤、麻杏薏甘汤、防己黄芪汤、甘草附子汤方后注中均有"覆取微似汗""有微汗""温令微汗""初服得微汗则解"之嘱。《金匮要略·痉湿暍病脉证》云:"风湿相搏,一身尽疼痛,法当汗出而解,值天阴雨不止,医云此可发汗。汗之病不愈者,何也?盖发其汗,汗大出者,但风气去,湿气在,是故不愈也。若治风湿者,发其汗,但微微似欲出汗者,风湿俱去也。"说明治疗痹证初起,风湿在表时,当取微微汗出为度。

(二) 饮食宜忌

合理调配饮食,既要有助于营养,增强体质,又要避免加重病情。

1.发汗后及时补充液体,如多饮温开水之类。

2.寒湿中阻禁生冷、黏滑、肉面、五辛、酒酪、油腻、臭恶、鱼生等物,宜吃清淡易消化的食物。尤其是痛风患者,忌食含嘌呤高的肉类、海产类、豆制品、动物内脏。

3.甘味食物能助湿壅气,湿病患者不宜多食甘甜食物。

4.两面针忌与酸味食物同服。

(三) 生活起居的调摄

应及时避风寒,适寒温,发汗后及时更衣。风湿病患者注意保持居处干燥、温暖,避免长时间居于冷气室,勿令患病肢体或关节让冷气口吹袭,亦应避免天气骤变时于室外风口处停留。风寒湿痹患者,常于天气转凉或气温骤降时加重或复发,故应注意肢体及全身保暖,防止风寒湿邪侵袭。湿病患者急性期宜静不宜动,慢性期加强锻炼,但需逐渐增加运动量;亦需调畅情志,加强营养,提高抗病能力。

(四) 心理调摄

湿病往往病程长,病情反复,患者容易失去治疗信心,或有些患者求愈心切,故做好心理调摄,提高患者的依从性,对于提高和巩固疗效尤为重要。要告诫患者勿擅自增加药量以求速效,尤其是服用有毒或烈性药物。

(五) 药后可能出现的问题及处理

1.过用寒凉易致湿热之邪郁遏不透,缠绵难愈,此时宜用芳香宣透化湿之品,湿化则热邪得透,而不重在清热。服用辛燥的祛风湿药和化湿药后可能出现口干症状;过度利尿可致疲乏无力、口干等。

2.对有毒的祛风湿药应注意不良反应和中毒反应,密切观察服药后的反应,以及肝肾功能，必要时定期监测。一旦发现中毒表现应立即停药，并送院救治。

3. 外用祛风湿药应注意皮肤过敏反应，发现有瘙痒等症状时应立即停药和清除外敷药物。

4. 部分祛风湿药用量较大时可出现胃肠道反应，如青风藤、威灵仙、豨莶草、秦艽、虎杖、老鹳草等，对脾胃虚弱的患者有滑肠作用，导致大便稀溏、次数增多，可配用炒麦芽，令大便次数减少。如发现恶心、呕吐等，应立即停药，并用甘草、陈皮、金银花煎服，或配伍甘草、陈皮等和胃药物同用，严重者送院救治。

5. 水肿患者常用利水渗湿药以利尿消肿，但若用之不效，水肿不减，或反复加重，并见尿少、疲乏无力、脉沉细迟等虚寒症状，宜加温阳益气之桂枝、黄芪等治之。

6. 服用辛热祛风湿药物的患者可能出现口干、舌燥、咽喉疼痛、大便秘结等症状，可嘱患者多饮温开水，并于处方中配用生津润燥之品。

7. 利水渗湿药若应用不当，也容易耗伤阴津，出现小便量多、口干等；在服用利尿排石中药时出现疼痛、尿血等情况，或出现阴虚津伤而结石仍存在的情况；或有因腹泻服用利尿渗湿药后出现食少、多汗、口渴、乏力、舌质红、舌苔花剥、脉濡等气阴两虚的症状。因此，在服药期间，应注意观察小便的量、色、质等变化，以了解药效并作为用药的依据之一。

对于水肿、小便不利的患者，必要时要计算小便量。

十、祛湿药用作药膳的合理应用

化湿药中的砂仁、白豆蔻、草豆蔻、草果等常用于药膳火锅，尤其是用于食海鲜时，既能祛除腥味，又能理气化湿行气。

部分利水渗湿药如茯苓、薏苡仁也可作为药膳原料，用于脾虚有湿的食疗。

通草、车前子、茵陈蒿、金钱草、土茯苓等可作为清热利湿的药膳，用于湿热黄疸、淋证、暑湿等。

常有风湿病患者用诸多中药熬汤或浸酒，应特别注意选择无毒、药性平和的药物。

附录 1

中国国家药品监督管理局关于含马兜铃酸类药物的规管[6]

中国国家药品监督管理局发布的《药物不良反应资讯通报》第六期名单中有含马兜铃酸的中药：马兜铃科的药材关木通、马兜铃、青木香、寻骨风、广防己、朱砂莲已检出马兜铃酸，天仙藤检出马兜铃酸类物质。其中关木通因安全性问题已被国家药品监督管理局取消药用标准。

附录 2

香港特区政府卫生署通报停止使用含马兜铃酸类成分的药物（节录）[7]

含马兜铃酸药材

来源：马兜铃科马兜铃属及细辛属植物。

中毒原因：服用来源于马兜铃科马兜铃属及细辛属植物药材。马兜铃酸毒性强，可导致肾衰竭及尿道癌，世界卫生组织已经将其界定为"甲级致癌物"。

中毒症状：肾衰竭及尿道癌，严重者甚至可致死亡。

中毒处理：立即求医。

注意：在香港特区曾发生过的中药中毒个案中，曾有错误地将马兜铃科的寻骨风当作茄科的白英，以及将马兜铃科的广防己当作防己科的防己使用，而导致中药不良反应个案。

从 2004 年 6 月 1 日起，香港特区政府停止进口及销售马兜铃属的中药材及其制剂，当中包括以往常用的马兜铃属中药关木通、广防己、马兜铃、青木香和天仙藤等。

第三节　常用毒性或烈性祛湿药的安全合理用药

一、雷公藤〔Tripterygii Wilfordii Radix〕

本品为卫矛科植物雷公藤 *Tripterygium wilfordii* Hook. f. 的根（图 7-1）。

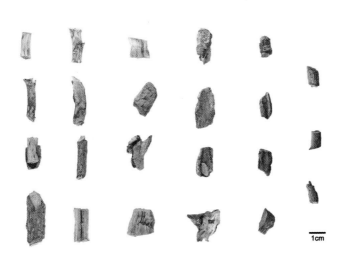

图 7-1　雷公藤饮片

雷公藤主要分布于中国长江流域以南及沿海各地，如皖、赣、闽、浙等。雷公藤原为福建等地的民间草药，是一种强力的抗风湿药，因对变态反应性疾病及自身免疫病的疗效肯定而被研究和开发，但其副反应多，超剂量口服会引起毒性反应乃至死亡。

据研究，雷公藤有抗炎、镇痛、抗肿瘤、抗生育的作用；并能降低血黏度，抗凝纠正纤溶障碍，改善微循环及降低外周血阻力；对多种肾炎模型有预防和保护作用，具有促进肾上腺合成皮质激素的作用；对免疫系统主要表现为抑制作用，可减少器官移植后的急性排异反应；雷公藤甲素能抑制白介素、粒细胞/巨噬细胞集落刺激因子表达诱导嗜酸性细胞凋亡；对金黄色葡萄球菌、革兰阴性细菌、真菌、枯草杆菌及607分枝杆菌等48种细菌均有抑制作用，对真菌特别是皮肤白色念珠菌抑菌效果最好；雷公藤提取物对子宫、肠均有兴奋作用。

在中国已有多种雷公藤制剂，对类风湿关节炎及强直性脊柱炎具有较好疗效，其起效快，抗风湿作用强度仅次于类固醇药物而优于其他抗风湿中西药物，故可大部分替代类固醇药物的治疗，减少患者对类固醇的依赖性和用量，停药后无反跳现象。此类制剂用于治疗银屑病、副银屑病、玫瑰糠疹、播散性神经性皮炎、皮肤血管炎、硬皮病、多型红斑、带状疱疹以及晚期癌症等顽固性疼痛等均有较好疗效。雷公藤制剂用于治疗急性肾小球肾炎、慢性肾炎、肾病综合征、隐匿性肾炎、紫癜性肾炎、狼疮性肾炎等，也收到了较好的疗效。

但雷公藤可引起视丘、中脑、延脑、小脑及脊髓严重营养不良性改变。无论何种制剂，雷公藤均有诸多的不良反应，尤其是抗生育作用，可引起男性不育、女性不孕，故应合理应用，趋利避害。

（一）作用特点

雷公藤苦、辛，寒；有大毒；归肝、肾经；能祛风湿，活血通络，清热解毒。其祛风湿和活血通络力强，称为治风湿顽痹要药。此外，其药性苦寒，能清热解毒，并能以毒攻毒，消肿止痛。

（二）安全合理用药

1. 适应证 《福建药物志》[8]载："辛、微苦，温，有大毒；祛风活络，破瘀镇痛。主治类风湿关节炎、风湿性关节炎、坐骨神经痛、末梢神经炎、麻风、骨髓炎、手指瘭疽。"善治风湿顽痹，尤适宜关节红肿热痛、肿胀难消、晨僵、功能受限，甚至关节变形者。亦可用于热毒痈肿疔疮、顽癣、湿疹、皮炎、皮疹等多种皮肤病。

2. 禁忌证 心、肝、肾、胃等内脏有器质性病变及白细胞减少者慎服；孕妇忌服。未成年或成年未生育患者及孕妇、哺乳期妇女应禁用。

3. 用法用量 雷公藤当仅用根的木质部分，用量最多不超过15g，宜从小量开始，无不良反应方可逐渐增大剂量，过量可引起中毒。当久煎，用小火煎1～2小时。饭后服用。外用适量。

（三）不良反应及处理

各种剂型的雷公藤均可发生中毒，如水煎剂、糖浆剂、片剂，虽然片剂毒性小于其他剂型，但因在临床广泛应用，其毒性报道相应增多。

2004 年 1 月至 2011 年 9 月，国家药品不良反应监测中心病例报告数据库中有关雷公藤制剂的病例报告情况如下：涉及雷公藤多苷片的病例报告 633 例，其中严重者 53 例（占 8.4 ％），主要表现为药物性肝炎、肾功能不全、粒细胞减少、白细胞减少、血小板减少、闭经、精子数量减少、心律失常等，严重病例平均用药时间为 40 天；涉及雷公藤片的病例报告 201 例，其中严重者 19 例（占 9.5％），主要表现为药物性肝炎、肝肾功能异常、肾功能衰竭、胃出血、白细胞减少、血小板减少、闭经等，严重病例平均用药时间为 32 天；涉及雷公藤双层片的病例报告 5 例，其中严重者 1 例，表现为骨髓抑制。[9]

服用雷公藤中毒后 24 小时左右死亡，最多不超过 4 天。

1. 临床表现

（1）消化系统：轻者可出现恶心，呕吐，食少，食管下部烧灼感，口干，肠鸣，腹痛，腹泻，便秘，便血等。[10-12]

（2）循环系统：心悸，胸闷，心律不齐，心电图异常。[13]

（3）血液系统：白细胞、血小板减少。[14, 15]

（4）神经系统：头痛，头晕眼花，乏力，嗜睡。

（5）泌尿系统：雷公藤对肾功能的损害较为常见，雷公藤的肾毒性可能主要损害肾小管和肾实质，临床表现早期可见少尿、面部或下肢浮肿、腰痛，病情严重者可见血尿、蛋白尿、无尿，甚则急性肾功能衰竭。雷公藤对肾功能的损害可从实验室检查的异常中反映出来，肾穿刺病理活检可见较严重的肾间质、肾小管病变。[16-18]

（6）生殖系统：月经紊乱，闭经；影响睾丸生殖上皮，抑制精原细胞减数分裂，故令男性精子减少，精子活力下降。[19-21]

（7）皮肤损害：湿疹样皮炎，皮疹，色素沉着，干燥，瘙痒，口周疱疹，口角炎，黏膜溃疡，少数见脱发及指（趾）甲变薄及软化。[22-25]

（8）骨骼：长期服用雷公藤，对系统性红斑狼疮患者骨骼系统有显著影响，使之以后发生骨质疏松和骨折的危险度增加。[26]

（9）中毒：其全株均有毒，嫩芽和花毒性最大，其次是叶、茎、根茎及根皮。有报道称口服嫩叶 7 个尖（约 12g）即可致死，服其叶 2 ～ 3 片可中毒，根韧皮部 30 ～ 60g可致死。有报道 2 人煎服雷公藤全草致心源性休克死亡；1 人煎服未去皮的雷公藤，导致心源性休克，经抢救治愈。[27, 28]

若服用过量，重者可致中毒，主要表现为剧烈呕吐，腹中绞痛，腹泻，脉搏细弱，心电图改变，血压下降，体温降低，休克，尿少，浮肿，尿液异常；后期发生骨髓抑制、黏膜糜烂、脱发等，个别可有抽搐。主要死因为循环及肾功能衰竭。[29]

2. 处理

（1）减量或停药：轻微的反应，减量或停药后不再出现，自行恢复正常。

（2）清除体内毒物：急性中毒患者当立即送医院救治，可根据不同情况采取催吐、洗胃、导泻、利尿等方法清除毒物。

（3）对症治疗：保护受损脏器。

（4）配合中药治疗：①以新鲜鹅血或新鲜羊血200～300mL内服。②黄连、黄芩、黄柏各9g，甘草30g，水煎服。③绿豆30g，甘草30g，水煎服。④杨梅根（或果60～250g，水煎服。

病案举例：煎服过量雷公藤根致急性肾功能衰竭1例[30]

患者，男，50岁。患者因类风湿关节炎于1997年7月14日、15日连续煎服雷公藤根（带皮），每日250g，共500g，7月16日出现上腹不适、恶心、呕吐、腹泻，静滴庆大霉素及氧氟沙星治疗1天；7月21日出现无痛性全程洗肉水样尿，胃镜检查示多发胃溃疡，法莫替丁治疗2天无效。7月24日因出现烦躁、神志恍惚、尿少入院。体检：血压150/90mmHg，神志恍惚，心率90次/分，可闻及期前收缩5～10次/分。尿常规：蛋白质750mg/L，红细胞满视野，内生肌酐清除率68mL/min。血尿素氮40.72mmol/L，肌酐651.3μmol/L，磷酸肌酸激酶302μmmol/L，乳酸脱氢酶293.11μmmol/L。心电图：频发室性期前收缩。诊断：雷公藤中毒，急性肾功能衰竭。血液透析、血液滤过治疗3天，患者神志恢复，尿量逐渐增多。肾活检：肾小球除基质稍增多外无其他改变，肾间质中度弥漫性水肿，轻度灶性纤维化和炎细胞浸润，以嗜酸性粒细胞、中性粒细胞为主，肾小管空泡变性、灶性坏死和轻度扩张，有少量蛋白管型和细胞管型，部分肾小管上皮细胞有重排现象。病理诊断：急性间质性肾炎。加用洛汀新、冬虫夏草治疗17天，患者症状消失，肾功能及尿常规检查正常而出院。

3. 预防

（1）避免使用新鲜雷公藤：雷公藤的树皮毒性极大，使用时必须严格剥净树皮（剥净皮部，包括二重皮及树缝内的皮分），且新鲜雷公藤的毒性比陈旧的毒性大，临床应该尽可能使用陈年药材及饮片。

（2）关注肝肾功能：用药前要认真询问患者既往有无肝病史及药物性肝损害的病史，并做肝肾功能检查。对肝肾功能较差的老年患者应减少用量，对肝肾功能不全者应谨慎使用。

（3）严格限制剂量：雷公藤的安全范围窄，剂量越大，对内脏的损伤就越大，不良反应就越多，必须从小剂量（煎剂开始时不宜大于6g/d）开始，若无明显毒性反应再根据临床需要逐渐加量，以求找到患者可以耐受而有明显疗效的最低有效剂量，并注意观察，发现问题及时停药。临床每日2次给药，对避免蓄积性中毒有益。

（4）个体差异大：有煎服雷公藤根15g即中毒者，亦有每天煎服30g，连续用药1个月以上而未出现不良反应者。

（5）注意观察病情：服药期间一定要密切观察，根据患者的反应重点观察肝功能、肾功能、心电图、血常规等。如泌尿系统出现尿量和尿颜色的变化、浮肿等。各系统的损害可首先表现为消化系统症状，必须立即引起注意或停药。[31]

（四）配伍应用

1. 配威灵仙、独活、防风等 以增强雷公藤的祛风湿和通经络药作用，并减少其用量。

2. **配黄芪、党参、当归，鸡血藤等**　补气养血药。防止久服雷公藤而克伐正气。

（五）与西药合用的禁忌

1. 与阿司匹林合用会进一步导致胃肠道损害。
2. 与氯霉素合用会加重造血系统的不良反应。
3. 与氨基糖苷类药合用会加重对肾脏功能的影响。

二、雪上一枝蒿〔Aconiti Brachypodi Radix，Aconiti Szechenyiani Radix〕

本品为毛茛科植物短柄乌头 *Aconitum brachypodum* Diels、铁棒锤 *A. pendulum* Busch *A. szechenyianum* Gay.）或宣威乌头 *A. subrosullatum* Hand. Mazz.（*A. nagarum* Stapf var. *asiandrum* M. T. Wang）等的块根。

（一）作用特点

雪上一枝蒿性味苦、辛，温；有大毒；归肝经；具有祛风湿、活血止痛之效。

（二）安全合理用药

1. **适应证**　风湿痹痛，跌打损伤，疮疡肿毒，虫蛇咬伤。
2. **禁忌证**　孕妇、老弱、小儿及心脏病、溃疡病患者忌服。
3. **用法用量**　一般以外用为主，外用适量。若需内服，须经炮制并严格掌握用量，研末服，0.02～0.04g。
4. **饮食禁忌**　服药期间，忌食生冷、豆类、牛羊肉、糯米食品等。

（三）不良反应及处理

雪上一枝蒿主要成分为乌头碱、次乌头碱、一枝蒿乙素、己素、戊素等。其使中枢神经系统及周围神经兴奋后抑制，对迷走神经有强烈的兴奋作用，并可直接作用于心肌。

雪上一枝蒿的治疗量与中毒量十分接近，中毒原因有用量大、未经炮制，或与酒同服、误服，或外贴含雪上一枝蒿的药膏时间过长等，并与品种和个体差异有关。

1. **临床表现**　雪上一枝蒿中毒出现与乌头碱中毒类似的临床表现。
（1）消化系统：恶心呕吐，腹痛腹泻等。
（2）循环系统：心悸，胸闷，脉缓，心律不齐。心电图示心动过速，多源性和频发室性期前收缩，心房或心室纤颤，或阿-斯综合征等心律失常；严重者出现休克，终因循环衰竭而死亡。[32-37]
（3）神经系统：唇舌、四肢及全身发麻，流涎，汗出，头昏眼花，视力模糊，抽搐昏迷。
（4）泌尿系统：尿少，浮肿，蛋白尿，肾功能损害。

2. 处理　发现中毒立即送医院救治，主要方法如下。

（1）催吐、洗胃、导泻等清除毒物。

（2）静脉滴注高渗葡萄糖，或葡萄糖盐水。

（3）早期应用足量阿托品，并可选用奎尼丁、利多卡因、普鲁卡因酰胺、异丙肾上腺素等。

（4）应用大剂量的维生素 C 和氯化钾。

（5）对症治疗，纠正水、电解质平衡。

（6）中药如防风、生姜、茶叶、甘草、芫荽、绿豆、金银花等可酌情选用。

三、昆明山海棠〔Tripterygii Hypoglauci Radix〕

本品为卫矛科植物昆明山海棠 *Tripterygium hypoglaucum*（Lévl.）Hutch. 的根。

（一）作用特点

昆明山海棠性味苦、辛，温；有大毒；归肝、脾、肾经；具有祛风湿，祛瘀通络，续筋接骨，止血，解毒杀虫之功。

（二）安全合理用药

1. 适应证　风湿痹证，跌打损伤，骨折，产后出血过多，癌肿，顽癣等。

2. 禁忌证　对肾功能不全者小儿及育龄期妇女应慎用；对胃有刺激性，孕妇及体弱者忌服。

3. 用法用量　若煎服，用根 6～15g，根皮的毒性大，若使用生药入药，宜去根皮；应严格控制用量。茎枝 20～30g；当先煎久煎服用，饭后饮用。外用，适量。

（三）不良反应及处理

1. 临床表现

（1）消化系统：胃脘不适，胃痛，食欲减退，恶心，呕吐，腹泻或便秘。胃肠反应的程度因人而异。

（2）生殖系统：女性为月经减少，以致闭经，闭经与服药时间长短有关，短者无影响，半年以上常见月经减少、行经期缩短以致闭经。男性为少精或无精。

（3）其他

1）少数患者出现白细胞减少，面部色素沉着，药疹，头昏，期前收缩，房室传导阻滞，膀胱下坠感，排尿不畅等。

2）个别患者用量过大，致急性肾功能衰竭。[38]

3）有研究表明，昆明山海棠胶囊具有低中度的遗传毒性。[39]

2. 处理

（1）急性中毒：立即送医院处理，采用催吐、洗胃、导泻、补液、利尿等措施，并进行对症治疗。

（2）慢性中毒：轻者对症处理，症状较重者宜停药，同时给予针对性治疗。若见胃肠道反应，可服用香砂六君子丸等。

四、祖师麻〔Daphnes Cortex〕

本品为祖师麻为瑞香科植物黄瑞香 *Daphne giraldii* Nitsche 的根皮。

（一）作用特点

祖师麻性味辛、苦，温；有小毒（含祖师麻毒素）；归肝、胃经；具祛风湿，温中散寒，止痛散瘀之功。

（二）安全合理用药

1. **适应证**　风湿痹痛；胃脘痛，跌打损伤；风寒感冒。
2. **用法用量**　煎服，3～6g；或煅研为散，但用量不宜大。

（三）不良反应及处理

1. **临床表现**
（1）内服：可出现消化系统、神经系统、心血管系统不良反应，尤其是血压下降和心律失常（如心动过缓，频发室上性期前收缩，伴交界性游走性心律，房性期前收缩）。[40, 41]
（2）外用：有强烈的刺激性，局部皮肤起疱，或全身性红痒疹等。

2. **处理**
（1）立即送医院救治，内服中毒者早期洗胃，血压下降者予以高渗葡萄糖静脉滴注，可于15分钟内使血压恢复，并予以吸氧、营养心肌等对症处理。
（2）可试用生姜、甘草各30g，水煎服。[42]

五、两面针〔Zanthoxyli Radix〕

本品为芸香科植物两面针 *Zanthoxylum nitidum*（Roxb.）DC. 的根（图7-2）。

（一）作用特点

两面针性味苦、辛，平；有小毒；归肝、胃经；具祛风通络，行气止痛，活血散瘀，解毒消肿之功。

（二）安全合理用药

1. **适应证**　临床用药以止痛为主，用于风湿痹痛、牙痛、脘腹疼痛，此外还用于毒蛇咬伤、烫火伤、喉痹、痈疮肿毒等。
2. **禁忌证**　孕妇忌服。
3. **用法用量**　煎服，5～10g。不可过量，不宜久服，以免影响肝肾功能。外用，适量，研末调敷或煎水洗。

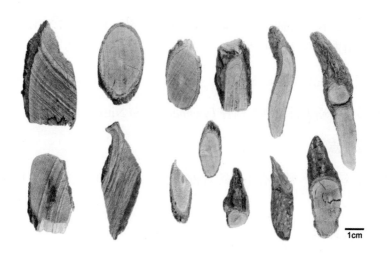

图 7-2　两面针饮片

4. 饮食禁忌　忌与酸味食物同服。

（三）不良反应及处理

1. 临床表现　内服过量可出现中毒或过敏反应。中毒可引起恶心、呕吐、腹痛、下痢等；过敏可致皮肤发红、发痒，轻度烦躁，血压升高，头昏眼花等。也有报道称内服新鲜茎叶致呼吸心跳骤停。[43]

2. 处理　轻者服糖水或生甘草水；严重者送院救治，可静脉滴注 10% 葡萄糖盐水或加地塞米松。

六、香加皮〔Periplocae Cortex〕

本品为萝藦科植物杠柳 *Periploca sepium* Bge. 的根皮，习称"北五加皮"（图 7-3）。

（一）作用特点

香加皮性味辛、苦，温；有毒；归肝、肾、心经；具祛风湿，利水消肿之功。本品辛散苦燥，芳香温通，能祛风湿，温经止痛，亦能利水消肿。现代研究表明其具有正性肌力、负性心率的作用，其强心作用与毒毛旋花子苷 K 相近，具有洋地黄样减慢心率的作用，并具有强心、增加肺循环、兴奋中枢神经系统等作用。

（二）安全合理应用药

1. 适应证　为治水肿、小便不利、风湿痹证常用之品。现代用于治疗心力衰竭

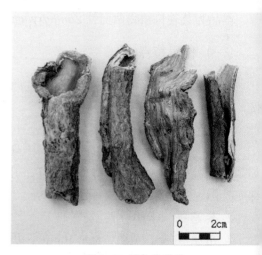

图 7-3　香加皮饮片

合并房颤效果较好，临床常用于风湿性心脏病所致的心房纤颤及心力衰竭。

2. 禁忌证　孕妇忌用。

3. 用法用量

（1）煎服，3～6g；浸酒或入丸散，宜注意用法用量。

（2）本品有毒，服用不宜过量，多作配方使用。

（三）不良反应及处理

其所含毒性成分为杠柳苷 A～O，其中杠柳苷 G 为强心苷，名杠柳毒苷，是香加皮毒性的主要来源。杠柳毒苷的毒性作用与毒毛旋花子苷相似，其毒性主要表现在心血管系统，中毒后血压先升而后下降，使心肌兴奋性增加，心收缩力增强，每分输出量增加，继而减弱，心律不齐，乃至心肌纤颤而死亡。

1. 中毒的临床表现

（1）消化系统：胃肠道反应，恶心呕吐是过量服用的早期表现。

（2）心血管系统：血压先降后升，各类心律失常等。[44]

（3）其他系统：四肢麻木，肢端厥冷，皮肤苍白，视力模糊，肌肉瘫痪。[45]

2. 中毒的原因

（1）误用。香加皮与五加皮在品名（别名）、性状、性味归经、功效主治等方面有很多相似之处。香加皮应用得相当多，却是以五加皮的正品名在临床饮片调剂中使用，临床与五加皮混用情况相当严重，实际使用率远高于其处方出现率，不良反应的发生也不限于实际报道。目前药店配制饮片许多是把香加皮当作五加皮用，故应引起高度重视，以防中毒。

（2）用量因人而异，体质过敏者、形体消瘦者及长期服用者易致不良反应或中毒。《中华人民共和国药典》香加皮的功效为祛风湿、强筋骨，用于风寒湿痹、腰膝酸软、心悸气短、下肢浮肿。其强心苷的作用遂成为与治疗无关的不良反应，加之强心苷药理作用强，安全范围小，个体差异大，容易发生不良反应。其"强筋骨"的功效看起来有补益之意，易使人忽略其毒性。其主治之痹证及心肾虚、骨质增生、下肢浮肿等，又多属缠绵难愈之症，需长期用药。

（3）心脏病心力衰竭的患者常有水肿，与洋地黄类药物合用则会增加香加皮的毒性。

（4）与酒剂同用。因香加皮多用于风寒湿痹证，临床常用酒浸泡服用，用量难以确定或控制，乙醇的作用也会加重强心苷对心脏的毒性，使心脏收缩力增强，血压升高，心律失常，甚至有误服香加皮致死的报道[46]。

3. 预防及处理

（1）避免误用。医师开处方时用正名香加皮、五加皮，不用易产生混淆的南、北五加及香五加等别名。药师和从业人员要确切掌握香加皮和五加皮的鉴别要点，准确调剂，不能擅自互相替代。遇有缺药不可互为代用，应联系处方医师，根据病情，酌情考虑是否要改变处方，调整剂量，以确保临床用药安全有效。[47]

（2）从小剂量开始，了解患者对该药的敏感性和对毒性的耐受性。还应密切观察有关脏器的功能状况，患者出现胃肠道反应时就需注意停药。长期用药则应采取间断用药，以防止杠柳毒苷（强心苷）体内蓄积中毒。

（3）应避免合并使用能增加强心苷毒性的中药，如万年青、罗布麻、蟾酥、洋金花、麻黄，以及金钱草、泽泻等排钾利尿药等。[48]

（4）发生中毒应用催吐、洗胃、解毒、补液、抗过敏、抗休克等。

（5）发生心律失常时使用抗心律失常的药物如利多卡因、异搏定、美西律等。

（6）经实验研究证明，人参皂苷可以明显降低杠柳毒苷造成心律失常的风险。香加皮配伍含有人参皂苷的中药材或提取物，可以达到减毒的目的。[49]

病案举例：北五加皮中毒致心律失常 1 例[50]

李某，男，63 岁，因左侧偏瘫以"脑梗死"收住院。既往有冠心病、房颤、心衰病史数年。入院后第 6 日感冒，脘部灼热胀痛，恶心呕吐，四肢麻木。查体：T 36.3℃，P 150 次 / 分，R 24 次 / 分，Bp 155/90mmHg；神志清，双瞳孔等大等圆，对光反射灵敏，颈软，双肺呼吸音略粗，无干湿啰音，HR150 次 / 分、律不齐，腹平软，肝脾未触及，神经系统体征较前无明显变化；心电图示多源性室性期前收缩，部分呈二联律、三联律，阵发性室性心动过速，Ⅱ度房室传导阻滞。查患者服用中药方组成为：茯苓 20g，黄芪 30g，川芎 10g，枳实 10g，瓜蒌 20g，赤芍 12g，丹参 12g，桃仁 10g，红花 10g，北五加皮 9g，甘草 6g，大黄 6g。考虑系北五加皮中毒致心律失常，立即予以吸氧、心电监护、利多卡因 50mg 静脉推注，利多卡因 100mg 静脉滴注，地塞米松 10mg 静脉推注。约 10 分钟后心电监护示 HR 86 次 / 分，偶发室性期前收缩、二联律，房室传导阻滞消失。约 1 小时后室性期前收缩、二联律消失，心电图示大致正常，恶心呕吐、四肢麻木缓解。原方去北五加皮继服未再出现以上症状。

（四）鉴别用药

五加皮［Acanthopanacis Cortex］、**刺五加**［Acanthopanacis Senticosi Radix et Rhizoma seu Caulis］**和香加皮**

（1）相同点：均性温，归肝、肾经，均能祛风湿，治风湿痹痛、筋骨痿弱，又能利水消肿，治水肿、小便不利。二者经常引起混用。

（2）鉴别要点

1）来源不同：五加皮为五加科植物细柱五加 *Acanthopanax gracilistylus* W. W. Smith 的根皮，习称"南五加皮"（图 7-4）。刺五加为五加科植物刺五加 *Acanthopanax senticosus*

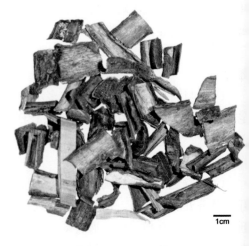

图 7-4 五加皮饮片

Rupr. et M.）Harms 的根及根茎或茎；香加皮为萝藦科植物。

2）性状鉴别：五加皮呈不规则卷筒状；外表灰褐色，有稍扭曲的纵纹及横长皮孔样斑痕，内皮表面淡黄色或灰黄色，有细纵纹；体轻、质脆，易折断，气微香，味微辣苦。刺五加根茎呈结节状不规则圆柱形，根呈圆柱形，多扭曲；表面灰褐色或黑褐色，粗糙，皮较薄，有的剥落；质硬，断面黄白色，纤维性。香加皮呈卷筒状或槽状，少数呈不规则的块片状；外表面灰棕色或黄棕色，栓皮松软常呈鳞片状，易剥落，内皮表面淡黄色或淡黄棕色，较平滑，有细纵纹；体轻，质脆，易折断，断面不整齐，黄白色，有特异香气，味苦。

香加皮与五加皮最明显的、易于掌握的鉴别之处，是香加皮栓皮松软呈鳞片状，五加皮的栓皮不呈鳞片状；五加皮有扭曲的纵皱纹横长皮孔而香加皮没有。另外，香加皮饮片中有很多呈不规则的块片状，香气强烈特异，而五加皮几乎没有块状片状，香气散弱。

3）性能功效不同：五加皮和刺五加无毒，祛风湿、补肝肾、强筋骨作用较好，香加皮有强心利尿作用，服用过量可致中毒，故两药不可混用。

第四节　其他祛湿药的安全合理用药

大部分祛湿药合理使用是安全的，部分药物偶有报道出现一些不良反应，现列举于下，以供参考。

一、威灵仙〔Clematidis Radix et Rhizoma〕

本品为毛茛科植物威灵仙 *Clematis chinensis* Osbeck、棉团铁线莲 *C. hexapetala* Pall. 或东北铁线莲 *C. manshurica* Rupr. 的根及根茎。

（一）作用特点

1. **性能功效特点**　性味辛、咸，温；归膀胱经；辛散温通，既能祛风湿，又能通经络而善止痛。

2. **治骨鲠**　药理研究证实，威灵仙中的有效成分可使咽部或食管上段局部平滑肌挛缩得以松弛，且增加其蠕动而使梗于咽部或食管之物下移。

（二）安全合理用药

1. **适应证**　凡风湿痹痛，肢体麻木，筋脉拘挛，屈伸不利，无论上下半身皆可应用，尤宜于风邪偏盛，拘挛掣痛者。

2. **禁忌证**

（1）过敏体质忌用。外用亦不可大剂量使用。鲜品外用慎用。

（2）性走窜，多服易伤正气，体弱及气血虚者慎用。

3. **用法用量**　煎服，6～9g。外用，适量。

（三）不良反应及处理

1. 临床表现

（1）过敏反应：其所含的白头翁素和皂苷对皮肤、黏膜有强烈的刺激作用，外用（尤其是新鲜的威灵仙）可发生接触性皮炎，可使黏膜充血水肿、皮肤发疱、溃疡、红斑、丘疹，可有渗出、瘙痒、疼痛、大疱融合、发热烦躁、局部淋巴结肿大等。[51, 52]

（2）中毒：原白头翁素易聚合成白头翁素，为威灵仙的有毒成分，水煮后其原白头翁素可挥发，毒性下降。威灵仙服用过量可引起中毒。威灵仙刺激胃肠道可有恶心或腹痛、腹泻水样便，或出现心悸、胸闷、头昏和四肢乏力等症状，严重者可致死亡。[53, 54]

2. 处理

（1）立即停药。外用过敏者，清洗局部，保护皮肤，防止继发感染；用金银花、连翘、玄参、紫草、生甘草各等份煎汤外洗皮肤，每日数次；皮肤发疱、溃疡者可用 3% 硼酸湿敷，或以黄柏、生地黄湿敷。

（2）口服解毒剂。绿豆、甘草，水煎代茶频饮；或黄芩、甘草，水煎内服。严重者，静脉滴注葡萄糖盐水，加维生素 C。

病案举例：威灵仙中毒反应 1 例报告[55]

患者，男，16 岁，1999 年 11 月 27 日因腹痛、腹泻水样便伴恶心、头晕 1 小时来院急诊。患者自诉起病前 20 分钟自服威灵仙 50g 煎剂，治鱼骨梗于食管。既往无药物及食物过敏史。查体：急性病容，烦躁不安，面色苍白，皮肤湿润，口腔黏膜轻度糜烂，两肺呼吸音粗，心率 110 次 / 分，律齐，心音中等，血压 98/60mmHg，剑下及脐周压痛（＋），未扪及包块，肠鸣音活跃，神经系统检查（－）。结合患者平素体健及无其他药物服用史，考虑为中药威灵仙中毒所致。处理：静滴 5% 葡萄糖盐水 1000mL，加维生素 C 6g；肌内注射阿托品针 1mg 及非那根针 25mg 等。留院观察 24 小时，患者腹痛、头晕、腹泻缓解，痊愈出院。

（四）配伍注意

威灵仙不宜与附子联用，否则易致中毒。陈氏报道两药联用 6 例，均发生中毒[56]。

二、蕲蛇〔Agkistrodon〕

本品为蝰科动物五步蛇 *Agkistrodon acutus*（Güenther）除去内脏的全体。

（一）作用特点

蕲蛇，具有搜风通络、攻毒定惊之功，能内走脏腑，外达肌表而透骨搜风，又能通经络，为祛风湿要药。

（二）安全合理用药

1. 关于蛇类药物的毒性

（1）有毒：蛇类入药的主要有蕲蛇、金钱白花蛇、乌梢蛇等。其中前两者活体含蛇毒，被咬伤可致中毒；历代本草和医家均认为其"有毒"，或云"有大毒"；传统教科书和中药著作亦将之列为有毒药。

（2）无毒：张廷模等认为，蕲蛇的毒性是在活体之毒腺所分泌的毒液，而药材所用为其干燥体，古今临床未见中毒记载，现代亦未见其药材毒性、毒理的研究报道，故不当视为"有毒"之品。

现代研究表明，蛇的主要有毒和有效成分为蛇毒，具止痛、抗炎、抗癌、扶正等药理作用。

2. 适应证
凡风湿痹证无不宜之，尤善治病深日久之风湿顽痹、经络不通、麻木拘挛，以及中风口眼㖞斜、半身不遂者。

3. 禁忌证
过敏体质者应慎用。

4. 用法用量
蛇类药物应用的给药途径和剂型可有多种，如入煎剂，或浸酒，或为丸散。

蛇类的疗效与所含的生理活性物质有关，此类物质经加热易耗损，应用蛇时最好采用低温干燥法，或用活蛇浸酒内服，可保留较多的有效成分，以提高临床疗效。

（三）不良反应及处理

1. 中毒
被毒蛇咬伤或误服大量可致中毒，中毒潜伏期 1～3 小时，中毒后可出现头痛、头昏、血压升高、心慌、心悸，严重者血压下降、呼吸困难、昏迷，最终多因呼及中枢麻痹而死亡。

2. 过敏反应
有报道对磺胺过敏的患者服用金钱白花蛇导致过敏[57]。

三、蚕沙〔Bombycis Feculae〕、路路通〔Liquidambaris Fructus〕、金钱草〔Lysimachiae Herba〕、青风藤〔Sinomenii Caulis〕

1. 蚕沙〔Bombycis Feculae〕为蚕蛾科昆虫家蚕 *Bombyx mori* Linnaecus 的干燥粪便，无毒，但可致皮肤过敏，出现荨麻疹、呼吸困难、全身瘙痒等，虽较为少见，但对过敏本质者以慎用为宜。[58]

2. 路路通〔Liquidambaris Fructus〕为金缕梅科植物枫香树 *Liquidambar formosana* Iance 的干燥成熟果序，有报道路路通致头胀、眼胀、心慌及过敏反应，出现大汗淋漓，区吐不止，全身皮肤瘙痒难忍，以四肢为重，应当慎用。[59, 60]

3. 金钱草〔Lysimachiae Herba〕为报春花科植物过路黄 *Lysimachia christinae* Iance 的全草或其任何部分，有报道极个别患者服用金钱草能引起接触性皮炎和过敏又应。[61-63]

4. 青风藤〔Sinomenii Caulis〕为防己科植物青藤 *Sinomenium acutum*（Thunb.）Rehd.

et Wils. 及毛青藤 *S. acutum*（Thunb.）Rehd. et Wils. var. *cinereum* Rehd. et Wils. 的藤茎（图 7-5）。青风藤具有祛风除湿、通利经络之功，临床上常用于风湿性关节炎、关节肿痛、肌肤麻木等症。有致严重过敏反应的个案报道，提示临床用药应加以注意[64, 65]。同科植物华防己 *Diploclisia chinensis* Merr. 和清风藤科植物清风藤 *Sabia japonica* Maxim. 的藤茎在某些地区亦作为青风藤药用，应予以区别。

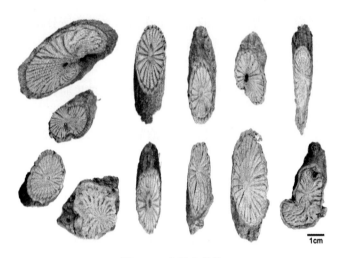

图 7-5　青风藤饮片

参考文献

［1］邱仕君.邓铁涛医案与研究［M］.北京：人民卫生出版社，2004：46.

［2］黄英志.叶天士医学全书［M］.北京：中国中医药出版社，1999：154.

［3］单书健，陈子华.古今名医临证金鉴·淋证癃闭卷（下）［M］.北京：人民卫生出版社，1999，200-201.

［4］单书健，陈子华.古今名医临证金鉴·痹证卷（下）［M］.北京：人民卫生出版社，1999，205-209.

［5］杨扶国.杨志一医论医案集［M］.北京：人民卫生出版社，2006：41-49.

［6］国家药品监督管理局.警惕含马兜铃酸中药、左旋咪唑、盐酸芬氟拉明的严重不良反应［J］.首都医药，2004，11（11）：29.

［7］香港中医药管理委员会.曾于香港引致不良反应的中药材参考数据［EB/OL］.（2004-08-25）［2004-09］.http：//www.cmchk.org.hk/news/poisoning_history.pdf.

［8］福建省中医药研究院.福建药物志［M］.福建科学技术出版社，1994：445.

［9］国家药品监督管理局药品评价中心.药品不良反应信息通报（第46期）关注雷公藤制剂的用药安全［EB/OL］.（2012-04-09）.http：//www.sda.gov.cn/WS01/CL0078/70473.html.

［10］苏嘉珊.雷公藤致胃肠道反应2例［J］.江西中医学院学报，2000（S1）：15.

［11］刘秀书，邹爱英，申琳，等.雷公藤多苷片引起肝损害1例［J］.天津药学，2008（1）：29-30.

［12］柯坤宇.雷公藤多苷片引起肝损害一例报告［J］.实用临床医学，2009（7）：40-42.

［13］靳丽萍，韩宝利.雷公藤致心动过缓7例的临床辨析［J］.心血管康复医学杂志，2001（3）：267-268.

［14］常永红.雷公藤多甙片致全血细胞减少1例报告［J］.陕西医学杂志，2005（9）：1084.

［15］冯国安，郭农建，董学斌，等.雷公藤多甙致再生障碍性贫血3例报告并文献复习［J］.临床血液学杂志，2005（1）：42-44.

［16］何满仓，李小斌，张跃，等.雷公藤制剂致肝肾损害3例［J］.药物不良反应杂志，2006（2）：136-137.

［17］潘桂光，高文平.雷公藤多苷片致过敏反应1例［J］.药学实践杂志，2003（1）：52.

［18］倪军，魏升，俞东容，等.雷公藤中毒合并横纹肌溶解致急性肾衰竭1例［J］.中国中西医结合肾病杂志，2010（2）：163.

［19］秦春花.雷公藤致闭经治验1例［J］.山西中医，2010，26（3）：8.

［20］张庆香，宋敏，杨永霞.雷公藤多苷致功能失调性子宫出血1例［J］.药物流行病学杂志，2004（2）：83.

［21］王丽，张伶俐.雷公藤多苷片致可逆性卵巢早衰1例［J］.中华妇幼临床医学杂志（电子版），2011，7（2）：165.

［22］周凤伟.雷公藤多甙片致色素沉着1例［J］.西部医学，2009（3）：493.

［23］刘光灿.雷公藤片致面部色素沉着1例［J］.菏泽医学专科学校学报，2004，16（1）：19.

［24］莫衍琳，姜益芝.雷公藤多苷致日旋光性皮炎1例［J］.医药导报，2003，22（8）：584.

［25］陶晓芬.服雷公藤片致过敏性皮疹1例［J］.新疆中医药，2004，22（1）：14.

［26］刘耒，王今朝.雷公藤多甙片引起手足小关节痛6例临床报告［J］.黑龙江中医药，2000（3）：45.

［27］陈远辉.急性雷公藤中毒致心源性休克3例报告［J］.福建医药杂志，1999，21（3）：56.

［28］高巧燕，王炳云.口服雷公藤致中毒性休克［J］.河南中医药学刊，2002（3）：49-50.

［29］王建雄，赖燕蔚.同时同量服用雷公藤中毒2例分析［J］.辽宁中医杂志，2007，34（1）：99.

［30］毕可波.煎服过量雷公藤根致急性肾功能衰竭1例（附肾脏病理报告）［J］.滨州医学院学报，1999，22（5）：484.

［31］贾春伶.雷公藤不良反应的文献调查与分析［J］.北京中医，2006，25（1）：45.

［32］黄爱民，孙志文，官世芳，等.雪上一枝蒿致恶性心律失常2例［J］.四川中医，2003，24（1）：102.

［33］彭万瑜，徐新献，翁航爱，等.雪上一枝蒿中毒致严重心律失常1例［J］.中华临床内科杂志，2004，12（3）：856.

［34］肖赛玉.雪上一枝蒿中毒2例报告［J］.新中医，2002，34：（12）：45.

［35］罗曙生."雪上一枝蒿"急性中毒致严重室性心律失常1例［J］.中国中医药现代远程教育，2010（19）：54.

［36］段广民，俞峰，盛传丰.误服大量雪上一枝蒿致持续性室速1例［J］.浙江中西医结合杂志，

2012（9）：726-727.

［37］梁小坤，崔同国.雪上一枝蒿中毒致顽固性心律失常1例［J］.中国小区医师（医学专业半月刊），2008（16）：184-185.

［38］李龙.雷公藤及昆明山海棠引起的肾损害［J］.中国临床医生，2006（12）：9-10.

［39］唐瑛，郑有顺，梁翠微.昆明山海棠胶囊致突变作用［J］.癌变·畸变·突变，2000（1）：49-51.

［40］李胜利，周玉梅.肌肉注射祖师麻注射液致过敏性休克二例［J］.山西医药杂志，2008（1）：22.

［41］张月娥，郑闵琴.祖师麻片引起过敏1例［J］.成都军区医院学报，2000（2）：37.

［42］豆燕妮，王进，张作栋，等.祖师麻中毒2例报告［J］.职业与健康，2004，20（12）：162-163.

［43］唐洪.两面针中毒致呼吸心跳骤停1例［J］.医学文选，2001，20（2）：237.

［44］红英.用北五加皮出现四例心律紊乱［J］.内蒙古中医药，1987（3）：29-30.

［45］汪四海，刘健，黄传兵，等.祛风湿中药不良反应及其应对策略探讨［J］.辽宁中医杂志，2014（8）：1636-1638.

［46］陈颖萍，李国信，张锡玮，等.香加皮临床应用情况及不良反应预防［J］.辽宁中医杂志，2005，32（6）：598-599.

［47］唐薇冬.五加皮与香加皮不可互为代用［J］.时珍国医国药，2006，17（9）：1738.

［48］李芹，朱应辉.部分中药对强心苷临床毒性的影响［J］.时珍国医国药，2001（8）：763.

［49］高秀梅，刘虹，周昆，等.含有人参皂苷和杠柳毒苷的药物组合物及其用途：中国CN101502530B［P］.2009-08-12.

［50］王朝霞，方习红.北五加皮中毒致心律失常1例［J］.中国中医急症，2006，15（8）：921.

［51］王乃忠，毕志刚，雷铁池，等.鲜威灵仙致重症接触性皮炎和全身性不良反应1例［J］.临床皮肤科杂志，2001，30（4）：256-257.

［52］谭城，朱文元，闵仲生.威灵仙致接触性皮炎后色素异常［J］.临床皮肤科杂志，2008（9）：590-591.

［53］李晓红.威灵仙中毒致心律失常2例报道［J］.岭南急诊医学杂志，2008（1）：53.

［54］辛永洁，顾莹.威灵仙及同属几种植物的不良反应［J］.陕西中医，1998（11）：519.

［55］章树毅.威灵仙中毒反应1例报告［J］.浙江中医学院学报，2000（4）：81.

［56］陈勇.附子威灵仙联用易中毒［J］.四川中医，1997，15（1）：39.

［57］闫山林，张晓跃，张笑云.金钱白花蛇过敏反应2例报告［J］.天津药学，2002，14（5）：80.

［58］丘德云.中药蚕沙致荨麻疹二例［J］.临床误诊误治，2004，17（11）：828.

［59］史文慧，郭蓉，王玉慧，等.中药路路通致过敏反应1例［J］.时珍国医国药，2004，15（6）：367.

［60］于蕾，崔宏伟，王月梅.路路通注射液不良反应6例［J］.内蒙古中医药，2009（3）：50.

［61］张量才.四川金钱草引起接触性皮炎12例报告［J］.四川中医，1983（3）：40.

［62］庄元春，庄诚，周洁.新鲜金钱草接触致敏 5 例［J］.陕西中医，2006（1）：102-103.

［63］赵志勇，郭在培.金钱草引起面部接触性皮炎 9 例［J］.临床皮肤科杂志，2003（4）：198.

［64］袁加才.服青风藤过量致严重不良反应 1 例［J］.中国中药杂志，2004（11）：71.

［65］廖跃才.大剂量青风藤致少见全身性急性荨麻疹 3 例分析［J］.青海医药杂志，2014（1）：22.

第八章　温里药

第一节　里寒证与温里药概述

以温散里寒为主要功效，用以治疗里寒证的药物，称为温里药，亦称为祛寒药。由温里药为主组成的方剂，称为温里剂。张仲景创立了许多以温里药为主的方剂，用于治疗里寒证，至今仍有效地应用于临床。历代医家在张仲景确立的里寒证的辨证论治基础上加以发挥，使温里药的应用更为广泛。

一、里寒证概述

里寒证是由于素体阳虚，寒从里生，或寒邪直中于里的病证。里寒证的临床表现多与消化系统、呼吸系统、泌尿系统等慢性疾病及休克的症候群相似，表现为机体器官功能衰退或低下。

（一）病因

1.素体阳虚，寒自内生；或大吐、大汗、大泻、大失血等。

2.外寒入里，深入脏腑经络，久病失治。

3.过用寒凉药物、过食生冷食物等损伤阳气。

（二）病位

里寒证的病位在里，如心肺、脾胃、肝肾、经脉，主要在心、脾、肾三脏。

（三）病性

其病性以实寒为主，或虚寒，或虚实夹杂。

（四）主证

畏寒，肢冷，口淡不渴，面色苍白，小便清长，舌淡苔白，脉沉迟等。

主证鉴别：

1.**辨清寒热真假**　邪热深入，热深厥深，虽四肢厥冷，脉细涩沉伏，然舌干苔燥唇齿干燥，乃真热假寒。不可用温里药，宜用清热药。

2.**湿热内郁**　湿热内郁，身反恶寒，皮肤反冷，但舌苔秽腻，脉迟滞，小便黄赤而数，大便或秘结或溏泄。不可用温里药，宜用清宣化湿药。

（五）兼证

头身疼痛、咳嗽、呕吐、腹痛、泄泻或水肿等。

（六）特点

1.寒为阴邪，易伤阳气，在里易伤心阳、脾阳、肾阳；寒性凝滞、收引，易致气血经脉不通，拘急痉挛而痛。寒邪常与湿邪相合为病。

2.寒邪直中的里寒证，往往具有起病急、病位浅、病程短、变化快的特点。

3.脏腑阳气不足，虚寒内生的里寒证则起病缓、病位深、病程长。

4.当亡阳欲脱时，病情可变化迅速，急转直下。

（七）表寒证和里寒证的区别

1. **表寒证**　发热恶寒，头痛，身痛，无汗，舌苔薄白，脉浮紧。

2. **里寒证**　畏寒，口不渴，无汗，舌苔白，脉沉迟。

二、里寒证的治疗原则和方法

《黄帝内经》和《神农本草经》确立了里寒证的治疗原则。如《素问·至真要大论》曰"寒者热之""治寒以热""寒淫于内，治以甘热""寒淫所盛，平以辛热"。《神农本草经》曰"疗寒以热药"。

里寒证适合用"温法"治疗，其又称"温里法"。温法具有温散寒滞、扶助人体阳气等作用，能减轻或消除里寒证，具体有温里散寒、补火助阳、回阳救逆等方法。

常用温里药有附子、肉桂、干姜、高良姜、吴茱萸、丁香、荜澄茄、小茴香、花椒、胡椒、红豆蔻等。

三、温里药的作用机制

温里药性味辛热或辛温。味辛能散寒、行滞、通脉，性温则善走脏腑而温里祛寒，温通经脉止痛。部分药物有甘味，能补火助阳；由于寒邪与湿邪常兼夹致病，苦味的温里药尚能燥湿健脾。

寒邪入内，可侵入各个脏腑及经络。温里药主归脾、胃经，兼入肝、肾、心、肺经，具有温中、温肺、暖肝、温肾、温心和回阳救逆的作用，能减轻或消除中焦及肺、肝、肾、心脏之寒证或亡阳证。

温里药的主要有效化学成分为生物碱及挥发油，具有不同程度的镇静、镇痛、健胃、抗溃疡、调节胃肠运动、抗腹泻、促进胆汁分泌、抗凝、抗血小板聚集、抗血栓形成、抗缺氧、扩张血管等作用；部分药物亦能强心、抗休克、抗惊厥。

第二节　温里药的安全合理用药

温里药为临床常用药物，若合理应用，常能取得良效，尤其是治疗疑难杂症和急症方面。历代均有善用温里药的著名医家，如近现代以四川著名中医郑钦安为开山宗师的"火神派"，理论上推崇阳气，临床上强调温扶阳气，以善用附子、姜（生姜、干姜、炮姜）、桂（肉桂、桂枝）等辛热药物著称，尤以善用附子为突出特点。但是温里药辛热燥烈，部分药物有毒，如不合理应用，亦会导致药源性疾患，甚至中毒。

一、根据里寒证不同脏腑寒证（不同病位）的安全合理用药

里寒证的病位为上焦心肺、中焦脾胃、下焦肝肾，其中以心、脾、肾为主。温里药因其主要归经的不同，适应证也有所侧重，临床宜根据病位合理选用。

（一）外寒入侵，直中脾胃或脾胃虚寒证

外寒直中中焦脾胃，或脾胃虚寒，脾失健运，胃失和降，症见脘腹冷痛、呕吐泄泻、舌淡苔白等，选用主入脾、胃经，具有温中散寒止痛的药物，如干姜、高良姜、吴茱萸、公丁香、小茴香、荜澄茄、花椒、胡椒、红豆蔻等。

（二）肺寒痰饮证

素有寒饮伏肺，症见痰鸣咳喘、痰白清稀、舌淡苔白滑等，选用主入肺经，具有温肺化饮作用的药物，如干姜、细辛、生姜等。

（三）寒侵肝经，寒凝肝脉证

寒邪入侵肝经，寒凝肝脉，症见少腹痛、寒疝腹痛或厥阴头痛等，选用主入肝经，具有暖肝散寒止痛的药物，如吴茱萸、小茴香等。

（四）肾阳不足证

肾阳不足，失去温煦功能，寒从中生，症见阳痿宫冷、腰膝冷痛、夜尿频多、滑精遗尿等，或心肾阳虚证，症见心悸怔忡、畏寒肢冷、小便不利、肢体浮肿等，选用主入心、肾二经，具有温肾助阳、温阳通脉、温补肾命之火的药物，如附子、肉桂等。

（五）心肾阳虚，亡阳厥逆证

心肾阳气虚极，心阳暴脱，症见恶寒蜷卧、汗出神疲、四肢厥逆、脉微欲绝等，选用回阳救逆的药物，如附子、干姜等。

二、温热性药物的合理用药

温热药物有辛温、辛热、甘温的不同，作用有异，应区别应用。如辛热药物，如陈

子、干姜等回阳救逆；次温药物，如肉桂扶阳助阳。张景岳云："然用热之法，尚有其要：以散兼温者，散寒邪也；以行兼温者，行寒滞也；以补兼温者，补虚寒也。"[1]

清代医家程国彭将温热之性分为温热之温和温存之温，曰："然而医家有温热之温，有温存之温。参、芪、归、术，和平之性，温存之温也，春日煦煦是也；附子、姜、桂，辛辣之性，温热之温也，夏日烈烈是也。"[2]

著名中医任应秋指出："大凡温和之法，多用于虚损；温热之法，多宜于虚寒。温和之药，味偏于甘，人参、黄芪、白术、大枣之类是也。温热之药，味偏于辛，乌头、附子、肉桂、干姜之类是也。甘温之剂，宜于益气血之虚损；辛热之剂，宜于祛陈寒之痼疾。甘温之剂，其性多缓；辛热之剂，其性多急。故扶正补虚，培元固本者，最宜用甘温法；散寒祛邪，急救回阳者，最多用辛热法。"[3]

张景岳善用甘温药，倡导根据阴阳互根互用之理进行配方，所谓"善补阳者，必于阴中求阳，则阳得阴助而生化无穷"，故用附子常配熟地黄，助阳药与养阴药并用，如右归丸、右归饮等，皆为阴阳并补，甘温（热）同施。张景岳认为："但附子性悍，独任为难，必得大甘之品如人参、熟地黄、炙甘草之类，皆足以制其刚而济其勇，以补倍之，无往不利矣。"[4]

四川名医郑钦安专注于附子，多以附子、四逆汤为主药、主方，纯用辛热，主张单刀直入，极少配伍养阴之药。他认为："仲景为立法之祖，于纯阴无阳之证，只用姜、附、草三味，即能起死回生，并不杂一养阴之品，未必仲景不知阴中求阳乎？仲景求阳，在人身坎宫中说法；景岳求阳，在药味养阴里注解。"[5]

（一）温里药和补阳药的区别应用

温里药和补阳药均有温热之性，均能温阳助阳，对于阳虚虚寒证，遵循"虚则补之""劳者温之""寒者热之"的原则，常配伍应用。但温里药味辛偏于散寒，属"有余者泻之"，散寒作用强而迅速，有"峻温"之效，多用于实寒证或亡阳证；补阳药味甘偏于温补，属"不足者补之"，多用于阳虚虚寒病证，作用缓和而持久，有"缓温"之效。前者多用于阳衰急症，如附子、干姜；后者多用于阳虚缓症，如鹿茸、肉桂、肉苁蓉。前者作用强劲，有回阳救逆之效；后者作用缓和，有养阳扶阴之功。前者不宜久服；后者服用时间可稍久，缓缓收功。

（二）应用温里药应区分寒热真假

凡实热证、阴虚火旺、津血亏虚者均忌用温性药物。但真寒假热、上热下寒、外热内寒、虚（火）阳上浮等病证，宜用温里药补火、引火归原、敛阴潜虚阳，不可用寒凉药泻火。

（三）温里药与疏散风寒药的区别应用

二者均性温味辛，但温里药温热性强，为阳刚之药，辛热散寒滞，偏于温散里寒，寒邪凝滞气血，治里实寒证；疏散风寒药温热之性较弱，辛散祛表寒，治风寒表证。

三、不同年龄与体质患者里寒证的安全合理用药

（一）青壮年

青壮年体质较强壮，阳刚之气盛，阳常有余，燥热之药易伤阴耗液，不宜多服久服。

（二）儿童和老年人

儿童为稚阴之体，老年体弱之人阴液亏耗，温里散寒中应注意辛热之温里药易耗伤阴津。有毒之温里药更应慎用。

（三）孕妇和产妇、月经期

孕妇、产妇忌用有毒的温里药，如附子、吴茱萸、细辛等，以免对胎儿、婴儿产生不利影响；慎用性较烈的辛热药，如肉桂、花椒、荜澄茄、干姜等，以免伤阴动血，妇女月经期亦当慎用。

（四）体虚患者

1. 对于素体气虚无火，所谓偏阴体质者，或大病、久病后，或过用寒凉药物等患者，兼有阳气不足，对温热药的反应不强，一旦被寒邪直中，则温里药可根据病情略重用。

2. 若其人平素火旺，不喜辛温，或大病、久病后，或过用温热药物等患者，兼有阴液不足，对温热药的反应强烈，即使为寒邪所中，温里药也不宜过用，病退即止，不必尽剂。

四、里寒证兼证的安全合理用药

根据病邪的不同、兼夹症状的不同，以及依药物的作用特点，有针对性地合理选药和配伍至关重要。诚如张景岳所云："凡用热之法，如干姜能温中，亦能散表，呕恶无汗者宜之；肉桂能行血，善达四肢，血滞多痛者宜之。吴茱萸善暖下焦，腹痛泄泻者极妙；肉豆蔻可温脾肾，飧泄滑利者最奇。胡椒温胃和中，其类近于毕茇。丁香止呕行气，其暖过于豆仁……第多汗者忌姜，姜能散也；失血忌桂，桂动血也……"

寒与湿常相合为病，且寒邪和湿邪均为阴邪，寒性凝滞、湿性黏滞，均易损伤阳气，阻遏气机，阻滞气血的流通，故使用温里药常配伍行气药，如陈皮、木香、沉香、砂仁、白豆蔻、厚朴等，部分温里药本身也有行气作用，如小茴香、丁香、荜茇等。

（一）兼（夹）外寒

贪凉饮冷，或食用不洁之物损伤脾胃，令寒邪直中脾胃，又复感寒邪或暑湿之邪；或素体脾胃虚寒，又复外感寒邪，均可出现脘腹冷痛、呕吐、泄泻，兼有恶寒发热等症

状。此时宜选用既能温里，又能调理肠胃的温里药如干姜、高良姜等温中散寒，配伍紫苏、香薷、藿香、荆芥、防风、生姜等温散化湿之品。

（二）兼偏头痛

寒性头痛，若为厥阴头痛，宜选用足厥阴肝经引经药吴茱萸，其辛温而烈，散寒止痛力强；若为少阴头痛，则选用入少阴经的细辛。

（三）兼中气下陷

脾胃虚寒，兼中气下陷，或久泻、胃下垂等，宜选用温中散寒药，如干姜、高良姜，配伍补气升阳举陷药，如黄芪、升麻、葛根、柴胡等。

（四）兼久泻久痢

脾肾阳虚，命门火衰，导致虚寒性五更泄泻，或久痢不止，宜选用温里助阳的附子、肉桂、吴茱萸、干姜等，配伍肉豆蔻、砂仁、补骨脂、益智仁、赤石脂等补益脾肾及收涩药。

兹举一病案说明之，案中对温里药的应用颇具代表性。

病案举例：命门火衰泄泻[6]

吴某，男，29岁，4年前曾患腹泻，未经医生治疗，服成药数日，腹泻次数减少，其后逐渐形成晨醒即急如厕一次。初不介意，近两年患者则感体力日虚，消化无力，有时恶心，小便短少，舌苔白垢，六脉沉弱。

辨证立法：鸡鸣之泻是属肾虚，肾司二便，故有便泻溲少。六脉沉弱，虚寒之征；舌苔白垢，寒湿不化。拟理中汤合四神丸加味治之。

处方：补骨脂6g，五味子3g，炒黄连5g，炒吴茱萸5g，肉豆蔻6g，米党参10g，川附子5g，苍术炭6g，赤茯苓12g，白术炭6g，赤小豆12g，血余炭（禹余粮10g同布包）6g，干姜炭5g，炙甘草3g。

二诊：服药2剂，无变化，症如前，药力未及，前方干姜炭、附子各加5g。

三诊：服药10剂，见效，大便时间已可延至中午如厕，仍属溏便。体力较好，食欲增进，已不恶心，小溲也多，改用丸剂。

处方：七宝妙灵丹，早晚各服半瓶，服20日。

四诊：服七宝妙灵丹不如汤药时效果明显，大便每日1次，仍溏泄，肠鸣不适，拟甘草茯苓白术汤合四神丸治之。

五诊：前方服7剂，大便每日1次，已成软粪，肠鸣止，食欲强，拟用丸方收功。

处方：每日早服四神丸10g，晚临睡服附子理中丸1丸。

按：天明初醒即须如厕，即所谓鸡鸣腹泻。中医文献均载为肾虚之候，缘以"肾者胃之关"。关门不固，则气随泻去，气去则阳衰，因而寒从中生，非自外受。治之以温肾阳。然泄泻无不与脾胃有关，不独温肾，亦应温补脾胃，则收效甚速。

（五）兼风湿关节疼痛

风湿日久，脾肾虚寒，症见全身肌肉、筋骨关节疼痛明显，得温则减，宜选用既能助阳补火，又祛除风寒湿邪，且能温通止痛的药物，如制附子（或制川乌）、肉桂等，配伍祛风湿药如独活、威灵仙、桑寄生、五加皮、淫羊藿、巴戟天等。

（六）兼水肿

脾肾阳虚，水湿不化，水肿、小便不利，宜选用温阳助阳补火的附子，配伍茯苓、桂枝、白术等。

（七）兼肝阳上亢

素有高血压肝阳上亢，面红目赤，头痛眩晕，又寒邪直中，或高血压日久，脾肾虚寒，宜选用既能温里，又能平肝降压的温里药，如吴茱萸。慎用附子、肉桂等药物。

（八）兼疮疡

若遇久病疮疡之人，气血已伤，虽有里寒证，不可妄用辛热之剂，以免阴血更伤，筋失所养，导致筋脉强直、肢体拘挛等症，宜选用温通血脉之肉桂，并配伍鹿角胶、当归、黄芪等补气血药物。

（九）兼心悸、胸痛

若见畏寒，汗出乏力，心悸短气，胸痛，甚或肢肿，小便不利，舌淡苔白，脉沉迟或结代者，为心之阳气不足，宜选用附子、肉桂等补火助阳、温通心脉，并配伍麦冬、人参等补气养心安神。

五、不同季节与气候温里药的合理选药

（一）春夏

春夏天气炎热，一般用量宜轻或不用。所谓"用温远温，用热远热"。若时值盛暑，得虚寒极重之证，仍需用干姜、附子等，乃舍时从证。

病案举例：湖南高德老中医病例一则[7]

一壮年男性，时值盛夏来诊，主诉下半身寒凉若冰，入夜尤甚，虽气温达 38℃，必以重衾裹护方能安寝。询之饮水不多，舌质淡红，脉象细涩。此证属血虚寒凝，即予当归四逆汤。由于时值酷暑，不宜辛燥，方中细辛、桂枝用量甚微，且嘱药性温热，服后有不良反应即当停药。三日后复诊，患者述三帖服尽，未见不良反应。故大胆予当归四逆加吴茱萸生姜汤并加制附子，连服二十余剂，诸证日渐缓解。

违时用药（舍时从证）实系依患者所患病证立法而定。其素为寒体，虽盛夏感邪患

病，证属虚寒，当不忌温补。

（二）秋季

深秋冬初之际，燥邪夹寒邪，为凉燥，纵有里寒，亦不可过用辛燥之温里药，且宜配伍北沙参、生地黄、麦冬等润燥之品。

（三）冬季及寒冷潮湿气候

冬季寒冷，或长期生活、工作在潮湿阴冷的环境中，温里药可稍多用、重用。

四川江油、陕西周至等地盛产附子，人们长期处于气候潮湿寒冷的环境中，阴寒较重，故当地有食用附子的习俗。

六、合理停药

使用温里方药不能过量，以免耗伤阴血，里寒消除后便停止应用。尤其是有毒的温里药，更应中病即止。

七、温里药的用量和用法

（一）用量

对于素体阳盛、里寒不盛者，用量要轻；素体阳虚、病情重者酌情加量。在冬天气候寒凉阴冷或寒冷地区，用量宜较大；夏天气候温暖、热带炎热地区，用量宜轻。

（二）煎煮法

乌头类的药物如附子（川乌、草乌等）宜先煎 1 ～ 2 小时；其他温里药大部分含有挥发油，煎药时器具要比较密闭，且不宜久煎，一般 15 ～ 20 分钟，以免挥发性有效成分散失而降低药效。

（三）剂型

温里药的剂型，除汤剂之外，亦可制成散剂、丸剂、片剂、胶囊剂等服用；除经口服给药外，还可制成洗熨、熏蒸、外敷等多种剂型。如肉桂当研末服用为佳；脾肾虚寒久泻者，可于神阙穴外敷温里药，或用吴茱萸敷足心引火下行等。

（四）服药法

一般当温服或热服。对于阴寒太盛，或真寒假热之证，患者服用产生格拒，入口即吐，可少佐寒凉之品，或热药冷服，即所谓的反佐方法。

八、药后调摄

(一) 生活起居

尤其是年老体弱和亡阳欲脱患者，要注意全身保暖；脾胃虚寒者应注意腹部保暖。

(二) 饮食宜忌

不宜食用生冷食物。服用乌头类的药物（附子、川乌、草乌）不宜饮酒，以免毒性增加。

(三) 药后可能出现的问题及处理

1. 温热药伤阴津　蒲辅周老中医告诫使用温里药，要"温而勿燥"，指出"温法要掌握尺度：药既要对症，用也必须适中，药过病所，温热药的刚燥之性就难免有伤阴之弊"。出现口干、便秘等，应停药，嘱患者饮用开水、果汁、粥，或用淡竹叶、芦根、麦冬等煎汤代茶。[8]

2. 动血　过用或误用辛热之药，尚易动血，出现衄血、吐血、月经过多、烦躁不安等，宜停药，服用白茅根、大蓟、小蓟、地榆等凉血止血药。

3. 注意药物的不良反应和中毒　温里药中的附子、吴茱萸有毒，使用不当可能引起中毒，服药时应注意观察患者的反应。

4. 病情变化　对阳气虚衰的患者，应密切注意观察患者的生命体征，发现亡阳欲脱时应及时抢救。

九、温里药用作药膳的合理应用

素体脾胃虚寒，或气候寒冷阴湿，可选用无毒的药物，如胡椒、花椒、肉桂、干姜、丁香、高良姜、荜澄茄等作为药膳原料，炖牛肉、猪肉等作为药膳食用。其中的大部分常作调料使用。但要注意不宜用附子、乌头、草乌作为药膳原料，或必须在中医师的指导下，严格按照适应证和炮制、用量、煎服法进行减毒；切不可用上述药物泡酒饮用。

第三节　常用烈性或具毒性温里药的安全合理用药

合理应用温里药，大部分是安全有效的，有部分温里药有一定的毒性，如附子、吴茱萸。有些药物虽然无毒，但温燥之性强，如肉桂，临床应用时亦应注意。

一、附子〔Aconiti Lateralis Radix Praeparata〕（含川乌〔Aconiti Radix〕、草乌〔Aconiti Kusnezoffii Radix〕等乌头类药物）

附子为毛茛科植物乌头 *Aconitum carmichaeli* Debx. 子根的加工品，川乌为乌头母根的加工品，草乌为毛茛科植物北乌头 *A. Kusnezoffii* Reichb. 块根的加工品（图8-1）。

　　附子是中医常用药物之一（因川乌、草乌的毒性与附子类似，故将之放在本节论述），乌头类药物作为药用早在周朝就有记载，并已认识到是毒性植物药。《神农本草经》曰："乌头味辛，温。主中风，恶风洗洗，出汗，除寒湿痹，咳逆上气，破积聚，寒热。"又曰："附子，味辛，温。主风寒咳逆邪气，温中，金疮，破癥坚、积聚、血瘕，寒湿痿躄，拘挛膝痛不能行步。"

　　张仲景为善用附子的第一人，《伤寒论》中的 113 方中有 23 方（次）用附子，《金匮要略》中用附子 11 方。张仲景将附子用于温阳散寒、回阳救逆，以及温卫阳、脾阳、肾阳和温经止痛等。历代医家对附子的应用积累了丰富的经验。现代对附子的品种、炮制、药理、临床等进行了大量研究，将其广泛应用于临床各科。

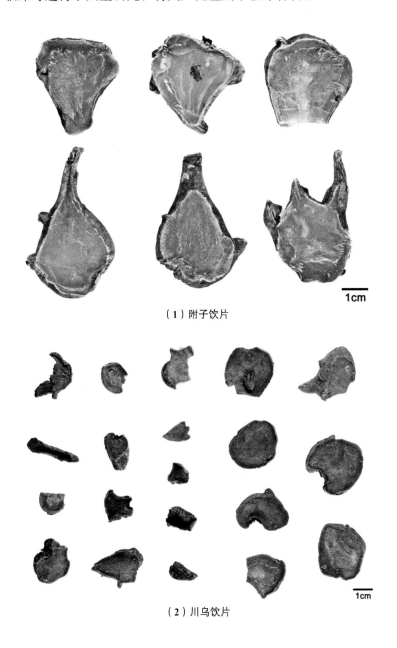

1cm

（1）附子饮片

1cm

（2）川乌饮片

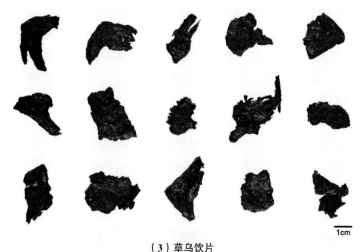

（3）草乌饮片

图 8-1　附子、川乌和草乌饮片

四川"火神派"医家，如郑钦安、吴佩衡、范中林、祝味菊、唐步祺、卢崇汉、李可、补晓岚、徐小圃、李彦师、陈耀堂、朱卓夫等，均以善用附子为突出特点。[9]

现代名中医何绍奇力推附子，他在《附子为百病之长》一文中，以自己儿时在附子之乡四川江油所见所闻所服，以及结合古今医家和本人临证经验，总结附子"可上可下，可攻可补，可寒可热，可行可止，可内可外，随其配伍之异而变化无穷，用之得当，疗效卓著，在群药中具有不可替代的作用"。

但亦有医家畏附子如蛇蝎，从不应用。如近代名医恽铁樵云："附子最有用，亦最难用。"

附子为有毒之品，药性峻烈，常有因不合理应用导致中毒的报道，故非经减毒炮制及标准检定后，不可用作内服，即使经过炮制仍然是有毒性的，故需特别注意安全合理应用。附子若能安全合理应用，将在临床发挥更大的治疗作用，尤其是在治疗急症和慢性疑难杂症等方面。

（一）作用特点

附子辛、甘，大热；有毒；归心、肾、脾经。《本草正义》云："附子，本是辛温大热，其性善走，故为通十二经纯阳之要药，外则达皮毛而除表寒，里则达下元而温痼冷，彻内彻外，凡三焦经络，诸脏诸腑，果有真寒，无不可治。"《本草汇言》更全面地总结了附子的性能作用特点，云："附子，回阳气，散阴寒，逐冷痰，通关节之猛药也。诸病真阳不足，虚火上升，咽喉不利，饮食不入，服寒药愈甚者，附子乃命门主药，能入其窟穴而招之，引火归原，则浮游之火自熄矣。凡属阳虚阴极之候，肺肾无热证者，服之有起死之殊功。"

1. 性能功效特点

（1）回阳救逆：其性纯阳，辛甘大热，能助心阳以复脉，补命门之火以追回散失之元阳，并能散寒却阴以利阳气恢复，故为"回阳救逆第一品药"。附子中所含的乌头类生物碱是其回阳救逆的物质基础；以附子为主组成的回阳救逆方剂具有强心、正性频率和正性传导作用，并能抗心肌缺血、抗缺氧、抗休克。

（2）补火助阳：其性辛甘温煦，有峻补元阳、益火消阴之效，并能外温卫阳、上助心阳、中温脾阳、下补肾阳，凡卫阳不足，或心、脾、肾诸脏阳气衰弱者均可选用。临床上可通过补火助阳，以及配伍其他药物而达到消肿、止泻等作用。

（3）散寒止痛：附子气雄性悍，走而不守，能鼓舞阳气，祛除寒湿；温通经络，驱逐经络中风寒湿邪；并能止痛，尤善治寒痹痛剧者。凡风寒湿痹见周身骨节疼痛者均可用之。

2. 不同炮制品种的作用特点　生附子有毒，古今对附子的炮制均十分重视，古代四逆汤和部分医家用生附子久煎解毒，现代均用炮制后的饮片入药。附子在加工炮制的漂、浸煮等过程中，生物碱（包括毒性生物碱）被破坏和流失；同时毒性大的乌头类生物碱水解成毒性较小的苯甲酰乌头原碱类生物碱，进而分解为毒性更小的乌头原碱类生物碱，但炮制后的附子仍有局麻、强心、抗炎等作用；久煎后其强心作用还得到增强。[10]故乌头、附子必须经过炮制，降低毒性，以利于附子的安全和有效应用。

盐附子、黑附片（黑顺片）、白附片、淡附子、炮附子、黄附子等不同规格的附子炮制饮片在临床应用方面作用相似。相比较而言，淡附片作用较弱，毒性最小，黄附片的毒性较大。

（二）安全合理用药

对于附子的安全合理应用，古今医家在临床实践中总结了许多用药宜忌的指征，如附子证、附子脉等，这些宝贵经验是中医安全合理用药的重要资料，值得今人借鉴。如对心脏病的治疗，祝味菊云："附子是心脏之毒药，又是心脏之圣药。变更附子的毒性，发挥附子的特长，医之能事毕矣。"对附子的安全合理应用，还包括炮制、配伍、煎服法等方面，而且又互为关联。

1. 准确辨证

（1）《伤寒论》中应用附子的"附子证""附子脉"：黄煌总结了《伤寒论》中的"附子证"和"附子脉"，主要如下：

1）附子证：精神萎靡，嗜卧欲寐；畏寒，四肢厥冷，尤其下半身膝以下清冷。

2）附子脉：脉微弱、沉伏、细弱。

3）伴随症状：脉微细，是一种阳虚的体质状态（少阴病），伴随的兼证尚有精神萎靡，极度疲劳感，声音低微；畏寒，四肢冰冷；大便溏薄或泄泻，泻下物多为不消化物，并伴有腹满腹痛等；浮肿，尤其是下肢的凹陷性水肿，有时可以出现腹水；血压偏低，或心功能和肾功能低下。

4）诸寒痛证的脉证：如脉出现"紧弦"（如《金匮要略》大黄附子汤证）、"浮虚而涩"（《金匮要略》桂枝附子汤证），伴有寒性的诸痛证，如身体烦痛、胁下偏痛、胸痛、头痛、痛经等。附子所主治痛证的程度剧烈，并伴有面色苍白虚弱，烦躁不安，痛无定处（如肿瘤后期引起的疼痛、中枢性疼痛等）；骨节疼痛而出冷汗（如风湿骨节疼痛、腰椎间盘突出、痛风等）；胁痛腹痛而腹部无拒按，舌不红苔不黄腻；胸痛彻背，四肢冰冷过膝，如心绞痛等。[11]

5）刘渡舟强调少阴病凭脉辨证：强调少阴寒证用附子治之，辨别脉象大为重要，即少阴病当凭脉辨证。其方法为不论脉之浮沉大小，但觉指下无力，而按之筋骨全无者即是，反映了内有伏阴，阳气不足之候。

（2）郑钦安重视四诊合参，辨证准确：其在著作的序言中指出："医学一途，不难于用药，而难于识证，也不难于识证，而难于识阴阳。"强调了用药的重要性。对于附子等治疗阳虚证的应用指征和鉴别方面，郑钦安总结自己的临床经验，在其著作《医理真传·钦安用药金针》中论述附子的适应证为"无论一切上、中、下部诸病，不问男、妇、老、幼，但见舌青，满口津液，脉息无神，其人安静，唇口淡白，口不渴，即渴而喜热饮，二便自利者，即外现大热、身疼、头痛、目肿、口疮，一切诸证，一概不究，用药专在这先天立极真种子上治之，百发百中"。

鉴别："若见舌苔干黄，津液枯槁，口渴饮冷，脉息有神，其人烦躁，即身冷如冰，一概不究，专在这先天立极之元阴上求之，百发百中。"[12]

（3）恽铁樵重视附子证的色脉：恽铁樵认为用附子必须正确辨证和掌握时机，在辨证方面，色脉是阴证垂危的特征，为急用附子的依据，如脉硬有汗、舌色干枯、肌肤津润等。

（4）祝味菊重视附子证的舌脉：从祝氏留下来的医案中可以看出登菊氏之门求治者，大多是坏证逆候，久病阳虚之人。医案按语中每每强调温振阳气的重要性，这是一大关键。其按语对脉诊与舌诊非常重视，如："患者多见有沉迟、细、微、虚、弱、小软、芤等阴脉；或者见有腻苔、舌淡等舌象，这都是阳虚，气血不足，或有寒湿之征。斯时采用温振阳气的方法治之，才能获得转机。"[13]

（5）朱良春重视见微知著：朱良春提出附子温五脏之阳，要善用，不可滥用。他认为热病用附子要见微知著，如果出现四肢厥冷、冷汗大出、脉微欲绝、口鼻气冷而后用之，即置患者于姜附桶中，亦往往不救。他用附子的标准是：舌淡润嫩胖，口渴不欲饮，或但饮热汤；面色苍白；汗出，四肢欠温，小便色清。虽同时兼见高热、神昏、烦躁、脉数，亦当用附子，以振奋衰颓之阳气，避免亡阳厥脱之变。[14]

（6）附子证的舌象：历代医家均重视舌象在判断附子适应证中的重要性。若舌象为舌质淡或淡红、暗淡、舌青；或舌体胖或有齿痕，舌苔白腻、灰腻；或因阳气不运，气血黏滞出现舌象淡紫、紫色、暗紫、深紫，皆是应用附子的指征。

2. 结合现代辨病总结附子的临床适应证　目前中医临床用附子回阳救逆的机会日益减少。但是，若能充分利用附子补火助阳、散寒止痛的功效，安全合理用于其他疾病的治疗，临床意义显著。故此，沈丕安总结了应用附子治疗现代病证的适应证，可供临床参考：畏寒，四肢清冷；心动过缓，心功能减退，慢性心衰；血压偏低，休克；肾上腺、甲状腺、性腺等内分泌功能明显减退；长期浮肿，体内积液长期不退；泡沫痰、泡沫尿、泡沫便和水样便；慢性骨节冷痛、骨节腔慢性积液；慢性腰肌劳损、腰腿酸软冷痛；慢性疾病晚期，影响心功能、血压、内分泌功能明显下降；正常人长期处于阴暗潮湿寒冷的环境中等。[15]

3. 禁忌证 《本草害利》云："[害]大热纯阳，其性浮多沉少。若内真热而外假寒，阴虚内热，血液衰少，伤寒，温疫，热霍乱，阳厥等症，投之靡不立毙。"又曰："凡病人一见内热口燥……以上男女内外小儿约数十症，属阴虚及诸火热，无关阳弱，亦非阴寒，法所均忌。倘误犯之，轻变为重，重者必死。临症施治，宜谨审之！世徒见其投之阳虚之候，服之功效其捷，而不知其用之阴虚如上诸病，亦复下咽莫救，枉害人命，可不慎诸。"

下列情况为附子的禁忌：

（1）急性热证如真热假寒证，虽四肢冷厥，脉伏不见，而口气恶，便下秽浊者，面赤，舌红苔黄燥，谵妄心烦乱，尿短赤，脉数实者，当忌用。

（2）热性痛证，如发热、灼痛、患处红肿溃烂等忌用。

（3）孕妇、产妇忌用。

（4）阴虚内热、血虚、血热出血者忌用。

（5）老人精血不足慎用。

（6）暑月湿热、热重于湿者不可服。

（7）心脏病见房室传导阻滞、脑出血、高血压者忌用；一般心肌疾病和肝功能障碍者应忌用或慎用。

附子具培补元阳、温经散寒之功，但并非补益药，故不可常服久服。尤其是阴虚之人久服，则阴愈虚，虚阳愈亢，而致气无所附。

4. 用法用量 附子大热有毒，通行十二经，治疗多种痼疾顽症，每获良效。但是，两千多年来，究竟什么剂量最相宜？什么剂量会中毒？什么剂量能致死？迄今仍然缺乏统一的规范，需要进一步研究。古今不同医学流派、不同地域的医家应用附子的剂量也相差甚远。但是他们从附子的适应证、患者体质、所处地区、炮制、配伍、煎法、服法等方面进行探讨，力求减毒增效，积累了宝贵的经验，具有重要的参考价值，归纳如下，供临床使用附子时参考。

《中华人民共和国药典》（2020 年版）规定附子、川乌、草乌的用量用法：制附子 3～15g，制川乌、制草乌 1.5～3g，宜先煎、久煎。

虽然目前要求内服的附子、草乌、川乌饮片需如法炮制，但炮制后的饮片质量仍然参差不齐，市售药材饮片中乌头碱类生物碱毒性成分的含量也差别很大，因此为了安全用药，即使使用制附子、制川乌、制草乌也必须煎煮在 1 小时以上。

（1）根据不同病情和体质确定用法用量

1）岳美中认为治疗虚寒性慢性疾患时，用炮附子 1.5～3g 可望有效；取其镇痛作用，则需 6～9g 才有效；至于治疗严重的风湿病，又在例外，可依照仲景治风湿各方，多用几克。这是古人的经验，证之于现在临床，也能收预期效验。他亦认为在急性病如"霍乱"与"伤寒"少阴病四肢厥逆，体温急剧下降，附子须用到有效量，切勿畏首畏尾，用不及量，以致贻误病机。对慢性虚寒病，则切勿大量使用，孟浪滥投，因希冀速效与幸中，以致产生不良后果。[16]

2）施今墨应用附子的用量：由症状寒象的程度与舌色深浅而定，舌色浅者用量小，舌色深者用量大，舌色红者断不可用。一般用量6～10g。[17]

（2）用量与煎煮时间和服药方法有关：煎煮的时间要求至口尝无麻辣感为度。云南地方用附子，每每以"以开水先煨四小时"，究其原因主要是20世纪60年代云南刚刚从四川引种附子，加工炮制不得其法，蒸煮不透心，经常发生乌头、附子中毒事件。

在服法方面，有顿服，即一次性服，若用量大，也可分温再服，常用于急证危证的治疗。对慢性风湿痹痛证，可采用增减用量的方法，如初诊用较小剂量，试效后增加剂量，取得显效后再减为初诊量。刘良在应用附子治疗风湿顽痹之证，若附子适应证明显，则从小剂量（6g）开始，逐渐增加，但最大量不超过《中华人民共和国药典》建议的剂量（15g）；或采用间隔用药，即使用时间较长或较大剂量附子，可每周服1～2次，以防止蓄积中毒。

（3）用量与炮制、剂型有关：张仲景在《伤寒论》中已经指明不同剂型附子毒性的差别。如同样是附子与干姜相配，在四逆汤类的方中，在水煎剂型中一律用生附子；入汤剂时附子用"武火热"（达4小时以上），其毒性大为降低，一般可以按照常用量。但是入丸剂的乌梅丸、赤石脂丸、理中丸加附子等则用炮附子，因丸散未经水煮，毒性完全存在，宜用小量且不能用生品。现代临床用药也如此，内服禁用生附子，而要用有质量保证的炮制饮片。

5. 药后调摄 服用附子（或乌头）后应注意药后调摄和注意观察药后患者的情况，也应向患者或其家属交待可能出现的药后反应，以及时采取停药或立即求医等救治措施。

（1）服附子以补火，必防伤阴：附子回阳救逆，容易伤阴，如服后出现口干、尿赤等，当补偏救弊，以熟地黄、生地黄、白芍、沙参滋补阴液。

郑钦安认为"阳复之际，滋阴善后"，即对久病阳虚阴盛之病证，应用大剂附子、干姜取得显效后，善后一般加入人参、枸杞子、冬虫夏草等，以求阴阳平衡。

（2）服药后注意观察患者的睡眠、小便、动静等情况：若服药后，睡眠不宁、小便黄赤短少、躁动兴奋，则附子应减量或停药；如睡眠安稳、尿量增多、活动自如而无躁动不安，则属正常。

（3）询问患者唇舌、肢体感觉：服药后如有中毒，可在其他症状出现之前出现口舌麻木或肢体麻木等，应立即停药，并立即求医，并按中毒案例处理。

（4）注意头昏和胃肠道的反应：如有吐泻和头昏，应立即停药，并立即求医，按中毒进行处理。

（5）注意观察脉搏、呼吸和神志等方面有无大的变化：如服药后有呼吸、心跳加快，脉搏有间歇现象，应立即停药，并立即求医，按中毒进行处理。

（三）不良反应及处理

山西李可从事中医临床50年，一生使用的药物最多的是附子，但他对附子、乌头的应用是十分谨慎的，甚至亲临守护观察，示范煎药。《李可老中医急危症疑难病经验专辑》曰："凡用乌头剂，必亲临病家，亲为示范煎药。患者服药后，必守护观察，详询服后唇舌感觉。待患者安然无事，方才离去。""有以上三条保证，又在配伍上、煎药方法上做改进，采取全药加蜜同煎、久煎法，既保证疗效，又做到安全稳妥，万无一失。"

1. 一般反应 附子性热，若辨证不当，以常规剂量内服便可能出现内热、口干、齿浮鼻衄、痔疮出血、恶心、食欲减退等反应，此时可停药，或减量，或配伍其他中药以缓解。

2. 附子中毒及其防治措施

（1）古代对乌头、附子毒性和解毒的认识：朱晟等研究认为，人类最早认识的毒物之一就是乌头，对此东西方是一样的。公元前6世纪，居住在欧洲的高卢人就已经知道乌头有毒。我国殷代的甲骨文有"堇"，就是指乌头。古代已用乌头治病，如《淮南子》载："天下之物，莫凶于鸡毒（乌头）……良医以活人。"《尚书·说命》记载了公元前14～前13世纪商王武丁时代用乌头治病的经验，曰："若药弗瞑眩，厥疾弗瘳。"此外，成语"饮鸩止渴"中的"鸩"实际上是指"乌头酒"。

在已知中医药文献中，成书于战国时代的古籍《五十二病方》首次记载了用"冶"（加热）的方法炮制乌头，制成小丸剂，并采用渐增剂量的安全用药法。[18]

陶弘景在《本草经集注》中曰："俗方每用附子，须甘草、人参、生姜相互配伍者，正制其毒也。"说明复方配伍以减毒的重要性。

（2）中毒量：附子和川乌的毒性主要由乌头碱类生物碱所致。据研究，人口服乌头碱（aconitine）0.2mg即可发生中毒反应，3～5mg可致死亡。乌头碱微溶于水，在消化道和皮肤破损处易被吸收。乌头碱主要由唾液和尿排出，其吸收和排泄均较快，故发生中毒反应快，且无积蓄作用。但用丸散剂者，其中毒反应亦可出现较慢。[19]

由于中药材因采集的时间、炮制、煎煮时间不同，可能发生中毒的用量差别很大，尤需注意。

（3）中毒原理和中毒症状：主要是对神经系统，尤其是迷走神经等，使其先兴奋后抑制；并可直接作用于心脏，产生异常兴奋，可致心律失常，甚至引起心室颤动而死亡。乌头碱可直接损害心肌细胞，故其对心脏毒性的致命性最为严重。[20]

主要中毒表现为：①神经系统：口舌、四肢及全身麻木，头痛，头晕，精神恍惚、语言不清或小便失禁，继而四肢抽搐、牙关紧闭、呼吸衰竭等。②循环系统：心悸气短、心律失常、血压下降、面色苍白、口唇发绀、四肢厥冷等。③消化系统：流涎、恶心、呕吐、腹痛、腹泻、肠鸣音亢进。[21, 22]

（4）中毒的原因：①过量服用。②用法不当，如煎煮时间太短或生用。③药物泡酒服用或与酒同用。乌头类生物碱易溶于乙醇，且乙醇有促进乌头碱吸收而增加其毒性的作用，故勿泡药酒服用。④中毒量的个体差异较大，对乌头碱敏感者，即使小剂量也可发生中毒，或引起蓄积性中毒。

（5）中毒的处理

1）清除毒物，在无惊厥及严重心律失常情况下，反复催吐、洗胃。可用 1% ~ 2% 鞣酸洗胃，服活性炭。

2）静脉注射葡萄糖盐水，心跳缓慢时可皮下注射阿托品，根据病情可注射数次。如未见症状改善或出现阿托品毒性反应，出现室性心律失常时可改用利多卡因静注或静滴。

3）对呼吸衰竭、昏迷及休克等垂危患者，给予吸氧或人工呼吸，酌情对症治疗。注意保温。

4）中药减毒以蜂蜜、生姜、干姜、防风、黑小豆、炙甘草等最为常用，或入药同煎以减毒，或中西药结合解救中毒患者。

中毒轻者，可用绿豆、甘草、生姜等煎汤内服；或甘草、蜂蜜各 30g，或西洋参 10g，茯苓 15g，白薇 10g，甘草 10g，橘络 6g，竹叶 6g，栀子 6g，石斛 20g，水煎服，间隔 6 小时服 1 次；古代用黄连犀角甘草煎汤解之，黄土水亦可解；或甘草、黄芩、金银花、生姜各 12g，水煎服。

山西李可经验：凡用乌头剂，必加两倍之炙甘草，蜂蜜 150g，黑小豆、防风各 30g；凡用附子超过 30g，不论原方有无，皆加炙甘草 60g。另有乌头附子中毒解救方：生甘草 60g，防风、黑豆各 30g，加水 1500mL，蜂蜜 150mL，分冲绿豆粉 30g，10 分钟可解。[18]

病案举例一：附子中毒致严重心律失常[23]

患者，男，40 岁，因关节疼痛口服经煎煮 1 小时的附子 30g，0.5 小时后口唇麻木、心悸、胸闷、头晕、恶心、呕吐。查体：血压 120/75mmHg，神清，口唇无发绀，双肺呼吸音正常，心界不大，心律不齐，无杂音，肝脾不大，双下肢无水肿。心电图示窦性停搏，频发多源多形室性期前收缩，呈二联律。肝、肾功能，血清电解质正常。入院后检查肌酸磷酸激酶 502U/L，肌酸磷酸激酶的心肌同工酶正常，乳酸脱氢酶 773U/L。经静注阿托品、速尿，静滴利多卡因和维生素 C 等治疗，2 天后患者心电图恢复窦性心律，心肌酶谱降至正常，X 线胸片、动态心电图检查均未发现器质性心脏病，10 天后痊愈出院。

病案举例二：急性乌头中毒[24]

患者，男，28 岁，入院前 1 小时前饮含生川乌、草乌的药酒约 150mL，感口舌喉头麻木 50 分钟，全身麻木无力、恶心、胸闷、心慌、抽搐 30 分钟。查体：血压 130/80mmHg，神志尚清，面色蜡黄，针样瞳，心率 45 ~ 65 次 / 分，律不齐，心电图示频发室性期前收缩，Ⅱ度 1 型房室传导阻滞。诊断为川乌、草乌中毒，予吸氧、输液、静脉注射阿托品 1mg，洗胃后收重症监护室，监护发现室性心动过速，此时患者烦躁，血压 60/30mmHg，静脉注射利多卡因 50mg，快速输液，多巴胺维持血压无效。监护示室扑、室颤，患者意识丧失，呼吸微弱，立即电击除颤，经口气管插管辅助通气，心律暂时恢复窦性，仍频发室性期前收缩，并见 R-on-T 现象，10 分钟后再次反复室扑室颤，考虑乌头碱对心肌作用强，即连续做心肺复苏术 140 分钟，其间电击除颤 6 次，心律转为窦性，频发期前收缩，患者神志转清，躁动，自主呼吸恢复，血压正常，继续予利多卡因 1mg/min 及小剂量脱水剂，24 小时后拔气管插管，7 天后痊愈出院。

（四）配伍应用及增效减毒（烈）

正是由于附子既最"有用"又最"难用"，单味应用比配伍应用毒性强，若使用不当，其不良反应亦较为严重，故古今医家重在合理配伍，以达到减毒增效的目的。

张锡纯总结张仲景用附子曰："仲景用附子之温有二法，杂于苓、芍、甘草中，杂于地黄、泽泻中，如冬日可爱补虚法也；佐以姜、桂之热，佐以麻、辛之雄，如夏日可畏救阳法也。用附子之辛又有三法，桂枝附子汤、桂枝附子去桂加白术汤、甘草附子汤，辛燥以祛除风湿也；附子汤、芍药甘草附子汤，辛润以温补水脏也；若白通汤、通脉四逆汤加人尿猪胆汁汤，则取西方秋收之气，得复元阳而有大封大固之妙矣。"[25]

可见，张仲景用附子时，用茯苓、芍药、甘草，或地黄、泽泻，或猪胆汁制约其温热辛燥之性而缓其毒烈；用干姜、桂枝，或麻黄、细辛增辛热之性而增助阳散寒、回阳之效。

兹举附子、乌头减毒增效配伍例子如下。

1. 配干姜、甘草　干姜长于暖脾胃而散寒，在方中既能助附子回阳，又能降低附子的毒性；甘草能缓解附子毒性，甘草中的甘草酸为三萜皂苷，能与附子中所含的生物碱结合形成难溶的盐类。故二者使附子的破阴复阳力增强，又使毒性和辛热之性缓和。治亡阳证。如四逆汤。

2. 配人参　附子温助元阳，人参大补元气，配合应用，回阳、益气、救脱力增强。治气脱亡阳证。如参附汤。据现代研究，人参所含的人参皂苷能降低附子对心肌细胞的毒性。[26]

3. 配肉桂、山茱萸、熟地黄　附子性烈，肉桂性缓，相须为用，温肾助阳，引火归原，振奋阳气作用增强；山茱萸、熟地黄性缓滋阴敛阴，能缓和肉桂、附子辛热性燥之性，同时使阳得阴助而生化无穷，为水中补火。治命门火衰，肾阳不足。如右归丸、金匮肾气丸。

4. 配白术　温肾散寒，健脾利水作用增强。治脾肾阳虚、寒湿内盛所致之脘腹冷痛、大便溏泄、水肿等。如附子理中汤、真武汤、术附汤等。

5. 配黄芪　附子温卫外阳气，黄芪益卫固表，配伍为用，使温阳益气、固表止汗作用增强。治卫阳不足，表卫不固之汗出、易感冒等证。如芪附汤。

6. 配石膏　附子温阳助阳于下，石膏清热泻火于上，石膏又能缓和附子辛热峻烈之性。治阳热在上，阴寒在下。如附子石膏汤。

7. 配黄连　附子扶阳，黄连泻热，寒温并用。治中寒阳气被遏，不得温煦，脘腹绞痛，泄泻不畅，呕吐心烦，更兼汗多，肢冷，脉弱。如附子泻心汤。

8. 配当归、枸杞子 温阳补血。治失血伤阴，阴阳两虚。

9. 配龙骨、牡蛎、磁石或酸枣仁 龙骨、牡蛎、磁石重镇潜阳，酸枣仁养心安神药，配合同用，能使阳气振作得以潜藏，制约附子的燥热之性，勿致躁扰不安。

10. 配白芍 附子有劫营夺阴之弊，白芍酸收，可补虚和营，两药配伍，刚柔相济，白芍可制约附子的辛热刚燥。据现代研究，白芍所含的芍药苷能降低附子中乌头类生物碱的毒性。

11. 乌头配蜜、甘草 张仲景《金匮要略》用乌头，均有配蜜反复久煎，或配甘草以减毒。如乌头或以蜜煎，或先以水煎更纳蜜中煎之；蜜煎时须令蜜减半，则须久煎方得。

另有研究报道，附子与大黄、防风、远志、木通、山茱萸、山药等配伍具有减毒作用，可资参考。[27-30]

（五）配伍禁忌

1. 不宜与酒同用，因酒可促进毒物的吸收，增加毒性。

2. 反半夏、瓜蒌、川贝母、浙贝母、白蔹、白及。

关于乌头、附子与半夏、瓜蒌的配伍禁忌，十八反中有乌头、附子反半夏、反瓜蒌，但张仲景在《金匮要略·腹满寒疝宿食病脉证治》中的赤丸就是乌头与半夏同用，《金匮要略·消渴小便不利淋病脉证并治》中的瓜蒌瞿麦丸中就是附子与瓜蒌相配伍。历代也有不少相配伍应用的例子。但临证仍需以慎重为宜。[31]

3. 不宜同时服用的西药 附子、乌头二者化学成分相近，均含乌头碱、次乌头碱、中乌头碱等成分。

（1）不宜与肾上腺素类西药同用：乌头碱可增强肾上腺素对心肌的直接作用，合用产生异位心律。

（2）不宜与强心苷类同用：同用会加重对心肌的毒性。

（3）不宜与心得安、利血平同用：心得安、利血平能对抗附子的强心作用，使回阳救逆功能减弱。

（4）不宜与嘌呤类利尿剂同用：附子可抑制嘌呤类利尿剂的效应。

（六）鉴别用药

1. 附子与川乌、草乌 《金匮要略》中附子与乌头均用于治疗关节痛，如桂枝附子汤、白术附子汤治疗风湿病骨节疼烦、掣痛不得屈伸，乌头汤用制川乌为主治疗历节、脚气疼痛等。

川乌、草乌归于祛风湿药，附子归于温里药。附子多用于阳虚证和亡阳证；川乌、草乌多用于风湿痹证，不用于亡阳证。

从毒性来比较，毒性的强弱以草乌最大，川乌次之，附子最小。

2. 雪上一枝蒿 性味苦、辛，温；有大毒；归肝经；有祛风湿，活血止痛的作用。

内服须经炮制并严格控制剂量，孕妇、老弱、小儿及心脏病、溃疡病患者忌服。研末服，0.02～0.04g。外用适量。

中毒原理、症状与中毒解救与附子、乌头中毒类似，可参考前述内容。

3. 附子与白附子（制白附子，禹白附，关白附） 白附子与附子虽只一字之差，但两者的性能功效及应用差别很大，应予区别。

白附子：为天南星科植物独角莲的干燥块茎或毛茛科植物黄花乌头的干燥块根。其辛、温，有毒，归胃、肝经，能祛风痰，定惊搐，解毒散结止痛。

若为中风痰壅，痰厥头痛等应选用白附子，而不选用附子。若为亡阳虚脱，肢冷脉微，心腹冷痛等，要选用附子回阳救逆、补火助阳，白附子则无此作用。

附录

香港特区政府卫生署关于"中药材附子的适当使用方法"的说明（节录）[32]

1. 川乌

（1）名称

1）生川乌，unprocessed Radix Aconiti（《中医药条例》附表 1 中的药材）。

2）制川乌，processed Radix Aconiti（《中医药条例》附表 2 中的药材）。

（2）别名：乌头、鸡毒、毒公、川乌头。

（3）来源

生川乌：毛茛科植物乌头未经炮制的母根。

制川乌：毛茛科植物乌头的母根的炮制品。

（4）性状

1）生川乌：不规则的圆锥形，稍弯曲，顶端常有残茎，中部多向一侧膨大，长2～7.5cm，直径 1.2～2.5cm。表面棕褐色或灰棕色，皱缩，有小瘤状侧根及子根脱离后的痕迹。质坚实。断面类白色或浅灰黄色，形成层环纹呈多角形。气微，味辛辣、麻舌（附图 1 左）。

2）制川乌：不规则或长三角的片。表面黑褐色或黄褐色，有灰棕色形成层环纹。体轻，质脆。断面有光泽。无臭，微有麻舌感（附图 1 右）。

（5）剂量：制川乌 1.5～3g。

（6）使用注意

1）生品有大毒，只宜外用，研末调敷。炮制后方可内服，制川乌　内服药量宜轻，要先煎或久煎（1～2 小时以上）。

2）不宜与川贝母、浙贝母、平贝母、湖北贝母、半夏、瓜蒌、天花粉、白及、白蔹等同用。孕妇禁服。阴虚阳盛，热证疼痛者忌用。浸酒或酒煎易致中毒，应慎用。

（7）中毒原因：超量，与酒同用，生品内服，配伍不当，煎煮时间短。

（8）有毒成分：乌头碱（aconitine）等。

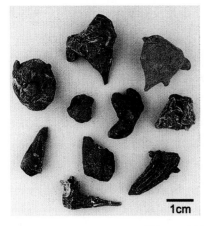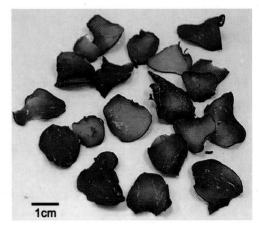

附图1　生川乌（左）及制川乌（右）

（9）中毒症状：服药后出现中毒症状的时间，快慢不等，最快者1～2分钟，多数在服药后约10分钟至2小时出现中毒反应，亦有迟至6小时发生者。症状有口舌、四肢及全身麻木，头晕，眼花，神志不清，言语不清，大小便失禁，流涎，恶心，呕吐，腹泻；继则四肢抽搐，呼吸困难，心悸气短，心律紊乱，血压下降，面色苍白，四肢厥冷及昏迷等；最终可因心脏麻痹而死亡。

（10）中毒处理：立即求医。

（11）治疗用药：阿托品。

2. 草乌

（1）名称

1）生草乌，unprocessed Radix Aconiti Kusnezoffii（《中医药条例》附表1中的药材）。

2）制草乌，processed Radix Aconiti Kusnezoffii（《中医药条例》附表2中的药材）。

（2）别名：乌头、土附子、草乌头、竹节乌头、五毒根、耗子头。

（3）来源

1）生草乌：毛茛科植物北乌头未经炮制的块根。

2）制草乌：毛茛科植物北乌头的块根的炮制品。

（4）性状

1）生草乌：不规则长圆锥形，略弯曲，长2～7cm，直径0.6～1.8cm。顶端常有残茎和少数不定根残基，有的顶端一侧有一枯萎的芽，一侧有一圆形或扁圆形不定根残基。表面灰褐色或黑棕褐色，皱缩，有纵皱纹、点状须根痕和数个瘤状侧根。质硬。断面灰白色或暗灰色，有裂隙，形成层环纹多角形或类圆形，髓部较大或中空。无臭，味辛辣、麻舌（附图2左）。

2）制草乌：商品为横切片和纵切片，呈不规则圆形或近三角形的片。表面黑褐色，有灰白色多角形形成层环及点状维管束，并有空隙，周边皱缩或弯曲。质脆。无臭，味微辛辣、稍有麻舌感（附图2右）。

（5）剂量：制草乌1.5～3g。

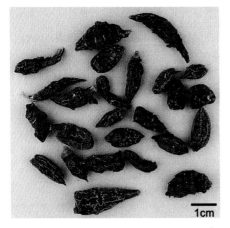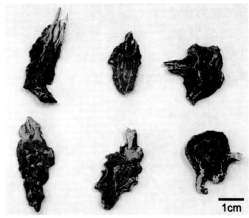

附图 2　生草乌（左）及制草乌（右）

（6）使用注意

1）生品有大毒，只宜外用。外用研末调敷或以醋、酒磨涂。

2）内服者多为炮制品，药量宜轻，须先煎或久煎（2 小时以上）。

3）不宜与川贝母、浙贝母、平贝母、湖北贝母、半夏、瓜蒌、天花粉、白及、白蔹等同用。孕妇禁服。阴虚火旺，各种热证患者禁服。老弱及婴幼儿慎服。

（7）中毒原因：服用生品或生品药酒易中毒。不遵医嘱或煎煮时间过短，以及误服或超量用药等。

（8）有毒成分：乌头碱（aconitine）、北草乌碱（beiwutine）。

（9）中毒症状：口舌、四肢及全身麻木，头晕，眼花，神志不清，言语不清，大小便失禁，流涎，恶心，呕吐，腹泻，呼吸困难，心悸汗出，心律紊乱，血压下降，面色苍白，四肢厥冷及昏迷等，最终可因心脏麻痹而死亡。

（10）中毒处理：立即求医。

（11）治疗用药：阿托品、利多卡因。

3. 附子

（1）名称

1）生附子，unprocessed Radix Aconiti Lateralis（《中医药条例》附表 1 中的药材）。

2）制附子，processed Radix Aconiti Lateralis（《中医药条例》附表 2 中的药材）。

（2）来源

1）生附子：毛茛科植物乌头未经炮制的子根。

2）制附子：毛茛科植物乌头的子根的炮制品。

（3）性状

1）生附子：呈圆锥形，较川乌肥大。本品多在产地加工成盐附子、黑顺片及白附片，在市场销售，市场上生附子并不流通（附图 3 左）。

2）制附子：①盐附子：圆锥形，长 4～7cm，直径 3～5cm。表面灰黑色，被盐霜，顶端有凹陷的芽痕，周围有瘤状突起的支根或支根痕。质重。横切面灰褐色，可见充满盐霜的小空隙及多角形形成层环纹，环纹内侧导管束排列不整齐。气微，味咸而麻，刺舌（附图3右）。②黑顺片：纵切片，上宽下窄，呈三角状，长1.7～5cm，宽0.9～3cm，厚0.2～0.5cm。外皮黑褐色，切面暗黄色，油润具光泽，半透明状，并有脉纹（导管）。质硬而脆，断面角质样。气微，味淡（附图4左）。③白附片：呈三角形或类圆形，厚约0.3cm。无外皮，黄白色，半透明（附图4右）。

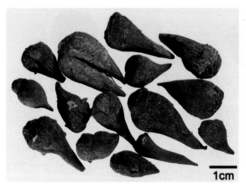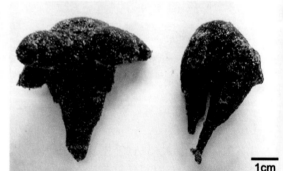

附图3　生附子（左）及盐附子（右）

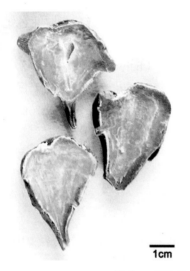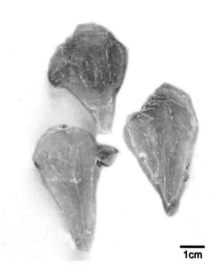

附图4　黑顺片（左）及白附片（右）

（4）剂量：制附子3～15g。

（5）使用注意

1）生附子不宜内服。

2）黑顺片及白附片可直接入药，盐附子须经炮制后入药用，药量宜轻，须先煎或久煎（2小时以上）。

3）不宜与川贝母、浙贝母、平贝母、湖北贝母、半夏、瓜蒌、天花粉、白及、白蔹等同用。孕妇禁用，阴虚阳盛者忌服。

4）服药时间不宜饮酒，不宜以白酒为引。

（6）中毒原因：煎煮时间过短、用药过量或与酒同用。

（7）有毒成分：乌头碱（aconitine）等。

（8）中毒症状：服药后出现中毒症状的时间、快慢不等，最快者1～2分钟，多数在服药后约10分钟至2小时出现中毒反应，亦有迟至6小时发生者。症状有口舌、四肢及全身麻木，头晕，眼花，神志不清，言语不清，大小便失禁，流涎，恶心，呕吐，腹泻；继则四肢抽搐，呼吸困难，心悸气短，心律紊乱，血压下降，面色苍白，四肢厥冷及昏迷等；最终可因心脏麻痹而死亡。

（9）中毒处理：立即求医。

（10）治疗用药：阿托品。

二、肉桂〔Cinnamomi Cortex〕

本品为樟科植物肉桂 *Cinnamomum cassia* Presl 的树皮（图8-2）。

（一）性能功效特点

肉桂在《神农本草经》中称为牡桂，曰："牡桂，味辛温。主上气咳逆，结气，喉痹，吐吸，利关节，补中益气。"

《本草害利》总结其性能作用为"〔利〕甘辛大热大温，气厚纯阳，入肝肾血分，补命门相火之不足。益阳消阴，治痼冷、冗寒，平肝、降气，引火归原，益火救元阳，温中扶脾胃，通血脉，下焦腹痛能除，奔豚疝瘕立效。"

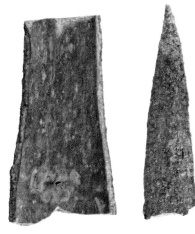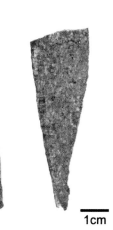

1cm

图 8-2　肉桂饮片

肉桂辛、甘，大热；归肾、脾、心、肝经。

1. 补火助阳　本品辛甘大热，能补火助阳、益阳消阴，有类似于附子温补肾阳、温运脾阳和温助心阳的作用，为补火助阳之要药，但无回阳救逆之功。

2. 散寒止痛，温经通脉　本品辛热散寒以止痛，善去痼冷沉寒。其辛散温通，能温通血脉，促进血行，消散瘀滞寒凝以止痛。其主要化学成分为挥发油，具有扩张血管、促进血循环、增强冠脉及脑血流量、使血管阻力下降等作用；桂皮油、桂皮醛、肉桂酸钠具有镇静、镇痛、解热、抗惊厥等作用。桂皮油对胃黏膜有缓和的刺激作用，并通过刺激嗅觉反射性地促进肠运动，使消化道分泌能力和消化功能增强，排出消化道积气，以及缓解胃肠痉挛性疼痛。本品适用于经脉筋骨、内脏由于寒邪导致气血凝滞的诸痛证。

3. 引火归原　其大热入肝肾，能引火归原，使下元虚衰，上浮之虚阳回归，适用于元阳亏虚，虚阳上浮之证。

4. 鼓舞气血生长　由于肉桂能温通血脉，振奋阳气，故在补气益血方中加入少量肉桂具有获鼓舞气血生长之功。

（二）安全合理用药

1. 适应证　《本草求真》："肉桂专入命门、肝……大补命门相火……益阳治阴……凡沉寒痼冷、营卫风寒、阳虚自汗、腹中冷痛、咳逆结气、脾虚恶食、湿盛泄泻……血脉不通、死胎不下……目赤肿痛，因寒因滞而得者，用此治无不效。"

凡肾阳虚，脾肾阳虚，命门火衰、火不归原之上热下寒证，寒凝血滞的各种痛证均可用。

2. 禁忌证

（1）里有实热：如小便因热不利，大便因热燥结，以及肝热咳嗽，肺热壅盛等均不宜用。

（2）阴虚火旺：五心烦热、经行先期、口苦舌干、梦遗滑精等不宜用。

沈丕安认为：内分泌功能减退的患者，辨证为阳虚的患者，肉桂可用。但如辨证为阳虚内热则不宜使用，如在服用皮质激素后亢奋的患者，一方面血浆皮质醇含量很低，另一方面又表现为阳虚内热。[15]

（3）血热妄行出血：如吐血、咯血、鼻衄、齿衄、月经过多、血淋、尿血、便血、痔疮出血等均不宜。

（4）孕妇和月经期：均忌用。

3. 用法用量　煎服，1～5g，含挥发油，宜后下；或研末冲服，每次1～2g。以免有效成分散失。

（三）不良反应及处理

1. 肉桂在常规剂量下，合理应用是比较安全的。

2. 部分素体阳盛或辨证不准确的患者，可能会出现"上火"症状，如面红、牙龈出血、两目干涩、大便干结、小便短赤、食欲减退等。此时应停服，并用菊花、甘草、桑叶、决明子各15g，煎汤代茶饮用。

3. 大剂量可致眩晕、口干、鼻衄、尿少或血尿。此时应停服，并用2%氯化钠溶液洗胃。可用绿豆60g，甘草20g，煎汤服；或用白茅根、芦根、牛膝、淡竹叶、石韦各15g，煎汤代茶。

4. 有报道长时间接触肉桂所含之挥发油故而致过敏反应，出现皮肤红斑、水肿，甚至水疱重现等接触性皮炎症状。[33, 34]

（四）配伍应用及增效减毒（烈）

1. 配山茱萸、五味子、人参、牡蛎　在人参大补元气，山茱萸、五味子、牡蛎收敛固摄的基础上，助肉桂温补肾阳、引火归原之功，使功效增强。善治元阳亏虚，虚阳上浮之面赤、虚喘、汗出、心悸、失眠、脉微弱者。

2. **配与干姜、高良姜、荜茇或吴茱萸**　肉桂振奋脾阳，温通中焦而止痛，配伍干姜、高良姜、荜茇或吴茱萸使温中散寒、解痉止痛、止呕、止泻力增强。治寒性腹痛、寒疝、泄泻、呕吐等。

3. **配独活、桑寄生、杜仲**　肉桂助阳、温通经脉而止痛，配伍独活、桑寄、杜仲等祛风湿、补肝肾、强筋骨。善治肝肾不足之寒痹腰痛，如类风湿关节炎、骨关节炎日久肝肾亏虚者。如独活寄生汤。

4. **配鹿角胶、炮姜、麻黄**　肉桂温通血脉，鼓舞气血生长，配鹿角胶、炮姜、麻黄温补气血、散寒通滞力增强。治气血不足，阳虚寒凝，血滞痰阻的阴疽、流注等。如阳和汤。

5. **配当归、川芎、小茴香**　配伍后肉桂的温通止痛力增强。善治冲任虚寒，寒凝血滞的闭经、痛经等证。如少腹逐瘀汤。

6. **配补气血药**　久病体虚气血不足者，在补气益血方中另入少量肉桂，能鼓舞气血生长。如十全大补汤。

（五）配伍禁忌

肉桂不宜与赤石脂同用（十九畏）。

三、吴茱萸〔Evodiae Fructus〕

本品为芸香科植物吴茱萸 *Evodia rutaecarpa*（Juss.）Benth.、石虎 *E. rutaecarpa* Juss.）*Benth.* var. *officinalis*（Dode）Huang 或疏毛吴茱萸 *E. rutaecarpa*（Juss.）Benth. var. bodinieri（Dode）Huang 的近成熟果实（图 8-3）。

（一）性能功效特点

吴茱萸辛、苦，热；有小毒；归肝、脾、胃、肾经。《神农本草经》曰："主温中下气，止痛，咳逆寒热，除湿血痹，逐风邪，开腠理。"《本草纲目》云："开郁化滞，治吞酸，厥阴痰涎头痛，阴毒腹痛，疝气血痢，喉舌口疮。"

1. **散寒、疏肝、止痛**　本品辛散苦泄，生热祛寒，主入肝经，既散肝经之寒邪，又疏肝气之郁滞，并能止痛，为治肝寒气滞诸痛之主药。

2. **止呕**　本品入中焦，善散寒止痛，降逆止呕，兼能制酸，故善治胃寒呕吐证。

3. **燥湿止泻**　其性味苦热，热能散寒，苦能燥湿，故可用治脾肾阳虚之五更泄泻等证。

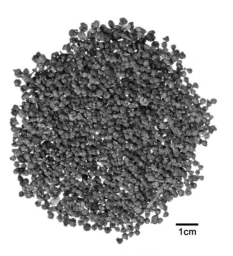

1cm

图 8-3　吴茱萸饮片

4. 引热下行　本品外用能燥湿止痒。若以本品研末以米醋调敷足心（涌泉穴），还可治复发性口疮和高血压。

（二）安全合理用药

1. 禁忌证　本品辛热燥烈，易耗气动火，故不宜多用、久服。阴虚有热者忌用。郁热所致的呕吐苦水、吞酸或胃脘痛不宜用。

2. 用法用量　1.5～4.5g。外用适量。

（三）不良反应及处理

1. 不良反应　《名医别录》云其"有小毒"。《药性论》谓其"有毒"。《本草纲目》记载："[思邈曰] 陈久者良，闭口者有毒。多食伤神，令人起伏气，咽喉不通。[时珍曰] 辛热，走气动火，昏目发疮。"

吴茱萸性味辛热，陈久者挥发油减少，毒性减弱。

（1）本品有小毒，内服剂量过大可出现胸闷、头痛、眩晕、热气上冲咽喉等不良反应。大量服用（30g）可引起腹痛、腹泻，并可引起视力障碍及错觉。

（2）服用未炮制的生品，少数人会出现猩红热样皮疹。

2. 处理

（1）立即停服。

（2）轻证用黄连15g、甘草5g，水煎服。

（3）腹痛较剧烈者，立即送院处理，可皮下注射硫酸阿托品，或口服颠茄合剂。

（4）视力障碍、毛发脱落可补充维生素。

（5）出现皮疹者，停药，并内服抗过敏药，外搽炉甘石洗剂。

（四）配伍应用及增效减毒（烈）

1. 配生姜、人参　配伍补气益胃的人参、温中止呕的生姜，温补兼施，使吴茱萸温降作用增强。治肝胃虚寒，浊阴上逆之证。如吴茱萸汤。

2. 配桂枝、当归、川芎　配伍补血活血、温经通脉的桂枝、当归、川芎，使吴茱萸的温肝散寒止痛力增强。治冲任虚寒，瘀血阻滞之痛经。如温经汤。

3. 配补骨脂、肉豆蔻、五味子　配伍温阳收涩止泻之补骨脂、肉豆蔻、五味子，使吴茱萸温肾止泻力增强。善治脾肾阳虚之五更泄泻。如四神丸。

（五）与西药合用的禁忌

1. 不宜与组胺受体阻断剂及肾上腺素类西药同服　吴茱萸使外周血管扩张和促进组胺释放而具有降压作用，可与苯海拉明、肾上腺素、去甲肾上腺素等药物产生拮抗。

2. 不与单胺氧化酶抑制剂同用　吴茱萸中含单胺类物质，并且吴茱萸能促进组胺释放，在应用单胺氧化酶抑制剂时，会使这些物质的代谢灭活发生障碍，使其毒性增加。

第四节 其他温里药的安全合理用药

其他温里药如公丁香、小茴香、高良姜、荜茇、荜澄茄等，性味辛热，无毒，主要含挥发油，热证、阴虚火旺证不宜应用。这些药物也不宜过量服用。个别过敏体质患者服用后可出现皮肤瘙痒等。丁香不宜与郁金同用（十九畏）。

公丁香为桃金娘科植物丁香的花蕾。其辛、温，归脾、肾、胃经，温中降逆，温肾助阳。公丁香含挥发油，主要成分是丁香油酚、乙酰丁香油酚、β–石竹烯等。其不宜与阿托品、巴比妥类、氯丙嗪等西药同用。

参考文献

［1］《传世藏书·子库·医部》编委会.传世藏书·子库·医部6［M］.海口：海南国际新闻出版中心，1995：8991.

［2］《传世藏书·子库·医部》编委会.传世藏书·子库·医部6［M］.海口：海南国际新闻出版中心，1995：9574.

［3］任应秋.中医各家学说［M］.上海：上海科学技术出版社，1980：241.

［4］《传世藏书·子库·医部》编委会.传世藏书·子库·医部6［M］.海口：海南国际新闻出版中心，1995：8992.

［5］唐步祺.郑钦安医书阐释［M］.第三版.成都：四川出版集团巴蜀书社，2006：333.

［6］祝谌予，翟济生，施如瑜，等.施今墨临床经验集［M］.北京：人民卫生出版社，2005：85-86.

［7］詹文涛.长江医话［M］.北京：北京科学技术出版社，1996：826.

［8］中国中医研究院.蒲辅周医案［M］.北京：人民卫生出版社，2005：21-22.

［9］张存悌.中医火神派探讨［M］.北京：人民卫生出版社，2007：259.

［10］阴健，郭力弓.中药现代研究与临床应用［M］.北京：学苑出版社，1994：399.

［11］黄煌.医案助读［M］.北京：人民卫生出版社，2001.

［12］唐步祺.郑钦安医书阐释［M］.第三版.成都：四川出版集团巴蜀书社，2006：220-221.

［13］詹文涛.长江医话［M］.北京：北京科学技术出版社，1996：888.

［14］朱步先，朱胜华，蒋熙，等.朱良春用药经验集［M］.长沙：湖南科学技术出版社，2002：7-8.

［15］沈丕安.中药药理与临床运用［M］.北京：人民卫生出版社，2006.

［16］中国中医研究院.岳美中论医集［M］.北京：人民卫生出版社，2005：167.

［17］吕景山.施今墨药对［M］.北京：人民军医出版社，1996：251.

［18］朱晟，何端生.中药简史［M］.南宁：广西师范大学出版社，2007：38-39.

［19］杨勤槐.乌头类药物中毒及其防治［J］.中西医结合杂志，1985，5（8）：511.

［20］张金莲，曾昭君，张冰，等.附子临床不良反应分析［J］.中国实验方剂学杂志，2014（18）：228-231.

［21］香港特别行政区政府卫生署.生署调查怀疑乌头类生物碱中毒个案［N/OL］.新闻公报（2016–05–31）.http：//www.info.gov.hk/gia/general/201305/31/P201305310600.htm.

［22］香港特别行政区政府卫生署.生署调查两宗乌头类生物碱中毒个案［N/OL］.新闻公报（2016–04–20）.http：//www.info.gov.hk/gia/general/201604/20/P201604200632.htm.

［23］李蕙君，徐桂萍，邓重信.附子中毒致严重心律失常2例［J］.中国实用内科杂志，2003，23（6）：322.

［24］刘庆辉，刘光辉，臧建辉.急性川乌草乌中毒三例［J］.中华全科医师杂志，2004，3（2）：151.

［25］张锡纯.医学衷中参西录［M］.石家庄：河北科学技术出版社，2007：104.

［26］王晓丽，李丽静，李玉梅，等.附子与人参不同配伍对心肌细胞的减毒作用［J］.中国实验方剂学杂志，2015（11）：153–158.

［27］高鹏，叶祖光.附子大黄配伍减毒存效实验研究［J］.中药新药与临床药理，2014（5）：542–546.

［28］张增瑞.不同性味药物与附子配伍减毒增效的研究进展［J］.内蒙古中医药，2011（2）：69.

［29］张广平，解素花，朱晓光，等.附子相杀、相畏配伍减毒实验研究［J］.中国中药杂志，2012（15）：2215–2218.

［30］金钊，秦凯华，叶俏波，等.山茱萸对附子"温通心阳"作用的增效减毒作用研究［J］.中药材，2015（3）：576–579.

［31］李克光.金匮要略讲义［M］.上海：上海科学技术出版社，1985：112，154.

［32］香港中医药管理委员会.曾于香港引致不良反应的中药材参考数据［EB/OL］.［2004–09］http：//www.cmchk.org.hk/news/poisoning_history.pdf.

［33］张乙平.炮制肉桂引起过敏反应1例［J］.中国中药杂志，2002（6）：83.

［34］魏淑相，李靖，于维恒，等.外用肉桂致接触性皮炎1例［J］.中国麻风皮肤病杂志，201（8）：495.

第九章 理气药

第一节 气滞、气逆证与理气药概述

凡以疏理气机、治疗气滞或气逆证为主要作用的药物，称为理气药，又称行气药。以理气药为主组成的方剂，称为理气剂。气滞、气逆为气机不畅所致，多见于消化系统疾病（如消化不良、慢性胃炎、溃疡病、胆道疾病、肝炎、肠炎等）以及妇科疾病（痛经、乳腺包块等）、疝气、哮喘和肺部阻塞性疾病、冠心病、精神疾病等多种疾病。

一、气滞、气逆证概述

气滞证常见有脾胃气滞所致之脘腹胀痛、嗳气吞酸、恶心呕吐、腹泻或便秘等；肝气郁滞所致之胁肋胀痛、抑郁不乐、疝气疼痛、乳房胀痛、月经不调等；肺气壅滞所致之胸闷胸痛、咳嗽气喘等；气滞日久，经脉阻滞则生成良性或恶性的肿块，疼痛固定。气逆证主要是指胃气上逆和肺气上逆，胃气上逆则呕吐、呃逆；肺气上逆则咳嗽、气喘。

（一）病因

1.阴寒内盛，湿邪腻滞，气行不畅。
2.七情郁结，肝气郁结。
3.痰饮阻滞。
4.瘀血内阻，气血不畅，脉络不通。
5.食积、虫积。

（二）病位

其病位在肺、脾胃、肝。

（三）病性

其病性以实证、寒证为多见，亦可见虚实夹杂、寒热错杂之证。

（四）主证

气滞证：痞、满、胀、痛、积聚。气逆证：呕吐、呃逆、咳喘。

二、气滞、气逆证的治疗原则和方法

《黄帝内经》奠定了理气法的基础，如《素问·至真要大论》曰"逸者行之""结者散之""木郁达之"，即指气滞证用行气法；《素问·六元正纪大论》曰"高者抑之""惊者平之"，即指用降气法治疗气逆证。

凡能调理脏腑气机的治疗方法即称为理气法。气滞宜行，气逆宜降，行气以调畅气机、解郁止痛为主；降气以和胃降逆、止呕开痞法、降逆止咳平喘法为主。气滞和气逆同时并见，两法常配合应用。

三、理气药的分类

从理气的广义角度来说，理气药应包括气虚当补的补气药和气闭宜开的开窍药，但本章主要讨论的是行气药和降气药，某些药物则同时兼有行气和降气作用。

（一）行气药

此类药物性味大多为辛、苦、温，少数为辛、苦、寒，具有行气止痛、除胀、解郁、化痰、祛湿、温胃健脾等作用，主要用于气机郁滞的病证。常用药物有陈皮、青皮、乌药、枳壳、枳实、木香、佛手、香橼、檀香、薤白、香附、玫瑰花、川楝子、刀豆等。青皮、枳实行气药力强，又称为破气药。

此外，其他章节的药物如砂仁、厚朴、白豆蔻、草豆蔻等能化湿行气，槟榔、大腹皮等的行气利水，肉豆蔻、小茴香、荜澄茄、山柰、甘松等能温中行气，川芎、姜黄、延胡索、三棱、莪术等能行气活血等，临证时亦可酌情以行气药用之。

（二）降气药

此类药物性味多辛、苦，主要用于胃气上逆，失于和降，而见呕吐、恶心、呃逆反胃等。如柿蒂、沉香等，旋覆花、赭石、竹茹、法半夏、枇杷叶等亦有降胃气止呕逆的作用。

此外紫苏子、莱菔子能降肺气、止咳喘，用于喘咳证治疗；吴茱萸、荜茇、胡椒、丁香等均可降逆下气，用于胃气上逆之呕逆。

四、理气药的作用机制

寒性凝滞，气机不畅病证以寒证多见，理气药性味大多辛苦温而气芳香，通过辛能行散，苦能降泄燥湿，温能散寒通行，芳香疏泄，主归脾、胃、肝、肺经，从而达到行气止痛、消胀除痞、疏肝解郁、顺气宽胸、破气散结、降逆止呕、止呃平喘等作用。现代研究表明，理气药主要含有挥发油，大部分药物具有抑制或兴奋胃肠平滑肌、促进消化液分泌，或利胆等作用；部分药物能舒张支气管平滑肌，或调节子宫平滑肌；尚有部分药物具有中枢抑制、兴奋心肌、增加冠状动脉血流量、升压或降压等作用。

第二节 理气药的安全合理用药

绝大部分理气药无毒，不良反应少，若合理应用，则安全有效。川楝子有毒，临床用药时要慎重。此外，青木香、天仙藤含马兜铃酸，能损害肾脏，属于香港特区停止进口及销售马兜铃属的中药材品种。

一、不同病性、病位气滞、气逆证的安全合理用药

（一）不同病性气滞证和气逆证的选药及配伍

1. **气滞、气逆证属于寒证者** 选用温性的理气药，如沉香、乌药、厚朴、砂仁、白豆蔻等，配伍温散寒邪药。

2. **气滞、气逆证属于热证者** 选用苦辛寒（凉）的理气药，如川楝子、枳实、枳壳等，同时配伍清热泻火药。

（二）不同病位气滞、气逆证的选药及配伍

1. **脾胃气滞** 宜选用偏于理气和胃之橘皮、枳实、枳壳、木香、甘松等。因饮食积滞者，配消食导滞药；因脾胃气虚者，配健脾益气药；兼湿热壅滞者，配清热燥湿药；兼寒湿困脾者，配温中化湿、燥湿药。

2. **肝胆气滞** 宜选用疏肝理气的青皮、香附、川楝子、佛手。兼阴血不足者，配养血柔肝药；兼寒凝肝脉者，配暖肝散寒药；兼月经不调者，配活血行气调经药；兼瘀血阻滞者，配活血祛瘀药。

3. **肺气郁滞** 宜选用宣降肺气药，如桔梗、杏仁等。因外邪犯肺者，配宣肺解表药，如麻黄；因痰湿阻肺者，配燥湿化痰药，如橘皮等；因肺肾两虚者，配纳气平喘药，如沉香、磁石等，并配伍补益肺、肾纳气平喘药，如冬虫夏草、蛤蚧等。

4. **胸中气滞，痹阻不通** 宜选用行气消痞、宽胸理气的枳实、薤白等，配伍活血祛瘀药。

5. **胃气上逆，呃逆** 宜选用降气止呃逆药，如柿蒂、沉香等。

6. **气滞日久入络，气滞疼痛，积聚肿块** 宜选用行气止痛药，如木香、香附、乌药、川楝子等，以及行气散结药，如橘核、橘络、荔枝核、乌药、川楝子等。

二、理气药在方剂中的增效作用

理气药大部分作为配伍用药，在方剂中较少作为主药。因血瘀、饮食积滞、虫积、湿阻、痰饮、疫疠秽浊之气、滋腻补益等均会影响气机的运行，而气机阻滞又可加重实邪阻滞，二者互为影响。故在治疗瘀血、食积、便秘、水湿、湿热、痰饮、虚证、痹证、闭证等，配伍理气药，一方面能消除气滞、气逆症状，另一方面通过调理气机，能达到调整脏腑之功，尤其是调理脾胃气机而增强药物疗效。从某种意义上讲，理气药可

以被视为增效药。

1. **在活血祛瘀方剂配伍理气药，治疗气滞血瘀病证** 《难经》云"气主煦之"，气为血帅，气行则血行，用辛温的理气药如木香、檀香等，与既能行气又能活血的理血药，如川芎、延胡索、郁金、姜黄等，或补中有动的当归相配伍，则使气血流通，相得益彰。如丹参饮中配伍檀香、砂仁等，意即在此。其他活血剂如血府逐瘀汤、通窍活血汤、膈下逐瘀汤、少腹逐瘀汤、身痛逐瘀汤等均配有疏肝理气的柴胡、香附或开胸行气的枳壳等。

2. **在泻下方剂中配伍理气药，治疗积滞便秘** 有形之邪热结、虫积、瘀血、燥结等阻滞肠道，使气机阻滞与积滞互相影响，故在泻下剂中配伍理气药，能行气以助通下积滞。如大承气汤中配伍枳实、厚朴，以急下存阴；麻子仁丸中配伍枳实、厚朴以助肠中积滞的排除；攻补兼施的黄龙汤或新加黄龙汤均用枳实、厚朴理气；润下剂如济川煎配枳壳以宽肠下气通便。

3. **在消食方剂中配伍理气药，治疗食积不化** 食积停滞可阻滞肠胃气机，理气药则可调理胃肠气机，促进胃肠蠕动，具有类似胃动力药的作用，促进食物消化。如保和丸中配伍理气、降气的陈皮、莱菔子。

4. **在治痢方剂中配伍理气药，治疗湿热壅滞大肠的痢疾** 湿热壅滞大肠则见腹痛，泻痢，里急后重，泻而不爽等，理气药则能行气去滞。如香连丸中配木香，木香槟榔丸中配木香、槟榔等。

5. **在祛湿方剂中配伍理气药，治疗水湿病证** 湿性重浊腻滞，易阻遏气机，在祛湿剂中配伍理气药，使气行则水行。如治疗水肿的实脾饮，配伍厚朴、木香、大腹皮等行气药，以增强行水祛湿之效。

6. **在祛痰方剂配伍理气药，治疗痰饮证** 痰随气机升降，痰性腻滞，痰聚则气阻，气壅而痰生，气顺则痰消。如二陈汤中配陈皮，清气化痰丸中配枳实、陈皮，半夏厚朴汤中配厚朴，滚痰丸中配沉香等。

在治疗痰浊所致的胸痹代表方如瓜蒌薤白白酒汤类方均用薤白温通滑利，通阳散结，行气止痛。

7. **在补益方剂中配伍理气药，治疗虚证** 补虚药大多味甘滋腻，易致脾胃气机阻滞，同时虚证患者本身脾胃运化功能减退，影响对补虚药的消化吸收，故在补虚药中配伍理气药，使补而不滞，滋而不腻，有助于脾胃的运化及药物的吸收，而起到增效作用。如归脾汤中配木香，虎潜丸、异功散、补中益气汤中配陈皮，香砂六君子丸中配木香、砂仁等。

8. **在开窍方剂中配伍理气药，治疗窍闭神昏** 窍闭神昏为清窍被温热邪毒，或寒邪，或痰浊，或瘴疠秽浊之邪所闭阻，气机闭塞，开窍剂配入理气药，能宣通气机，增强开窍醒神的作用。如紫雪丹中配木香、沉香、丁香等，苏合香丸中配木香、白檀香、沉香、丁香、香附等。

9. **在止痛方剂中配伍理气药，治疗诸痛证** 气机不通，不通则痛。治痛证以通调气机为重，通则不痛，故在痛证治疗中应用理气药，可使气机功能改善或恢复正常，增强止痛疗效。

10. 手术后内服理气药，促使胃肠功能早日恢复　临床应用中可减轻腹痛、腹胀及术后并发症等，如由乌药、枳实、厚朴等组成的四磨饮子。

三、不同年龄与体质患者气滞、气逆证的安全合理用药

（一）青壮年

青壮年的气机不畅病证多为实证，宜用行气作用较强的理气药。

（二）儿童和老年人

行气药性味辛燥，易耗气伤津，儿童及老年人当慎用。

（三）孕妇和产妇

1. 妇女多兼见肝气郁滞证，宜配合疏肝行气药。

2. 理气药中的破气药，如枳实、青皮等，辛散走窜，有动胎之嫌，故孕妇慎用。妇女适值经期，亦当慎用。川楝子有毒，孕妇、产妇忌用。

（四）体虚患者

体质虚弱的患者宜用性缓的理气药，如花类理气药，如代代花、厚朴花、玫瑰花、绿萼梅等。

四、合理停药

理气药大多辛温香燥，易于耗气伤津，助热生火，故只能暂用，不能久服；特别是对于脾胃气虚或阴虚的患者，更需慎重，或配伍益气或养阴药物。

五、理气药的用量和用法

（一）用量

应视病情确定用量，气滞日久，用量较大。但理气药大多作为佐使药，用量不宜过大。

（二）剂型

理气药可入汤剂，或为丸散剂。

（三）煎服法

理气药多含挥发性成分，一般不宜久煎。某些理气药，如木香等当后下。理气药宜饭后服用。理气药大多香燥，生用更燥，炒用可减缓其燥性。

（四）药后可能出现的问题及处理

1.在应用理气药取得一定疗效时，需配伍补气健脾或补气养血药等调补气血，养血柔肝，补气健脾实脾，以防肝气横逆犯脾犯胃。故以理气开始，以补益善后。

2.使用有毒的川楝子应注意肝功能的变化。

六、理气药用作药膳的合理应用

1.理气药可作为药膳原料。如陈皮、佛手、枳实、枳壳等可用作调理脾胃的药膳原料；薤白能宽胸理气，可用于高脂血症、冠心病的药膳中；玫瑰花、绿萼梅疏肝理气，能用于调理肝气郁结证的药茶中。

2.刀豆既为食物，又为药物，有温中下气、止呃、温肾助阳的作用，但应用时须注意给予足够的烹饪温度和时间，且不宜食用过多。刀豆所含的皂素、植物血球凝集素、胰蛋白酶抑制物等为有毒成分，100℃即能破坏，若煎煮温度不够或时间过短，或用量过多，可发生中毒。中毒的临床症状主要为急性胃肠炎（恶心、腹胀、腹痛、呕吐）。一旦发生中毒，可采用及早催吐、洗胃等；根据病情可服用复方樟脑酊、阿托品、颠茄、B族维生素或中成药等；重者静滴10%葡萄糖及维生素C以促进排泄毒物，纠正水和电解质紊乱。

第三节 常用烈性或具毒性理气药的安全合理用药

一、川楝子〔Toosendan Fructus〕

本品为楝科植物川楝 *Melia toosendan* Sieb. et Zucc. 的成熟果实（图9-1）。

（一）作用特点

川楝子性味苦寒，有小毒，既能疏肝行气止痛，苦寒又能清泻肝火，尚有杀虫疗癣作用。

（二）安全合理用药

1.**适应证** 主治肝气郁结，尤其是偏肝热、肝火之证。

2.**禁忌证** 苦寒败胃，脾胃虚寒者忌用。本品可致肝功能损害，肝病患者慎用。

3.**用法用量**

（1）4.5～9g，或入丸散，

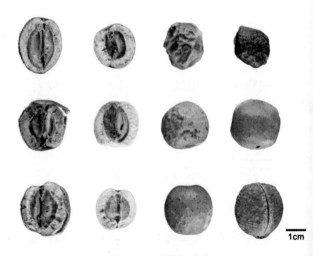

图9-1 川楝子饮片

须经炮制入药。

（2）因有毒成分川楝素为强积累物质，故不可过量或持续使用。

（3）忌用铁器煎煮药物，因川楝子所含的鞣质能与铁发生反应，降低疗效。

（三）不良反应及处理

川楝全株有毒，毒性成分为川楝素和苦楝萜酮内酯等。川楝子用量过大或炮制不当等，或某些地区以苦楝子代替川楝子使用，均是引起中毒的原因，应予注意。

1. 临床表现

（1）消化系统：主要对胃肠道有刺激作用，可引起胃及小肠炎症。中毒较轻时，可见头晕、头痛、思睡、恶心呕吐、腹痛[1]；腹泻稀水样黄色便。中毒较重，可致肝脏损害，可发生急性中毒性肝炎，出现精神疲惫、食欲不振、肝肿大、肝区疼痛、黄疸转氨酶上升、血总胆红素升高等[2]。

（2）神经系统：可阻断神经肌肉接头正常传递功能，抑制神经系统活动，出现头昏、烦躁不安、神志不清、嗜睡、谵语、精神萎靡、神志恍惚等症状。严重时可引起呼吸中枢麻痹。

（3）心血管系统：苦楝素能使血管通透性增加，引起内脏出血、血压下降、心率加快，甚至循环衰竭而死亡。

（4）呼吸系统：抑制呼吸中枢，可出现呼吸急促、呼吸音变粗、呼吸变慢变浅、不规则或间歇性呼吸、唇指发绀，可因呼吸衰竭而死亡。

（5）泌尿系统：刺激和损害肾小管上皮细胞，可出现尿频、蛋白尿、血尿及尿中出现脓细胞。[3]

2. 处理　催吐或洗胃，服用泻药如番泻叶或硫酸镁等；服蛋清或活性炭吸附毒素，以保护胃黏膜；中药解毒可用绿豆 120g、龙眼肉 60g、甘草 15g 煎服；对症治疗。

（四）配伍应用与增效减毒（烈）

有研究表明，通过配伍养肝柔肝的白芍可明显减轻川楝子的肝毒性，对抗川楝子导致的炎症因子表达的增强，并从基因水平上抑制了肝细胞坏死的发生。[4]

（五）鉴别用药

川楝子与苦楝子〔Azedarach Fructus〕　苦楝子为同科植物楝 *Melia azedarach* L. 的果实，其性状、成分及药效与川楝子略有不同，但其毒性较川楝子为大。某些地区以苦楝子代替川楝子使用，二者不可混淆。

二、青木香〔Aristolochiae Radix〕

本品为马兜铃科植物马兜铃 *Aristolochia debilis* Sieb. et Zucc. 的根（图 9-2）。

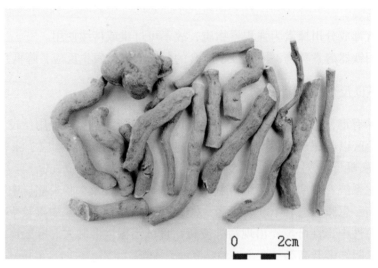

图 9-2　青木香饮片

鉴别用药

木香与青木香　木香与青木香名称相似，容易混淆。但两者科属、毒性不同，不可混用。

（1）名称的演变：青木香在《新修本草》等古代文献中被称为马兜铃根、土青木香等，自明代始有青木香之名，而此前本草、方书中的青木香则为广木香的别名，应注意区别。

1）木香的处方用名：现代临床处方有广木香、云木香、川木香等数种。广木香，产于印度、缅甸、巴基斯坦等地，经我国广州进口，故称广木香。20世纪30年代，有人从印度带回木香种子，在云南丽江一带种植，生长良好，称为云木香。川木香之品种不同，因主产于四川等地而得名。广木香质量较川木香为佳。

2）木香与青木香的同名异物：木香在《本草经集注》中被称为青木香，此与本节中称为木香的马兜铃根不是同一药物，存在同名异物现象。马兜铃根被称为青木香始于明代《本草蒙筌》，本品在唐代称为"土青木香"，故苏合香丸等明代以前古方中所用的青木香应为木香，不可误认是为马兜铃根之青木香。

（2）来源不同：木香〔Aucklandiae Radix 或 Vladimiriae Radix〕为菊科植物木香 *Aucklandia lappa* Decne. 或川木香 *Vladimiria souliei*（Franch.）Lin. 的根。青木香为马兜铃科植物马兜铃 *Aristolochia debilis* Sieb. et Zucc. 的干燥根（图 9-3）。

国家药品监督管理局于2004年8月24日正式发布通知，取消含青木香（马兜铃科植物马兜铃的干燥根）的中药制剂药用标准，已生产的药品严格按处方药管理。凡国家药品标准处方中含有青木香的中成药品种应于2004年9月30日前将处方中的青木香替换为《中华人民共和国药典》（2000年版）一部收载的土木香（仅限于以菊科植物土木香的干燥根替换）。2005年起出版的《中华人民共和国药典》已不再收录本品。[5] 香港特区政府卫生署也公告禁用广防己等含马兜铃酸之中药材。[6]

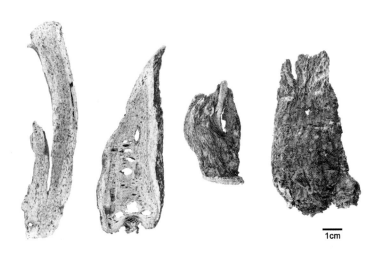

1cm

图 9-3 木香饮片

（3）功用的相同点：均能行气止痛，用于治疗气滞之脘腹胁肋胀痛、食少吐泻，以及湿热泻痢、里急后重等。

（4）功用的不同点

1）木香：性味辛苦温，无毒。其性辛散苦降，芳香温通，主入脾胃，通理三焦，尤善调中宣滞，脾胃气滞而有寒者用之最宜，并可用治黄疸、疝气疼痛等症。

2）青木香：性味辛散苦泄，微寒清热，主入肝胃，兼解毒消肿祛湿，肝胃气滞而兼热者用之最宜，尤善治夏季饮食不洁所致的泻痢腹痛。但青木香为马兜铃科被禁止使用的药物之一，过量服用可引起恶心、呕吐等胃肠道反应；严重者引起中毒，症见恶心呕吐，食入即吐，继则尿少，腹胀肢肿，甚或急性肾功能衰竭、尿毒症而死亡。[7、8]

第四节 其他常用理气药的安全合理用药

沉香〔Aquilariae Lignum Resinatum〕

本品为瑞香科植物沉香 *Aquilaria agallocha* Roxb. 及白木香 *A. sinensis*（Lour.）Gilg. 含有树脂的木材。

有服用沉香发生过敏反应的报道。[9] 近年来由于沉香药源紧缺，伪品时有出现，可引起恶心、呕吐、腹痛、腹泻等中毒症状，使用本品时应注意鉴别。

沉香与伪品沉香的鉴别：正品沉香有浓烈香气，以色黑、质坚硬、油性足、能沉水者为佳。

参考文献

［1］卓长贵，高英，张雪美.川楝子口服过量致中毒1例［J］.中国小区医师（综合版），2005（13）：60.

［2］齐双岩，金若敏，刘红杰，等.川楝子致大鼠肝毒性机制研究［J］.中国中药杂志，2008，

33（16）：2045-2047.

[3] 黄如栋.误服苦楝子引起急性中毒一例［J］.中国中药杂志，1992，17（7）：443.

[4] 齐双岩，金若敏，梅彩霞，等.白芍对川楝子减毒作用机制研究［J］.中成药，2011（3）：404-406.

[5] 国家药品监督管理局.国家食品药品监督管理局关于加强广防己等6种药材及其制剂监督管理的通知［J］.齐鲁药事，2004，23（9）：6-7.

[6] 香港特别行政区政府卫生署.卫生署宣布停止进口及销售含有马兜铃酸的中药材及其制剂.［EB/OL］.［2004-04］.http：//www.info.gov.hk/gia/general/200404/24/0424162.htm.

[7] 何福开.口服青木香致急性肾功能衰竭及治疗1例报告［J］.江西中医药，1995（2）：25.

[8] 马元铮.大剂量青木香致肾功能衰竭1例［J］.内科急危重症杂志，1998（1）：9.

[9] 刘懿.沉香引起过敏反应1例［J］.中国中药杂志，1993（5）：312.

第十章　驱虫药

第一节　虫证与驱虫药概述

以毒杀驱除人体肠道寄生虫为主要功效，用以治疗虫证的药物，称为驱虫药。主要由驱虫药组成的方剂，称为驱虫剂。驱虫药主要用于治疗肠道寄生虫疾病，目前虽然在驱虫方面应用较少，但可以用于不适合用西药驱虫的部分患者；部分驱虫药兼有消积作用，故可用于食积、小儿疳积、便秘等病证。部分驱虫药有毒，应注意安全合理用药。

一、虫证概述

虫证主要是指由肠道寄生虫所致之病证，包括蛔虫病、绦虫病、蛲虫病、钩虫病及姜片虫病等多种肠道寄生虫病。

（一）病因

虫证多由饮食不洁，食入虫卵或蚴虫而侵入人体所致。虫居肠道，壅滞气机，久则伤及气血，损伤脾胃，酿成各种虫证。

（二）病位

其病位在大肠、小肠，与脾胃有关。

（三）病性

其病性大多属实证，久病则损伤脾胃，出现虚实夹杂之证。

（四）主证

不思饮食或多食善饥、嗜食异物，绕脐腹痛、时发时止，胃中嘈杂，呕吐清水，肛门瘙痒等。

（五）兼证

迁延日久，导致脾胃虚弱，气血亏虚，症见面色萎黄、形体消瘦、腹部膨大、青筋浮露、周身浮肿等症。

（六）特点

不同种类的消化道寄生虫可以在检验大便时被发现和诊断。其临床表现根据寄生虫的种类而亦有所不同，有其特殊症状。

1. **蛔虫** 绕脐腹痛，唇内有红白点。
2. **蛲虫** 肛门作痒，尤其是晚间睡热后，躁扰不安。
3. **绦虫** 便下虫体节片。
4. **钩虫** 嗜食异物，面色萎黄，甚则虚肿。

二、虫证的治疗原则和方法

用驱虫或杀虫消积方药治疗。

三、常用驱虫药

常用的驱虫药有使君子、苦楝皮、槟榔、雷丸、南瓜子、榧子、芜荑等。其他章节的药物如百部、仙鹤草、花椒等也有驱虫作用。

四、驱虫药的作用机制

驱虫药的功效与毒性有一定的必然联系，大部分有毒性，归小肠经，对人体肠道寄生虫虫体有杀灭或麻痹作用，某些辛味的驱虫药物兼有行气、消积、润肠等作用，能促使虫体排出体外。对机体其他部位的寄生虫，如血吸虫、阴道滴虫等，部分驱虫药物亦有杀灭作用。现代研究表明，驱虫药多含有生物碱，对寄生虫体有麻痹作用，使其瘫痪以致死亡。部分驱虫药有抗真菌、抗病毒及抗肿瘤等作用。某些驱虫药物还有促进胃肠蠕动、兴奋子宫、减慢心率、扩张血管、降低血压等作用。

第二节 驱虫药的安全合理用药

一、针对虫证患者的病情及寄生虫的不同种类安全合理用药

（一）使用适时

对发热或腹痛剧烈者，不宜急于驱虫，待症状缓解后，方可施用驱虫药物。

（二）配伍应用

1. **配泻下药** 应用驱虫药时，宜与泻下药同用，以利于已麻痹或死亡的虫体排出。

2. **根据患者体质强弱、病情缓急，以及寄生虫种类的不同进行选药和配伍**

（1）兼有积滞者，可与消积导滞药物同用。

（2）脾胃虚弱者，配伍健脾和胃之品，或先补后攻。

（3）根据驱虫药对不同种类寄生虫的疗效特点选药。如槟榔、雷丸、榧子、芜荑为广谱驱虫药，可驱杀多种肠道寄生虫；南瓜子、鹤草芽擅长驱杀绦虫；鹤虱以驱蛔虫、绦虫为主；使君子、苦楝皮擅长驱蛔虫等。

（4）临床上常以数种驱虫药联合用药以增强疗效。如南瓜子与槟榔同用，增强驱绦虫的疗效。

二、不同年龄与体质患者虫证的安全合理用药

（一）青壮年

南鹤虱有抗生育作用，育龄期患者忌用。

（二）儿童和老年人

蛔虫和绦虫多发生在儿童，驱虫药用于儿童为多，应特别注意其毒副作用。年老体衰者慎用。

（三）孕妇和产妇

川楝子有毒，孕妇、产妇忌用。其他驱虫药亦慎用。

（四）体虚患者

素体虚弱、脾胃虚寒、肝肾功能不全者忌用。

（五）合理停药

驱虫药为祛邪药，尤其是有毒的驱虫药，宜中病即止。

三、驱虫药的用量和用法

（一）用量

部分驱虫药用于驱虫时用量一般较大，如南瓜子为 60～120g，鹤草芽为 30～45g，榧子 15～30g，槟榔驱绦虫、姜片虫时，单用用至 60～120g。儿童宜按体重计算用量。但有毒的驱虫药要控制剂量，防止用量过大中毒或损伤正气。

（二）煎煮法

苦楝皮宜久煎。

（三）剂型

雷丸宜入丸散，不入煎剂，因本品含蛋白酶，加热至 60℃左右即可发生蛋白质变性

而失效。鹤草芽有效成分不溶于水，宜研粉服用。南瓜子驱虫宜生用研粉服用。

（四）服药法

驱虫药宜临睡前或早晨空腹服用，使药物能够充分作用于虫体而发挥疗效。

四、药后调摄

（一）药后观察

1. 服药后注意观察大便内有无虫体排出，并记录服药时间，第 2、3、10 天后应连续 3 次留大便送验，检查虫卵情况。如为绦虫病，服驱虫药时间宜长，直至大便内有头节排出为止，否则不能停药。

2. 注意观察胃肠道反应和大便通畅情况，以及患者的精神状况等。

（二）饮食宜忌

嘱患者服药期间忌食生冷及油腻食物，以免妨碍药物的吸收而影响疗效。服用使君子忌茶，以免引起呃逆。雷丸中所含的蛋白酶在肠道弱碱性环境中具有较强的破坏绦虫头节的作用，因此不宜食大量酸性食物，以免影响疗效。服榧子时不宜食绿豆，以免影响疗效。

（三）药后可能出现的问题及处理

1. **胃肠道反应** 鹤草芽服药后偶见恶心、呕吐、腹泻、头晕、出汗等反应。鹤虱服后可有恶心、腹痛、腹泻等反应；使君子有呃逆反应等；雷丸粉偶有短暂的恶心或上腹部不适；榧子服用大量时可致大便溏泄；南瓜子多食壅气滞膈，致脘腹胀满。

2. **中毒** 部分驱虫药有毒性反应，应密切观察，及时救治。

第三节　常用烈性或具毒性驱虫药的安全合理用药

苦楝皮〔Meliae Cortex〕

本品为楝科植物楝 *Melia azedarach* L. 或川楝 *Melia toosendan* Sieb. et Zucc. 的树皮及根皮（图 10-1）。

古今医者均应用苦楝皮驱蛔虫，其疗效确切。但其毒性也较大，限制了其广泛应用。

（一）作用特点

苦楝皮性味苦、寒，有毒，归肝、脾、胃经，具杀虫、疗癣作用。因其杀虫作用较强，可用于治疗多种肠道寄生虫病，为广谱驱虫中药。本品外用能清热燥湿，杀虫止痒。

（二）安全合理用药

苦楝皮驱虫效果明显，但其杀虫效果与剂量和服法关系密切，剂量大则效果好，但其毒副作用亦大，故其安全合理用药非常重要，应把握以下要点。

1.注意药材的选择与纯净 苦楝皮的根皮和树干皮均有驱虫作用，古方中以根皮入药多。现代研究和临床认为冬季的根皮疗效最高，其次是秋季的根皮；根皮疗效优于树干皮，近根部树皮又较上层树皮

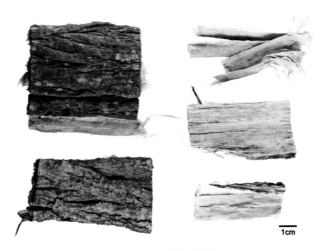

图 10-1 苦楝皮饮片

疗效好。药材品种以四川产的川楝根皮为佳。用药时要剥干净表面红皮，只取白皮。

2.剂型 有效成分难溶于水，需文火煎 2～3 小时。也可制成片剂，疗效以片剂为佳，糖浆剂可减轻毒副作用。

3.剂量 苦楝皮用量大小应根据患者的年龄、体质等确定。一般为 4.5～9g。鲜品 15～30g。外用适量。不宜久服，连续口服不超过 4 天，外用不超过 7 天，疗程间隔不应少于 2～3 个月。

4.服法 有顿服、早晚服或早中晚服等服法，疗效以顿服为佳。传统服法主张服药前先食用油类，也可在煎剂中加少量苏打或以糖调味，以减轻胃肠道反应。

5.禁忌证 体虚、孕妇、贫血、肝肾功能损害、活动性肺结核、溃疡病、严重心脏病患者慎用或忌用。

（三）不良反应及处理

20 世纪 50—60 年代，苦楝皮在全国广泛用于驱蛔虫，当时我国总结了数以万计的临床资料，亦有不少毒副作用的报道。尤其在农村，自采苦楝根皮用于驱儿童蛔虫引起中毒的事件较多。目前苦楝皮已经很少用于驱虫，尚有个别偏僻农村使用。苦楝根皮内服外用均可引起中毒。中毒原因主要是误食或用量过大，或患者敏感性体质等。

其有毒成分为川楝素和异川楝素、苦楝毒素。口服半衰期为 25 小时，分布广，作用缓慢而持久，易蓄积中毒，其不良反应一般在服药后 1～6 小时发生，虫体尚未排出，持续时间大多在数分钟或 1～3 小时。严重的中毒案例，可因呼吸和循环衰竭而死亡。[1]

1.临床表现

（1）消化及泌尿系统：纳呆，恶心呕吐，腹痛腹胀，泄泻等。重者甚至出现肝肾损害，肝脾肿大，转氨酶升高，肝功能异常，黄疸，呕恶，厌食腹胀，小便混浊，少尿、

无尿、血尿，腰痛，乏力等。

（2）循环系统：心悸，血压下降，室性心动过速，心房纤颤，频发性室性期前收缩及心肌损害，房室传导阻滞等。

（3）神经系统：类似莨菪类中毒，头痛，头晕，烦躁不安，大汗淋漓，昏迷，嗜睡，咀嚼不灵，吞咽困难，视物模糊，瞳孔散大或缩小，或肢体麻木，软弱，感觉异常，呼吸困难等。

（4）内脏出血：肝肾、肠出血，症见呕血、吐血、便血或尿血、紫癜等。[2]

（5）过敏反应：直接接触可致过敏性皮炎，出现皮肤瘙痒、潮红、肿胀、疱疹、红斑等。

2. 处理

（1）立即洗胃，清除体内毒物，亦可服用蛋清、活性炭、面糊等，以保护胃黏膜。

（2）补液，对症处理。

（3）中药甘草、绿豆、石菖蒲等，水煎服。

（四）配伍应用与增效减毒（烈）

由于苦楝皮的中毒量与有效量较接近，用药很不安全，故可采用较小剂量的苦楝皮与其他驱蛔虫药物联合应用，如配使君子、槟榔、芜荑等，既可提高疗效，又可减轻其毒副作用。

第四节　其他驱虫药的安全合理用药

一、使君子〔Quisqualis Fructus〕

本品为使君子科植物使君子 *Quisqualis indica* L. 的成熟果实（图 10-2）。

（一）作用特点

使君子性味甘、温，归脾、胃经，具杀虫消积的作用。其味甘气香而不苦，性温又入脾胃经，既有良好的驱杀蛔虫作用，又具缓慢的滑利通肠之性，故为驱蛔要药。此外，使君子尚能健脾消疳。如《本草纲目》云："健脾胃，除虚热，治小儿百病疮癣……此物味甘气温，既能杀虫，又益脾胃，所以能敛虚热而止泻痢，为小儿诸病要药。"

（二）安全合理用药

1. 适应证　蛔虫病、蛲虫病，虫积，或

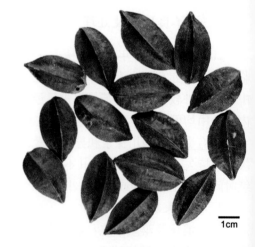

图 10-2　使君子饮片

小儿疳积脾虚证。

2. 用法用量

（1）水煎服，9～12g，捣碎；取仁炒香嚼服，6～9g。小儿每岁1～1.5粒，一日总量不超过20粒。空腹服用，每日1次，连用3天。成人常用剂量6～10g（8～10粒），一日总量不超过30粒。

《本草正》云："使君子，凡小儿食此，亦不宜频而多，大约性滑，多则能伤脾也。"

（2）若与热茶同服，能引起呃逆、腹泻，故服用时当忌饮茶。《本草纲目》记载："忌饮热茶，犯之即泻。"

（三）不良反应及处理

使君子虽然无毒，但不合理用药常导致不良反应，严重者可致中毒，可出现出冷汗、四肢发冷、抽搐、惊厥、呼吸困难、血压下降等，甚至呼吸麻痹而致死。中毒原因主要是用量过大。

1. 临床表现

（1）消化系统：使君子的主要成分为使君子酸钾，可致胃肠刺激及膈肌痉挛。过量服用可导致呃逆、呕吐、腹泻、头昏、头痛、眩晕等不适，其中呃逆最为常见。尤其是每年的秋冬季为驱虫的最佳季节，民间常喜欢在此季节将使君子整粒嚼碎口服，以驱杀蛔虫。若患儿过量服用使君子，可出现呃逆。[3, 4]

（2）循环系统：有个案报道儿童一次服用约50颗使君子驱虫，致患儿头昏，眼前发黑，突然跌倒，四肢抽搐，意识丧失，小便失禁，约5分钟后渐苏醒，醒后诉全身无力，感头昏明显加重。心电图示室性逸搏心律（心率36次/分），电轴不偏，Ⅲ度房室传导阻滞。[5]

（3）过敏性紫癜：患儿面部及四肢多处散在紫红色皮疹，逐日增多，遍布全身，并有双足踝部青紫肿胀，行走跛行，精神倦怠，不思饮食，前胸、后背、双下肢散在皮疹和紫斑，双踝肿胀明显，并有大面积皮下瘀血，咽部黏膜及双眼结膜充血，肛指检查得黑便，大便隐血实验强阳性。[6]

（4）其他：曾有过量服用使君子导致患者颅内压增高及皮肌炎的个案报道。[7, 8]

2. 处理

（1）胃肠道反应轻者可用陈皮、大枣等煎汤服用；呃逆重者用平滑肌松弛剂山莨菪碱静滴，同时通过补液，加速毒物排出体外。

（2）过敏性紫癜者予对症治疗；颅内压增高者用甘露醇脱水降颅压，补充维生素C等；皮肌炎者用糖皮质激素和免疫球蛋白治疗。

（四）配伍应用及增效减毒（烈）

1. 配槟榔、神曲、麦芽等　健脾消积力增强，胃肠道反应减弱。治小儿疳积。如肥儿丸。

2. 配厚朴、陈皮、川芎等　行气健脾力增强。如使君子丸。

二、槟榔〔Arecae Semen〕

本品为棕榈科植物槟榔 *Areca catechu* L. 的成熟种子（图 10-3）。

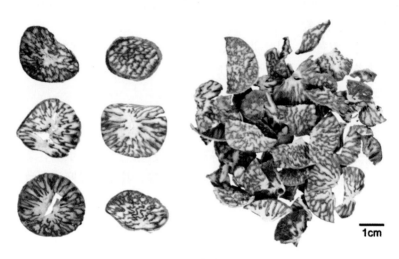

图 10-3　槟榔饮片

（一）作用特点

槟榔性味苦、辛，温；归胃、大肠经；具杀虫消积，行气，利水，截疟等作用。本品驱虫谱广，对绦虫、蛔虫、蛲虫、钩虫、姜片虫等肠道寄生虫都有驱杀作用。其辛散苦泄，入胃肠经，善行胃肠之气，消积导滞，兼能缓泻通便，并以泻下作用驱除虫体为其优点。槟榔既能利水，又能行气，气行则助水运。

槟榔能使绦虫虫体发生弛缓性麻痹；槟榔碱对猪肉绦虫有较强的麻痹作用；能麻痹虫体各部，对蛲虫、蛔虫、钩虫、肝吸虫、血吸虫均有麻痹或驱杀作用；对皮肤真菌、流感病毒、幽门螺杆菌均有抑制作用；能兴奋胆碱能受体，促进唾液、汗腺分泌，增加肠蠕动，减慢心率，降低血压，出现拟胆碱能样症状；滴眼可使瞳孔缩小。

（二）安全合理用药

1. 适应证　治疗多种肠道寄生虫病，但以治疗绦虫证疗效最佳，亦用于食积气滞、泻痢后重、水肿、脚气肿痛、疟疾等病证。

2. 禁忌证　气虚下陷者慎服。

支气管哮喘、帕金森病、消化性溃疡、胃肠疾患或心脏病患者慎用。

3. 用法用量　不宜过量服食或长期咀嚼。不宜与咖啡同时食用。

（三）不良反应及处理

1. 临床表现

（1）消化系统：流涎，恶心呕吐，呃逆，胸前上腹部疼痛，吞咽困难，腹泻，里急后重，甚至呕血。[9] 此外，长期咀嚼槟榔的习惯与口腔黏膜下纤维变性，以及口腔、喉、食管和胃等上消化道肿瘤的发生有一定关系。[10, 11]

（2）呼吸系统：长期食用槟榔可导致支气管哮喘发作，出现咳嗽咳痰、呼吸急促或呼吸困难，甚至死亡。[12]

（3）神经系统：烦躁不安，意识模糊，眩晕，震颤，抽搐，瞳孔缩小，视物模糊。有个案报道高血压患者咀嚼槟榔诱发桥脑梗死。[13] 另有长期大量食用槟榔致帕金森病、癫痫等疾病的报道[14, 15]。

（4）泌尿系统：尿频、尿急，尿痛，尿道口灼热感，蛋白尿等。有报道槟榔具有生殖毒性[16, 17]。

（5）心血管系统：心跳减慢减弱，血压下降，甚至心脏麻痹，呼吸衰竭死亡。

（6）过敏反应：全身皮肤刺痒起风团，恶心呕吐，呼吸困难。[18]

（四）配伍应用及增效减毒（烈）

1. 配南瓜子　其杀绦虫疗效更佳；与使君子、苦楝皮同用，可治蛔虫病、蛲虫病；与乌梅、甘草配伍，可治姜片虫病。

2. 配木香、青皮、大黄等　消食导滞作用增强。治疗食积气滞、腹胀便秘等证。如木香槟榔丸。

3. 配25% 明胶滴定　可去除槟榔煎剂中的鞣酸，可减少恶心、呕吐等副作用。

（五）配伍禁忌

1. 服用槟榔不宜接触农药敌百虫。

2. 有研究表明，槟榔与青蒿配伍使用时其毒性会明显增强，且呈一定的量效关系。[19]

3. 不宜与青霉素同用。有报道静脉滴注青霉素后进食槟榔，出现类似青霉素过敏性休克症状。[20]

参考文献

［1］王永庆，闵嗣蕴.苦楝根皮煎剂中毒的探讨［J］.中医杂志，1965（11）：40.

［2］高凤清，罗贤郎.内服苦楝皮煎剂驱蛔虫引起腹腔内脏出血1例报告［J］.福建中医药，1965（2）：22.

［3］何丽芸.使君子过量致儿童膈肌痉挛2例报道［J］.儿科药学杂志，2005，11（4）：61.

［4］陈宇杰，刘霄虹.使君子致呃逆［J］.中国误诊学杂志，2012（5）：1115.

［5］贾岁满，周誉龙.使君子过量致儿童持续性Ⅲ度房室传导阻滞［J］.药物不良反应杂志，2006（8）：3.

［6］金光虎，祝秀梅.口服生使君子肉引起过敏性紫癜1例［J］.吉林医学资讯.2004（21）：1–2.

［7］李建峰，雷秀英.使君子中毒致颅内压增高1例［J］.福建中医药，2000，31（1）：60.

［8］罗薇，张英泽，阎小萍.中药使君子致皮肌炎［J］.药物不良反应杂志，2007，9（1）：56.

［9］王艳，郑耀丽，阴赪宏，等.嚼服槟榔引起急性胃食管黏膜损伤1例［J］.中国医刊，2014（10）：20-21.

［10］王光，胡弼.槟榔碱的研究进展［J］.国际病理科学与临床杂志，2010（2）：171-175.

［11］郑凯尔，陈峰.槟榔性食管炎的影像学表现：附一家庭成员中毒报告［J］.中华放射学杂志，1998，32（1）：55.

［12］向旭东，陈伯仲，陈平，等.长期咀嚼槟榔导致支气管哮喘发作二例［J］.中华结核和呼吸杂志，1999，22（12）：738.

［13］陶则伟.槟榔诱发桥脑梗死1例［J］.急诊医学，1999，8（6）：385.

［14］刘云云，刘中霖，彭英.槟榔所致帕金森综合征1例报告［J］.中国神经精神疾病杂志，2011（12）：759-760.

［15］黄志凌，李友元，肖波，等.嚼槟榔过量致癫痫发作1例报告［J］.临床神经病学杂志，2003（4）：198.

［16］胡怡秀，臧雪冰，胡余明，等.槟榔对雄性小鼠生殖功能的影响［J］.中华预防医学杂志，1999（1）：60-61.

［17］张靖，欧志明，高华北，等.槟榔加工作业对女工生殖功能的影响［J］.工业卫生与职业病，2005（2）：65-68.

［18］俸世林.槟榔致严重过敏2例［J］.中国医疗前沿，2007，2（8）：115.

［19］邹霞辉，李超，韩丽萍，等.槟榔与青蒿配伍增毒的实验研究［J］.时珍国医国药，2013（11）：2608-2609.

［20］王建洪，荆随宁.静脉滴注青霉素后进食槟榔出现过敏性休克1例［J］.海军医学杂志，2009（3）：232.

第十一章 止血药

第一节 血证与止血药概述

能制止体内外出血的药物，称为止血药。主要由止血药组成的方剂，称为止血剂。止血剂为理血剂的组成部分。止血药用来治疗各种出血病证，如吐血、咯血、衄血、尿血、便血、紫癜、月经过多、崩漏等。

一、血证概述

（一）病因

1. 营血热盛，灼伤血络，热迫血行。
2. 疏泄失调，肝不藏血，血随气升。
3. 元气不足，气虚不能摄血。
4. 跌打损伤，血络破损。
5. 瘀血阻滞，血不循经。

（二）病位

出血可在全身各个部位和各个脏腑，主要与心、肝、脾、脉络有关。

（三）病性

其病性有寒热虚实之分。脾肾阳虚，血失调摄为寒；心肝热甚，迫血妄行，属热；脾气虚损，不能摄血，属虚；瘀血阻络，血不循经，属实；也有虚实夹杂或寒热错杂之证。

（四）主证

出血。

主证鉴别：主要从出血的量、色、质及其伴随症状鉴别。

1. **血热出血** 血色鲜红，量多，质黏稠或稀；伴见发热，烦躁，口渴，面赤，舌红，脉滑数或弦数等。

2. **瘀血出血** 血色暗红或有瘀块；伴有局部疼痛，痛处不移，瘀肿，皮肤黏膜有瘀斑，舌质暗或有瘀斑，脉虚数或涩等。

3. 虚寒性出血 血色淡红或暗红，或有瘀块，量多；伴有畏寒肢冷，胃脘冷痛或少腹冷痛，得温则减，或食少疲乏，面色无华，舌淡暗胖，脉迟沉细等。

4. 气虚出血 血色淡红而稀薄，出血量多；伴有面色无华，乏力，纳呆头晕，舌淡苔白，脉细弱或沉细无力。

二、血证的治疗原则和方法

《素问·阴阳应象大论》云："其慓悍者，按而收之。"中西医汇通派名医唐容川对血证的治疗用药具有丰富的临床经验。其在所著的《血证论》中，根据血证的病情发展，提出了血证的治疗用药步骤，被称为血证"四法"，即止血、消瘀、宁血、补血："惟以止血为第一要法。血止之后，其离经而未吐出者，是为瘀血……故以消瘀为第二法。止吐消瘀之后，又恐血再潮动，则须用药安之，故以宁血为第三法……去血既多，阴无有不虚者矣……故又以补虚为收功之法。四者乃通治血证之大纲。"[1]

临证中，血证的治法应遵循塞流治标、澄原治本的原则。止涩法为治标，温、清、补法为治本，具体有清热凉血止血法、滋阴清热止血法、收敛固涩止血法、活血祛瘀止血法、补气固涩摄血法、温阳固涩止血法等。根据病情需要，常诸法并用，血止后又宜正本清源，以巩固疗效。

兹举著名中医颜德馨治血热兼瘀血血精病案说明之。

病案举例：颜德馨治血热兼瘀血血精案[2]

徐某，男，48岁。患者半年来肉眼发现血精，并伴有少腹及睾丸隐痛，溲赤，口干，头昏，西医诊断为精囊炎。精液常规：精子计数 79×10^9/L，精子活率 0.2，活动力差，红细胞（+++），脓细胞少许。经抗生素治疗无效，而转来中医门诊。

初诊：血精 5 个月，睾丸隐痛，口干，有肝炎史，脉弦滑而数，舌淡，苔薄。姑从肝肾不足，龙奋于泽，瘀热下注，迫血妄行施治。方药：

生石膏 30g，盐水牛膝 9g，炒黄柏 9g，生蒲黄 9g，知母 9g，粉牡丹皮 9g，景天三七 15g，大蓟 15g，血余炭 9g，小蓟 15g，水牛角 15g，陈棕炭 9g，茅根 30g。

20 剂后患者症状好转。精液常规复查：精子计数 178×10^9/L，形态正常，精子活率 0.5，红细胞 2～3 个/HP，脓细胞极少。常服知柏地黄丸 9g，每日 2 次。随访半年，复查精液常规多次正常。

按：血精大多由于肾阴不足，相火偏旺，迫血妄行，精室受扰，亦有缘于局部受湿热熏蒸精室。病因虽异，出血总由于火，见血必有瘀，用清热化瘀法。方中以石膏、知母、黄柏清热泻火，蒲黄、牡丹皮活血化瘀，大蓟、小蓟清热活血化瘀，牛膝引火下行。获效后以知柏地黄丸滋阴降火，固本清源，以善其后。

三、止血药的分类

根据止血药药性和主治的不同特点，一般将其分为凉血止血药、化瘀止血药、收敛止血药、温经止血药四类。

（一）凉血止血药

此类药物性味苦或甘寒或凉，能清解血分热邪止血，用于火热之邪（虚火或实火）迫血妄行而溢出脉外之出血。常用药物有大蓟、小蓟、地榆、槐花、白茅根、苎麻根、侧柏叶、荠菜、地锦草、瓦松、紫珠、紫草茸、白木耳、景天三七等。

（二）化瘀止血药

此类药物性味苦寒或温，消散瘀血而止血，用于出血兼有瘀血者，无瘀血者勿用。常用药物有三七、菊叶三七、蒲黄、茜草、五灵脂、降香、血竭等。

（三）收敛止血药

此类药物性味酸、涩，平或凉，炭类或煅，收涩止血，有留瘀恋邪之弊，有瘀血者勿用。常用药物有白及、仙鹤草、紫珠、棕榈炭、藕节、莲房、花蕊石、百草霜、血余炭、鸡冠花、花生衣、檵木等，以及炒炭或煅用的药物，如艾叶炭、地榆炭、侧柏叶炭等。

（四）温经止血药

此类药物性味苦温，能温脾阳固摄而止血，适用于脾胃虚寒或冲任虚寒之出血者，血热者不宜。常用药物有炮姜、艾叶、伏龙肝等。

此外，其他章节尚有部分药物具有止血功效，可酌情选用。如补血止血之阿胶、鹿角胶、龟甲胶等胶类药，用于出血兼血虚者；补阴止血之墨旱莲，用于虚热出血者；凉血止血之大黄、赭石，用于血热出血者；清热利尿、通淋止血的石韦，用于血尿、血淋等病证；炒炭或煅后具有收敛止血的荆芥炭、地榆炭、绵马贯众炭、栀子炭、黄芩炭、煅石膏、煅龙骨、煅牡蛎等，部分收涩药如乌梅、五倍子等也有收敛止血作用。

四、止血药的作用机制

（一）止血药的性能

止血药的性质有寒有温，味多酸涩，凉血止血药药性多苦寒，温经止血药与化瘀止血药药性多辛温，收敛止血药多性平味涩。因心主血，肝藏血，脾统血，故本类药物以归心、肝、脾经为主，尤以归心、肝二经者为多。止血药通过清热凉血、温经散寒、温阳健脾、活血化瘀、收涩等作用，达到止血效果。

（二）止血药是通过多因素、多环节促进止血

止血药具有广泛的药理作用基础，可通过影响凝血因子、血小板和血管等因素的某些环节以促进凝血；部分止血药含凝血酶、维生素 K、钙离子等物质，能促进止血，并能促进血小板、凝血因子数量增多，抑制抗凝血因子和纤溶过程；有的可通过物理、化

学过程如收敛、粘合、吸附、机械栓塞等以促进止血。其中，促进血液凝固和抑制纤溶是其主要的作用机制。部分药物尚有抗炎、抗病原微生物、镇痛、调节心血管功能等作用。

（三）化瘀止血的作用原理

1. 从中医药理论来解释 离经之血停留在体内，将阻碍脉道，成为新的病因，有可能导致新的出血；离经之血又可成为新的瘀血，故二者互为因果。化瘀止血可以用使瘀去血止，反过来，血止后瘀血将不自生。

2. 从现代研究来解释 化瘀止血药如蒲黄可抑制血小板聚集，或者使血小板的聚集解聚；如三七、蒲黄可促进纤溶，防止血栓形成或促进血栓溶解，三七还能促进瘀血吸收；大黄凉血止血、逐瘀通经及清热解毒，可改善血液流变状态，降低血液黏度和血细胞比容。

（四）炒炭止血的作用原理

1. 中医学"红见黑即止"之说 中医学认为将止血药或其他药物炒炭，炒炭后药性发生改变，即有涩味，强调了药物制炭后可增强其吸附、收敛止血的作用，如地榆炭、绵马贯众炭、荆芥炭、侧柏叶炭、小蓟炭等。

一般而言，多数药物炒炭后其性变苦、涩，可产生或增强止血之效。如寒凉性质的止血药炒炭，其寒凉之性减弱或消失，使其变为清热收敛止血药，适用范围扩大。

2. 现代研究 炒炭的活性炭成分具有吸附作用，有助于止血；钙离子参与血液的凝血过程；鞣质则收敛止血。某些药物炒炭后可减毒减烈，如艾叶炒炭后毒性成分减少，栀子、黄柏炒炭后苦寒之性减弱。

3. 止血药是否炒炭用，应视具体药物和病性而定，不可一概而论 《校注妇人良方》治疗血热出血的四生丸，用生荷叶、生地黄、生侧柏叶、生艾叶配方，并且强调以鲜用为佳。地榆炒炭后鞣质减少，其止血作用亦减弱。因此，止血药是否要炒炭使用，应以止血功效为依据，不可拘泥于炒炭。

4. 炒炭必须存性 所谓"存性"，即某些药物炒炭后仍需保持其药效成分、药物的性质仍相对稳定，如金银花、槐米、大黄等经制炭后主要化学成分与生品一致，治疗作用亦与生品相似。某些药物炒炭前后药物的化学成分虽然发生明显变化，但止血作用增强，如血余炭、棕榈炭等。某些药物炒炭后既保存原药材的部分化学成分和功效，又具有新的止血作用，如黄柏炭、牡丹皮炭、栀子炭等。此外，炒制必须有度，若炒制太过而成灰，势必降低止血效果。

第二节　止血药的安全合理用药

出血之证，病因不同，病情有异，部位有别，故止血药物的应用必须根据出血的不同原因和病情，进行相应的选择和必要的配伍，以期标本兼治。大出血则需急送医院救治，非一般的止血药所能奏效。

一、血证的用药宜忌

唐容川的《血证论·用药宜忌论》全面论述了出血证的安全合理用药问题，尤其是对八法在血证中的安全合理应用论述最详。

1. **血证忌辛温发散药发汗** 失血兼表证，宜用温和的解表药或解表兼收敛止血药。唐容川云："故仲景于衄家严戒发汗，衄忌发汗，吐、咯可知矣……吐血之人，气最难敛，发泄不已，血随气溢，而不可遏抑。故虽有表证，止宜和散，不得径用麻、桂、羌、独。果系因外感失血者，乃可从外表散，然亦须敛散两施，毋令过汗亡阴。盖必知血家忌汗，然后可商取汗之法。"

2. **血证忌用升浮吐法，宜用沉降药降气** 唐容川云："至于吐法，尤为严禁，失血之人，气既上逆，若见有痰涎，而复吐之，是助其逆势，必气上不止……治病之法，上者抑之，必使气不上奔，斯血不上溢，降其肺气，顺其胃气，纳其肾气。气下则血下，血止而气亦平复。血家最忌是动气……"

3. **火热迫血妄行，宜用泻下药直折其气火上逆之势** 唐容川云："至于下法，乃所以折其气者，血证气盛火旺者，十居八九，当其腾溢，而不可遏，正宜下之，以折其势。"

4. **主张血证贵在善用和法** 唐容川云："至于和法，则为血证之第一良法。表则和其肺气，里者和其肝气，而尤照顾脾肾之气，或补阴以和阳，或损阳以和阴，或逐瘀以和血，或泻水以和气，或补泻兼施，或寒热互用……"

5. **根据脏腑阴阳气血之虚，合理施补** 可分别施以补肾健脾、补气摄血、滋阴和血等方法。血证多用甘寒滋阴和血药，慎用温补药，邪去无瘀血方可用补益药。唐容川云："而不知血证之补法，亦有宜有忌。如邪气不去而补之，是关门逐贼，瘀血未除而补之，是助贼为殃。当补脾胃十之三四，当补肾者十之五六，补阳者十之二三，补阴者十之八九。古有补气以摄血法，此为气脱者说，非为气逆者说。又有引火归元法，此为水冷火泛者立说，非为阴虚阳越者立说。盖失血家如火未发，补中则愈。如火已发，则寒凉适足以伐五脏之生气，温补又足以伤两肾之真阴，惟甘寒，滋其阴而养其阳，血或归其位耳。"[3]

6. **明辨药性与病证属性，注意用药禁忌** 要根据止血药的性能特点，合理选用止血药。否则，某些药物反使出血加重，或用药产生偏颇。如咯血者，用药祛邪时宜肃降，不宜宣散；止血宜清凉而不宜温燥；消瘀宜和营而不宜攻伐；凉血止血药不能过量，以防寒凉留瘀之弊。以下药物对出血病证宜忌用或慎用。

1）大辛大热或温热动血的药物：如附子、肉桂、桂枝等，有助阳益火之弊，或动血耗阴。

2）温燥或对黏膜有刺激性的药物：如辛苦温燥之苍术、半夏等，以及桔梗、皂荚、远志、白芥子等对胃黏膜有刺激作用。

3）辛温发汗力强的药物：如麻黄、羌活、细辛等，发汗加强，过汗则耗气损阴，甚则动血。

4）破血逐瘀药物：即便是出血兼有瘀血，亦要选用和血活血之品，不宜选用如姜黄、三棱、莪术、水蛭、土鳖虫等破血逐瘀药，以免加重出血。

二、不同病位血证的安全合理用药

（一）下血宜升举，吐衄必降气

1. 上部出血如吐血、衄血等病证，忌用升提药 发汗、催吐、升散药当慎用；宜配伍顺气、降气、降火药，如郁金、牛膝、赭石、龙骨、牡蛎、降香、大黄等，使血随气下而不上溢。

明代中医药学家缪希雍提出治吐血三要法，云："宜行血，不宜止血"；"宜补肝，不宜伐肝"；"宜降气，不宜降火"。吐血多为虚损的主证之一，还可见于阴虚内热之人。缪氏针对明代治疗吐血的用药偏向，一是专用寒凉，药如黄芩、黄连、栀子、黄柏、知母之类，往往导致伤脾作泻；二是专用人参等温补，使热炽火盛伤阴，故主张应用甘寒药物。[4]缪氏治吐血的三要法是其宝贵经验的总结，具有普遍的指导意义。

2. 下部出血如便血、崩漏等病证，忌用通里攻下沉降药 宜少佐升麻、柴胡、黄芪等升举之药，使血随气升而不下溢。

（二）根据止血药的作用部位合理选药

止血必明所属，即需辨明出血所在的脏腑或部位，才能恰当选择擅长止某部位出血的药物。

1. 体表出血 多是外伤出血，可选用三七、白及、马勃、蒲黄炭、血余炭、儿茶、血竭、花蕊石等，可研末以外敷为主。

2. 皮下出血 又称肌衄，血出于肌肤之间，如紫癜。可选用花生衣、大枣、青蒿、荷叶炭、连翘等，或选用墨旱莲、紫珠草、女贞子等。

3. 鼻衄 肝气升发太过，用牡丹皮、栀子、桑叶、青黛、牛膝等清肝凉血；阴虚火动，用知母、黄柏；肺内积热或热邪犯肺，用桑叶、黄芩、菊花、白茅根；温热病热入营血，用水牛角、玄参、生地黄等。

病案举例：刘奉五治肝旺血热之倒经鼻衄[5]

钟某，女，20岁，1974年9月16日初诊。

主诉：行经鼻衄已6年。

患者12岁月经初潮，周期提前10天，量少，色赤，行经2天，经期鼻衄，每遇情志影响则衄血量较多，有血块，经前烦躁易怒，头晕，平素白带量多，腰痛，腹痛，末次月经1974年9月8日，行经1天。舌淡，舌边红，脉弦滑。证属肝旺血热，逆经倒行。治当平肝清经。方药：

白茅根30g，藕节30g，生地黄15g，牡丹皮6g，龙胆9g，牛膝12g，黄芩9g，枳壳 6g，麦冬 9g，栀子 9g。

11 月 7 日复诊：患者服上方后于 10 月 15 日月经来潮，未见倒经，月经正常，未见腹痛。随访半年，未再发现倒经现象。

4. **目衄** 肝开窍于目，眼睛出血多与肝有关。属肝阴不足，肝火偏亢之证者，可选用夏枯草、决明子、牡丹皮、栀子、桑叶、生地黄、白芍、女贞子、墨旱莲等；高血压肝火上炎、肝阳上亢之眼底出血，可选用小蓟、槐花、菊花炭、栀子炭等。

5. **齿衄** 多因胃火上炎，可选用石膏、知母、熟地黄、麦冬、牛膝等。

6. **咯血** 为血由肺中咯出，多伴有痰液，如支气管扩张、肺结核、肺癌等。可选用白及、仙鹤草、白茅根、藕节、冬虫夏草、阿胶、墨旱莲等。白及、阿胶为治肺出血尤其是肺结核阴虚咯血之要药，白及又能抗结核杆菌，阿胶能补血养阴止血。

7. **吐血** 为血由胃中呕吐而出，多与食物夹杂，如胃与十二指肠溃疡出血、胃癌出血等。可选用乌贼骨、白及、三七、仙鹤草、小蓟、大黄、血余炭等。其中白及能促进胃溃疡的愈合，乌贼骨能制酸，三七、大黄能化瘀止血。

8. **尿血** 为小便时带血，多源自肾或膀胱。可选用既能利尿又能止血之品，如小蓟、血余炭、琥珀、白茅根、石韦、苎麻根等。

9. **便血** 为大便时下血，分远血和近血。远血：血色暗红，或柏油样便，多是胃肠出血，可选用灶心土、赤石脂、禹余粮等。近血：血色鲜红，多是大肠或痔瘘下血，可选用地榆、槐角、槐米、侧柏叶等。

10. **妇科出血** 如崩漏、月经过多、经期延长、恶露不尽、先兆流产等，可选用仙鹤草、茜草、棕榈炭、艾叶炭、荆芥穗炭、鹿角胶、阿胶等。先兆流产还可选用兼有安胎作用的阿胶、苎麻根、黄芩炭等，并配伍杜仲、桑寄生、菟丝子、续断、紫苏梗、白术、砂仁等安胎药。

（三）辨病与辨证互参用药

血证可由许多疾病引起，需明确疾病诊断，以免贻误病情。在辨证的基础上，可结合疾病诊断及药物的药理作用而组合用药。

如尿血为泌尿系统的常见病证，往往病情缠绵不愈，多为热壅肾与膀胱，伤及血络所致，可结合西医辨病与中医辨证结合而合理选药，以提高疗效。但对肾功能有损害的药物则宜忌用，如含马兜铃酸的药物等，其他药物亦不宜长期大量用药，同时密切观察肾功能的变化。

1. **急性肾小球肾炎** 以血尿为主者，多由湿热（火）下注所致，常用黄芩、黄柏、栀子清热燥湿泻火，牡丹皮、赤芍、生地黄滋阴凉血散邪，铁苋菜、地锦草清热止血。

2. **慢性局灶性肾炎** 以血尿为主，应用西洋参、麦冬、生地黄，加铁苋菜、地锦草、白茅根、黄芩等，攻补兼施。

3. **慢性肾小球肾炎普通型** 病程长，应注意益肾，配伍清热凉血、化瘀止血，可选用蒲黄、五灵脂、赤芍、牡丹皮、丹参、铁苋菜、地锦草、川续断、生地黄、墨旱莲等。

4. 慢性肾盂肾炎 症见腰酸，小便短数，尿涩而热，尿检有红细胞、脓球等。宜滋阴补肾，清热解毒，凉血止血。可选用熟地黄、山茱萸、知母、墨旱莲，配黄柏、铁苋菜、黄芩、金银花、野菊花等。

5. 肾结核 以血尿为主诉，大多为肾阴亏虚，虚热灼伤血脉，用知柏地黄丸、二至丸，加黄芩、丹参、百部等。

6. 尿路结石 尿路结石出血多属"石淋"之证，所致的尿血乃由湿热久蕴，煎熬尿液成石，砂石移动损伤脉络所致。在急性发作期，以小蓟饮子加石韦、金钱草、白茅根等组方；在慢性迁延期，以补益肾阴、清热通淋为主；若脾气虚弱，可配伍北黄芪、党参。其他药物如海金沙、鸡内金等亦可配用。

7. 过敏性紫癜伴血尿 在辨证论治的基础上加乌梅、蝉蜕、生地黄抗过敏，党参、黄芪益气，以提高机体免疫功能。亦可配伍益母草、牡丹皮、琥珀等活血化瘀、凉血止血。

三、不同年龄与体质患者血证的安全合理用药

（一）青壮年

青壮年多见肝火、肝热，以血热出血多见，多用清肝泻火、凉血止血药物。

（二）老年人

老年人使用止血药，尤其要根据病情处理好止血与化瘀的关系。如过用止血药则会因血液凝固性增加而促使血栓形成，因大多数老年人本身血液黏度高，或动脉硬化，用之不慎，易诱发血栓。故老人应用止血药时，应慎之又慎，可适当选用化瘀止血药。

（三）妇女

妇女经、产多出血，如月经先期、月经量多、月经延期、崩漏等，或产妇恶露不尽、腹痛等，或流产后出血不止等，应根据具体情况辨证用药。此外，女子之出血病证常与瘀血并见，可用化瘀止血法或益气化瘀止血法，虚寒者用温经止血药。

（四）不同体质患者血证的合理用药

1. 体虚患者 体虚阳气不足，血失固摄而出血，宜用温经止血药配伍温养阳气药；阴虚血热，迫血妄行出血，宜用凉血止血药配伍养阴药；出血致阴血虚，宜配伍滋阴养血药；大量出血可致气虚，甚至气随血脱，宜用补气摄血，或大补元气药。

2. 素体阳盛患者 宜用凉血止血药，配伍清热凉血药，佐以阴柔滋润之品，以刚柔相济。

（五）合理停药

止血药大多为治标之药，血止后即停药。

四、止血药的用量和用法

（一）用量

止血药要根据病情轻重缓急厘定其用量，但化瘀止血药不宜用大剂量，以免造成出血增多。

（二）煎煮法

蒲黄为粉末，质轻，浮于水面，宜包煎。

（三）剂型

止血药可用汤剂或丸散。三七、白及、血余炭、蒲黄、百草霜等多用散剂；外用的止血药多用散剂或膏剂。

五、药后调摄

（一）观察出血量、心率、血压

1.出血患者应特别注意休息，必要时卧床休养，调摄情志，避免剧烈运动和情绪激动。

2.给药后要密切观察患者的出血情况，并观察心率、血压，以判断病情的变化及轻重。

（二）饮食宜忌

忌食辛热刺激性食物，忌烟戒酒。胃肠道出血的患者应适当节食或禁食。

（三）药后可能出现的问题及处理

1.**胃肠道反应** 侧柏叶剂量过大，有特殊气味，部分患者可能会有恶心等反应，可加大枣、甘草等和胃药。

2.**出血不止** 服药后出血量增多、头晕乏力、心率加快、血压下降等，应立即送医院救治。

第三节 常用止血药的安全合理用药

一、三七〔Notoginseng Radix et Rhizoma〕

本品为五加科植物三七 *Panax notoginseng*（Burk.）F. H. Chen. 的根（图 11-1）。

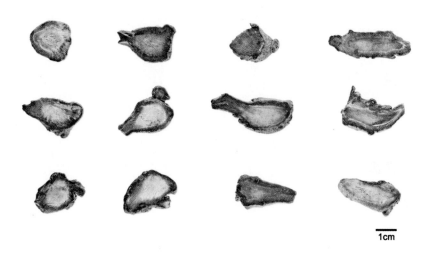

1cm

图 11-1　三七饮片

（一）作用特点

1. 性能功效特点　三七甘、微苦，温；归肝、胃经；功效化瘀止血，活血定痛。三七功善止血，又能化瘀，具有止血不留瘀，化瘀不伤正的特点，为体内外止血之良药。三七又能活血化瘀而消肿定痛，为治瘀血肿痛诸证之佳品。

据研究，三七主要含三七总皂苷、三七素、黄酮、挥发油、氨基酸、糖类及各种微量元素等。对于血液系统方面，三七具有抗凝血和促进凝血的双向作用。三七的水溶性成分三七素是一种特殊的氨基酸，能缩短小鼠的凝血时间，并使血小板数量显著增加。三七中的原人参三醇型皂苷可使血小板内的 cAMP 含量增加，减少血栓素 A_2（TXA_2）的生成。因此三七总皂苷具有明显的抗凝、抑制血小板聚集的作用，说明三七能够影响止血和活血过程，具有双向作用。[6]

此外，三七具有改善心肌缺血、降血脂、降血压、抗血栓、抗休克、抗纤维化活性、抗炎、镇痛、镇静、降血糖、抗衰老、增强免疫力和保肝利胆等作用。

2. 生用与熟用的作用特点

（1）生用：三七止血一般生用，因三七的止血成分氨基酸不稳定，经蒸、烫、炸后易分解。生三七以化瘀止血、活血定痛见长，多用于各种出血及跌打损伤、瘀滞肿痛。

（2）熟用：熟三七止血化瘀力弱，力偏滋补，有补虚强壮的作用，多用于身体虚弱，气血不足的患者。常以之与母鸡或猪肉炖服，可治虚损劳伤。但有研究表明，生三七和熟三七的皂苷成分相似，但熟三七皂苷得率低于生三七，熟三七在炮制过程中，有效成分流失较多，因而认为熟三七有增强滋补强壮作用的说法，似不完全有理。由于熟三七炮制工艺复杂、费时费工，认为熟三七品种应该取消，改用三七单煎入汤剂为宜。[7]

（二）安全合理用药

1. 适应证

（1）三七对人体内外各种出血，无论有无瘀滞，均可应用，尤以有瘀滞者为宜。凡跌打损伤、瘀血肿痛，或筋骨折伤等，本品皆为首选药物。

现代三七用于治疗消化道溃疡、胃癌、溃疡性结肠炎和肠癌等出血，支气管扩张、肺结核、肺癌等咯血，以及眼内出血、黄斑出血、颅内出血、再生障碍性出血等。

三七对于出血兼有瘀血的心肌梗死和脑梗死，能收到止血和化瘀的治疗效果。

高脂血症、脂肪肝、慢性肝炎、早期肝硬化等亦可应用三七。

在骨病治疗方面，如骨关节炎、膝关节积液，三七有利于消炎止痛和积液的吸收。

（2）三七既能止血，又能活血，具有双重作用。但在临床使用中必须注意，对于出血患者，不宜骤用大量，以免加重出血；用药后要密切观察出血情况，若发现出血增多，应立即减量或停药。

（3）民间常将三七炖鸡等用于补虚强壮，闽南民间认为三七炖公鸡能使发育期间的青少年长高。但应注意不宜多服久服，有出血倾向者忌用。个别人在用药过程中可能出现出血，应立即停用。

2. 禁忌证 孕妇忌用。出血而无瘀血者慎用。

3. 用法用量

（1）多研末吞服，1～1.5g；亦入丸散。用水或黄酒调制成糊状服用为宜。将三七粉改为胶囊剂最佳，服用方便，剂量准确，可提高药物的生物利用度。

（2）煎服，3～10g。三七入煎剂时宜单煎，以减少有效成分人参皂苷、三七皂苷的水解，提高有效成分的得率，增强其治疗作用。

（3）外用适量，研末外掺或调敷，闭合性损伤亦可加醋或酒或蛋清调敷。

（三）不良反应及处理

1. 临床表现

（1）过敏反应：皮肤瘙痒、斑丘疹、水疱、过敏性紫癜、荨麻疹、大疱性表皮松解型药疹、阴部瘙痒，以及过敏性休克等。三七在粉碎、研末过程中的粉尘吸入亦可使对三七过敏者产生过敏反应。[8-13]

（2）血液系统：可致少量出血，如球结膜溢血、鼻衄、血痰、牙龈出血、一过性口形红细胞增多。[14-15]

（3）消化系统：食管炎，吞咽困难，胸骨后疼痛、烧灼感，胃镜下见食管狭窄、表面渗出、糜烂、水肿、腹泻、腹痛、恶心等。[16]

（4）心血管系统：心慌、气短，并可出现严重的心律失常如快速房颤、阵发性室性心动过速、交界性心动过速频发交界性期前收缩、房室传导阻滞和心肌缺血等。[17-19]

2. 预防和处理

（1）用药前应询问病史及过敏史，有过敏史者慎用三七，对三七过敏者则忌用。

（2）用药后观察患者，有过敏及不良反应者立即停药；轻微症状可在治疗过程中减轻或消失。过敏反应和其他反应应停药，对症治疗。

（四）配伍应用及增效减毒（烈）

1.配人参 益气活血止血力增强，可用于气虚、血虚、血瘀病证，尤其是年老体虚患心脑血管疾病者。

2.配黄芪 益气活血通络作用增强，可用于气虚血滞之中风后遗症。

3.配水蛭 活血祛瘀通络作用增强，可用于瘀血重证，如治疗脑梗死、跌打损伤瘀肿难消、疼痛等。

4.配葛根 活血通络作用增强，治疗颈椎病（椎动脉压迫型）疗效显著，服药后眩晕、头痛等症状逐渐减轻与消失，脑部供血得到改善。

5.配黄连 治疗心律失常，疗效较好。

6.配五味子 补虚安神作用增强，可用于神经衰弱、失眠、抑郁症、记忆力减退等。

7.配白及 止血作用增强，可用于各种出血。

二、艾叶〔Artemisiae Argyi Folium〕

本品为菊科植物艾 *Artemisia argyi* Levl. et Vant. 的叶（图 11-2）。

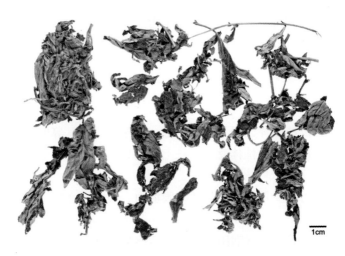

图 11-2 艾叶饮片

艾叶是一味历史悠久、应用广泛的民俗药物，近现代对艾叶的研究和开发应用更为广泛和深入，梅全喜所著的《艾叶》论述了艾叶的研究成果和应用。

（一）作用特点

1.性能功效特点 《本草纲目》云："艾叶……服之则走三阴而逐一切寒湿，转杀之气为融和。灸之则透诸经而治百种病邪，起沉疴之人为康泰，其功亦大矣。"

艾叶辛、苦，温；有小毒；归肝、脾、肾经；具有温经止血、散寒调经、安胎的作用。其气香味辛，温可散寒，能暖气血而温经脉，为温经止血之要药，亦能温经脉而冷痛。外用祛湿止痒，治皮肤瘙痒。

2. 不同炮制品种的作用特点

（1）生用：挥发油含量高，对胃有刺激性，油中含神经毒化学成分侧柏酮。传统用生艾叶烟熏消毒空气。

（2）炒用：挥发油大量减少，鞣质相对增多，止血作用增强，毒性成分大部分被破坏。止血用陈艾叶。[20、21]

（二）安全合理用药

1. 适应证 验之临床，观其所治之证，无论是生用还是熟用，内服还是外用，总不离乎寒证。

（1）虚寒性出血病证，尤其是下元虚冷，冲任不固所致的崩漏下血。

（2）下焦虚寒或寒客胞宫所致的月经不调、经行腹痛、宫寒不孕等病证。

（3）熏灸体表穴位能温煦气血，透达经络，可用于阳虚寒盛或风寒湿邪所致的各种冷痛。

2. 禁忌证 孕妇、月经过多无虚寒者慎用。妊娠先兆流产，腹痛下血者，尤其须慎用或忌用，亦不宜用艾灸。本品可使子宫充血、出血等，孕妇服用不当可造成子宫出血及流产。[22、23]

3. 用法用量 煎服，3～10g；外用适量，捣绒，制成艾条、艾炷等。温经止血宜炒炭用，余则生用。不宜长期大量使用。

（三）不良反应及处理

《图经本草》载："近世亦有单服艾者，或用蒸木瓜丸之，或作汤空腹饮之，甚补虚羸。然其有毒，其毒发则热气冲上，狂躁不能禁，至攻眼有疮出血者，诚不可妄服也。"[24]

1. 毒性反应 现代研究，艾叶经肠吸收后，由门静脉而达肝脏，大剂量可引起肝细胞代谢障碍，出现黄疸型肝炎。艾叶用一般治疗量可兴奋中枢神经，大剂量可致癫痫样惊厥。[25]

2. 过敏反应 艾叶中的挥发油可引起皮肤黏膜灼热潮红。有报道艾灸时关闭门窗而引起过敏反应，出现醒后感胸闷、憋气，呼吸困难，喉头不适，烦躁不安，周身瘙痒，全身出现散在的大小不等、高出皮肤的红色斑丘疹，以腹部及大关节内侧为重，面部、双眼睑、咽喉明显水肿。[26]其提示在应用艾条艾灸时要注意如下问题：①要考虑到患者个体差异对药物的不同反应。②空气中烟雾不要过浓，吸入时间不要过长，防止过敏反应的发生。③有过敏史者不宜使用或慎用。[27]

（四）配伍应用及增效减毒（烈）

配阿胶、芍药、干地黄 止血补血功效增强。治疗血虚血寒之出血、月经不调、腹痛等。如胶艾四物汤。

第四节　其他止血药的安全合理用药

一、侧柏叶〔Platycladi Cacumen〕

本品为柏科植物侧柏 *Platycladus orientalis*（L.）Franco 的枝梢及叶。

1. 大量用药可出现轻度消化道反应，见胃部不适或食欲减退等。《本草述》云："多食能倒胃。"《本草汇言》云："服此大能伐胃。"

侧柏叶虽有伤胃之弊，但反应较轻，停药后可自行消失，或配温中养胃之品，如《金匮要略》中的柏叶汤，配伍温中和胃的生姜、艾叶治吐血不止。

2. 少数患者可出现过敏性皮疹，或眼睑、面部、下肢浮肿等，停药后自然消失。

二、白及〔Bletillae Rhizoma〕

本品为兰科植物白及 *Bletilla striata*（Thunb.）Reichb. f. 的块茎（图 11-3）。

1. 本品极其黏腻，味涩收敛，甘能补虚，适用于内伤咯血、吐血及肺痈中晚期，且肺胃实热不甚者。对于有病理性血瘀证者，应谨慎地使用白及。在出血性疾病中，其出血已止时，应该及时地停用或配伍活血止血药同用，避免"止血留瘀"，否则有闭门留寇之弊。[28]

2. 外感咯血、肺痈初起及肺胃实热者忌用。

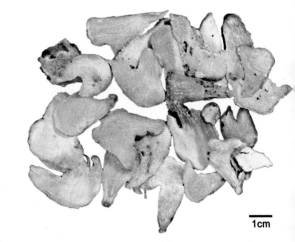

图 11-3　白及饮片

3. 大剂量可致轻度间质性肝炎、肾盂肾炎。

三、蒲黄〔Typhae Pollen〕

本品为香蒲科植物水烛香蒲 *Typha angustifolia* L.、东方香蒲 *T. orientalis* Presl 或同属植物的花粉。

1. 煎服，3 ～ 10g。本品为花粉类药材，质地轻浮，入汤剂宜包煎。外用适量，研末外掺或调敷。

2. 止血多炒用，化瘀、利尿多生用。

3. 本品能收缩子宫，故孕妇慎用。

四、五灵脂〔Trogopterori Faeces〕

本品为鼯鼠科动物复齿鼯鼠 *Trogopterus xanthipes* Milne–Edwards 的粪便。

1. 煎服，3～10g，宜包煎。

2. 本品生用有腥臭味，不利于服用，制后可矫臭矫味。醋炙可增强其化瘀止血作用，酒炙则活血止痛作用增强。

3. 血虚无瘀及孕妇慎用。

五、地榆〔Sanguisorbae Radix〕

本品为蔷薇科植物地榆 *Sanguisorba officinalis* L. 或长叶地榆 *S. officinalis* L. var. *longifolia*（Bert.）Yü et Li 的根（图 11–4）。

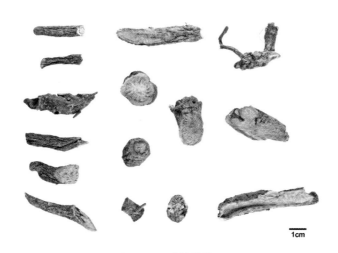

图 11–4　地榆饮片

1. 煎服，10～15g，大剂量可用至 30g；或入丸、散剂，外用适量。

2. 止血多炒炭用，解毒敛疮多生用。

3. 本品性寒苦涩，凡虚寒性便血、下痢、崩漏及出血有瘀者慎用。对于烧烫伤患者，不宜大面积使用地榆制剂外涂，以防其所含的水解型鞣质被大量吸收而引起中毒性肝炎等。

参考文献

［1］王咪咪，李林.唐容川医学全书［M］.北京：中国中医药出版社，1999：81.

［2］颜德馨.中华名中医治病囊秘［M］.上海：文汇出版社，1999：184–185.

［3］王咪咪，李林.唐容川医学全书［M］.北京：中国中医药出版社，1999：79–80.

［4］徐左北.缪氏吐血三要法刍议［J］.中国中医急症，2005（9）：882.

［5］北京中医医院，北京市中医学校.刘奉五妇科经验［M］.北京：人民卫生出版社，2006：154–155.

［6］何晶．三七的药理作用及研究进展［J］．天津药学，2004，16（5）：58-59.

［7］丰先荣．三七服用方法的改进意见［J］．浙江中西医结合杂志，2001，11（4）：253.

［8］宋小勇，夏文治．三七过敏反应2例［J］．药物流行病学杂志，2003，12（6）：333.

［9］孔志明，郭彦景，李树昌，等．三七片致过敏性休克［J］．药物不良反应杂志，2003（4）：283.

［10］桂诗跃．三七片致荨麻疹样药疹1例［J］．皮肤病与性病，2001，23（3）：61.

［11］周学明，张华清．三七片致过敏性休克一例［J］．临床误诊误治，2009，22（10）：100.

［12］李洁，张波，郭雁冰．口服三七粉致过敏性皮炎1例［J］．中医药导报，2013（4）：94.

［13］周晓明．三七总皂苷致11例迟发型药疹分析［J］．中国现代应用药学，2006（1）：43.

［14］丁培孙．三七片致球结膜溢血及鼻出血2例［J］．江苏中医，1996，17（2）：29.

［15］何菊英．与长期口服田七相关联的一过性口形红细胞增多1例［J］．中华血液学杂志，1995，16（4）：178.

［16］陈正言．三七致药物性食管炎2例［J］．中华消化杂志，1997，17（4）：233.

［17］李振魁，唐少江．中药三七中毒引起严重心律失常1例［J］．宁夏医学杂志，1997，19（6）：377.

［18］李林岭，吕湛，石岩，等．中药"三七"致三度房室传导阻滞1例［J］．中国医药科学，2011（20）：141-145.

［19］徐冬英，黄海滨．三七及其制剂的不良反应分析［J］．中国中药杂志，2005（18）：1465-1468.

［20］张华，刘波．艾叶炮制工艺探讨［J］．中药材，1993，16（1）：34.

［21］郝冬霞，李莹．艾叶炮制研究进展［J］．时珍国医国药，1998，9（4）：4-5.

［22］马运荣．艾叶安胎须辨证慎用［J］．浙江中医杂志，2002（8）：253.

［23］李希新．艾叶安胎质疑［J］．山东中医杂志，2001，20（6）：368.

［24］苏颂．图经本草（辑复本）［M］．福州：福建科学技术出版社，1988：195.

［25］黄伟，张亚囝，王会，等．艾叶不同组分多次给药对小鼠肝毒性"量-时-毒"关系研究［J］．中国药物警戒，2011（7）：397-400.

［26］李翠娥，胡秀学，黄波．一例艾叶引起接触性皮炎患者的护理体会［J］．世界最新医学信息文摘，2015（93）：166-170.

［27］王玉琴．艾条烟雾引起严重过敏反应1例［J］．齐鲁护理杂志，1998，4（6）：78.

［28］焦一鸣，王放．论白及的致瘀功用［J］．时珍国医国药，2001（5）：458.

第十二章 活血化瘀药

第一节 血瘀证与活血化瘀药概述

凡具有疏通血行、祛瘀通滞而使血脉通畅的药物，称为活血化瘀药。由活血化瘀药为主组成的方剂，为活血化瘀剂。中医学对血瘀证的认识以及活血化瘀药的应用具有独特的理论体系和丰富的实践经验。

瘀血证涉及内、妇、外、伤等临床各科，如由于瘀血阻滞所致之疼痛、癥瘕积聚、跌仆损伤、关节痹痛、中风后遗症半身不遂、痈肿疮疡、血滞经闭、痛经、产后腹痛等，均可用活血化瘀方药主治之。

一、血瘀证概述

（一）病因

1.因寒致瘀。寒邪侵袭，或阳虚内寒，血得寒则凝，寒凝是引起瘀血最常见的病因；或风寒湿侵袭经脉、筋络，痹阻气血而成瘀。

2.热邪煎熬，血液浓稠致瘀；同时热迫血行，离经之血未能及时消散而留于体内亦成瘀血。

3.大病、久病气虚，推动乏力导致血滞；同时气虚不能固摄血液而致出血亦成为瘀血。

4.情志抑郁，痰湿阻滞，气机不畅，导致气滞血瘀。

5.跌打损伤、内脏出血，未能及时消散排出，而留滞体内成瘀血。

（二）病位

瘀血可留滞在全身各个部位，尤其是心、肝、血脉、脑、肌肤等部位。

（三）病性

其病性以实证、寒证为主，亦有虚实夹杂或寒热错杂之证。

（四）主证

疼痛，痛处不移，肢体麻木不仁，肿块，出血，皮肤黏膜有瘀斑，舌质暗，有紫斑，脉沉涩或结代。

（五）兼证

1. **兼寒凝血滞**　症见畏寒肢冷，面唇紫暗，舌淡苔白，脉沉迟。
2. **兼热盛出血**　症见发热面红，舌红，苔黄，脉数等。
3. **兼气虚**　症见头昏乏力，面色无华，舌淡，脉虚等。

（六）特点

1. 若病变较甚，使血液凝结为瘀血，而瘀血形成后，又会阻滞脉道而导致多种继发性病变，故瘀血既是病理性产物之一，同时又可成为致病因素而导致多种继发病证。
2. 周身疼痛或局部刺痛，持续性疼痛，痛处固定不移而拒按。
3. 瘀血日久则成肿块，固定不移；或由于外伤或内部出血引起血肿。
4. 在出血时夹有紫暗色血块。
5. 皮肤、黏膜或舌体出现血滞瘀阻，如肌肤甲错，面色黧黑，唇舌紫暗，舌边有瘀斑、瘀点，脉象沉涩或结代。

二、血瘀证的治疗原则和方法

活血化瘀法起源于《黄帝内经》。《素问·阴阳应象大论》云"定其血气，各守其乡，血实者宜决之"，血实即血脉壅塞瘀阻之证，决者开泄疏通之义，已明确阐述了血瘀之证宜用活血化瘀法治疗。《素问·至真要大论》云"必伏其所主，而先其所因""坚者削之""结者散之""留者攻之"，更进一步明确了应根据瘀血形成的原因和病证的不同而辨证用药。

汉代张仲景在《伤寒论》和《金匮要略》中创立了大量活血化瘀的方剂，将活血化瘀法应用于多种病证的治疗中。其后经历代医家的补充发展，活血化瘀法已成为中医学理论体系之一。

清代唐容川著《血证论》、王清任著《医林改错》，创立了以血府逐瘀汤为代表的活血祛瘀方药，用于治疗多种病证。其理论和实践有力地推动了瘀血学说和活血祛瘀治则及治法的发展，对活血化瘀药的安全合理用药积累了丰富的临床经验。

活血化瘀法具体包括活血止痛、活血调经、活血消肿、活血疗伤、活血消痈、破血消癥、益气活血通络等多种方法。

三、活血化瘀药的分类

根据活血化瘀药的作用特点和临床应用的不同，一般将其分为活血止痛药、活血调经药、活血疗伤药、破血消癥药等四类。

（一）活血止痛药

活血止痛药以活血止痛见长，多兼有行气作用，有行气活血，使气行助血行的特点，主治气血瘀滞所致的头痛、胸胁痛、心腹痛、痛经、产后腹痛、肢体痹痛、跌打损伤肿痛及疮痈肿痛等痛证，同时也广泛应用于其他瘀血病证。主要药物有川芎、郁金、延胡索、姜黄、夏天无、枫香脂等。

（二）活血调经药

活血调经药尤善通调经水，有行血而不峻猛、通经而不伤正的特点，主治血行不畅所致的月经不调、痛经、经闭及产后瘀滞腹痛，亦常用于瘀血痛证、癥瘕、跌打损伤、疮痈肿毒等。主要药物有丹参、红花、桃仁、益母草、牛膝、鸡血藤、泽兰、王不留行、月季花、凌霄花、西红花等。

（三）活血疗伤药

活血疗伤药长于消肿止痛、续筋接骨、止血生肌，主要用于跌打损伤、瘀肿疼痛、骨折筋损、金疮出血等伤科疾患，也可用于其他血瘀病证。主要药物有土鳖虫、马钱子、自然铜、苏木、骨碎补、血竭、儿茶、刘寄奴、皂角刺、乳香、没药、连钱草等。

（四）破血消癥药

破血消癥药药性峻猛，走而不守，能破血逐瘀、消癥散积，主治瘀血之重证，尤多用于癥瘕积聚，亦可用于血瘀经闭、瘀肿疼痛、偏瘫等症。主要药物有莪术、三棱、水蛭等。

此外，其他章节药物尚有泻下祛瘀的大黄，用于瘀血积滞；补血活血的当归，用于血虚血瘀；化瘀止血的三七、蒲黄、五灵脂、藕节、茜草等，用于出血兼有瘀血；凉血化瘀的牡丹皮、赤芍药、紫草、马鞭草、羊蹄等，用于血热血瘀。

四、活血化瘀药的作用机制

（一）从性味归经来分析其作用机制

活血祛瘀药大部分性温，能温通气血，令其调达；寒性的药物清血热而防血热瘀滞；味辛的药物能行气活血，气行则血行；部分药物还兼有苦味或咸味，"苦能泄""咸入血"。活血药多归心、肝经，尤以归肝经为主，因肝藏血，心主血，古有"恶血必归于肝"之说。

活血药通过畅通血行，消散瘀血的基本功效，而获得止痛、消癥、疗伤、通痹、消痈、通经络、通月经等间接功效。

（二）现代研究

现代研究认为血瘀是一个与血液循环有关的病理过程，它与血液循环障碍关系密切，故血瘀证与微循环障碍、血液流变学等异常有关。

活血化瘀药通过多环节多途径来发挥其活血化瘀的作用。如能扩张外周血管，增加器官血流量；抗动脉粥样硬化和心肌缺血；减少血小板粘着和聚集；增加纤溶酶活性，促进已形成的纤维蛋白溶解，具有抗血栓形成作用；改善微循环，使流动缓慢的血流加速；降低毛细血管的通透性，减少炎性渗出，促进炎性渗出物的吸收等。此外，活血化瘀药还能调整机体免疫功能，具有抗菌及抗感染等作用。

第二节　活血化瘀药的安全合理用药

虽然活血化瘀药应用广泛，现代研究亦取得了许多重要成果，但不宜将其功用无限扩大化，要正确评价其临床疗效，以中医药理论为指导，结合现代研究成果，辨证与辨病相结合，趋利避害，达致安全合理应用活血祛瘀药。因活血过度易致出血，化瘀不足又易致瘀血不去，造成梗死，故合理使用活血化瘀药至关重要。

一、根据病情需要安全合理用药

（一）出血性疾病慎用活血化瘀药

活血化瘀药用药后，有可能发生出血和凝血时间延长，故出血性脑病的患者不宜过早用药；手术前或手术后 1~2 周内不宜使用活血化瘀药。

（二）仔细询问病史和用药史

应仔细询问了解患者的病史和用药史。有遗传性出血性疾病的患者，如血友病，当忌用活血化瘀药。或正在服用阿司匹林、维生素 K 等抗凝药的患者，应忌用或减少活血祛瘀药的用量。

（三）辨证用药与辨病用药相结合

在辨证用药的基础上，可结合现代研究，辨病选用活血化瘀药。如冠心病和动脉硬化患者，可选用具有扩张冠状动脉和保护心肌缺血的药物，如丹参、川芎、赤芍、牡丹皮、红花、益母草、鬼箭羽、三七等。动脉硬化、血栓形成患者，可选用抗凝血、抗血小板聚集、抗血栓作用较强的药物，如川芎、赤芍、牡丹皮、郁金、红花、桃仁、益母草、莪术、三棱、水蛭、乳香、姜黄、三七等；或选用具有降血脂、抗动脉粥样硬化的活血药，如丹参、牡丹皮、赤芍、三七、虎杖、蒲黄等。

（四）注意止痛药的配伍选用

瘀血证的一个突出症状是疼痛，故选用止痛效果好的活血药并配伍其他药物，可增强疗效。如麝香、三七可用于各种瘀血疼痛；延胡索配冰片，蒲黄配五灵脂，檀香配丹参能止心腹诸痛；乳香配没药用于跌打损伤疼痛；土鳖虫配全蝎、蜈蚣用于风湿顽痹入络疼痛；三七配人参用于气虚血瘀疼痛等。

此外，应根据活血祛瘀药的特点进行选药。如延胡索对于气滞血瘀的钝痛效果好，如神经痛、月经痛、内脏痉挛性疼痛、慢性持续性疼痛等；而对刀割等锐痛效果较差，如外伤、手术后疼痛等。其止痛特点是无成瘾性、毒性低、安全性大，且有镇静催眠作用。

二、根据活血祛瘀药的作用强度安全合理用药

结合古代的用药经验和现代的药理研究结果，根据其作用强度的不同，活血化瘀药有和血、行血、活血散瘀、破血逐瘀等作用强度不同之分。其中，破血逐瘀药峻猛力强，活血散瘀药力量次之，行血药作用较弱，和血药作用最弱。临床选药可参考活血祛瘀药的作用强弱及临床用药经验合理选用。

临床之时，应当根据瘀血病证的轻重、缓急、病程长短、体质强弱等合理选用不同作用强度的活血祛瘀药物。病轻而缓、病程短、体质虚弱者，宜选用和血、活血药；病重急、病程长、体质尚可耐受攻伐者，可选用破血类药物。切不可动辄破瘀攻逐，虽或可取效于一时，唯恐瘀去而正气大伤，或致不良反应。

根据 1982 年全国第一次活血化瘀研究学术会议制定的《传统活血化瘀药物范围》修改后的分类方法，活血化瘀药可分为以下几类。

（1）和血类：指有养血、和血脉作用者，如当归、牡丹皮、丹参、生地黄、赤芍、鸡血藤。

（2）活血类：指有活血、行血、通瘀作用者，如川芎、蒲黄、红花、刘寄奴、五灵脂、郁金、三七、大黄、姜黄、益母草、泽兰、苏木、牛膝、延胡索、鬼箭羽、乳香、没药、蛴螬、王不留行。

（3）破血类：指有破血消瘀攻坚作用者，如水蛭、虻虫、三棱、莪术、血竭、桃仁、干漆、土鳖虫。

根据作用机制和强度，以血液黏滞性、血小板功能、红细胞变形性、血栓形成实验、冠脉血流量、心肌收缩力、心肌细胞耗氧量等 26 项指标，对 34 种活血化瘀药进行系统研究，表明其作用是多途径和多环节的。按作用强度排列，作用显著的前 10 名依次为莪术、血竭、土鳖虫、桃仁、虻虫、大黄、水蛭、牛膝、没药、三棱；而作用较弱的倒数 10 名依次为鸡血藤、苏木、蒲黄、生地黄、丹参、刘寄奴、延胡索、郁金、当归、赤芍。[1]

三、根据瘀血证所在的不同病位合理用药

王清任敢于创新，勤于实践，善于应用活血祛瘀药，根据瘀血的病位不同创制了以血府逐瘀汤为代表的系列方剂。各方均以川芎、当归、桃仁、红花、赤芍为基础药物，具有活血祛瘀止痛的作用。

某些活血化瘀药对某些病变部位具有明显的作用趋向，故可按血瘀证的所在部位和病机合理选用或配伍。

如牛膝性善下行，亦能引药下行，故多用于腰膝以下的肝肾虚弱之腰膝疼痛，以及湿热之足膝肿痛等多种病证。同时利用其下行之性，牛膝还可治疗火热上炎的牙痛、牙龈肿痛以及气火上逆，迫血妄行的吐血、咯血等身体上部出血，或倒经，或肝阳上亢的

头昏、头痛等病证，旨在发挥其引血下行、引上亢之阳下降的作用，以提高临床疗效，如玉女煎、镇肝熄风汤等。

川芎的作用趋向上行头目，下行血海，内能活血祛瘀，外能祛散风邪，能上能下，达里透表，可用于多种血瘀病证的治疗。

（一）瘀阻于头面之病证

症见头痛、神志不清、发狂，以活血化瘀药配伍通阳开窍、活血止痛之麝香，以及通阳升散之老葱、生姜，以增强辛香活血通窍之药效。如通窍活血汤。

（二）瘀阻于胸中之病证

瘀阻于心，则见心悸、胸闷、胸痛、口唇青紫；瘀阻于肺，则胸痛、咯血暗红或夹紫块。可用活血化瘀药配伍枳壳、桔梗、柴胡，以及活血、引血下行的牛膝，增强宣通胸中气机，引血下行的药效。如血府逐瘀汤。

（三）瘀血阻于膈下之病证

瘀阻于肝脾，肝郁气滞，则见两胁肿块、疼痛拒按，以活血化瘀药配伍活血行气之延胡索，以及配伍香附、乌药、枳壳等疏肝行气止痛之品，可增强行气止痛之药效。如膈下逐瘀汤。

（四）瘀阻于肠胃之病证

症见脘腹疼痛、呕血、大便色黑如柏油，可用化瘀止血法治疗。若瘀热阻滞于肠而患肠痈，可选用大黄，配伍牡丹皮、薏苡仁、桃仁等，如大黄牡丹汤、桃核承气汤。

（五）瘀阻于少腹之病证

瘀阻于胞宫，血瘀少腹，症见小腹疼痛、月经不调、经色紫暗夹血块、闭经、产后恶露不净等，以活血化瘀药配伍温里祛寒之小茴香、肉桂、干姜，增强温经止痛之药效，如少腹逐瘀汤、生化汤、温经汤。

（六）瘀阻于经络之病证

瘀血阻滞经脉，症见肩、臂、腰、腿及周身疼痛，以活血化瘀药配伍秦艽、羌活、地龙等，可增强通络、宣痹止痛之药效，如身痛逐瘀汤，或活络效灵丹加减。

若瘀阻于四肢经络，症见局部冰冷、皮色暗红或青紫，可选用牛膝、丹参、川芎、鸡血藤、当归等。

若因外伤或皮下出血等所致瘀阻于皮肉筋骨之病证，症见皮肤青紫、皮下血肿、疼痛等，宜选用三七、苏木、自然铜、续断、血竭等以活血消肿，在用法上可选用外敷之法。

四、根据瘀血的病理归类合理用药

（一）闭塞性瘀血

此类瘀血多为气虚血滞，常见于中风后遗症、冠心病心绞痛等；或寒凝血脉。治当补气、化瘀、温通。可选用川芎、延胡索、姜黄、乳香、没药、三棱、莪术、当归等，配人参、黄芪、党参、白术等补气药；或配通经活络药，如全蝎、蜈蚣、威灵仙等。

（二）郁滞性瘀血

此类瘀血多为气滞血瘀，或寒凝血脉。治以行气、化瘀、温通、攻瘀。宜选用既能行气又能活血的药物如川芎、延胡索、姜黄、乳香、没药、三棱、莪术等，配伍桂枝、肉桂、香附、木香、檀香、砂仁等。

（三）出血性瘀血

此类瘀血多因外伤、出血性中风、妇女经产诸证或血热迫血妄行，离经之血未能及时排出或消散而致。急性期或出血量多者，宜慎用或忌用活血化瘀药；待病情稳定后治当止血消瘀、固本。宜选用既能止血又能化瘀的药物，如三七、蒲黄、五灵脂、藕节等。

五、不同年龄与体质患者血瘀证的安全合理用药

（一）儿童和老年人

1. 儿童和年长者脏腑、气血不足，宜选用和血药，不宜用活血作用强的活血药。水蛭、虻虫、干漆、土鳖虫等有毒之品，尤当忌用或慎用。

2. 老年人患血瘀证常兼夹出血，使用活血祛瘀药应注意选用既能活血，又能止血的药物，如三七、血竭、蒲黄、五灵脂等。

3. 老年人患血瘀证常兼痰阻，致痰瘀互结，使用活血药时当配合祛痰通络之品，以痰瘀并治，如大黄、胆南星、石菖蒲、郁金、香附、川芎、蒲黄、益母草、泽兰、薤白、旋覆花、海风藤、王不留行、瓜蒌、半夏等。

4. 中老年人，肾气日衰，脏腑精气渐减，易致气血不畅，血瘀于心脑，故中老年人患瘀血病证多属本虚标实之证，使用活血药应注意补肾扶正、益气健脾，使祛瘀而不伤正。

兹举著名中西医结合专家陈可冀院士治疗痰瘀互结之胸痹病案一则于后说明之。

病案举例：痰瘀互结之胸痹[2]

徐某，男，74岁，退休干部，因阵作胸闷痛4年于2003年10月28日来诊。

患者于2000年初首次发生急性心内膜下心肌梗死。1年前髋关节骨折后手术诱发

心肌梗死，行冠状动脉造影示三支病变加左主干病变，并出现喘憋，在某医院诊为冠心病心力衰竭、心律失常、呼吸衰竭，未能行内科介入及冠状动脉搭桥手术。平时患者口服倍他乐克、开搏通、鲁南欣康，因活动时持续心前区疼痛，在北京某医院诊为急性前间壁心肌梗死，经予尿激酶溶栓，血管已通。2000 年 4 月患者在北京阜外医院行冠状动脉造影示右冠状动脉近端弥漫性病变，呈不规则狭窄 80%，左冠状动脉前降支中段 100% 狭窄，回旋支近段狭窄 90%，射血分数（EF）67.8%。甘油三酯 4.4mmol/L。服用中成药通心络等，患者仍有阵发性胸闷疼，稍动即有加重，夜眠差，食纳、二便可。既往有高脂血症 5 年；高血压病史 5 年，血压最高 190/120mmHg，现一般血压维持在 120/80mmHg。查体：舌暗，苔白腻，脉沉弦；血压 110/70mmHg，心率 82/ 分。中医诊断：胸痹，眩晕，气虚血瘀痰阻。西医诊断：冠状动脉粥样硬化性心脏病心绞痛，陈旧性心肌梗死，心功能Ⅰ级，高血压病 2 级（极高危），高脂血症。治疗原则：急则治标，化痰活血，宽胸通阳。血府逐瘀汤合瓜蒌薤白半夏汤加减：桃仁 12g，红花 15g，当归尾 20g，川芎 10g，赤芍 12g，生地黄 12g，柴胡 12g，枳壳 12g，陈皮 10g，桔梗 12g，全瓜蒌 30g，薤白 30g，半夏 10g，甘草 10g，茯苓 12g。

4 月 7 日二诊：患者一直服用上述药物，无明显不适主诉，查舌苔黄厚腻、脉细弦。乃于前方加用藿香、佩兰各 30g 以加强芳化湿浊之功。

1 年后又来门诊，患者精神较好，自诉一直服用本方，无明显不适主诉。

（二）孕妇和产妇

1. 水蛭、虻虫、干漆、土鳖虫等有毒之品以及红花，孕妇、产妇当忌用。

2. 活血化瘀药有加强子宫收缩的作用，孕妇及月经过多者宜忌用或慎用。如红花、西红花、郁金、桃仁、益母草、姜黄、蒲黄、鸡血藤等均有收缩子宫的作用；王不留行、莪术等有抗着床、抗早孕的作用；郁金、姜黄、益母草、水蛭等可能引起流产。

3. 益母草、红花、蒲黄、当归、川芎等能加强子宫收缩，用作产后调理药，可加速子宫复旧，治疗产后出血和复旧不全。

4. 产妇气滞血瘀，乳汁不通，可选用王不留行等活血通经下乳。

（三）体虚患者

体虚患者忌用有毒和药性猛烈的破血药，慎用活血药；或配伍补气扶正药攻补兼施。

六、血瘀证兼证的安全合理用药

（一）虚实夹杂

虚实夹杂的瘀血病证可因瘀致虚，或因祛瘀致虚，或因气虚致瘀，主要有以下几种情况。

1. 血瘀证日久，瘀血不去，新血不生，常兼有血虚，症见头面、肌肤失荣，肌肤甲错，月经量少等，宜选用丹参、鸡血藤等活血补血药，丹参能使瘀血去而新血生，并配伍当归、熟地黄、制何首乌、枸杞子、白芍等养血药。

2.使用活血祛瘀药日久，致气血耗伤，或阴血耗伤者，宜配伍补气养血或滋阴养血药。在使用峻猛的破血药如水蛭、三棱、莪术时，应佐以养血药，防止破血药的耗血之弊，使祛瘀不伤正。

3.因气虚致瘀，兼气虚症状，如气短乏力、喘促、食少、脉虚弱等，可配伍人参、黄芪、党参等补气药，使气旺则血行。

4.阳虚血寒致凝者，宜选用川芎、当归、姜黄、延胡索等温性行气活血药，并配伍肉桂、桂枝等温通血脉药，以及巴戟天、淫羊藿等补阳药。

（二）兼寒邪阻滞

因寒致瘀者，兼有畏寒肢冷，腰膝冷痛等，选用温性的活血药，如川芎、姜黄、莪术、延胡索等，并配伍温经散寒通阳药物，如桂枝、肉桂、吴茱萸、附子、细辛等。

病案举例：孟澍江治疗寒瘀互结心络之胸痹[3]

张某，女，55岁，1987年11月11日初诊。

患者自诉患冠心病已5年余，常因受寒或情绪激动而引发，发时含硝酸甘油片即可缓解。刻诊：心绞痛呈缩窄痛，或呈明显压迫痛，位于胸骨之后，或在左胸前，可放射到左肩左臂。苔白微腻，脉沉迟。证属寒瘀互结心络，治宜散寒化瘀通络，方用辛芎二黄汤。处方：细辛4g，川芎8g，生蒲黄15g，姜黄6g。3剂。

二诊：药后痛势缓解。后继服15剂，痛势全消。其后虽尚有小发作，但痛势明显轻微，按原方服一二剂即可平复。

按：本案中细辛、川芎散寒，走窜通络；蒲黄、姜黄行气滞，通血脉。诸药共达祛寒通络，祛瘀止痛之效。

（三）兼热邪瘀滞

因热而致瘀，兼有发热、口渴、便秘、口干等症，宜选用寒性的活血药，如丹参、郁金、益母草等，并配伍清热泻火药，如黄连、黄芩、大黄等。若热毒瘀滞而致疮痈肿痛者，宜选用活血消痈药，如乳香、没药，配伍清热解毒、活血消痈药，如牡丹皮、赤芍、败酱草、红藤、连翘、蒲公英等。

（四）因外伤而致瘀

兼有瘀滞肿痛、包块等，宜选用活血疗伤、通络止痛药，如乳香、没药、苏木、自然铜等，配伍麝香、地龙等。

（五）兼风湿痹阻

风湿痹阻日久，经脉不通，症见关节变形、拘急、屈伸不利，宜选用鸡血藤、姜黄、川芎等活血通络药，并配伍威灵仙、蕲蛇、全蝎、蜈蚣等祛风通络止痛药。

（六）兼肝气郁结

妇女以血为本，以肝为本，易致肝气郁结而见气滞血瘀之证，症见乳房胀痛、月经不调等，宜选用郁金、延胡索、川芎等行气活血药，并配伍香附、柴胡、佛手等疏肝行气药。

（七）兼肝热、肝阳上亢或肝风内动

瘀血证常兼肝热、肝阳上亢，症见头昏目眩、面红目赤，或夹肝风内动，症见中风半身不遂等，宜选用偏寒性的活血药，如丹参、郁金、益母草等，同时配伍菊花、葛根、牡蛎、羚羊角等清肝热、平肝潜阳药，或钩藤、天麻、地龙等平肝息风止痉药，阴虚阳亢则配伍生地黄、黑豆、龟甲、鳖甲、珍珠母、牡蛎等滋阴潜阳药。

（八）兼痰浊阻滞

痰瘀互结，症见手足麻木、眩晕、抽搐、口眼㖞斜等，宜选用郁金、益母草、川芎、丹参等，并配伍桂枝、瓜蒌、法半夏、陈皮、枳实、白芥子、天南星、白附子、全蝎、蜈蚣等化痰、息风、通络药物。

（九）兼水饮内阻、瘀水互结

瘀血内阻日久，血脉不通，水湿内停，导致癥瘕积聚，如肝癌、肝硬化后期腹水等，宜选用既能活血又能利水的药物，如益母草、泽兰等，并配伍利水渗湿药或峻下逐水药以祛除水湿之邪，同时注意扶正。

七、不同季节与气候活血化瘀药的安全合理用药

秋冬季节天气寒冷，瘀血证往往加重，血得寒则凝，此时宜选用性偏温热的活血药，不宜过用寒性的活血祛瘀药。春夏气候温热，血得温则行，此时宜选用寒性的活血祛瘀药，若用温热药，用量可减少。

八、合理停药

活血化瘀药属祛邪药，多服久服易伤正气，尤其是破血药及有毒性的药物，应中病即止，不宜过用。

九、活血化瘀药的用量和用法

（一）用量

有大毒的药物如马钱子，应严格掌握其用量；有毒或有小毒的药物，或破血药，也不可过用、久用。

在以相须、相使组成的活血化瘀方剂的药对中，其用量的大小与药效强度具有直接的关系。如桃仁配红花，适用于一切血脉瘀阻之证，剂量重则能破血逐瘀，剂量轻却能调血和血。历代医家根据各自的用药经验形成了自己的特色。如著名中医施今墨治疗冠心病心绞痛尚无器质性病变者，重用丹参，少佐三七。反之，病程日久，又有器质性损害者，则主以三七，佐以丹参。[4]

（二）煎煮法

1. 可加酒煎，或酒水合煎，或用温酒送服药末，或用酒泡服，因酒性辛温，能加速血行，使药力易于直达病所，增强活血化瘀之药效。一般用乙醇度数较低的黄酒、红酒，不宜用烈性白酒。如对乙醇过敏或高血压、心脏病等患者，则不宜用酒。

2. 含挥发油的活血祛瘀药，如川芎、姜黄、莪术等，不宜久煎。

（三）剂型

1. 新瘀证急，宜用汤剂，以取其力大效速；久瘀证缓，宜用丸剂，以取其力小性爱，使瘀消而不致伤正。

2. 味浊难服的树脂类药物如乳香、没药等，或动物药如水蛭、土鳖虫等，入丸散用可减少胃肠道的反应；有效成分难溶于水的延胡索等亦可入丸散用，以提高药效。

3. 性剧毒烈的药物如制马钱子宜入丸散，以便准确控制其用量，防止中毒。

4. 外伤瘀滞肿痛或癥瘕积聚者，除内服汤药之外，亦可配合外敷剂型，研末调敷患处，使药效直达病所。

（四）服药法

活血化瘀药宜温服，取其温通之效。一般宜饭后服药。

十、药后调摄

（一）饮食宜忌

服用活血祛瘀药忌食肥甘厚味之品，以及生冷食物。

（二）药后可能出现的问题及处理

1. **出血** 活血祛瘀药常用于治疗心脑血管疾病、外伤骨科疾病、妇女经产诸证，故使用本类药物应注意监测心率、心律、心电图、血压、脉搏以及疼痛、出血等情况，以观察疗效和保证用药的安全。如发现有出血、心率加快、血压下降、脉搏加快等，应及时停药，并行进一步检查或及时救治。

红花具有抗凝血和抗血栓作用，长期服用可能影响凝血机制，妇女可能出现月经量多或经期提前等。莪术、三棱具有抗凝血和溶血作用，有出血倾向者，使用剂量过大或使用不当可能引起大出血；对于子宫肌瘤患者，可能引起崩漏。

2. 消化道反应 味浊难服的药物如乳香、没药、血竭等含有树脂和挥发油，容易引起反胃、恶心，甚则呕吐；红花含黄色素、西红花含番红花苷色素，服后可能出现头昏、食欲减退等；水蛭煎剂味劣难服，闻之即能致恶心欲呕，患消化系统疾病者易引起恶心、呕吐、腹痛、腹泻等副作用；三棱剂量过大，部分患者会有食欲减退、腹胀、恶心等不良反应；土鳖虫剂量稍大也可有消化道反应。

配伍陈皮、生姜、甘草、大枣等矫味、和胃护胃药，可减轻消化道反应。

第三节　常用烈性或具毒性活血化瘀药的安全合理用药

大毒药生马钱子、斑蝥属于香港特区《中医药条例》中附表 1 的 31 种烈性 / 毒性中药材归管的中药材，临床应严格控制应用；桃仁、土鳖虫、制马钱子、水蛭等为毒性中药，临床应谨慎使用，以达安全用药之目的。

一、桃仁〔Persicae Semen〕

本品为蔷薇科植物桃 *Prunus persica*（L.）Batsch 或山桃 *P. davidiana*（Carr.）Franch 的成熟种子（图 12-1）。

（一）作用特点

1. 性能功效特点 首载于《神农本草经》，曰："主瘀血，血闭癥瘕，邪气，杀小虫。"

桃仁性味苦、甘，平；有小毒；归心、肝、大肠经。其入血分，能活血祛瘀，具有抗凝血的作用，可改善血行，消除血行阻滞，祛瘀生新，使各脏器组织功能恢复；具有促进子宫收缩的作用，有助于初产妇子宫恢复和止血；富含油脂，苦泄滑利，能开结通滞、润肠通便；所含的苦杏仁苷具有镇咳平喘作用。

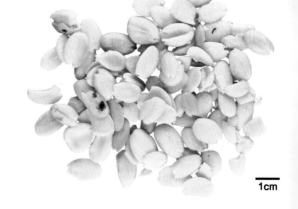

图 12-1　桃仁饮片

2. 不同炮制品种的作用特点

（1）生桃仁：粉碎后的生桃仁粉水溶性煎出物含量明显提高。生桃仁的抗凝血、抗血栓、抗炎、润肠作用最强。

（2）燀去皮：既可纯净药材，又有利于有效成分煎出，也可缓和药性。但燀制时间不宜过长，以免有效成分过度损失。

（3）桃仁霜：研粉吸去油脂，润肠通便作用减弱，适用于瘀血内阻而脾虚便溏者。

（二）安全合理用药

1. **适应证** 桃仁用于临床各科，治疗多种有瘀血阻滞的病证，如痛经、闭经、产后腹痛、恶露不下、肝脾肿大、中风后遗症、便秘等。因其所含的油脂能润肠通便，故尤其适用于瘀血兼有便秘的病证。

2. **禁忌证**

（1）孕妇忌用。

（2）便溏者慎用。

3. **用法用量**

（1）煎服，5～10g。本品有毒，不可过量。入丸散1～3g。

（2）桃仁宜燀去皮，打碎煎煮，使其有效成分易于溶出，减少毒性，提高疗效，并节省药材，减少浪费。

（三）不良反应及处理

桃仁含苦杏仁苷，在体内可分解成氢氰酸，对呼吸中枢具有麻痹作用。过量服用桃仁可致中毒。《神农本草经疏》云："桃仁性善破血，散而不收，泻而无补，过用之，及用之不得其当，能使血下不止，损伤真阴。"

1. **临床表现**

（1）早期可见头晕、头痛、恶心、呕吐、心跳加快，继之呼吸困难、胸闷，其后则意识丧失、二便失禁、瞳孔散大、光反射消失、昏迷、血压下降，甚则呼吸衰竭、心跳停止而死亡。[5]

（2）氢氰酸对皮肤黏膜有刺激作用，有接触桃仁而引起过敏者，出现接触部位手背刺痛，出现红色疹块，并有痒感。[6]

2. **中毒解救** 迅速送医院处理，主要措施如下。

（1）早期洗胃。

（2）已出现昏迷者，宜先吸入亚硝酸异戊酯，继用3%亚硝酸钠注射液静脉注射，再用50%硫代硫酸钠注射液，静脉注入，慢速注射。必要时，可用半量重复注射1次。

（3）呼吸抑制，用呼吸兴奋剂及吸氧、保温等。

二、土鳖虫〔Eupolyphaga Steleophaga〕

本品为鳖蠊科昆虫地鳖 *Eupolyphaga sinensis* Walker 或冀地鳖 *Steleophaga plancyi*（Boleny）雌虫的全体。

（一）作用特点

1. **性能功效特点** 土鳖虫性寒、味咸，有小毒；入肝经；有破血逐瘀、通络疗伤的作用。其破血逐瘀力较强，续筋接骨功效显著；攻坚逐瘀而有推陈出新之能，猛而不峻。故内科常用于消癥散结，治疗癥瘕积聚；妇科常用于通经逐瘀，治疗血滞经闭、痛经等；伤科常用于活血疗伤，为伤科跌打损伤之要药。

2. 不同炮制品种的作用特点 一般用炒制。用酒炙土鳖虫能起到增效减毒的效果。通过酒炙的土鳖虫既能增强其破血逐瘀的作用，又减弱了腥臭之气，可增强疗效，去臭矫味，减少胃肠不良刺激。

（二）安全合理用药

1. 煎服，3～10g；研末服，1～1.5g，黄酒送服，或装胶囊服用，以减少对胃肠的刺激。外用适量。

2. 注意掌握剂量，先用常规量，根据患者的体质、耐受程度逐渐增量，见效为度。

3. 孕妇忌服，月经期无瘀血者慎用。

4. 有心脏病的患者慎用，注意观察心率、血压、脉搏和心电图变化。

5. 有过敏史的患者忌用。

（三）不良反应及处理

1. 临床表现

（1）全身乏力，恶心，腹痛，眩晕等。

（2）治疗量出现心率减慢。

（3）过敏反应，如全身出现密集的小丘疹，伴全身瘙痒，停药1～2天皮疹消失，可能与土鳖虫所含的异性蛋白刺激有关。有异性蛋白过敏史者（如食鱼虾过敏）慎用。[7, 8]

2. 处理 若出现过敏反应，抗过敏药对症处理。

三、马钱子〔Strychni Semen〕

本品为马钱科植物马钱 *Strychnos nux-vomica* L. 或云南马钱 *S. Pierriana* A.W. Hill 的干燥成熟种子（图12-2）。

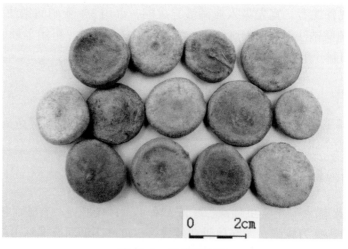

图 12-2 马钱子饮片

（一）作用特点

1. 性能功效特点 马钱子味苦，性寒（2020 年版《中华人民共和国药典》记载为温性），有大毒，归肝、脾经，具活血通络、止痛、散结消肿之功，善于活血通络、散结消肿，又长于止痛，为伤科疗伤止痛之佳品。其善于搜筋骨间风湿，开通经络，透达关节，止痛力强，为治疗风湿顽痹、拘挛疼痛、麻木瘫痪之佳品。

马钱子为剧毒药，不合理应用易致不良反应及中毒，临床有许多相关报道，现代在炮制、毒理方面做了大量研究，取得了较大进展，但是仍存在具体毒性成分与药理成分关系模糊、毒代动力学方面研究欠缺、临床上缺乏对毒性成分的安全性监控等问题。深入研究马钱子的毒性作用，加强观察其在人体内的代谢情况，减毒增效以提高其临床安全性和疗效将是今后的研究方向。[9]

2. 不同炮制品种的作用特点

（1）生马钱子：毒性剧烈，为香港特区《中医药条例》中附表 1 的 31 种烈性 / 毒性中药材之一，为我国规定的毒性中药管理品种，仅供外用。

（2）制马钱子：为了确保临床用药安全有效，内服必须用制马钱子。传统炮制方法有多种，主要是通过加热以降低其毒性。其中，高温砂烫法是现今最主要炮制方法。炮制后其毒性较低，作用较强，亦易于粉碎。

3. 不同品种的作用特点 由于不同品种马钱子的马钱子碱含量不同，因而临床应用时会因更换品种而导致中毒。故在应用时要特别谨慎，以避免因品种不同而致中毒。

（二）安全合理用药

1. 适应证 用于骨伤外科痛证，以及风湿顽痹、拘挛疼痛、麻木瘫痪等。现代用马钱子制剂为主治疗面神经麻痹、神经性皮炎、手足癣、三叉神经痛、坐骨神经痛、重症肌无力、呼吸肌麻痹、慢性支气管炎、精神分裂症、癫痫、漏肩风、阳痿、再生障碍性贫血等。

2. 禁忌证

（1）孕妇禁用。

（2）体虚者忌用。

（3）竞赛运动员忌服。

（4）高血压、心脏病及肝肾功能不全者忌用。

3. 用法用量

（1）内服仅能用制马钱子，多入丸散，日服 0.3 ～ 0.6g。

1）本品有大毒，内服应严格控制剂量，不宜多服久服。

2）须注意严格炮制，不能内服生马钱子。

3）首次用量宜轻，因马钱子的最佳有效量与轻度中毒量十分接近，故应从小剂量开始递增。如果出现舌麻、口唇发紫、轻度头痛头晕、全身肌肉轻度抽搐时，应立即减量服用。

4）注意个体差异。中毒与个体对该药的耐受性、反应性的差异有关，用药时尤当注意。

5）服用者服药期间若受到外来刺激易引起抽搐，故以在宜睡前环境安静时服用为好，且服药后不宜下床单独活动。

6）本品排泄慢，有蓄积作用，连续服药2个月后可隔4～5天再服。或做成适当的控释剂型，有可能会使该药的临床疗效进一步提高，且使不良反应降低。

7）本品不宜与酒同服，或服药后不宜饮酒，以免加剧毒性。[10]

（2）外用适量，研末调涂。其所含的有毒成分能被皮肤吸收，故外用亦不宜大面积涂敷。

（三）不良反应及处理

马钱子的有效成分为士的宁（番木鳖碱，strychninc）和马钱子碱（brantne），有剧毒。已有多起因摄入过量马钱子而致中毒甚至死亡的报道[11]。马钱子由于炮制不当、过量或久服易致中毒，中毒量1.5～3g，中毒致死量4～12g以上，相当于成人一次服士的宁5～10mg可致中毒，30mg致死。马钱子民间亦常用于肿瘤，使用不当常致中毒。临证处方用药时必须十分慎重，不可盲目使用。[12]

1. 临床表现

（1）早期表现为头痛头昏、烦躁不安，继则颈项强硬、全身发紧，甚则角弓反张、两手握拳、牙关紧闭、面呈痉笑。

（2）严重者神志昏迷、呼吸急促、心律不齐、瞳孔散大，乃至死亡。死亡原因为强直性惊厥反复发作造成衰竭及窒息而死亡。

（3）此外，另有报道类风湿关节炎患者，服用马钱子3个月，出现耳鸣、耳聋。其说明长期服用马钱子可蓄积中毒，致使耳周边血管一过性痉挛等。[13, 14]

2. 中毒解救

（1）立即停药，并送医院救治。

（2）若有惊厥，立即将患者置于安静的暗室，避免光线、声响及外界刺激。

（3）尽快用中枢抑制剂控制惊厥发作。

（4）若有呼吸抑制，应暂时停用中枢抑制剂，可采用呼吸机，必要时进行气管切开。

（5）惊厥控制后，可用0.1%的高锰酸钾洗胃，饮用牛奶、蛋清等。但忌用咖啡因和阿片类，以免加重士的宁中毒的呼吸抑制作用。

（6）温盐水灌服催吐，玄明粉加甘草导泻。

（7）蜂蜜60g，绿豆30g，甘草30g，煎汤频服。

（8）连翘、金银花各15g、绿豆60g，水煎服。

病案举例：马钱子碱中毒[15]

患者，男，34岁，因颈部僵硬、疼痛1年，加重1周，于2005年10月入院。其入院诊断为颈椎病，治疗期间遵医嘱口服马钱子胶囊，每日 2 粒（约 0.6g），温开水送服。即日 18:00 服药，患者于 20:00 出现颈部抽动，呼吸困难，面部紫红，咀嚼肌痉挛，项肌痉挛，牙关紧闭，轻度角弓反张，然后伸肌与屈肌同时极度收缩，对听、视、味感觉等过度敏感，反复发生严重惊厥。经医生诊断考虑马钱子中毒。经过及时的抢救与护理，中毒症状基本控制。

（四）配伍应用及增效减毒（烈）

1. 配伍较大剂量之白芍、生地黄、苏木　可降低其毒性，减少不良反应的发生。

2. 与倍量以上的甘草同煎　可减轻或解除马钱子的毒性[16]。

（五）配伍禁忌

马钱子不宜与麝香、延胡索同用，因麝香、延胡索可增强马钱子的毒性。

（六）鉴别用药

马钱子又称番木鳖，木鳖子又称土木鳖。因两者皆以"鳖"之形态而命名，由于其皆为种子且药名有相似之处，在功用上皆能消肿散结定痛，故皆可用于治疗疮痈肿毒等外科疾患。但两者来源于不同的植物，形态、功用有别，不可混淆。

马钱子为马钱科植物，木鳖子为葫芦科植物木鳖子 *Momordica cochinchinensis*（Lour.）Spre. 的干燥成熟种子。形态上马钱子呈圆形，一面的中心凹陷，状如纽扣，密生茸毛，似马之连钱，故名马钱子。木鳖子为呈平圆板状，中间隆起，周边有锯齿状突起，无茸毛，形如鳖，又似蟹。

在药性及功用方面，马钱子大苦大寒，苦泻清热，有大毒，其性峻烈，重在散血热、消肿结、活血通脉、搜风定痛，用于跌打损伤、风湿顽痹、半身不遂、热毒疮疡等，其毒性和止痛作用均大于木鳖子，极易中毒。木鳖子苦甘温，毒性和药性均较马钱子缓和，多外用治疗肿毒疮痈，亦用于瘰疬痰核、筋脉痉挛等。

木鳖子的具体内容如下。

1. 木鳖子的作用特点　本品首载于《日华子本草》。《开宝本草》言其性味"甘温无毒"，《本草纲目》谓其"苦、微甘，温，有小毒"，《中药大辞典》载其"苦、微甘，温，有毒"，其后基本因袭此说并成定论。历版《中华人民共和国药典》均谓其药性为"凉"。其性凉，味苦，微甘；有毒。本品性疏壅散结，能祛毒外出、散结消肿、攻毒疗疮，用于疮疡肿毒、乳痈、瘰疬、痔漏、干癣、秃疮。

2. 木鳖子的安全合理用药

（1）用量用法：本品有毒，内服宜去油取霜后用，用量 0.6～1.2g，多入丸散剂，应严格掌握用量，不可多服久服。外用适量，生用，研末，用醋或油调敷，或磨汁涂，或煎汤熏洗。

（2）禁忌证：孕妇及体虚者忌服。《本草汇言》记载"胃虚，大肠不实，元真亏损者，不可概投"。

3. 木鳖子的不良反应及处理　木鳖子含毒性成分木鳖子皂苷，小鼠静脉注射的 LD_{50} 为 32.35mg/kg，腹腔注射则为 37.34mg/kg。另一种毒性成分为木鳖子素，小鼠腹腔注射 LD_{50} 为 16mg/kg，中毒动物安静衰竭死亡。[17]

（1）临床表现：因木鳖子多外用，中毒情况少见。若误食或用量过大可致中毒，表现为恶心呕吐、头昏头痛、耳鸣、腹痛腹泻、便血、四肢无力、意识障碍、休克等。

（2）中毒救治：①用 1：5000 的高锰酸钾或 0.5% 的药用炭洗胃，服蛋清，灌肠及硫酸镁导泻。②静脉输液。③对症治疗。

四、水蛭〔Hirudo〕

本品为水蛭科动物蚂蟥 *Whitmania pigra* Whitman、水蛭 *Hirudo nipponica* Whitman 及柳叶蚂蟥 *W. acranulata* Whitman 的干燥体（图 12-3）。

（一）作用特点

水蛭具有重要的药用价值，中外医学均有应用水蛭的传统，故水蛭又名"医蛭"。《神农本草经》云："味咸，平。主逐恶血，瘀血月闭，破血瘕积聚，无子，利水道。"《伤寒论》中的抵当汤即用水蛭配伍。水蛭咸、苦，平；有小毒；归肝经；有破血通经，逐瘀消癥的作用。其作用较为峻猛，多用于有形之瘀血。其主要化学成分为水蛭素，具有抗血栓、抗凝血的作用。

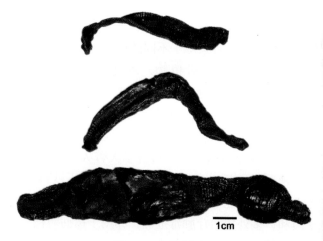

1cm

图 12-3　水蛭饮片

（二）安全合理用药

1. 适应证　水蛭广泛应用于临床各科，尤其多用于心脑血管疾病、血液病、妇科病、眼科等见瘀血征象者；手术后肠粘连、宫外孕包块、乳癖等，以及肿瘤等疑难杂证。若能合理应用，水蛭是安全有效的。

2. 禁忌证

（1）孕妇禁用，月经过多者忌用。其有堕胎和致畸胎作用。

（2）凝血功能障碍者（如血友病），或患有可能导致凝血功能障碍的疾病者忌用，如肝硬化、脾肿大、脾功能亢进者等。

（3）体质虚弱者慎用。

3. 用法用量

（1）水煎服，1.5～3g；研末服，0.3～0.5g。以生用为宜。

（2）因其所含的水蛭素遇热及稀盐酸易被破坏，故以入丸散或研末服为宜。可用粉碎机制粉，装入胶囊中吞服，这样既可保持药效，又可矫味，便于服用。

（3）用量与病情、体质有关。体质羸弱者，即使用小剂量水蛭，也可出现面色萎黄、乏力等气血两虚的症状，甚至导致出血。体质强壮且无凝血功能障碍，用量较大（10g），也未见不良反应。

（三）不良反应及处理

水蛭的毒副反应主要见于用药不当、过敏体质及患消化道疾病重证患者。

1. 临床表现

（1）胃肠道反应：水蛭煎剂味腥难服，易引起恶心、呕吐、腹痛、腹泻等不良反应。

（2）气虚证候：有些患者口服水蛭粉 10 天后出现口干、便秘、气短和乏力等症状，个别出现痔疮出血，停药后缓解。

（3）水蛭中毒：有报道大量服用水蛭粉（单次 200g），出现了膝关节僵硬，继之周身青紫、僵直、不能言语，最后出现神志昏迷、全身青紫、呼吸衰竭、心跳微弱而死亡。[18]

（4）过敏反应：表现为全身丘疹，灼热瘙痒，继见面色苍白、呼吸困难、口唇发甘、出汗、血压下降等休克症状。[19-21]

2. 处理

（1）早期洗胃，导泻，服用活性炭，口服 B 族维生素、维生素 C。以对症处理为主。

（2）出血者，口服或注射维生素 K 和安络血。

（3）对症治疗。

（4）绿豆 100g，甘草 30g，水煎服；或万年青、半边莲各 9g，水煎服。

（四）配伍应用及增效减毒（烈）

1. 配黄芪 益气活血作用增强，用于血瘀兼气虚之证。

2. 配鸡内金 破血消瘀作用增强，亦可减轻水蛭的胃肠道反应。

五、三棱〔Sparganii Rhizoma〕、莪术〔Curcumae Rhizoma〕

三棱为黑三棱科植物黑三棱 *Sparganium stoloniferum* Buch.-Ham. ex Juz. 的块茎。莪术为姜科植物蓬莪术 *Curcuma phaeocaulis* Val.、广西莪术 *C. kwangsiensis* S. G. Lee et C. F. Liang 或温郁金 *C. wenyujin* Y. H. Chen et C. Ling 的根茎（图 12-4）。

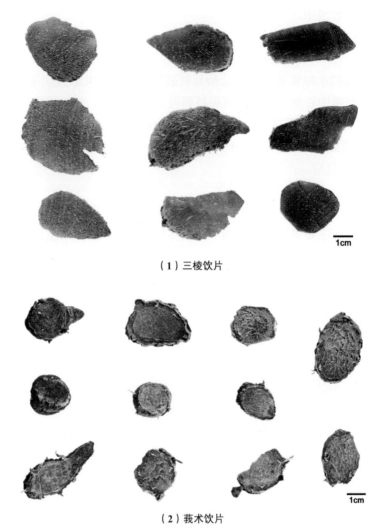

（1）三棱饮片

（2）莪术饮片

图 12-4　三棱及莪术饮片

（一）作用特点

三棱、莪术均有破血行气、消积的作用，但三棱的活血作用强于莪术，莪术的理气作用强于三棱，二药常相须为用，使药力增强。

（二）安全合理用药

1. 两药药性峻猛，有耗气伤血之弊，不宜过量久服，孕妇及月经过多、月经先期血热者忌用。

2. 气血两虚，脾胃虚弱而无积滞者不宜用。若体虚而有癥瘕积滞，非用本品者，应配伍补气健脾扶正药如人参、黄芪、白术等。

3. 煎服，3 ～ 15g。破血逐瘀多醋炒，行气止痛多生用。外用适量。

（三）不良反应及处理

服药过程中，部分患者可见头晕、恶心、面部潮红、呼吸困难、胸闷；个别有发热、发绀、心慌、乏力；有个案除出现重感冒症状外，还伴有胸闷憋气、呼吸困难等。[22] 出现上述反应当立即停药。

（四）鉴别用药

1. **三棱与莪术** 二者性味均辛苦温或平（三棱），都能破血行气、消积止痛。二者配伍应用，治疗血瘀及食积重症。三棱偏于破血，莪术偏于破气。

2. **荆三棱与黑三棱** 三棱的品种较多，其中以荆三棱、黑三棱为常用，但名称常有混淆。历史上，莎草科的三棱（植物名称为荆三棱）因块茎须多根，需火烧其须根（习惯不去皮），致药材变黑，故药材名"黑三棱"；而黑三棱科的三棱（植物名称为黑三棱）原生长于古荆州地区，故药材名"荆三棱"。由于三棱的植物名与药材名相互颠倒，给临床用药带来了混乱。故《中华人民共和国药典》确定"黑三棱科植物黑三棱 *Sparganium stoloniferum* Buch.–Ham. 的块茎"为三棱的正品。

3. **莪术与郁金、姜黄** 三者植物来源关系密切，功用相似，易混淆不清。

（1）药材来源：①郁金〔Curcumae Radix〕：为温郁金、姜黄、广西莪术或蓬莪术的块根。②姜黄〔Curcumae Longae Rhizoma〕：为姜科植物姜黄 Curcuma longa. L. 的根茎。③莪术〔Curcumae Rhizoma〕：为蓬莪术、广西莪术或温郁金的根茎。

（2）功用

1）相同点：三者性味均辛，能活血破瘀、行气止痛，治肝郁气滞、瘀血内阻之胸腹胁肋刺痛、肿瘤、经闭、痛经及月经不调等。

2）不同点：①莪术：善消积止痛，又治食积重症。②姜黄：辛温行散，以治寒凝血瘀气滞之证为好；又能通经散风，横走肢臂，善治上肢肩臂风寒湿痹、跌打损伤、瘀血肿痛。③郁金：辛苦性寒，以治血瘀气滞有热之证为佳；又能凉血清心、解郁安神、利胆退黄，治热病神昏、痰热癫痫、血热夹瘀出血、湿热黄疸及肝脾肿大。

第四节 其他常用活血化瘀药的安全合理用药

一、川芎〔Chuanxiong Rhizoma〕

本品为伞形科植物川芎 *Ligusticum chuanxiong* Hort. 的根茎（图 12–5）。

（一）作用特点

川芎首载于《神农本草经》曰："味辛，温。主中风入脑头痛，寒痹筋挛缓急，金疮，妇人血闭无子。"川芎性味辛、温，归肝、胆、心包经，能上行颠顶，下达血海，外彻皮毛，旁通四肢，为活血行气、祛风止痛要药。正如《本草汇言》所云："芎䓖，上

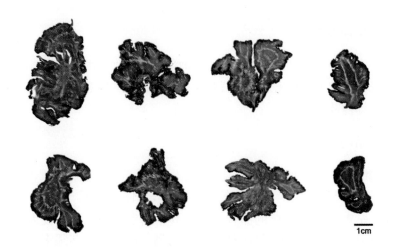

图 12-5 川芎饮片

行头目，下调经水，中开郁结，血中气药。尝为当归所使，非第治血有功，而治气亦神验也……味辛性阳，气善走窜而无阴凝粘滞之态，虽入血分，又能去一切风，调一切气。"

1. **活血行气** 川芎辛能行气，温能通血脉，性善走散，一往无前，走而不守，既能行气，又能活血，气行则血行，被称为"血中之气药"，为活血化瘀、行气止痛、调经之要药。

据研究，川芎含川芎嗪、阿魏酸及挥发油等。川芎嗪能扩张冠状动脉，增加冠状动脉的血流量，既能降低心肌的耗氧量，增加脑及肢体的血流量，改善微循环，又能抑制血小板聚集，降低血小板的表面活性，抗血栓。

2. **祛风止痛** 川芎秉升散之性，能上行头目，为治头痛要药。现代研究表明，川芎能改善脑微循环，抑制中枢神经系统的活动。

（二）安全合理用药

1. **适应证** 川芎广泛应用于临床各科气滞血瘀诸证。川芎上能行头目，善治风寒头痛，故有"头痛不离川芎"的之说；下能行血海，为经产诸证要药。其现代用于治疗冠心病、中风后遗症、肺源性心脏病、关节炎等多种疾病。从川芎中提取的主要成分川芎嗪，广泛应用于心脑血管疾病。

2. **禁忌证** 《本草害利》归纳川芎的禁忌证云："其性辛散，走泄真气。上行头目，下行血海。凡病气升痰喘，虚火上炎，呕吐，咳逆，自汗，易汗，盗汗，咽干口燥，骨蒸发热，作渴烦躁，及气弱人，均不宜用。"

（1）川芎辛温升散，能助火伤阴，使气火上逆。阴虚火旺、肝阳上亢、气逆咳喘属痰火证者忌用。

（2）火郁头痛忌用，或配伍清热平肝、养阴药并用。

3. **用法用量** 《中华人民共和国药典》规定川芎的用量为 3～10g。临床常用量为 3～9g，但亦有人用至 12～30g，水煎服或浸酒服。入丸散 1～3g。外用适量。

关于川芎用于治头痛的用量，目前有不同的观点和经验，兹归纳如下，以供临床用药时参考。

（1）主张用量小：秦伯未《谦斋医学讲稿》曰："川芎治头痛的用量以 3g 为宜，若用 9g，服后反增头晕欲呕。"

（2）依病情而定：川芎用于治疗头痛，应严格辨证，掌握应用的指征，并注意配伍，虽无毒，但应注意禁忌证。

1）外感风邪（风寒、风热或风湿）初病，病情轻，以小剂量为宜。

2）久病头风、瘀血入络头痛，或风邪郁久化热入络，若较大剂量应用，需配伍石膏、石决明等清肝平肝之品。

3）久病痼疾，头痛剧烈，如血管神经性头痛、瘀血头痛等，宜用较大剂量，并配伍补肝肾、平肝息风、化痰通络、活血通络等药物，或配伍虫类搜风通络药，如僵蚕、蜈蚣、全蝎等。

（三）不良反应及处理

出现不良反应常与用量过大有关，单次剂量均超过了 20g。

1. 过敏反应 服药后出现嘴唇肿胀，渗液，结痂后唇面布满黄色粉样物；或四肢、面部、腹股沟、外阴部等瘙痒，弥漫型红斑，水疱，伴轻度肿胀，或粟粒状红色丘疹。[23, 24]

2. 大剂量可出现中毒症状 如下腹部持续性刺痛，拒按，尿频、尿急、尿痛，浓茶色样尿；或出现剧烈头痛，呕吐[25]；或出现颜面发红发烫，全身燥热，头晕[26]。

3. 用粉碎机加工川芎 引发双目不适，太阳穴剧痛，呕吐。

4. 过量服用川芎嗪 致上消化道出血。

（四）配伍应用及增效减毒（烈）

1. 在活血方中配伍川芎 配当归、丹参等活血化瘀药，可增强行血散瘀的作用，其抗凝活性协同或作用相加。

2. 在补血方中配伍川芎 能通达气血，使补而不滞。

古有川芎"补血"之说，在补血方中每常用之。如补血名方四物汤，方中用有川芎香温润，能行血中之气，防止熟地黄、白芍之滋腻阻滞气血运行。

3. 川芎为治头痛要药，但必须注意配伍其他药物以增强疗效，减少副作用 头痛用川芎，可加引经药以增强疗效，如太阳头痛加羌活，阳明头痛加白芷，少阳头痛加柴胡，太阴头痛加苍术，厥阴头痛加吴茱萸，少阴头痛加细辛。

同时，需根据病因、病机进行配伍：

（1）配白芷、防风、细辛：祛风散寒止痛作用增强。治风寒头痛。如川芎茶调散。

（2）配菊花、石膏、僵蚕：祛风热止痛作用增强。治风热头痛。如川芎散。

（3）配羌活、藁本、防风：祛风湿止痛作用增强。治风湿头痛。如羌活胜湿汤。

（4）配柴胡、枳壳、赤芍、桃仁、红花：行气活血止痛力增强。治肝郁气滞之瘀血头痛。

（五）与西药合用的禁忌

1. 不宜与心得安同用 川芎嗪具有 β 受体激动剂样作用，能强心及扩张冠状动脉，心得安却能阻断其作用。

2. 不宜与苯丙胺同用 川芎具有镇静作用，能拮抗苯丙胺的兴奋作用。

二、延胡索〔Corydalis Rhizoma〕

本品为罂粟科植物延胡索 *Corydalis yanhusuo* W. T. Wang 的块茎。

（一）作用特点

1. 性能功效特点 延胡索性味辛、苦，温；归肝、脾、心经；功效活血，行气，止痛。其辛散温通，作用温和，《本草纲目》曰："延胡索味苦微辛，气温，入手足太阴厥阴四经，能行血中气滞，气中血滞，故专治一身上下诸痛，用之中的，妙不可言。"[27] 故称延胡索为止痛之要药。其主要化学成分为延胡索乙素，具有显著的镇痛作用。

2. 醋制延胡索的作用特点 酸入肝，增强行气止痛作用；延胡索的止痛有效成分为生物碱。比较酒炙等其他炮制方法，醋制延胡索的止痛作用最强。醋制后，游离的生物碱与醋酸结合生成醋酸盐而易溶于水，使在煎液中有效成分的溶出率显著提高，故止痛作用增强。[28] 醋制延胡索临床上多用于肝气郁滞的痛证，如胁痛、胃痛、腹痛诸痛。

（二）安全合理用药

1. 适应证 气血瘀滞证，尤其是诸痛证，均可配伍应用，内脏诸痛最为擅长。临床用于治疗心腹诸痛，月经不调，恶露不尽，疝气痛，跌打损伤。现代用于治疗冠心病心绞痛、胃炎、胃溃疡等。

李时珍《本草纲目》记载延胡索止痛病案二则，兹介绍如下。

病案举例一[27]

荆穆王妃胡氏，因食荞麦面着怒，遂病胃脘当心痛，不可忍。医用吐下行气化滞诸药，皆入口即吐，不能奏功。大便三日不通。因思雷公炮炙论云：心痛欲死，速觅延胡。乃以延胡索末三钱，温酒调下，即纳入，少顷大便行而痛遂止。

病案举例二[27]

一人病遍身作痛，殆不可忍。都下一医或云中风，或云中湿，或云脚气，药悉无效。周离亨言：是其气血凝滞所致。用延胡索、当归、桂心等分，为末，温酒调服三四钱，随量频进，以止为度，遂痛止。盖延胡索能活血化气，第一品药也。其后赵待制因导引失节，肢体拘挛，亦用此数服而愈。

2. **禁忌证**

（1）孕妇慎用。

（2）血虚气弱不宜用。

（3）勿与马钱子合用。

3. **用法用量**

（1）煎服，3～9g。研粉吞服，每次1～3g。入煎剂宜醋制，可增强其止痛作用。外用适量。

（2）以研末吞服疗效好。古代大多数均用散剂入药止痛，如金铃子散。上述《本草纲目》记载的止痛验案也是用散剂。因延胡索乙素几乎不溶于水及碱性水溶液，虽经醋制可增加其溶出，但会造成药材的浪费，用散剂则作用强又节省药材。[29]

在止痛的服法方面，上述《本草纲目》验案采用温酒调服，能加强活血通脉止痛的作用；病案二采用"随量频进"，能有效维持药效，"以止为度，遂痛止"。

（三）不良反应及处理

1. **临床表现**　历代本草均未提及延胡索有毒，治疗剂量入汤剂未见明显不良反应。用延胡索粉剂较大剂量（10～15g）服用，曾有不良反应的报道。部分患者偶有嗜睡、眩晕或乏力。少数病例有发疹、腹部胀满、腹痛、恶心等反应。[30]

2. **中毒解救**

（1）早期用0.5%的高锰酸钾洗胃，用硫酸镁导泻以清除药物，并静脉滴注生理盐水加维生素C。

（2）血压下降用升压药、呼吸抑制用呼吸兴奋剂等对症治疗。

（四）配伍应用及增效减毒（烈）

1. **配川楝子**　疏肝泻热、理气止痛作用增强。用于肝郁化热，肝气郁结之胁痛。如金铃子散。

2. **配当归、桂枝**　温经活血、行止痛作用增强。用于寒凝血滞的痛证。

（五）与西药合用的禁忌

1. **不宜与氯丙嗪同用**　二者具有类似的安定和中枢性止呕作用，同用时虽然镇痛作用加强，但可能产生震颤麻痹。

2. **不宜与咖啡因、苯丙胺等中枢兴奋剂同用**　延胡索乙素具有中枢抑制作用，会降低上述中枢兴奋剂的药效。

3. **不宜与单胺氧化酶抑制剂同用**　延胡索的有效成分巴马汀，其降压作用可被单胺氧化酶抑制剂如优降宁等所逆转或消除，故在应用单胺氧化酶抑制剂期间及停药时间不足2周者，不宜应用延胡索及其制剂。

4. **不宜与丙咪嗪、氯丙嗪、溴苄铵及异博停同用**　同用可引起血压降低。

三、血竭〔Draconis Sanguis〕

本品为棕榈科植物麒麟竭 *Daemonorops draco* Bl. 的树脂。

（一）作用特点

血竭味甘、咸而性平，既能活血祛瘀、消肿止痛，又能止血敛疮、消肿生肌。现代研究表明，血竭能显著缩短血浆再钙化的时间，并具有收敛防腐、促进创面愈合的作用。

（二）安全合理用药

1. 适应证

（1）血竭为治瘀血证和伤科跌打损伤之要药，用于治疗挫伤、骨折、外伤肿痛等，尤其适用于既有瘀滞又有出血的病证。

（2）常用于外科疮痈肿痛，皮肤溃疡，溃破后久不收口。

（3）现代也用于治疗冠心病、上消化道出血等。

2. 禁忌证

（1）无瘀滞及月经过多者慎用，孕妇忌用。

（2）慢性胃病患者恶心呕吐者内服慎用。

（3）过敏体质忌用。

3. 用法用量

（1）血竭不溶于水，故不能入煎剂，内服宜研末入丸散，每次 0.5～1g，每日 2 次，不宜多用、久用。

（2）外用适量。

（三）不良反应及处理

1. 消化系统 血竭含树脂树胶，内服可致恶心欲呕等胃部不适。

2. 过敏反应

（1）可出现荨麻疹，伴发热、恶心呕吐、心慌等。[31]

（2）外用可致接触性皮炎，临床表现为接触部位或全身皮肤红肿，热胀，奇痒，散在颗粒性丘疹或小水疱。[32-33]

3. 处理

（1）立即停药。

（2）胃部不适者，可用陈皮、甘草煎服，或在应用血竭时配伍应用。

（3）有过敏反应者，内服抗过敏药物。

（4）外用者要清洁皮肤，外用抗过敏止痒药物。

四、郁金〔Curcumae Radix〕

本品为姜科植物温郁金 *Curcuma wenyujin* Y. H. Chen et C. Ling、姜黄 *C. longa* L.

广西莪术 *C. kwangsiensis* S. G. Lee et C. F. Liang 或蓬莪术 *C. phaeocaulis* Val. 的块根。

（一）作用特点

郁金味辛、苦，性寒；归心、肝、胆经。其辛开苦降，芳香宣郁，性寒清热，入肝经气分而行气解郁，入血分能凉血祛瘀止痛，入心经能凉血清心。其所含之姜黄素能促进胆汁的分泌和排泄，有保肝利胆的作用，为利胆退黄之要药。

（二）安全合理用药

1. 适应证 用于气滞血瘀偏热者，温热病痰热上蒙清窍，血热有瘀的出血证，肝胆湿热壅滞等病证。现代用于治疗急慢性肝炎、慢性胆囊炎，以及胆石症、输尿管结石等。

2. 禁忌证

（1）郁金属于活血化瘀药，若辨证为阴虚火旺之出血，脾胃气虚之胀满、呃逆、胃脘疼痛，阴虚不足之郁证等均非所宜。

《本草害利》云："如真阴虚火亢吐血，不关火炎，搏血妄行溢出上焦，不关肺肝，气逆以伤肝吐血者，不宜用也。近日郁症，多属血虚，用破血之药开郁，不能开而阴已先败，致不救者多矣。"

（2）脑出血、心肌梗死等初期不宜用。

（3）孕妇忌用。

3. 用法用量 水煎服常用1次5～12g，研末服常用2～5g，排结石可用较大剂量，煎剂用至50g，粉末用至5～10g，外用适量。一般病证多生用，化痰开窍用矾水制。

（三）配伍禁忌

对于丁香与郁金相畏的问题，临床表明，丁香与郁金均有行气之功，在行气活血方面可起到协同作用，治疗气郁窍闭昏厥，或气滞血瘀痛证，故古方十香返魂丹中二者同用。2020年版《中华人民共和国药典》记载郁金不宜与丁香、母丁香同用。

五、乳香〔Olibanum〕、没药〔Myrrha〕

乳香为橄榄科植物乳香树 *Boswellia carterii* Birdw. 及其同属植物皮部渗出的树脂。没药为橄榄科植物没药树 *Commiphora myrrha* Engl. 或其他同属植物皮部渗出的油胶树脂。

（一）作用特点

1. 性能功效特点 乳香性味辛、苦，性温；没药性味苦、平。二者均入心、肝、脾经。两药辛香散瘀血、通血脉，又能消肿生肌止痛，为外伤科活血止痛要药。乳香性温，活血止痛力量强；没药性平，破血散瘀力量强。

2. 不同炮制品种的作用特点

（1）制乳香：乳香挥发油有毒，对胃有刺激性，容易引起恶心、呕吐，通过炮制除去部分挥发油可减少不良反应。内服宜制用。

（2）生乳香、没药：乳香镇痛作用的主要成分是挥发油，炮制过程中易致挥发油逸散，作用减弱，故外用多生用。没药中含有的 *C. erlangeriana* 树脂有毒性。

（二）安全合理用药

1. 适应证　乳香、没药常相须配伍，用于多种瘀滞作痛之证，治疗瘀血阻滞心腹诸痛、跌打伤肿瘀痛、血滞经闭、肿瘤、痈疽疮肿。

2. 禁忌证

（1）胃弱者慎用。

（2）孕妇忌用。

（3）无气血瘀滞者不宜用。

3. 用法用量

（1）煎服，3～10g，宜炒去油用。乳香、没药配伍用药时，用量应各用一半，以免碍胃。

（2）外用适量，生用或炒用，研末外敷。

（三）不良反应及处理

关于乳香的安全性，根据张晶等[34]编译的资料显示：134 例接受乳香治疗的癌症患者中，有 11 例发生了不良反应：恶心（呕吐）1 例（WHO Ⅲ级），皮疹 2 例（WHO Ⅱ级），胃肠道疼痛 2 例，食欲不振和烧心 6 例。其中，发生恶心（呕吐）及皮疹的 3 例患者停止继续服用乳香制剂。乳香提取物是否存在对人体的致畸作用以及对人乳哺育婴儿的影响，目前尚不清楚。因此，建议怀孕或哺乳妇女不要服用乳香提取物。

国内报道的乳香、没药的不良反应情况类似。

1. 临床表现

（1）乳香、没药气味辛烈，辛香走窜，味苦气浊，对胃有较强的刺激性，易致恶心呕吐。[35]

（2）内服和外用乳香、没药均易引起皮肤过敏反应。

1）内服制剂的过敏反应：患者在服药后，均可出现迟发型过敏反应。即出现周身发热、全身发痒，继而出现全身丘疹，以四肢、躯干为多，或出现红肿、斑块，奇痒难忍。[36]

2）外用制剂的接触性过敏反应：患者在使用外用药或接触乳香、没药后，即可在用药部位或接触部位，以及身体其他暴露部位出现发热、发痒，继而出现丘疹，或红肿、斑块、奇痒等症状。

3）其他：或伴恶寒发热、面部灼热，或有胃脘不舒、腹部隐痛、头痛等。[37]

2. 处理

（1）立即停用或避免接触乳香或没药，清洁皮肤，并迅速送往医院处理，按药物过敏进行治疗，同时注意避光、避温，尽量减少对皮肤的刺激。

（2）口服抗组胺类药物，外用炉甘石洗剂，摇匀涂于患处。

（3）防风 15g，蝉蜕 6g，甘草 5g，煎汤内服，并可用麦麸炒地肤子擦磨疹群处；或用马齿苋 120g 煎水温服，或冷敷患处；或用马齿苋 30g，地肤子 30g，苦参 9g，甘草 10g，煎水温服，或凉敷患处。

3. 预防

（1）临床医生如果使用含乳香、没药的药物时，在处方阶段就应该注意询问患者有无乳香、没药（或其他频繁发生过敏反应的药物）过敏史，以尽可能减少药物过敏反应的发生。

（2）如有可能，对高敏体质的患者，尽量在医院皮肤科做斑贴过敏试验确定过敏源，以利于临床用药的安全、有效。如果对乳香、没药过敏，应尽量注意避免接触和使用。

六、丹参〔Salviae Miltiorrhizae Radix et Rhizome〕

本品为唇形科植物丹参 *Salvia miltiorrhiza* Bge. 的干燥根及根茎（图 12-6）。

《神农本草经》曰："味苦，微寒。主心腹邪气，肠鸣幽幽如走水，寒热积聚，破癥除瘕，止烦满，益气。"

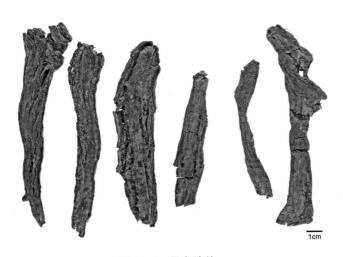

1cm

图 12-6　丹参饮片

（一）作用特点

1.丹参性味苦、微寒；归心、肝经；功效活血祛瘀，内达脏腑而化瘀滞，外利关节而通脉络。其药性平和，能祛瘀生新，活血而不伤正。现代研究表明，丹参能扩张冠状动脉，提高心肌的耐缺氧能力；能改善微循环，促进血液流速；能扩张血管，降低血压；能降低血液黏度，抑制血小板和凝血功能，抗血栓形成；能降血脂，抑制动脉粥样硬化斑块的形成；能保护肝细胞损伤，促进肝细胞再生，具有抗肝纤维化的作用。

2.丹参性寒，既凉血又活血，具有清瘀热消痈肿之功。现代研究表明，丹参能促进骨折和皮肤切口的愈合；能保护胃黏膜，抗胃溃疡；还有抗炎、抗过敏的作用。

3.丹参入心经，既能凉血活血，又能清心除烦而安神，对中枢神经具有镇静和镇痛作用。

4.古代所说的"一味丹参散，功同四物汤"，实际上是指丹参善于祛瘀活血，使血去，新血生，有类似四物汤补血活血的功效。丹参的活血作用比四物汤强，补血作用不如四物汤。

（二）安全合理用药

1.**适应证**　丹参现广泛应用于临床，但也不可滥用，因丹参毕竟是活血化瘀之品，仅适用于有瘀血证候者，尤其适用于血热且有瘀滞者。

丹参主治血瘀、血热、热扰心神所致的各种病证，兼治热毒所致的疮痈肿毒。

现代临床上，丹参广泛用于治疗脑血管病、冠心病、肺心病、急慢性肝炎、肝硬化、糖尿病、急慢性肾炎、慢性肾功能衰竭、硬皮病、流行性出血热、过敏性紫癜、精神分裂症、宫外孕、宫颈炎、盆腔炎、小儿病毒性心肌炎、小儿硬肿症、小儿肺炎、慢性鼻炎、血栓性脉管炎、恶性淋巴瘤等。

2.**用药禁忌**　孕妇慎用。

3.**用法用量**　煎服，5～15g。活血化瘀宜酒炙用。

（三）不良反应及处理

合理应用丹参，其饮片所致的不良反应并不常见，丹参的不良反应主要是丹参注射液所致。[38, 39]

1.**过敏反应**　皮肤瘙痒、潮红，红色丘疹；或畏寒，眼睑肿胀，胸闷气急。[40]

2.**消化道反应**　腹泻水样便或稀便。丹参能抑制消化液的分泌，使用后可出现胃痛、食欲减少、口咽干燥、恶心呕吐等。[41]

3.**上消化道出血**　个别晚期血吸虫病肝脾肿大患者在服用大剂量丹参后会发生上消化道出血。

4.**肝功能损害**　有报道称大剂量服用丹参可导致肝功能损害（每剂30g，共服14剂）。[42]

5.**减慢心率**　药理研究表明，丹参有减慢心率的作用，临床也有减慢心率的报道，心动过缓者需慎用。[43]

（四）配伍应用及增效减毒（烈）

1.**配檀香、砂仁**　活血行气止痛力增强。治血脉瘀阻之胸痹心痛、脘腹疼痛，可配行气止痛之品。如《医宗金鉴》的丹参饮。

2.**配益母草、当归**　活血祛瘀、调经止痛作用增强。治月经不调、痛经、经闭及产后瘀阻腹痛。

3. **配金银花、连翘** 凉血消痈、清热解毒作用增强。治热毒瘀阻引起的疮痈肿毒。

4. **配生地黄、竹叶等** 凉血清心安神作用增强。治心烦不眠，或热入营分之心烦少寐。如清营汤。

5. **配山楂、菊花** 可增强丹参的活血化瘀作用。治高血压、冠心病、中风后遗症等。

（五）配伍禁忌

反藜芦。

七、红花〔Carthami Flos〕

本品为菊科植物红花 *Carthamus tinctorius* L. 的花。

（一）作用特点

红花性味辛、温，归心、肝经，功效活血通经、祛瘀止痛。红花辛散温通，为活血通经止痛之要药，并且通过活血祛瘀而达消癥、通畅血脉、消肿止痛之效。红花有兴奋心脏、增加冠脉血流量和心肌营养性血流量的作用；能抗心肌缺血，扩张血管，改善微循环；煎剂对子宫和肠道平滑肌有兴奋作用。此外，红花尚有抗炎、镇痛、免疫调节、降血脂、抗肿瘤等作用。

（二）安全合理用药

1. **适应证** 红花为妇产科血瘀病证的常用药，用于血滞经闭、痛经、产后瘀滞腹痛；也常用于癥瘕积聚、心腹瘀痛、跌打损伤及疮疡肿痛；取其活血祛瘀而消斑之功，还可用治热郁血瘀，斑疹色暗者。

2. **禁忌证** 有出血或出血倾向者忌用；孕妇忌用。

3. **用法用量** 煎服，3～10g。外用适量。中病即止，不宜多服久服。

（三）不良反应及处理

1.临床表现

（1）长期较大剂量使用红花，有可能导致鼻出血、月经延期或提前，以及口干、乏力、头昏、共济失调、嗜睡、萎靡不振等。[44]

（2）少数患者可出现过敏反应。轻者出现皮疹作痒，见红色丘疹、荨麻疹或出血点。重者可见浮肿、呼吸不畅、吞咽困难，两肺可闻及哮鸣音；或尿少，甚则可见管型。[45-47]

（3）有报道过量服用红花后，出现头痛恶心、虹视、眼压升高、眼球混合性充血、瞳孔散大、前房变浅等闭角型青光眼的表现。[48]

（4）有报道服用藏红花后出现斑秃，头发自头顶脱落，呈数片椭圆形，继则扩大至整个头皮。[49]

2. 处理 停药。轻者停药后可自行缓解，重者需对症处理。

八、益母草〔Leonuri Herba〕（附：茺蔚子〔Leonuri Fructus〕）

益母草为唇形科植物益母草 *Leonurus japonicus* Houtt. 的地上部分，茺蔚子为其成熟果实。

（一）作用特点

益母草辛、苦，微寒，归肝、心、膀胱经，有活血调经、利水消肿、清热解毒的作用。本品苦泄辛散，主入血分，善活血调经、祛瘀生新，尤为妇科经产要药，故有"益母"之名，同时既能利水消肿，又能活血化瘀。《本草纲目》总结益母草的功用曰："活血破血，调经解毒。治胎漏产难，胎衣不下，血晕血风血痛，崩中漏下，尿血泻血，疳痢痔疾，打扑内损瘀血，大便小便不通。"

（二）安全合理用药

1. 适应证 适用于血滞经闭、痛经、产后瘀滞腹痛等多种瘀血病证，尤其是血瘀兼热之证。本品也用于水肿、小便不利，尤宜用于水瘀互阻的水肿。本品尚可治疗疮痈肿毒。

2. 禁忌证

（1）阴虚血少者忌用，虚寒证忌用。《本草正》云："血热、血滞及胎产艰涩者宜之，若血气素虚兼寒及滑陷不固者，皆非所宜。"

（2）孕妇忌用。产后恶露未尽，肾功能不全（肌酐偏高）者慎用。

（3）肾病患者慎用，不宜长期大量使用。

3. 用法用量 煎服，10～30g；或熬膏，入丸剂。外用适量捣敷或煎汤外洗。肾病患者用量控制在12g以下。

（三）不良反应及处理

1. 临床表现

1）益母草：本品含烃胺生物碱类，以益母草碱和水苏碱活性最强，有缩宫、利尿、降压和溶血作用，对神经－肌肉有箭毒样作用。[50]

①肾脏不良反应：益母草能引起肾间质轻度炎症及纤维组织增生、肾小管轻度脂肪变性等不良反应，且随剂量加大毒性也相对增大，造成肾组织损伤，高浓度使用会引起溶血，可出现腰痛和血尿，甚至肾功能衰竭。严重者甚至可致人中毒死亡。[51-53]

②生殖系统不良反应：益母草收缩子宫的作用是治疗妇科疾病的基础，但子宫的过度收缩可能会导致子宫肌组织缺血缺氧而引起疼痛。有文献报道服用益母草制剂出现了阵发性剧烈宫缩痛、腹痛的反应。[54, 55]

③其他不良反应：有报道过量服用益母草出现乏力、肢体麻痹、多汗、血压过低、呼吸加快乃至休克等症状。[56、57]

2）茺蔚子：能引起慢性中毒，长期服用可引起肾毒性反应，故不宜用于肾病患者。有些地区将茺蔚子炒熟研粉制饼作为补药食用，过量可发生急性中毒，最小中毒量为20g，一次服用30g以上，可在4～6小时内发生中毒，如全身无力、下肢不能活动、周身酸痛、胸闷，重者有出汗，出现虚脱。[58]茺蔚子眼科医生较常用。青葙子升眼压，而茺蔚子似未见升眼压的报道。

2. 处理

（1）立即停药。若出现休克，呼吸快且深者则以西医治疗为先，予以吸氧、洗胃、输液、强心、纠正电解质平衡等对症处理；若箭毒作用明显者，可用新斯的明。待症情稳定后再以中药治疗。

（2）不良反应轻者，或者中度、重度不良反应病情稳定后，以党参、黄芪、茯苓、白术、白芍、熟地黄、升麻、甘草等益气健脾。有尿血者，加三七、仙鹤草、地榆炭等止血；有血压下降、多汗者，加西洋参、炮附子、五味子、煅龙骨、煅牡蛎等补气助阳止汗。

（四）与西药合用的禁忌

1. 不宜与肾上腺素同用　益母草具有降压作用，能降低甚至逆转肾上腺素的作用。

2. 不宜与异丙肾上腺素同用　益母草可增加冠脉血流量，减慢心率，能拮抗β受体兴奋剂异丙肾上腺素的兴奋心脏作用。

3. 不宜与阿托品同用　阿托品可减弱益母草的降压作用。

参考文献

[1] 赵荣莱. 临床中药学研究进展［M］. 北京：北京出版社，2000：229.

[2] 张京春. 陈可冀院士治疗冠心病心绞痛学术思想与经验［J］. 中西医结合心脑血管病杂志，2005，3（7）：634-636.

[3] 谈勇. 中国百年百名中医临床家丛书·孟澍江［M］. 北京：中国中医药出版社，2001：45-46.

[4] 吕景山. 施今墨对药［M］. 北京：人民军医出版社，1996：196-244.

[5] 黄明安. 一起因食用生桃仁引起食物中毒的调查分析［J］. 职业与健康，2005（12）：115-116.

[6] 赵玉英，范玉义. 桃仁急性中毒二例［J］. 山东中医杂志，1995，14（8）：356.

[7] 朱波刚. 土鳖虫引起过敏反应二例［J］. 中国中药杂志，1989，14（2）：52.

[8] 常庆雄. 服含土鳖虫煎剂出现腹痛2例［J］. 中国中药杂志，1995，20（10）：634.

[9] 刘娟，余翔. 马钱子的炮制和毒理研究进展［J］. 现代医院，2006，6（11）：52-54.

[10] 卓柏林. 服马钱子后饮酒出现不良反应1例［J］. 中国中药杂志，1995（10）：633.

［11］田林忠，徐宝来，吕海玲.口服马钱子致中毒死亡1例报告［J］.河南中医药学刊，1994，9（3）：56.

［12］滕佳林.马钱子中毒及预防的研究分析［J］.山东中医药大学学报，2004，28（6）：419-420.

［13］李夏军，梁桂荣.马钱子蓄积中毒致耳鸣耳聋一例［J］.内蒙古科技与经济，2001（6）：145.

［14］宋海波，杜晓曦.马钱子不良反应的文献研究及其风险因素分析［J］.中国药物警戒，2015（7）：411-416.

［15］刘丽娟.2例马钱子中毒病人的护理［J］.护理研究，2006，20（2）：285.

［16］任佳佳，张学顺，褚志杰.马钱子减毒增效研究进展［J］.辽宁中医药大学学报，2016（1）：221-224.

［17］郑硕，李格娥，颜松民.木鳖子素的纯化和性质研究［J］.生物化学与生物物理学报，1992，24（4）：311-315.

［18］徐华义，唐有谅.水蛭中毒死亡一例报道［J］.湖北中医杂志，1989（4）：14.

［19］易献春.水蛭引起过敏反应一例［J］.中国中药杂志，1991，16（5）：309.

［20］师敏.水蛭致过敏性紫癜1例［J］.西北药学杂志，2001（2）：66.

［21］师敏.服水蛭胶囊致过敏性紫癜1例［J］.中国中药杂志，2000，25（11）：704.

［22］董秀芬，于永莲，魏希平.中药三棱引起过敏1例［J］.西藏医药杂志，2002（1）：7.

［23］孙爱田.川芎过敏致外阴药疹1例［J］.山西中医，1998，14（5）：15.

［24］李岩，张效文.血竭致过敏性皮炎1例报道［J］.内蒙古中医药，2007（3）：22.

［25］陈卫.大剂量川芎引起剧烈头痛［J］.中国中药杂志，1990（8）：58.

［26］宋根伟，熊辉，张华妮，等.中药饮片川芎致头晕一例［J］.山西医药杂志，2015（6）：725，726.

［27］李时珍.本草纲目（金陵版排印本）［M］.北京：人民卫生出版社，1999：722.

［28］吴琼，束仁兰，章长阎.延胡索4种炮制品镇痛镇静作用研究［J］.安徽中医学院学报，1998，17（5）：52.

［29］李根林，影响延胡索疗效因素的分析［J］.河南中医学院学报，2005，3（2）：117-118.

［30］全征军.口服延胡止痛片引起过敏反应1例［J］.河北中西医结合杂志，1996，5（2）：141.

［31］刘明.口服血竭引起急性荨麻疹1例［J］.江苏中医，1999，20（6）：31.

［32］蔡云芝，朴英华，杜景喜，等.血竭接触性致敏2例［J］.中国中药杂志，1995，20（1）：57.

［33］李岩，张效文.血竭致过敏性皮炎1例报道［J］.内蒙古中医药，2007（3）：22.

［34］张晶，刘建平.乳香［J］.中西医结合学报，2006，4（3）：274.

［35］侯梅荣.乳香没药致消化道不良反应2例［J］.中草药，2003，34（2）：165.

［36］陈贵华，张荣.制乳香、制没药致过敏性皮炎1例［J］.河北中医，2010（12）：1861.

［37］毛克臣，李卫敏，郑立红.乳香、没药引起过敏反应的报道［J］.北京中医，2004，23（1）：

38-39.

[38] 朱盛，梅丹，王兰，等．北京地区丹参注射液不良反应 10 年回顾性分析 [J]．临床药物治疗杂志，2015，（5）：47-50.

[39] 吴莉，李明，耿超，等．江苏省 1348 例丹参注射液不良反应 / 事件分析 [J]．中国处方药，2015（12）：1-4.

[40] 张忠友，唐桂荣．丹参致过敏 1 例 [J]．河北中医，1996，18（6）：24.

[41] 尹小星．丹参引起腹泻 2 例 [J]．实用中医内科杂志，1996，10（3）：7.

[42] 陈仲康，王悦晴，成东海．丹参致肝功能异常 1 例 [J]．药物流行病学杂志，2002，11（6）：310.

[43] 付世龙．丹参注射液致窦性心动过缓 1 例 [J]．中国执业药师，2016（5）：55-56.

[44] 骆杰伟，张雪梅．红花临床上的不良反应 [J]．福建中医药，2002，33（2）：39.

[45] 王东琦．服红花致过敏反应 1 例 [J]．中国中药杂志，1994，19（11）：693.

[46] 王培霞．红花注射液引起的不良反应 96 例临床分析 [J]．中国实用医药，2014（3）：161-162.

[47] 梁俐丽，王琳，高永丽．红花注射液不良反应文献概述 [J]．中国药物滥用防治杂志，2015（4）：241-242.

[48] 吕艮甫，何良新．内服红花诱发青光眼 3 例 [J]．中西医结合眼科杂志，1996，14（3）：191.

[49] 蔡卫环．口服藏红花致广泛性斑秃 1 例报告 [J]．新中医，1996，28（2）：54.

[50] 冯群，赵红，孙蓉．益母草临床应用和不良反应研究进展 [J]．中国药物警戒，2014（2）：74-76.

[51] 刘建华．益母草中毒致血尿的辨证治疗例析 [J]．实用中医内科杂志，2002，16（3）：166.

[52] 黄伟，孙蓉．益母草醇提组分致大鼠肾毒性病理损伤机制研究 [J]．中国实验方剂学杂志，2010（9）：111-114.

[53] 贾祥生．益母草中毒致死 1 例 [J]．实用中医内科杂志，1989（3）：38.

[54] 张淑杰，王春芳．益母草致产后宫缩痛 [J]．浙江中医杂志，2002（6）：7.

[55] 林树松．口服益母草引起产后精神病人腹痛 32 例 [J]．海峡药学，2001（4）：119.

[56] 张耀庭．中西医结合治疗益母草中毒 18 例报导 [J]．黑龙江中医药，1999（6）：44.

[57] 张友志，彭勇．中药益母草致过敏反应 1 例 [J]．湖北中医杂志，2012（10）：61.

[58] 江一平，王天如．服食茺蔚子粉发生中毒报导 [J]．中医杂志，1964（3）：15.

第十三章　化痰止咳平喘药

第一节　痰饮咳喘病证与化痰止咳平喘药概述

具有排出或消除痰涎作用的药物，称为化痰药。以减轻或制止咳嗽、喘息为主要作用的药物，称为止咳平喘药。由于痰、咳喘常相兼出现，大部分药物兼有化痰和止咳平喘的作用，故常并称为化痰止咳平喘药。主要由化痰止咳平喘药组成的方剂，称为化痰止咳平喘剂。

痰饮为病理产物，又为病因。中医对痰的认识有狭义和广义之分。狭义之痰专指呼吸道咯吐之痰，视之可见，听之有声，触之可及，故又称为有形之痰，多见于上呼吸道感染、急慢性支气管炎、肺气肿、支气管扩张等肺部疾病，兼见咳喘。而广义之痰包括有形之痰与无形之痰，无形之痰则泛指停积于脏腑经络之间的病理产物，表现在全身各个系统。如痰湿，多指水液代谢失调，如组织间隙积液和细胞水肿等引起的器官组织功能障碍；痰饮多指腔道（如胃肠道、胸腹腔等）的积液；痰核指滞于皮肤经络，则生瘰疬瘰疬，如皮下肿块、慢性淋巴结炎、单纯性甲状腺肿等；痰浊阻痹胸阳则致出现胸痛、胸闷、心悸，如冠心病心绞痛、高血压等；痰迷心窍则心神不宁、昏迷、谵妄、精神错乱等，如脑血管意外、癫痫等；此外，疮痈肿毒、良性或恶性肿瘤、流注等，部分患者均可辨证为痰证，应用化痰药治疗可奏效。但痰证病情复杂，且难治，尤需加强研究。

一、痰饮咳喘病证概述

（一）病因

痰饮的形成，与外感六淫、内伤七情、饮食劳逸等致病因素有关，并且多由于肺、脾、肾的功能失调，水湿停滞而生痰饮，故有"脾为生痰之源，肺为贮痰之器"之说法。六淫中的寒邪可以加速水湿凝聚成为"寒痰""寒饮"；火热邪气则煎熬水湿之邪成为"热痰"；燥邪使津液耗伤形成"燥痰"。内伤七情可使气机失调，水道不利而水饮内停；过食生冷，损伤脾胃，则内生痰湿。

咳喘病证的病因，《素问·咳论》云："五脏六腑皆令人咳，非独肺也。"除了外邪袭肺、痰浊内阻外，脏腑的功能失调导致肺失宣发肃降，肺气上逆，也可致咳喘。

（二）病位

痰的致病范围较广，可在身体的各个部位，如无形之痰可在经络、肌肤之间。但因脾为生痰之源，肺为贮痰之器，故病位多在呼吸道、胸腹膜及胃肠间，多为呼吸和消化系统疾病。

（三）病性

其病性以实证为主，或本虚标实、虚实夹杂，或寒或热。

（四）主证

咳嗽，咳痰，气喘。痰饮证的诊断要点如下。
1. 患者昔肥今瘦，肠间辘辘有声。
2. 呕吐清水痰涎，口渴不欲饮水，水入即吐。
3. 背部寒冷如掌大，头晕目眩，心悸短气。
4. 咳逆倚息不得卧，其形如肿，腰背痛，目泪自出，身体振振眴动。
5. 胸胁胀满，咳唾引痛。
6. 身体疼痛，肢体微肿，恶寒，无汗。
7. 舌苔白滑或腻，脉弦或滑。

（五）特点

1. 痰之为病，范围甚广，故有"痰为百病之母""百病皆由痰作祟"之说。
2. 痰之为病又多疑难杂症，故曰"怪病多痰"。
3. 痰、咳、喘三者在病机上是相互影响的，一般咳嗽喘息重者每夹痰涎，痰浊壅盛，又每刺激或阻塞气道而加剧咳喘，形成恶性循环。
4. 痰浊流于经络、肌肤所致之瘿瘤瘰疬、阴疽流注，或痰浊蒙蔽心窍而引起的癫痫惊厥、眩晕中风等，因病机上与痰密相关，故常用化痰药治疗。
5. 顽痰、老痰病情缠绵，反复发作，常导致虚实夹杂。

（六）热痰、燥痰、寒痰、湿痰、风痰的区别

其区别主要从痰的量、色、质和兼证进行辨证。
1. **寒痰、湿痰** 痰白清稀，量多，易咳，或夹有泡沫；兼见畏寒、胸脘痞闷、肢体倦息，气喘，或痰湿阻滞经络之肢节酸痛、阴疽流注、瘰疬痰核等，或痰浊上扰之眩晕。舌淡，苔白腻而厚，脉滑。
2. **热痰、燥痰** 痰黄稠黏，或痰少而黏，咳痰不爽；兼见咳喘胸闷、口干或便秘，或癫痫惊厥、瘰疬瘿瘤。舌红，苔厚腻而黄，脉滑数，燥痰则舌红少苔。
3. **风痰** 痰热或湿痰夹肝风内动，上扰清窍，蒙闭清阳，出现眩晕，突然昏倒，抽搐、吐白沫，偏瘫等。

（七）痰饮、溢饮、支饮、悬饮的区别

饮留胃肠者为痰饮（狭义），饮停胸肺者为支饮，饮溢四肢肌肤者为溢饮，饮留胁

下者为悬饮。

1. **痰饮** 形体消瘦，胸脘胀满，纳呆呕吐，胃中振水音或肠鸣辘辘，便溏或背部寒冷，头昏目眩，心悸气短。舌苔白润，脉弦滑。

2. **支饮** 咳逆喘满不得卧，痰吐白沫，量多，颜面浮肿。舌苔白腻，脉弦紧。

3. **溢饮** 四肢沉重或关节重，甚则微肿，恶寒，无汗或有喘咳，痰多白沫，胸闷，干呕，口不渴。舌苔白，脉弦紧。

4. **悬饮** 病侧胁间胀满刺痛，转侧及咳唾尤甚，气短息促。舌苔白，脉沉弦。

二、痰证咳喘病证的治疗原则和方法

根据对痰作用强度的不同有化痰法、消痰法、涤痰法之分；根据药性的不同可分为温化寒痰法和清化热痰法。然而，治痰当求其本，故须顾及脾肺等脏腑，采用燥湿健脾化痰法，以及补肺、温肺、润肺化痰法等。根据痰饮停留的部位和病证的性质，又有化痰开窍法、化痰散结法、利水逐饮法等。

因痰饮属阳虚阴盛、本虚标实之证，故健脾、温肾为其正治，发汗、利水、攻逐乃属治标的权宜之法，待水饮渐去，当温补脾肾，扶正固本，以杜绝痰饮生成之源。

咳喘病证以宣肺、降气止咳平喘为基本方法。

三、化痰止咳平喘药的分类

（一）化痰药

1. **温化寒痰药** 辛、苦、温，性燥，能温肺祛寒、燥湿化痰，适用于寒痰、湿痰证之痰多清稀色白或眩晕、肢体麻木、阴疽流注等。主要药物有半夏、天南星、白芥子、旋覆花、白附子、白前等。

2. **清化热痰药** 苦寒或甘寒，能清热化痰、润化燥痰及热痰，治咳喘，痰黄稠黏或痰少难咳，以及由痰所致之瘰疬、癫痫惊厥等病证。主要药物有瓜蒌、川贝母、浙贝母、竹茹、竹沥、前胡、昆布、海藻、天竺黄、海蛤壳、海浮石、礞石等。

（二）止咳平喘药

药味以苦为主，性寒或热，主归肺经，部分有毒。药性偏温者长于治疗肺寒咳喘；药性偏寒者长于治疗肺热咳喘。主要药物有苦杏仁、百部、紫苏子、紫菀、款冬花、枇杷叶、白果等。

其他章节的药物诸如细辛、干姜能温肺化饮，麻黄能宣肺平喘，地龙、射干、侧柏叶、石韦、车前子、蛇胆汁、猪胆汁、鸡胆汁等能清热化痰止咳，远志、牛黄能祛痰开窍，莱菔子能降气化痰消食，赭石能重镇降逆平喘，磁石、沉香能纳气定喘，蛤蚧、核桃仁、补骨脂能补肺肾纳气定喘，五味子、诃子、乌梅、罂粟壳能敛肺止咳平喘，其他如桃仁、当归、艾叶、厚朴等均有止咳平喘作用，临床在治疗痰饮咳喘病证时均可酌情选用。

四、化痰止咳平喘药的作用机制

（一）从性味上来看

化痰止咳平喘药多性味辛苦，或兼甘咸之味。苦味能清热、降气、燥湿，兼辛味者能宣通肺气，兼咸味能软坚散结，兼甘味者能润肺，偏于辛苦而温者能温化寒痰、燥化湿痰，偏于甘苦而寒者能宣肺利气、清化热痰、润化燥痰。

（二）从作用趋向来看

偏于宣散的化痰止咳平喘药具有宣肺化痰的作用；偏于沉降的药物则能降气祛痰。有的药物既可宣散，又可沉降，具有宣散风热、降气化痰的作用，其中偏于沉降者占大多数。

（三）从药物的定位作用来看

治痰药的归经或主入肺，或主入脾（胃），亦有部分药物或归于肝（如礞石、白僵蚕），或归于心（如竹沥、天竺黄），或归于肾（如海藻、昆布）。凡痰阻于肺，肺失宣降者，多用主入肺经之杏仁、前胡、桑白皮等；痰蒙心神者，多选入心经之竹沥、天竺黄等。这种定向、定位的归经理论，对于治疗各种痰病的选择用药具有一定的参考意义。

（四）从现代研究来看

化痰止咳平喘药除具有不同程度的祛痰、镇咳和平喘作用外，亦有更为广泛的药理作用。

1. 祛有形之痰　此类药物能祛除阻于肺窍之有形之痰，以缓解或消除痰咳、痰喘等病证。如其所含的皂苷可刺激胃黏膜，反射性地引起支气管黏膜分泌增加，使黏稠的痰液稀释，痰易咳出而发挥祛痰作用；或使气管内纤毛运动速度加快，或通过裂解呼吸道分泌物中的酸性黏多糖，使痰液易于咳出。有些药物则能减少气管和支气管黏膜的分泌物，使痰量减少、咳嗽缓解。部分药物能有效抑制呼吸道常见的致病微生物，缓解呼吸道疾病痰、咳、喘、炎等病理环节。多数药物具有上述祛痰作用，或兼镇咳、平喘、抗炎作用，这是治疗狭义痰证的药理基础。

某些药物能直接抑制咳嗽中枢而止咳，并通过解除支气管平滑肌痉挛而扩张支气管，改善通气功能，达到平喘的目的。多数药物亦能解除组胺所致的支气管痉挛。

2. 祛无形之痰　部分化痰止咳平喘药能消散郁滞于肌肤、经络、关节之痰浊，以缓解或消除瘰疬瘿瘤、阴疽流注等痰证。

据研究，其消痰散结作用可能与抗肿瘤作用有关，而消瘿瘤作用可能与其含碘有关；豁痰开窍作用与调节神经系统、抗惊厥及镇静作用有关；化痰宣痹作用可能与扩张冠状动脉、提高心肌抗缺氧能力、抑制血小板聚集、抗心律失常等有关。此外，部分化痰止咳平喘药尚有降血脂、降低血液黏稠度等作用。

第二节 化痰止咳平喘药的安全合理用药

祛痰法属于治疗"八法"中的消法，蒲辅周云："消法所用的药，就是俱有克伐之性。消而勿伐，消的是病，不要消伤正气，为此要详明病之所在。或在经络，或在脏腑，分经论治，有的放矢。并要注意患者体质强弱，或先消后补，或先补后消，或消补兼施。病有新久深浅，方有大小缓急，必须分别论治，灵活运用。"[1]

一、根据痰证的性质合理选药和配伍

根据痰证的性质，常用不同的治法，选择相应的药物：热痰宜清之，湿痰宜燥之，风痰宜散之，郁痰宜开之，顽痰宜软之，食痰宜消之。

（一）寒痰、湿痰

此类痰宜选用温化寒痰药、燥湿化痰药，如半夏、天南星、白芥子等，并配伍温散寒邪、燥湿健脾药，如苍术、白术、陈皮等，或利湿健脾药，如茯苓、薏苡仁，以及温阳化饮药物，如桂枝、肉桂、干姜、细辛、生姜等。

（二）热痰

热痰宜选用清化热痰药，如天竺黄、竹沥、浙贝母、海藻、昆布等，配黄芩、天花粉、鱼腥草等。

（三）燥痰

燥痰宜选用润化燥痰药，如川贝母、瓜蒌。临证时，有痰而渴勿用半夏，而宜用贝母，因贝母甘寒滋润，为治火痰、燥痰及郁火生痰之佳品，可配伍清热泻火、养阴润肺药以增强疗效。

（四）风痰

风痰宜选用化痰、息风止痉药，如天南星、白附子、礞石，可配伍僵蚕、天麻等。

（五）其他

酒痰，宜配枳椇子、葛花；食痰，宜配莱菔子、山楂、神曲。

二、根据咳喘病证的性质合理选药及配伍

痰饮咳喘，不能盲目止咳，因为咳嗽为机体清除病理产物的保护性反射，须根据咳喘的病因病机辨证论治，合理用药。

（一）肺气不宣

外感风寒、肺气失宣的咳喘实证，咳嗽痰多，胸闷不舒，宜选用宣肺止咳平喘之麻黄、桔梗等。

（二）肺热咳喘

肺热咳喘痰多，喘急，咳痰黄稠，宜选用清热化痰、止咳平喘之瓜蒌、浙贝母、竹茹等，配伍既能清肺热，又能化痰止咳之车前子、射干、侧柏叶、石韦、地龙等，以及清泄肺热之石膏、黄芩、鱼腥草等。肺热痰多壅肺，喘咳不得平卧，则选用泻肺平喘之桑白皮、葶苈子。

（三）肺寒咳喘

肺寒停饮，咳吐清稀白色痰饮，气喘，形寒背冷，宜选用温性之半夏、天南星、紫苏子、白芥子等，并配伍温肺化饮之干姜、生姜和细辛等。

（四）气逆咳喘

肺气上逆之咳喘，宜选用降逆重镇之旋覆花、赭石，或选用降逆消痰、止咳平喘之紫苏子、北杏仁、枇杷叶等。

（五）肾不纳气之虚喘

肾不纳气之虚喘气急，宜选用纳气平喘之磁石、沉香，并配伍补肺益肾、纳气定喘之蛤蚧、核桃仁、冬虫夏草、补骨脂等。

（六）肺气不敛而耗散之肺虚久咳

此类久咳宜选用五味子、白果、诃子、乌梅、罂粟壳等敛肺止咳平喘药。

三、痰证不同部位的安全合理用药

（一）痰阻胸膈

1. 痰阻于肺，肺失宣降者，可选用主入肺经之杏仁、前胡、桑白皮等。

2. 痰热咳嗽或痰热互结于胸膈，症见咳嗽痰黄或胸脘痞满、舌苔黄腻等，可选用全瓜蒌以清热化痰、下气宽胸，半夏以燥湿化痰、散结除痞，并配黄连、黄芩之类以清热，如小陷胸汤。

3. 饮留胸膈的支饮，则选用泻肺行水之桑白皮、葶苈子，配伍渗利水湿之茯苓、薏苡仁、泽泻等。

4. 痰瘀互结于心，致胸痹胸闷、心痛，宜选用法半夏、瓜蒌，配枳实、薤白、川芎、丹参等。

（二）痰聚脾胃、肠胃

痰湿停聚，脾胃不和，症见恶心呕吐、苔白润等，用法半夏燥湿化痰，陈皮理气健脾，配茯苓、甘草以健脾和中，如二陈汤。

（三）痰滞经络

1. **风痰阻滞经络**　症见口眼㖞斜或面部肌肉跳动、苔腻、脉沉等，可选用祛风化痰通经络之白附子、天南星、芥子等，配伍僵蚕、全蝎等，方如牵正散。

2. **顽痰留滞经络**　经久难愈而发为瘿瘤、瘰疬，可选用化痰软坚散结之昆布、海藻、浙贝母等，配伍川芎、夏枯草等，方如海藻玉壶汤。

（四）痰蒙清窍

1. **痰湿上蒙清窍**　症见眩晕、呕吐，选用半夏燥湿化痰，配天麻、白术、茯苓等，如半夏白术天麻汤。

2. **痰蒙心神而神昏**　选用竹沥、天竺黄，配伍化痰开窍之牛黄、远志、石菖蒲、郁金等。

（五）痰夹肝风

痰夹肝风内动，而发为癫痫、中风，多选归肝经的化痰药，若为湿痰、寒痰则选用天南星，热痰则选用礞石，配伍平肝息风药如白僵蚕、天麻、钩藤、羚羊角等。

（六）痰气结于咽喉

痰气互结于咽喉，气机不畅，症见咽中如物阻，咳吐不出，咽之不下，或胸胁满闷、苔白润或腻等，宜用法半夏，配伍厚朴、茯苓、紫苏叶等开郁理气化痰，方如半夏厚朴汤。

四、根据病程和病情轻重选择作用强度不同的药物

（一）病情轻、病程短之咳痰咳喘

选用药力较为缓和的药物，如法半夏、竹茹、百部、紫菀、款冬花、紫苏子、川贝母等。

（二）病情较重之痰浊咳喘

选用化痰力较强的药物，如昆布、海藻、旋覆花、桔梗、浙贝母、瓜蒌之类。

（三）留着不去的顽痰、老痰

用药力强的涤痰、逐痰药，如竹沥、天南星、礞石、芥子、葶苈子、海浮石等。

五、不同年龄与体质患者痰饮咳喘病证的安全合理用药

（一）青壮年

青壮年体质强壮者，患痰饮咳喘病证多化热化火，以痰热、痰火证居多，甚则痰火扰心，故多选用寒凉的化痰止咳平喘药，或作用较强的消痰、涤痰药物，配以清肝泻火或清心泻火药物。

（二）儿童和老年人

1. 儿童和老年人咳嗽咳痰应及早化痰。儿童、老年人体质差，或老年人卧床，有痰不易咳出，痰饮留滞不仅影响肺的气机通畅，而且导致邪气壅滞，使病情变化快，故除对因治疗外，还须及早地祛除痰饮，以通畅气机，清除病邪。

2. 儿童多夹食滞，可选用半夏曲，配伍莱菔子、陈皮、白术、茯苓等，以降气祛痰、健脾消食。

3. 小儿荨麻疹等疹子初起兼有表证之咳嗽，应以疏解清宣为主，不可单用止咳药，忌用温燥及具有收敛性的止咳药，如白果、五味子、款冬花、紫菀等，以免影响疹子的透发。

4. 老人多顽痰，虚实夹杂，肺肾两虚，要祛痰不伤正，扶正不留痰。脾气虚者配黄芪、白术；肺阴虚者配百合、麦冬；肾虚不纳气，或肾阳虚弱明显者配沉香、附子等。

5. 老年人痰常夹瘀血，痰瘀互结，尤其是患有心脑血管疾病的患者，宜选用化痰通络药，配伍活血祛瘀药。

（三）孕妇和产妇

天南星、禹白附、皂荚、黄药子、苦杏仁、白果、洋金花等具有不同程度的毒性，孕妇忌用；礞石坠痰下气当忌用；半夏慎用。

（四）不同体质的合理用药

1. 素体阳虚或肥胖者，痰浊多从寒化、湿化，以寒痰、湿痰为多见，宜选用燥湿化痰药，并配伍健脾燥湿、渗利水湿药，如白术、苍术、茯苓、薏苡仁、黄芪等。

2. 素体阴虚或消瘦者，痰浊多从热化、燥化，以痰热、痰火、燥痰为多见，宜选用清化热痰药，配清热泻火药。

3. 海藻、昆布等海洋类药物含碘，缺碘之瘿瘤患者可用，但甲亢者忌用。

4. 咳喘证常与过敏体质有关，故在用药过程中应注意易引起过敏的药物，如动物药，以及对花粉过敏者不宜用蜜炙的化痰止咳平喘药，并注意一些药物的煎服法，如旋覆花宜包煎。

六、痰证兼证的安全合理用药

（一）兼外感

选用既能解表，又能化痰止咳的药物，如前胡，配伍疏风解表药。

（二）兼里热壅盛

选用清化热痰之浙贝母、瓜蒌、竹茹、竹沥汁等，配清肺热之黄芩、鱼腥草、芦根等，或清肺化痰之射干、车前子、石韦、侧柏叶等。

（三）兼咽喉肿痛

宜选用兼利咽喉、消胀痛的化痰之桔梗、胖大海、浙贝母等，配清热毒、利咽喉之牛蒡子、板蓝根、玄参、甘草、射干、岗梅根等。

（四）兼有呕吐

选用既能化痰，又能降逆止呕之法半夏、枇杷叶、竹茹、旋覆花等。

（五）兼（夹）肝阳上亢、肝风内动、癫痫惊厥

选用祛风痰之天南星、白附子、礞石等，配伍安神药或平肝息风药。

（六）兼水肿

选用兼利水消肿之海藻、昆布、桑白皮、葶苈子，配伍茯苓、泽泻、薏苡仁、车前子等利水消肿药。

（七）兼（夹）疮疡、瘰疬、结核、瘿瘤

选用软坚散结消胀之半夏、天南星、黄药子、海藻、昆布等。阴疽、流注宜选用白芥子，配伍鹿茸、麻黄、肉桂等温阳通滞药。

（八）兼便秘

选用既能化痰或止咳平喘，又能润肠通便之苦杏仁、紫苏子、瓜蒌、桃仁、胖大海等。

七、不同季节与气候痰饮咳喘病证的安全合理用药

（一）冬春

冬春季气候多变，多兼寒邪或寒湿之邪，为痰饮咳喘病证的多发季节，宜选用药性较温热的药物，少用寒凉药外敷相关腧穴。

（二）夏季

中医有冬病夏治的方法，常在夏季的"三伏"天应用三伏灸以防治寒喘病证，常用白芥子、艾叶等温经通络药。

（三）秋季

秋季气候干燥，肺阴易伤，多为燥痰、燥咳，常用润肺化痰、止咳平喘药，如川贝母、瓜蒌、炙紫菀、炙款冬花等，宜配伍养凉润肺药，如百合、天冬、麦冬、沙参等，少用或不用温燥的化痰止咳平喘药。

八、合理停药

"消而勿伐"，化痰药为祛邪药，易伤正气及胃气，如桔梗、芥子等；部分药物有毒，如半夏、天南星、白附子、苦杏仁等；或对肝功能有损害，如黄药子；部分麻醉镇咳定喘药有成瘾性，如罂粟壳、洋金花，不可久服，易恋邪，中病即止。

九、化痰止咳平喘药的用量和用法

（一）用量

1. 有毒的化痰药宜严格控制用量。
2. 根据痰、咳、喘的轻重缓急掌握用量。

（二）煎煮法

旋覆花、枇杷叶有绒毛，易刺激咽喉作痒而致呛咳呕吐，故须用布包入煎。礞石宜先煎。

（三）剂型

化痰止咳平喘药的剂型，大部分为汤剂，亦可制成散剂、颗粒剂、片剂、糖浆剂使用，但糖尿病者不能用糖浆剂。

（四）服药法

1. 对胃黏膜有刺激性的化痰止咳平喘药，宜饭后服用。
2. 宜温服。
3. 止咳平喘药可在发作时酌情多次服用，以止咳喘。

十、药后调摄

（一）防外邪，强体质

痰饮咳喘证常反复发作，药后宜注意保暖，避免感受风、寒、湿、冷，避开过敏原。劳逸结合，增加室外锻炼活动，减少到公共场所。

（二）饮食宜忌

饮食宜清淡，忌甘肥厚味，戒烟禁酒。寒痰、湿痰不宜过食生冷；热痰、燥痰不宜服用温热、刺激的化痰药。

（三）药后可能出现的问题及处理

1. 消化道反应

（1）祛痰药如桔梗、白前、芥子、远志、皂荚等，祛痰作用较强，但对胃黏膜有刺激性，可能出现恶心、呕吐、食欲减退等症状，应在饭后服用，或配伍陈皮、茯苓、甘草、大枣等养胃之品。严重者出现出血倾向，如柏油样便，应停用，并急送医院处理。

（2）竹沥汁、胖大海、瓜蒌、海藻、昆布等有通便作用，对于肠滑易泻者可能会引起便溏、大便次数增多，应减量或配伍健脾药。

2. 中毒反应 使用有毒的化痰止咳平喘药，应注意观察随访药后有无中毒症状，如发现有中毒症状，宜及时停药，送院救治。

（1）苦杏仁、桃仁、白果等含氰苷及氰化物等。氰苷水解生成氢氰酸和氰离子。氰化物对中枢神经系统有直接的损害作用，使之先兴奋痉挛、后抑制麻痹。中毒表现为头昏、头痛、恶心、呕吐、腹痛、腹泻、发绀，呼气中有苦杏仁味，甚或呼吸困难、肺水肿、瞳孔扩大、昏迷、抽搐、呼吸中枢麻痹死亡。

（2）曼陀罗、天仙子、闹羊花、颠茄、山莨菪等有毒成分主要为莨菪碱类生物碱。中毒表现为颜面潮红、口干、咽喉干燥、声嘶、吞咽困难，以及头痛发热、步态不稳、幻觉幻听、谵妄、惊厥呼吸急促、心率快、瞳孔散大、尿潴留等，甚或因循环衰竭和呼吸衰竭而死亡。

3. 过敏反应 止咳平喘药多蜜炙，对蜂蜜过敏者应慎用。旋覆花中的绿原酸对人体有致敏作用，吸入含有绿原酸的植物尘埃后，可以引发气喘、皮疹、皮炎等。

4. 伤津损阳 一般而言，温化寒痰药用之太过，或太久，易损伤人体津液；清化热痰药用之不当，则易损伤阳气。故温燥药性的温化寒痰药，不宜用于热痰、燥痰；寒凉药性的清化热痰药，不宜用于寒痰、湿痰。

5. 伤络出血 刺激性较强的化痰药，如白芥子、皂荚、远志等，若用之不当，对于咳嗽兼有出血倾向可能会加重病情。倘若咳嗽突然剧烈且伴有疼痛、咯血时，可能是大出血的征兆，应速救治，以免延误病情。

第三节　常用烈性或具毒性化痰止咳平喘药的安全合理用药

生半夏、生天南星、生白附子（禹白附、关白附）、洋金花为国家规定的毒性中药管理品种，也是香港特区《中医药条例》附表 1 的 31 种烈性 / 毒性中药材中所列的中药材。

一、半夏〔Pinelliae Rhizoma〕

本品为天南星科植物半夏 *Pinellia ternate*（Thunb.）Breit. 的块茎（图 13-1）。

1cm

图 13-1　半夏饮片

半夏是中医临床最常用的中药之一，在张仲景《伤寒论》中，以半夏入药共 18 方（次）。

（一）作用特点

《神农本草经》载："味辛，平。主伤寒，寒热，心下坚，下气，咽喉肿痛，头眩，胸胀咳逆，肠鸣，止汗。"

1. 性能功效特点　半夏性味辛、温；有毒；归脾、胃、肺经；具有燥湿化痰、降逆止呕、消痞散结的作用；外用消肿止痛。

（1）关于半夏的毒性：生半夏历来被视为有毒药物，《神农本草经》将其列为下品。古代记载半夏的毒性反应有戟人咽、令人吐等，现代将其列为二级有毒中药，故临床常用炮制品。

（2）燥湿化痰：半夏味辛性温而燥，主入脾、胃经，能燥脾湿，使湿去痰消；又入肺经，能温化贮于肺之痰饮，故为燥化湿痰、温化寒痰之要药。半夏所含的生物碱能抑制咳嗽中枢，解除支气管痉挛，使分泌物减少。

（3）降逆止呕：半夏味苦降逆和胃，温中散寒，温化寒饮，为止呕要药，对痰饮或胃寒所致的胃气上逆呕吐尤宜。半夏含植物甾醇，可抑制呕吐中枢而止呕，能显著抑制胃液分泌。

（4）消痞散结：半夏辛散温通，具祛痰散结、化饮消痞、散痈消肿之功，故能消散在咽喉、脾胃、经络、肌肉之痰气，以及寒热痰结之证。

2. 不同炮制品种的作用特点

（1）生半夏：生半夏辛烈毒甚，一般供外用。其对胃肠、眼、咽喉黏膜等具有强烈的刺激性，可刺激声带黏膜发炎水肿而失音，刺激消化道黏膜而引起呕吐和腹泻。[2]

生半夏引起中毒的靶器官主要是肝、肠和肾脏，但病理学检查未见明显病理形态学改变。[3]

（2）制半夏：传统记载半夏的炮制方法繁多，在诸多的炮制方法中，最常用的是用矾制、姜制（必须加热）。

生姜可以降低半夏的刺激性和毒性，以姜汁煮半夏减毒效果明显，姜汁冷浸不如姜煮。[4]

经炮制后，半夏中含有的草酸钙针晶形发生变化，含量急剧下降，刺激性明显减弱。但半夏的有毒成分难溶于水，其有毒成分不能单纯被姜汁所破坏，而能被白矾所消除。[5]

制半夏的品种有：①清半夏：辛燥之性减，长于化湿痰，适用于体弱痰多，或小儿食滞痰阻，病证较轻者。②法半夏：长于燥湿和胃，适用于脾虚湿困，脾胃不和之证。③竹沥半夏：温燥之性大减，适用于胃热呕吐，或肺热咳痰黄稠而黏，或痰热内闭，中风不语等证。④半夏曲：化湿健脾、消食止泻，适用于脾胃虚弱，湿阻食滞，苔腻呕恶等。

（二）安全合理用药

1. 适应证

（1）痰：广泛应用于治疗痰证，无论是有形之痰还是无形之痰均可用。

1）外感、内伤之咳嗽痰多，痰涎清稀量多或有泡沫，舌淡、苔白腻之寒痰、湿痰，更为常用。凡急慢性支气管炎及肺部其他疾患，如支气管扩张、肺结核、肺气肿、肺癌等见咳嗽痰多者均可用；其他如肺脓疡、渗出性胸膜炎、硅肺等，表现为痰多咳嗽，或痰如脓液，或胸腔积液，均可配伍应用。

2）痰湿上蒙清窍所致之头痛、眩晕，其特征是头痛而重，头昏眼黑，伴呕吐痰涎，如痰湿型偏正头痛、梅尼埃病等表现为头晕、头痛、呕吐痰涎者。

（2）呕：半夏所治之呕，多为寒湿、水湿、痰饮阻于中焦，以致胃失和降之呕。以其为主药，配伍其他药物可用于多种原因引起的呕吐，包括放疗、化疗等引起的呕吐。偏寒加生姜、吴茱萸；偏热加黄芩、黄连。

（3）痞：为痰湿与寒邪或热邪夹杂，导致气机不利而出现痞满胀痛等症状。如胸阳不振，痰浊壅滞的胸痹心痛；痰热互结的胸闷、咳嗽；寒热互结夹痰之胃脘痞满。

2. 禁忌证 阴亏燥咳，实火咽痛，血证[6]，热痰，症见痰中带血、口渴，当慎用或忌用。

3. 用于妊娠呕吐的安全合理应用 半夏是否会堕胎，妊娠恶阻能否应用，历代医家众说不一。古今皆有妊娠忌用半夏之说，然也不乏用半夏治妊娠呕吐的记载。

（1）半夏为妊娠禁忌药：《本草纲目》记载其"堕胎"，"孕妇忌之，用生姜则无害"。

（2）妊娠呕吐可用半夏

1）张仲景已用半夏治疗妊娠呕吐：如《金匮要略·妇人妊娠病脉证并治》云："妊娠呕吐不止，干姜人参半夏丸主之。干姜半夏人参丸方：干姜一两，人参一两，半夏二两。上三味，末之，以生姜汁糊为丸，如梧子大，饮服十丸，日三服。"[7]

以方测证，此妊娠呕吐乃由胃虚有寒饮，浊气上逆所致。若症见妊娠呕吐不止，并半有口干不渴，或渴喜热饮，头眩心悸，舌淡苔白滑，脉弦或细滑等虚寒兼证者，治以温胃散寒、降逆止呕，故适宜用之；然若见胃热而阴伤者，则不宜用。方中干姜温中散寒，人参扶正益气，半夏、姜汁蠲饮降逆，使中阳得振，寒饮蠲化，胃气顺降，则呕吐可止，呕止又以利于安胎。干姜、半夏二药均不利于妊娠，但若辨证为胃虚寒饮所致之恶阻，故配伍人参以益气固胎。

历代医家用半夏治妊娠呕吐者亦不乏其人，如孙思邈《备急千金要方》养胎方中有半夏，其他如王焘、陈自明、朱丹溪、薛立斋等医家均有用半夏治疗妊娠呕吐。

2）现代临床经验多认为半夏并不碍胎：朱良春老中医治疗妊娠恶阻，恶心呕吐不止，胸闷不舒，不能进食，常用生半夏为主药，配茯苓、生姜、赭石、陈皮、旋覆花、决明子，作汤剂，加焦白术、砂仁健脾助运，胃热者加芦根、黄连清胃泻热，疗效卓著。[8]

但是，生半夏有毒，若需用之，必须严格掌握剂量，以防中毒，或应用制半夏为宜。

3）关于半夏为妊娠禁忌药的现代研究：实验研究显示，半夏蛋白有明显的抗早孕活性。用生半夏粉灌胃，对实验妊娠动物和胚胎均有显著毒性。制半夏汤剂大剂量给药也能引起孕鼠阴道出血，胚胎早期死亡数增加，胎鼠体重显著减低，且炮制不降低半夏的胚胎毒性。实验也提示生半夏、姜半夏、法半夏均有致畸作用，其中以生半夏最严重。[9-11]

但也有人通过对剂型、给药途径、剂量等方面综合分析，认为实验结果不支持半夏为妊娠禁忌药，临床治疗妊娠呕吐可用半夏。[12]

综合各家之说，验之临床，半夏止呕作用确切，可用于妊娠恶阻严重者，但需用炮制品，以及配伍安胎药砂仁、紫苏梗等，虚证配伍补虚药，并且掌握用量和疗程等。生半夏对妊娠恶阻当慎用或禁用。此外，半夏的抗早孕之说，尚待进一步研究。

4. 生半夏的安全合理应用

（1）外用：消肿散结作用良好，治疗疮痈肿毒、外伤瘀肿、鸡眼、牙痛、带状疱疹、急性乳腺炎、宫颈炎、宫颈癌等。常研成细粉，用醋，或冷水，或鸡蛋清等调成糊状外用。但外伤有破溃者，不宜直接涂生半夏。

（2）内服：生半夏有毒，且有刺激性，会戟人咽喉，故需经炮制减毒后内服。尽管古今医家使用生半夏者不乏其人，但仍然需要非常慎重。

（三）不良反应及处理

合理应用半夏，尤其是炮制品，是安全有效的。实际上临床合理应用制半夏几乎没有出现不良反应。所报道的半夏中毒案例，是误食或过量应用生半夏所致。生半夏未经煎煮，服用 0.1～2.4g 便可引起中毒。

1. 临床表现

（1）服用生半夏少量便可出现口舌麻木和针刺感。

（2）较大剂量可引起舌、咽强烈的麻辣感，以及发痒、烧灼、肿胀、流涎，甚至恶心呕吐、语言不清、嘶哑、张口困难。

（3）严重者出现喉头水肿、呼吸困难，甚至窒息死亡。[13]

2. 中毒解救 轻者主要用姜汁和甘草解毒，重者立即送医院救治。主要方法如下。

（1）用 1：5000 的高锰酸钾溶液，1%～2% 鞣酸洗胃，服鸡蛋清或稀醋酸或浓茶。或服 25～30g 芒硝导泻。

（2）用稀醋 30～60mL 加姜汁，含漱后内服；或用生姜加红糖煎服。

（3）以生姜 30g，防风 60g，甘草 15g，煎汤，先含漱一半，再内服一半。

（4）对症处理。痉挛可用解痉剂，还可针刺人中、合谷、涌泉等穴位。出现呼吸麻痹时予呼吸兴奋剂如尼可刹米，必要时给氧或做气管切开。[14]

（5）口嚼薄荷可较快地缓解由新鲜半夏引起的中毒症状。[15]

曾有报道成功抢救小儿急性重度生半夏中毒案例，患儿出现类似胆碱能神经兴奋表现，如流涎、瞳孔缩小、肺部啰音等，在洗胃、补液、吸氧等对症治疗时应用阿托品，由小剂量开始，根据病情逐渐加量，总量计 20mg，同时配合服用激素、生姜汁等。[16]

（四）配伍应用及增效减毒（烈）

《本草逢原》云："半夏同苍术、茯苓治湿痰；同瓜蒌、黄芩治热痰；同南星、前胡治风痰；同芥子、姜汁治寒痰；惟燥痰宜瓜蒌、贝母，非半夏所能治也。"

1. 配生姜 在临床运用中，半夏常以生姜为辅料进行炮制或与之配伍应用，或在煎煮时加生姜或生姜汁，这是减毒增效的配伍范例。

一方面半夏的毒副作用能被生姜减弱，为"相畏"之减毒配伍。梁代陶弘景《本草经集注》曰，半夏"有毒，用之必须生姜，此是取其所畏，以相制耳"。

生半夏与生姜同煎，可明显减少半夏的辣味，表明配伍生姜可减低生半夏的毒性。吴皓等通过小鼠腹腔刺激性实验研究发现，生姜在体内能拮抗半夏的毒性。[17]

另一方面生姜为"止呕圣药"，能增强半夏的止呕作用，故半夏配生姜又为"相使"的增效配伍。如小半夏汤，以及《伤寒论》葛根加半夏汤、黄芩加半夏生姜汤等。

2. 配干姜 燥湿化痰、下气消痞作用增强。治疗寒热错杂的痞证和痰痞证。如《伤寒论》半夏泻心汤、生姜泻心汤、甘草泻心汤、旋覆代赭汤等。

3. **配厚朴**　和胃除胀满。治疗气滞腹满。如厚朴生姜半夏甘草人参汤。

4. **配半夏曲、瓦楞子**　和胃制酸，降逆止呕。治疗胃酸过多，反胃，纳食欠佳。

5. **配黄连、瓜蒌**　涤痰散结。治疗痰热结胸证。如小陷胸汤。

（五）配伍禁忌

"十八反"认为半夏反乌头、附子等。现代研究表明，姜半夏与制乌头无论是单煎混合给药，还是合煎给药，其小鼠死亡率均明显高于单一药材，故认为本草"相反"之论是有根据的。[18] 但亦有研究表明，以半夏与乌头的混合煎剂给大鼠灌服，药量为成人常规日用量的 100 倍，连续给药 7 天，未见毒副反应，各项检测指标均属正常。[19] 此外，也有临床报道称在一定剂量范围内，半夏配伍川乌、草乌或附子均不会出现毒性增强或疗效降低。[20]

总之，对于十八乌头类药物与半夏的配伍应用问题，在目前尚无定论的情况下，以慎重使用为宜。[21]

（六）鉴别用药

水半夏　水半夏不应代半夏入药用，应视为混淆品。

水半夏为天南星科植物鞭檐犁头尖 *Typhonium flagelliforme*（Lodd.）Bl. 的块茎。主产于广东、广西、云南。深秋采收，用石灰水浸泡 1 天，搅拌去皮后晒干或烘干。味辛，性温，有毒。功效与半夏类似，但无降逆止呕作用，兼有止血之功。临床多用于咳嗽痰多、痈疮疔肿、蛇虫咬伤、外伤出血，用法、用量同半夏。[22]

二、天南星〔Arisaematis Rhizoma〕

本品为天南星科植物天南星 *Arisaema erubescens*（Wall.）Schott、异叶天南星 *A. heterophyllum* Bl. 或东北天南星 *A. amurense* Maxim. 的块茎（图 13-2）。

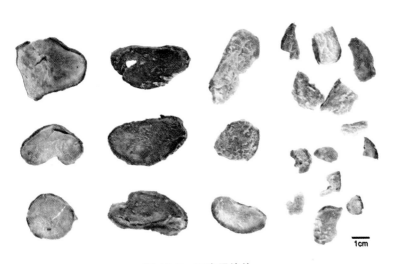

1cm

图 13-2　天南星饮片

（一）作用特点

1. 性能功效特点　天南星性味苦、辛，温；有毒；归肺、肝、脾经；功效燥湿化痰、息风止痉，外用散结消肿。本品性温而燥，有较强的燥湿化痰之功。其归肝经，走经络，善祛风痰而止痉厥。

2. 不同炮制品种的作用特点

（1）生天南星：毒性大，消肿散结止痛力强，多作外用，不宜内服。外用治疗痈疽肿痛、痰核、蛇虫咬伤，研末醋调外敷。

（2）制天南星：用生姜、胆汁、甘草、白矾等炮制。

1）天南星炮制后能解毒并增加疗效，其中生姜本身有解毒功效。白矾在水中成Al（OH）$_3$凝胶，能吸附毒物，或与毒物中和而解毒。白矾对天南星的去麻作用明显优于姜汁、甘草等辅料。甘草中的甘草酸具类似活性炭的吸附作用，其水解产物葡萄糖醛酸与毒物结合能增强肝脏的解毒能力。[23, 24]

2）胆南星〔Arisaema cum Bile〕，由制天南星的细粉与牛、羊或猪的胆汁经加工而成，或为生天南星细粉与牛、羊或猪的胆汁经发酵加工而成。经胆汁炮制后，天南星的燥性大减，性味由温转凉，而无燥热伤阴之弊。胆南星性味苦、微辛凉，归肝胆经，具有清热化痰、息风定惊的功效特点，适用于痰热中风、癫痫、小儿惊风、头风眩晕、痰火喘咳等证。《本草求真》云："胆制味苦性凉……能解小儿风痰热滞，故治小儿急惊最宜。"

（二）安全合理用药

1. 适应证　湿痰壅肺之咳嗽痰稠，顽痰咳嗽，胸膈胀闷；风痰之眩晕、中风、半身不遂等。

2. 禁忌证

（1）阴虚燥痰者忌用。

（2）热极生风、血虚生风者忌用。

（3）孕妇忌用。

（4）肝病者禁用。

3. 用量用法　天南星的毒性随用量的增大而增加，故应严格掌握用量，并在用药过程中密切观察患者的反应，出现毒性反应时立即停药。

（1）制南星、胆南星每次用量 3 ～ 6g，水煎服。

（2）生南星，外用适量。内服 3 ～ 9g，用于癌肿等恶疾，内服只宜入煎剂，用量可根据具体情况，并配伍生姜同煎，充分煎透（持续煮沸超过 2 小时），并在餐后服用，服药后有舌麻时，可加食糖。生南星久煎后仍有毒性，不能等同于制南星使用。嚼碎经过久煎后的生南星片，仍有舌部发麻。其他疾病勿用生南星内服，即使用治癌肿恶疾，亦需十分谨慎。

（三）不良反应及处理

1. 临床表现

（1）口嚼生天南星，可使舌、咽、口腔麻木和肿痛，出现黏膜糜烂、音哑、张口困难，甚至呼吸缓慢、窒息等。

（2）皮肤接触可致过敏瘙痒。

2. 中毒原因

（1）误食：农村常以魔芋等同属植物作为蔬菜食用，因此有时误食天南星而中毒。

（2）皮肤接触中毒：常因在采集、加工去皮、炮制等过程中不注意防护，皮肤接触过多所致。

（3）服用过量：生南星过量易致中毒。

3. 中毒解救

（1）误服本品中毒者，可服稀醋、鞣酸或浓茶、蛋清等洗胃，或服鲜姜汁或鲜姜汤内服解毒。严重者送医院救治。

（2）口腔糜烂者，可用双氧水和复方硼酸溶液漱口。

（3）皮肤中毒时，可用水或稀醋、鞣酸洗涤。

（4）对症处理，如补液和其他支持疗法，必要时给以吸氧或气管切开。

（5）可用生姜汁或干姜煎汤适量，含漱或内服；或用生姜30g，防风60g，甘草15g，煎汤，含漱，后内服。

（四）配伍应用及增效减毒（烈）

1. 配半夏　燥湿化痰力增强。用于湿痰、寒痰之咳嗽、咳痰。

2. 配干姜、生姜　可缓解天南星的毒性。

3. 配蔗糖　可消除天南星所致的口舌麻木。

（五）鉴别用药

天南星与半夏　半夏、天南星辛温有毒，均为燥湿化痰要药，善治湿痰、寒痰，炮制后又能治热痰、风痰。

（1）半夏：主入脾、肺经，走肠胃，重在治脏腑湿痰，且能止呕，故呕吐等常用。

（2）天南星：主入肝经，走经络，偏于祛风痰而能解痉止搐，善治风痰之中风、癫痫抽搐及痰阻经络肢体之麻木等证。

三、白附子（禹白附）〔Typhonii Rhizoma〕

本品为天南星科植物独角莲 *Typhonium giganteum* Engl. 的块茎（图13-3）。

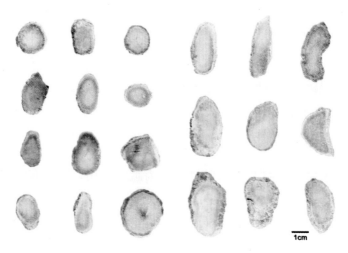

图 13-3　白附子饮片

（一）作用特点

1. 性能功效特点　白附子辛、温，有毒，归肝经，具化痰、息风止痉、止痛、解毒散结等功效。其性上行，既能燥湿化痰，更善祛风痰而解痉止痛，能化脉络中之痰浊，令气血运行通畅而止痛。

2. 不同炮制品种的作用特点

（1）生白附子：毒性大，解毒散结力强，外用多用于瘰疬痰核、毒蛇咬伤等。生品不宜内服。

（2）制白附子：用白矾、生姜煎煮后，麻辣感降低或消失，但毒性并不降低，镇静作用增强。内服用于中风口眼㖞斜、痰厥、惊风、偏头痛等。

3. 不同源药物的作用特点

（1）关白附：古本草所载者为毛茛科植物黄花乌头 *Aconitum coreanum*（Levl.）Raip. 的块根，称关白附。关白附毒性大，功效偏于散寒湿止痛，现已少用。[25]

（2）禹白附：为天南星科的独角莲的块茎，即《中华人民共和国药典》之正品。禹白附毒性较小，又能解毒散结。

（二）安全合理用药

1. 用量用法　煎服，3～5g；研末服 0.5～1g，宜炮制后用。外用适量。

2. 禁忌证

（1）本品辛温燥烈，阴虚血虚动风或热盛动风者忌用。

（2）孕妇忌用。

（三）不良反应及处理

1. 临床表现　白附子中毒的主要原因是误服及过量服用。白附片是附子加工炮制的品种之一，白附片与白附子两者仅一字之差，常常引起处方者及调剂者疏忽、混淆，将白附子误用为白附片，导致中毒的发生。[26]因此，需对此类有毒中药加强管理。

误服、过量服用（20～30g），尤其是误食鲜品，可出现口舌麻辣、咽喉部灼热并有梗塞感、舌体僵硬、语言不清，继则四肢发麻、头晕眼花、恶心呕吐、流涎、面色苍白、神志呆滞、唇舌肿胀、口腔黏膜及咽部红肿，严重者可导致死亡。[27]

2. 中毒救治

（1）洗胃、导泻，清除毒物。

（2）用生姜汁和白米醋含漱，后内服适量。

（3）生甘草50g，嚼咽；或黄芩、黄连各15g，石膏60g，煎汤内服。

（4）对症处理。

四、黄药子〔Dioscoreae Bulbiferae Rhizoma〕

本品为薯蓣科植物黄独 *Dioscorea bulbifera* L. 的块茎（图13-4）。

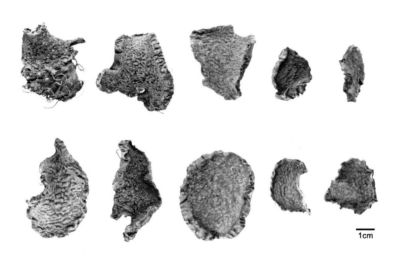

1cm

图13-4　黄药子饮片

（一）作用特点

1. 黄药子的毒性　《开宝本草》《本草纲目》《滇南本草》等均认为其无毒。至《本草汇言》始言其久服有脱发之虞，方认识到长期服用本品可产生一定的副作用。《全国中草药汇编》记载其有小毒。《南方主要有毒植物》具体记载了其中毒症状：误吃引起口、舌、喉等处烧灼痛，流涎，恶心呕吐，腹痛，瞳孔缩小，严重者出现昏迷、呼吸困难和心脏麻痹而死亡。其可能就是指生品的急性中毒。

近年来，有关黄药子及其含黄药子的制剂，特别是用于治疗有肿块的疾病，如甲状腺肿大、乳腺小叶增生、子宫肌瘤等疾病，较长期、大量服用黄药子，导致药物性肝损害的情况屡有发生，甚至导致死亡。[28]中成药制剂如治疗白癜风的白蚀丸发生以肝功能损害为主的不良反应，必须引起临床用药的高度重视。

2. 性能功效特点　黄药子苦、寒，有毒，归肺、肝经，具有化痰散结消瘿、清热解毒、凉血止血之功效，用于治疗甲状腺肿大、肿瘤、痰证、喘证、淋巴结核、宫颈炎、疮痈肿毒、血热出血证等。

黄药子作为化痰、消瘿瘤解毒之药，对许多顽症的治疗具有较好的疗效。

（二）安全合理用药

安全应用黄药子，关键是要掌握其禁忌证，并注意用法用量与疗程，且应密切观察肝功能情况。

1. 禁忌证

（1）肝肾功能不全者及老年患者忌用。久服可导致肝肾功能及组织损害。

（2）孕妇及脾胃虚弱忌用。

2. 用法用量

（1）煎服，常用量 3 ～ 9g；研末服，1 ～ 2g，或小量间断服用。古人应用黄药子的剂量较小，如《扁鹊心书》的黄药子散，以黄药子研细末，每服一钱，治疗缠喉风，颔肿及胸膈有痰，汤水不下者。内服应严格控制用量，避免大剂量、长疗程服用。

（2）外用，适量鲜品捣敷，或研末调敷，或磨汁涂。

（3）应在医生的指导下严格按照适应证使用。服用本品者，尤其是老年患者或有肝炎病史的患者，在治疗期间应注意肝功能监测。

（4）在服用黄药子时，应密切观察病情，有大便硬、腹痛、牙龈肿痛或疲乏、食欲减退明显等症状时，应引起注意，监测肝功能，若有转氨酶升高，即应停药。

（三）不良反应及处理

1. 临床表现

（1）常规剂量：服用黄药子制剂后，可出现口干、食欲不振、恶心、腹痛等消化道反应。

（2）黄药子的中毒量为 15 ～ 30g，可引起口、舌、喉等处烧灼痛，流涎，恶心呕吐，腹痛腹泻，瞳孔缩小，连续服用 1 ～ 2 周，有可能发生黄疸和转氨酶升高。据统计，临床每日服生药 30g，总剂量达 600 ～ 1000g，出现中毒症状及肝功能异常者达 53% 以上。出现症状或肝功能异常必须立即停用，并以护肝药治疗[29-31]。

（3）其他：皮肤瘙痒、恶寒发热、呼吸困难、心脏麻痹、肾功能损害等。

2. 中毒原理　黄药子的主要有毒成分为薯蓣皂苷（dioscorein）及薯蓣毒皂苷（dioscoretoxin）。黄药子甲素、乙素、丙素以及鞣质等均可引起急性中毒，主要引起肝、肾损害。[32]黄药子对肝脏的损害属于对肝细胞的直接毒性作用，且损害的程度与给药的剂量和时间密切相关。大量毒性成分可在体内蓄积导致急性肝中毒，甚至肝昏迷死亡。[33-36]

3. 中毒解救

（1）洗胃，导泻，内服蛋清或葛粉糊、药用活性炭，饮用糖水或静脉注射葡萄糖盐水。

（2）对症治疗。出现昏迷，可用强心兴奋剂，腹痛用复方樟脑酊。

（3）严重中毒者可用皮质激素。

（4）绿豆汤、生姜汁、白米醋、甘草等煎汤，漱口后内服；或用岗梅250g，水煎服。

病案举例一：黄药子致肝功能损害[37]

患者，女，30岁，因乏力、纳差、呕吐2天，于2001年11月5日入院。患者入院前因患子宫肌瘤而自行煎服民间验方黄药子30g，鸡内金10g，每日1剂，煎服，连服20天后出现上述症状。查体：生命体征平稳，皮肤、巩膜无黄染，腹平软，肝脾肋下未触及。查血AST 300U/L，病毒性肝炎标志物均阴性，尿常规正常。B超：肝脏大小正常，肝内回声增多，分布均质，胆、脾、胰未见异常。患者平素无烟酒嗜好，否认有肝病史。诊为黄药子所致药物性肝炎。遂停中药并给予甘利欣注射液、护肝片等治疗，5天后症状消失，12天后肝功能恢复正常出院，继服护肝片1个月后复查肝功能及B超正常。

病案举例二：白蚀丸致药物性肝炎[38]

患者，男，24岁，1个月前经皮肤科诊断为白癜风，在医生的指导下服用白蚀丸（批号200112024R，广州中一药业有限公司），每次2.5g，每日3次，服用20余天后出现乏力、纳差、厌油。门诊查肝功能异常（TB 48.90μmol/L，DB 33.20μmol/L，ALT 1410.00U/L，AST 38.20U/L，AKP 232.00U/L，γ-GT 183.00U/L），结合病史诊断为药物性肝炎，停用白蚀丸，入院治疗。给予甘利欣、肝得健、阿拓莫兰、诺宁等药物，14天后患者查肝功能正常，出院。

（四）配伍应用及增效减毒（烈）

1. 配当归　有研究表明当归与黄药子配伍后可明显减轻其对小鼠肝脏的毒性，对肾脏的毒性也有一定的缓解作用。[39]

2. 复方中可加入保肝解毒、利尿泻下的药物，如生姜、甘草、茯苓等。

3. 据临床报道，浸酒隔水文火蒸，或与食物共煮至酒尽食物烂，可减少不良反应的发生。[40]

（五）与西药合用的禁忌

黄药子不宜与异烟肼、四环素合用，因二者可使黄药子的肝脏毒性增强。

五、皂角（荚）〔Gleditsiae Abnormalis Fructus〕

皂荚的习用品包括猪牙皂和大皂角。猪牙皂（Gleditsiae Fructus Abnormalis）为豆科植物皂荚 *Gleditsia sinensis* Lam. 的干燥不育果实（图13-5）。大皂角（Gleditsiae Sinensis Fructus）为豆科植物皂荚 *Gleditsia sinensis* Lam. 的干燥成熟果实。

（一）作用特点

《神农本草经》曰："味辛、咸，温。主风痹死肌，邪气风头，泪出，利九窍……"皂荚性味辛、咸，温；有小毒；能祛顽痰，通闭开窍，祛风杀虫。其辛能通利气道，开通心窍，味咸能软坚化痰。

皂荚可刺激胃黏膜而反射性地促进呼吸道黏液的分泌，从而产生祛痰作用，为恶心性祛痰药。

大皂角与猪牙皂为两种不同的药材，虽二者同出一源，但由于生长过程不同，故其所含成分亦有所不同。大皂角为豆科植物皂荚的干燥成熟果实，猪牙皂则为衰老或受伤害后所结之不育之实，由此可见

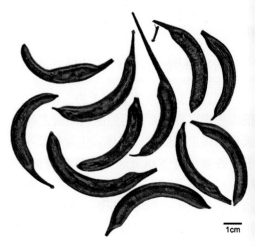

图 13-5　皂角饮片

两药的差异。在临床疗效上，二者亦有区别。大皂角适用于湿痰，而猪牙皂更适用于风痰。[41]

（二）安全合理用药

1. 用法用量　多入丸散服，1～1.5g。外用，适量，煎汤洗，或捣烂或烧存性，研末外敷。

2. 禁忌证

（1）皂荚辛散走窜之性强，非顽疾证实体壮者勿用。气虚阴亏及有出血倾向者忌用。

（2）皂荚具有兴奋子宫的作用，孕妇忌用。

（三）不良反应及处理

1. 临床表现　皂荚所含的皂苷有毒，用量过大，或误食种子或豆荚，可致中毒。皂荚中所含之皂苷，不仅刺激胃肠黏膜，产生呕吐、腹泻，而且腐蚀胃黏膜，发生吸收中毒，产生全身毒性。皂苷能改变细胞的通透性，与红细胞表面的类脂体结合，致红细胞表面张力改变可引起溶血，出现面色苍白、黄疸、血尿等。皂苷亦能影响中枢神经系统，先痉挛后麻痹，甚至呼吸中枢抑制而死亡。

2. 中毒解救

（1）早期应立即催吐、洗胃，并服牛奶、蛋清等以保护胃黏膜，必要时导泻。

（2）静脉补液以维持水与电解质平衡，促进毒素排泄。

（3）有溶血者，用碳酸氢钠碱化尿液，严重者输血、给氧，酌情使用类固醇激素。

（4）对症处理。

（5）生姜、赤芍、乌药各 9g，藿香、羌活各 6g，大腹皮 12g，水煎服；或用黄柏 9g，甘草 6g，水煎服。

六、华山参〔Physochlainae Radix〕

本品为茄科植物华山参 *Physochlaina infundibularis* Kuang 的根。

（一）作用特点

华山参甘、微苦，温；有毒；归肺经；功效温肺化痰，止咳平喘。

（二）安全合理用药

1. 适应证　肺寒咳喘痰多。

2. 禁忌证

（1）青光眼忌用。

（2）孕妇忌用。

（3）前列腺极度肥大者慎用。

3. 用法用量　常用量为 0.1 ～ 0.2g。

（三）不良反应及处理

华山参含东莨菪碱等生物碱，其毒性反应主要表现为神经系统毒性。中毒原因主要是误作人参使用，或过量服用。

1. 临床表现　口服过量有类似阿托品中毒的症状：口干，声嘶，发热，面红，烦躁不安，心跳加快，头昏，视物模糊，瞳孔散大，恶心呕吐，便秘，尿潴留，血压下降或升高；严重者昏迷，甚至死亡。[42-44]

2. 中毒解救　与阿托品中毒的解救方法同。

（四）与西药合用的禁忌

1. 不宜与异烟肼合用，因能增强其抗胆碱作用，使老年人发生眼压增高、尿潴留等。

2. 不宜与地高辛同用，也不宜用于洋地黄化的患者。华山参能抑制胃肠蠕动，延缓胃排空，增加毒性药物的吸收。

3. 不宜与氯丙嗪等酚噻嗪类药物合用，否则会加重口干、视物模糊、尿潴留等。

七、苦杏仁〔Armeniacae Semen Amarum〕

本品为蔷薇科植物山杏 *Prunus armeniaca* L. var. *ansu* Maxim.、西伯利亚杏 *P. sibirica* L.、东北杏 *P. mandshurica*（Maxim.）Koehne，或杏 *P. armeniaca* L. 的成熟种子（图 13-6）。

（一）作用特点

1. 性能功效特点　苦杏仁性味苦、辛，微温；有小毒；归肺、大肠经；功效止咳平喘，润肠通便。其所含的苦杏仁苷经口服，在下消化道分解后可产生少量的氢氰酸，能抑制咳嗽中枢而起镇咳平喘的作用。苦杏仁油有润滑性通便的作用。

2. 不同炮制品种的作用特点 苦杏仁已有 2000 余年的药用历史，自汉代以来，大量的医药文献中保存了苦杏仁炮制方面的丰富资料，在减毒增效方面也积累了丰富的经验。

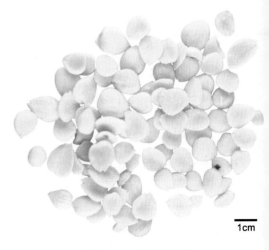

图 13-6　苦杏仁饮片

苦杏仁炮制的目的在于破坏苦杏仁酶而保留苦杏仁苷，使苦杏仁苷进入体内后缓慢分解出氢氰酸而达到镇咳平喘的目的。实验室常以苦杏仁苷含量评估苦杏仁及其炮制品种的质量。常用的炮制方法如下。

（1）焯、炒制法：可提高苦杏仁镇咳、平喘及润肠的药效。[45]

（2）蒸制法：这是目前炮制大量苦杏仁较理想的方法。此法能有效减少苦杏仁苷的损失，并能使苦杏仁酶完全破坏，而且蒸制品在复方汤剂中苦杏仁苷含量高于其他炮制品种，从而有效地提高和保证了汤剂的质量，使其充分发挥药效。[46]

（二）安全合理用药

1. 适应证 苦杏仁既能治疗外感咳嗽，又能治疗内伤咳嗽。经配伍，其可用于寒热虚实的多种咳嗽。

2. 禁忌证 大便溏泄者慎用；婴儿忌用。

3. 用量用法

（1）煎服，3 ～ 10g，用量不宜过大。勿久用常服。

（2）宜打碎入煎，以利于有效成分的溶出。以炮制后粉碎成原药材 1/8 ～ 1/4 大小的粗颗粒入煎，煎液中苦杏仁苷的含量最高，可达到 90% 以上。[47]

（3）不宜久煎，久煎会降低药效。先将苦杏仁与其他药物一起用冷水浸泡 30 分钟沸后继续煎煮 15 ～ 20 分钟，其汤液中苦杏仁苷含量较高。[48]

（4）将汤剂头煎、二煎应混匀分次服用，以保证药物疗效。[49]

（三）不良反应及处理

《神农本草经》将苦杏仁列为下品。《本草纲目》曰："酸，热，有小毒。生食多伤筋骨……多食动宿疾，令人目盲、须眉落。〔源曰〕多食，生痰热，昏精神。产妇尤忌之。"

现代研究表明，苦杏仁的主要成分苦杏仁苷水解后的产物氢氰酸，既是有效成分也是有毒成分，误服过量苦杏仁可产生氢氰酸中毒，使生命中枢延髓先抑制后麻痹。

1.临床表现

（1）消化系统：一般食后 1 ～ 2 小时内出现中毒症状，初期症状自觉口内苦涩、流涎、上腹部不适，继之出现恶心呕吐、腹痛、腹泻。

（2）呼吸系统：呼吸困难，慢而不整，双肺有弥漫性干啰音，甚至可在 2 ～ 10 分钟内因呼吸麻痹而死亡。[50]

（3）心血管系统：发绀、胸闷、心悸，血压暂时性升高，继而下降，脉搏减慢，心音低钝无力，节律不齐，或心电图示异位心律快速心房纤颤等。[51]

（4）中枢神经系统：烦躁不安、有恐惧感等中毒反应；中毒严重者迅速昏迷，惊厥，瞳孔散大，对光反应消失。[52]

（5）四肢：个别中毒后出现多发性神经炎，双下肢肌肉迟缓无力，肢端麻木，触觉和痛觉迟钝，双膝反射迟钝等。

（6）过敏反应：个别会出现过敏反应，如阴囊皮肤过敏性皮炎并破溃[53]。

2. 中毒解救　立即送医院救治。

（1）早期用 0.02% 高锰酸钾溶液洗胃。中毒严重者，吸入亚硝酸异戊酯，每隔 2 分钟吸入 30 秒。

（2）按氰化物的中毒处理，特效救治是用各种产生变性血红蛋白（含 Fe^{3+}）的药物，主要有亚硝石钠及硫代硫酸钠联合应用法，或用美蓝（疗效较差）。近年来也有人认为依地酸二钴等有机钴盐类对治疗氰化物中毒有效。

（3）静脉注射高渗葡萄糖及大量维生素 C。

（4）杏树皮去粗皮或杏树根，60g，水煎服；或生萝卜或白菜，捣烂取汁加糖适量，频频饮之；或甘草、大枣各 120g，水煎服；或绿豆适量，水煎服，加砂糖。

3.预防

（1）加强宣传，尤其是在产地，杏仁成熟季节，儿童不宜生吃，必须慎重处方，切忌自行购药服用。

（2）注意不宜用生杏仁，必须经炮制后入药，须煮熟。

（3）不宜作散剂冲服。

（4）控制用量，不可多服。大剂量应用时应常规检查心电图，因心电图上的毒性反应较毒性症状出现为早。[54]

病案举例：儿童苦杏仁中毒一例[55]

患儿，女，2 岁 8 个月，因服苦杏仁后颜面青灰伴反复抽搐 2 小时入院。患儿入院前 2 小时服煮熟的苦杏仁 10g，10 分钟后即剧烈腹痛、烦躁，未吐泻，逐渐呼吸困难、颜面发青、嗜睡、意识不清，30 分钟后患儿反复抽搐，表现为双眼凝视、上翻、四肢抽动，每次持续约 10 秒，急来我院就诊，门诊给予洗胃、静脉推注速尿 10mg、50% 葡萄糖溶液 20mL 后收入院。

该患儿有明确的服用苦杏仁史，且中毒症状出现较为典型，诊断苦杏仁中毒明确。入院后用硫代硫酸钠解毒、循环和呼吸支持疗法等对症治疗，10 天后出院。

（四）配伍应用及增效减毒（烈）

苦杏仁的配伍应用，随咳喘证的寒热虚实而配伍相应的药物。

（五）与西药合用的禁忌

1. 一般不宜与收敛药配伍，以防延后药物的体内排泄而积蓄中毒。

2. 与阿托品、普鲁本辛合用，可加重神经系统的毒副反应，使瞳孔扩大。

3. 与苯巴比妥、普鲁卡因合用，可加重呼吸中枢抑制，并损害肝功能。

4. 不宜与酸性药物同时服用，因苦杏仁在酸性介质中可加速氰化物的形成，增加中毒的危险。

5. 与可待因合用，可使呼吸中枢过度抑制，并损害肝功能。

6. 与利血平合用，可致流涎。

7. 与硫酸亚铁、磺胺类、氨茶碱、制酸药、洋地黄类及左旋多巴合用，可致恶心、呕吐、腹泻。

八、白果〔Ginkgo Semen〕

本品为银杏科植物银杏 *Ginkgo biloba* L. 的成熟种子（图13-7）。

（一）作用特点

《本草纲目》曰："熟食温肺益气，定喘嗽，缩小便，止白浊。"

白果性味甘、苦、涩，平；有毒；归肺、肾经；功效化痰定喘，止带固精缩尿。白果既可止咳平喘，又能化痰涎，还能收涩止带、固精关、缩小便。

（二）安全合理用药

1. **适应证** 肺虚或肺肾两虚的喘咳多用；带下属脾肾亏虚，色清质稀者最宜；或肾气不固而梦遗滑精，或小便频数、遗尿。

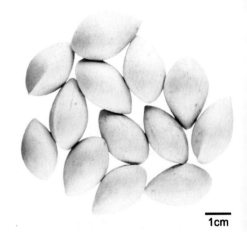

图13-7 白果饮片

2. **禁忌证**

（1）咳嗽痰稠、咳吐不利者慎用，因服用后易导致咳痰困难。有实邪者忌服。

（2）本品有毒，孕妇、小儿慎用。3岁以下小儿避免服食白果或白果汤。

3. **用法用量**

（1）煎服，用4.5～9g。勿过量服食白果或生食白果。

（2）炒用，经加热能使其毒性减弱。白果含少量氰苷，其绿色胚芽含氰苷最高，毒性最强。白果加热可破坏氰苷，但熟食过多也可中毒，生食更易中毒。

（三）不良反应及处理

1. 临床表现

（1）食白果后于 1～14 小时可出现临床症状，最长 16 小时出现，如急性胃肠反应、恶心呕吐、腹痛腹泻等。

（2）部分患者相继出现神经精神症状，如发热、烦躁不安、惊厥、精神委顿。

（3）严重者出现电解质和酸碱平衡紊乱，以及心、肝、肾等脏器损害，甚则呼吸困难，发绀，昏迷，瞳孔对光反应迟钝或消失，呼吸中枢麻痹死亡。[56]

（4）个别患者出现皮下出血，全血细胞减少。[57]

（5）个别患者出现过敏反应，鼻出血，肠源性青紫，便血等。接触白果种仁和外皮可引起皮炎。[58-62]

2. 中毒解救　立即送医院救治。

（1）洗胃、导泻，以尽快清除和排泄毒物。

（2）服鸡蛋清或活性炭，以减轻毒素的吸收。

（3）呼吸困难及发绀者，给予呼吸兴奋剂；惊厥者，用镇静、抗惊厥药，同时保持抢救室内安静，避免各种刺激。抗感染选用对肝、肾功能损害较小的抗生素。

（4）静脉注射高渗葡萄糖，促进毒素排泄。

（5）甘草 30g，水煎服；或白果壳 30～60g，水煎服，辅助减毒。[64]

3. 预防　中毒案例以未成年人为多，教育儿童不能生吃白果，煮或炒熟后食用也不能过量，更不要吃浮头白果（就是种仁发育不良的银杏种子），吃白果时一定要先去除果仁内绿色的胚芽。[63]

（四）配伍应用及增效减毒（烈）

1. 配麻黄　白果性涩而收，敛肺定喘，麻黄宣肺平喘，二药一收一散，开肺散邪而不耗伤肺气，敛肺平喘而无留邪之弊。治疗咳喘痰嗽兼风寒引发者。如定喘汤。

2. 配黄柏、车前子　白果收涩固下焦可止带，黄柏清下焦湿热，车前子清利湿热，三药相伍，清湿浊止带。治疗湿热带下，色黄腥臭者。如易黄汤。

九、洋金花〔Daturae Flos〕

本品为茄科植物白曼陀罗 *Datura metel* L. 的花。

（一）作用特点

《履巉岩本草》载："治寒湿脚，面上破，生疮，晒干为末，用少许贴患处。"《本草纲目》曰："诸风及寒湿脚气，煎汤洗之。又主惊痫及脱肛，并入麻药。"《本草便读》云："止疮疡疼痛，宣痹着寒哮。"

洋金花苦、温，有毒，归肺、肝、心经，具平喘止咳、麻醉止痛、止痉的功效。其平喘镇咳力强，成人或年老喘咳而无痰或痰少，应用其他药乏效者多用之，尤宜于寒性哮喘。

（二）安全合理用药

1. 用法用量

（1）内服：煎汤，0.3～0.5g；入丸、散服用，0.1～0.2g。如制成卷烟分次燃吸，每日量不超过1.5g。本品毒性较大，应严格控制剂量。

（2）外用：适量，煎水洗；或研末调敷。

2. 禁忌证

（1）外感及痰热咳喘者忌用。

（2）能散瞳，调节眼肌麻痹及抑制腺体分泌。剂量较大时，能阻滞心脏M受体，使心率加快。故青光眼或眼压增高者忌用，高血压、冠心病、心动过速、心功能不全、高热、严重肝肾功能损害者均禁用。

（3）孕妇、体弱者慎用。

（三）不良反应及处理

1. 临床表现　食用过量或误服易致中毒，小儿较为多见。本品的花、叶、浆果、种子均可引起中毒，内服、吸入麻醉、粉尘接触等多种途径均可致中毒。[65] 香港特区曾发生以洋金花误作为凌霄花配药引起三宗不良反应的个案（见本药附录）。

其所含的生物碱为毒性成分，中毒机制主要为抗M受体反应。其对周围神经的表现为抑制副交感神经功能，对中枢神经系统则为兴奋作用，严重者转入中枢抑制，也可影响呼吸及体温调节中枢。致死原因主要是因脑中枢缺氧，脑水肿而压迫脑干，使呼吸中枢抑制或麻痹，呼吸和循环衰竭。若抢救及时，症状多在24小时内消失或基本消失。

（1）副交感神经功能阻断症状：口干，皮肤干燥，声音嘶哑，心动过速，瞳孔散大，对光反射及眨眼反射迟钝或消失，皮肤潮红等。[66, 67]

（2）中枢神经兴奋症状：头痛头晕、步履不稳，继则烦躁不安、谵妄、幻听幻视、神志模糊、哭笑无常、阵发性抽搐及痉挛等。尚有体温升高，膝腰反射亢进等。[68]

（3）严重者：在12～24小时后进入昏睡、痉挛、发绀，直至昏迷死亡。

（4）消化系统症状：恶心、呕吐、纳差。

（5）泌尿系统：可致肾损害，血尿。[69]

（6）青光眼患者：可使青光眼患者双目失明。[70]

（7）过敏反应：部分患者出现药疹，以及唇、咽、悬雍垂水肿等。[71]

2. 处理　洋金花中毒的急救方式与阿托品或东莨菪碱中毒急救方法相同。

（1）常见治疗：一般采用洗胃、吸氧、利尿、给予拮抗药新斯的明等。

（2）对症治疗：狂躁不安或抽搐者一般给予鲁米那、氯丙嗪、水合氯醛等短效镇静剂。认为不宜使用吗啡及长效巴比妥类药物，以免与中毒后期的抑制作用相加而增加呼吸中枢的抑制。高热时行物理降温，必要时用解热剂，重症者用糖皮质激素。

（3）轻者可以用生甘草10g，绿豆120g，煎汤代茶；或者用金银花15g，连翘10g，生甘草10g，绿豆120g，煎服。

（四）与西药合用的禁忌

1. 与奎尼丁合用，两者的抗胆碱作用相加，易产生不良反应。

2. 与神经节阻断剂美加明（mecamylamine）合用，可加剧其副作用，尤其是便秘。

附录

2006 年香港特区政府卫生署发出的《有关中药材 洋金花和凌霄花的混淆》的通知（节录）[72]

香港特区政府卫生署曾于本年五月二十七日向全港中医师和中药商发出有关提防混肴中药材洋金花和凌霄花的信件，并附上洋金花（《中医药条例》附表 1 中药材）和凌霄花（附表 2 中药材）的鉴别要点资料。截至十月底，香港特区政府卫生署在二零零六年共接获医院管理局呈报三宗误将洋金花当作凌霄花配发而导致不良反应的个案。现再次提醒各位在采购和配发供应时注意区分这两种药材。

附图：

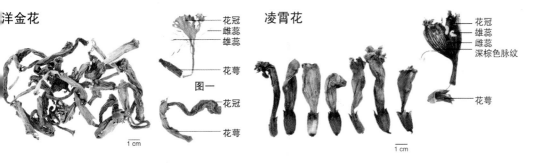

附表：

洋金花	凌霄花
来源：茄科植物白曼陀属 *Datura metel* L. 的花。 性状： （1）多皱缩成条状，完整者长 9 ～ 15cm （2）花萼呈筒状，长为花冠的 2/5，灰绿色或灰黄色，先端 5 裂，基部具纵脉纹 5 条，表面微有茸毛 （3）花冠呈喇叭状，淡黄色或黄棕色，先端 5 浅裂，裂片有短尖，短尖下有明显的纵脉纹 3 条，2 裂片之间微凹 （4）雄蕊 5，花丝贴生于花冠筒内，长为花冠的 3/4；雌蕊 1，柱头棒状 （5）烘干品质柔韧，气特异；晒干品质脆，气微，味微苦	来源：紫葳科植物美洲凌霄 *Campsis radicans*（L.）Seem. 的花 性状： （1）完整花朵长 6 ～ 7cm （2）萼筒长 1.5 ～ 2cm，硬革质，先端 5 齿裂，裂片短三角状，长约为萼筒的 1/3，萼筒外无明显的纵棱 （3）花冠内表面具明显的深棕色脉纹 （4）雄蕊 4，着生在花冠上，2 长 2 短，花药个字形；花柱 1，柱头扁平 （5）气清香，味微苦、酸

十、桔梗〔Platycodonis Radix〕

本品为桔梗科植物桔梗 *Platycodon grandiflorum*（Jacq.）A. DC. 的根（图 13-8）。

（一）作用特点

桔梗性味苦、辛，平；归肺经。其辛散苦泄，宣开肺气，化痰利气，无论寒热均可用；又能宣肺利咽喉，开声音；性散上行，能宣利肺气以排出脓痰。凡肺经之外感或痰浊所致之病证，桔梗为首选药。

桔梗皂苷对口腔、咽喉、胃黏膜产生直接刺激，反射性地增加支气管黏膜分泌亢进从而使痰液稀释，易于排出；有镇咳及抗炎和增强免疫作用；并能镇静、镇痛、解热、降血糖、降胆固醇以及松弛支气管平滑肌。

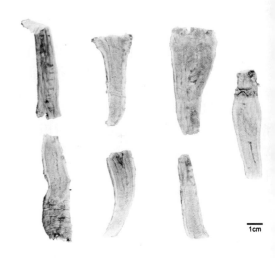

图 13-8　桔梗饮片

（二）安全合理用药

1. 适应证

（1）外感风寒，肺气闭塞，咳嗽咽痒无痰或痰少咳吐不畅。

（2）痰饮壅盛或肺有痰热，症见发热，咳吐浓痰，量多难咳，如肺炎、支气管炎支气管扩张、肺脓疡等。

2. 禁忌证

（1）本品性升散，凡气机上逆之呕吐、眩晕，或阴虚火旺之哮喘，均不宜使用。

（2）用量过大易致恶心呕吐。胃及十二指肠溃疡者慎用。

（3）肺有器质性疾病，如肺癌、肺结核之有咯血者不宜用。

3. 用法用量

（1）煎服，3～10g；或入丸、散。治肺痈，用量可稍大。

（2）本品有较强的溶血作用，故只宜口服，不能制成注射剂使用。口服后桔梗皂苷在消化道被水解而破坏，即无溶血的副作用。

（三）不良反应及处理

1. 临床表现

（1）消化道反应：过量服用可引起口腔、舌及咽喉灼热肿胀，流涎，恶心，呕吐，腹胀，腹痛，腹泻等。

（2）心血管反应：面色苍白，四肢出冷汗，血压下降。

（3）神经系统反应：头昏，头痛。严重者可发生痉挛，抽搐，昏迷，甚至呼吸中枢麻痹而死亡。

（4）过敏反应：个别患者出现过敏。[73，74]

2. 处理　对不良反应的处理，轻者配用和胃药以减轻胃肠道反应，或停药，重者送院处理。

（四）配伍应用及增效减毒（烈）

1. 配甘草　化痰止咳、利咽作用增强，用于痰饮咳嗽，咳吐不利，咽喉肿痛。甘草且能减缓桔梗对胃的刺激作用。

2. 配远志　可增强祛痰作用，但亦增强对胃黏膜的刺激作用。[75]

3. 作为引经药　利用桔梗的升浮之性，其常作为引经药，引药上行，增强复方的药效。如参苓白术散中用桔梗能引健脾药，令脾气上升，津液输布；血府逐瘀汤中用桔梗，为引活血药祛上焦胸部之瘀血。

4. 配和胃护胃之品　为了减低桔梗对胃的刺激作用，可配伍陈皮、麦芽、谷芽、大枣等和胃护胃的药物。

十一、芥子〔Sinapis Semen〕

本品为十字花科植物白芥 *Sinapis alba* L. 或芥 *Brassica juncea*（L.）Czern. et Coss. 的干燥成熟种子。前者习称"白芥子"（图 13-9），后者习称"黄芥子"。

（一）作用特点

芥子辛、温，归肺、胃经，能温肺化痰、利气散结、消肿止痛。

其味厚气锐，内而逐寒痰水饮、宽利胸膈，用于咳嗽气喘、痰多不利、胸胁咳唾引痛；外而走经络，消痰结，止痹痛，除麻木。朱良春指出："白芥子含有脂肪油、白芥子苷、杏仁酶等成分，除作为祛痰平喘咳之剂（如三子养亲汤）外，对机体组织中不正常的渗出物之吸收，尤有殊功。"[76]

（二）安全合理用药

1. 适应证

（1）脾肾阳虚、肺有寒饮之痰饮证，定见大量的白色泡沫状痰，有细丝相连，咳嗽气喘，受凉或食生冷食物则加剧。如慢性间质性肺炎、老年性慢性支气管炎、肺气肿、肺源性心脏病、肺水肿等。

（2）皮里膜外之痰核或痰结之证。一方面指白芥子善于治疗胸腔、腹腔的积液，如心包积液、结核性胸膜炎、恶性肿瘤的

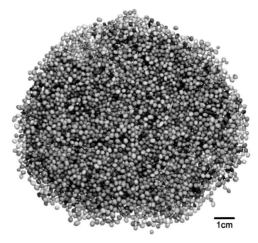

1cm

图 13-9　芥子饮片

胸水、骨节腔的积液如膝关节滑囊积液；另一方面是指痰核，即指皮下的结节、淋巴结肿大等。

朱良春曾用白芥子、甘遂、大戟组成的古方控涎丹（又名子龙丸）治疗慢性淋巴结炎、湿性胸膜炎、胸水、腹水、气管炎或肺炎痰涎壅盛者，以及瘰疬、流注收到了较好疗效。其还用白芥子为主药，治疗各种结节病，取得了良效。[76]

2. 禁忌证

（1）本品对胃黏膜有刺激作用，胃炎、消化道溃疡、便血、咯血者忌用。

（2）幼儿及孕妇慎用。

（3）本品辛温走散，易耗气伤阴，阴虚火旺或无痰湿水饮者忌用。

（4）关节红肿热痛辨证为阳证、热证者，内服和外用均不宜。

（5）外用对皮肤黏膜刺激性较强，易引起红肿、发疱，皮肤过敏者忌用。

3. 用量用法

（1）煎服，3～6g。芥子粉能使唾液分泌及淀粉酶活性增加，小量可刺激胃黏膜，增加胃液和胰液的分泌，大量则可迅速引起呕吐。

（2）外用适量，研末调敷。如用白芥子制成白芥子贴，用于穴位敷贴，多用于治冬病夏治，防治慢性呼吸道疾病。

（3）不宜久煎。现代研究表明，沸水能抑制芥子酶的作用，从而使白芥子苷不能释出有效成分。

（三）不良反应及处理

1. 临床表现　白芥子含芥子油苷（如白芥子苷），在水中芥子酶会促其水解，其水解产物芥子油对皮肤黏膜有刺激作用。

（1）白芥子油对皮肤黏膜有刺激作用，能引起充血、灼痛，甚至发疱。

（2）内服过量可引起强烈的胃肠刺激症状，如呕吐、腹痛、腹泻。白芥子与水接触后，能释出硫化氢，大剂量的白芥子能引起硫化物中毒和发绀。

（3）口服和外敷均可出现过敏反应，表现为皮肤瘙痒、潮红，出现如痱子样的皮疹，或丘疹，或荨麻疹、水疱等。个案报道，敷贴40分钟后出现胸闷、呼吸急促、出汗、头昏烦躁不安、血压下降等过敏性休克症状。[77,78]

2. 处理

（1）洗胃，导泻，内服蛋清、牛奶、淀粉糊等。

（2）静脉输液及对症处理。

（3）甘草30g，绿豆60g，水煎服；或党参、茶叶、藿香、清半夏、延胡索各9g白术、茯苓、陈皮、甘草各60g，水煎服。

（四）配伍应用及增效减毒（烈）

1. 配紫苏子、莱菔子　化痰降气止咳作用增强。用于痰多咳喘。如三子养亲汤。

2. 配鹿角霜、肉桂、炮姜　温阳祛寒，化痰散结。用于阳虚寒痰凝滞之阴疽，如骨结核。如阳和汤。

十二、葶苈子〔Lepidii Semen，Descurainiae Semen〕

本品为十字花科植物独行菜 *Lepidium apetalum* Willd. 或播娘蒿 *Descurainia sophia*（L.）Webb ex Prantl. 的成熟种子（图 13-10）。

（一）作用特点

1.**性能功效特点**　本品最早收载于《神农本草经》，列为下品，曰："味辛，寒。主癥瘕积聚结气，饮食寒热，破坚逐邪，通利水道。"其性味苦、辛，寒；归肺与膀胱经；具泻肺平喘、利水消肿之功效。葶苈子苦降辛散，性寒清热，专泻肺中水饮及痰火而平喘咳；又能泻肺行水而挽救心力衰竭，缓解水气凌心射肺。葶苈子含芥子苷，并含强心苷类物质，具有强心作用，能使心脏收缩力加强，输出量增加，血压随之轻度升高，静脉压下降。葶苈子的平喘作用主要是通过增加心肌收缩力，减轻心衰患者肺瘀血水肿状态而实现的。

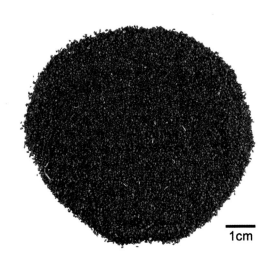

1cm

图 13-10　葶苈子饮片

2.**不同炮制品种的作用特点**　炒葶苈子：能增效减烈，即增加有效成分的溶出率以提高疗效，并且减轻副作用。

（1）炒后含芥子苷量较生品明显升高。其中炒品的含苷量是生品的 1.77 倍，炒品水煎液中含苷量是生品水煎液含苷量的 2.73 倍。炒葶苈子能提高葶苈子的泻肺止咳平喘、利水消肿的功效。

（2）葶苈子中的芥子酶能分解芥子苷生成芥子油，后者不溶于水而不易被煎出；炒后杀酶保苷，使芥子苷煎出率增高。

（3）芥子苷本身无刺激性，而芥子油具有辛辣及刺激性。炒制能破坏酶以防在体外酶解生成芥子油，从而减少刺激性，临床上常用炒葶苈子，故炮制是为了降低其对胃肠道的刺激性，达到减缓药物烈性的目的。[79]

（二）安全合理用药

1.**适应证**　胸水（邪盛水停）；心源性水肿（瘀血内阻）；慢性肺源性心脏病并发心衰（水湿泛滥）；胸膜炎（邪热流滞）；咳喘胀满（肺气壅阻）；腹水（阳水）。[80]

2.**禁忌证**

（1）传统一般认为葶苈子苦泄之力较峻烈，易伤正气，只宜用于实证，而对肺虚喘促、脾虚痰满、肾虚膀胱气虚小便不利等证候则非所宜。

（2）不宜久服，久服令人虚。

3. 用法用量　常用量 3 ～ 9g；大剂量 15 ～ 30g；最大剂量 40g。邪实正气充盛用量稍大；体寒正虚用量宜轻。

（三）不良反应及处理

若用量过大或久服，可发生心动过速、心室颤动、恶心呕吐、食欲不振、低钾血症、急性肺水肿、甲状腺肿大、药疹、过敏性休克等不良反应。[81]

1. 临床表现

（1）心血管系统：大剂量可引起心动过速、心室颤动等，主要以强心苷毒性为主。[82]

（2）消化系统：主要表现为恶心呕吐、食欲不振。大剂量可致呕吐加剧，且腹泻，因葶苈子所含的挥发油、脂肪油以及芥子苷的水解产物对胃肠道有一定刺激性。

（3）水盐代谢：葶苈子善逐水，若大量应用或久服，可致水电解质代谢紊乱，尤其是低钾血症，患者出现神倦乏力、心悸气短、纳呆腹胀、心律失常等。心脏病并发心力衰竭者，由于对低血钾敏感，故耐受性差。中医有葶苈子久服令人虚之说法。[83]

（4）黏膜刺激：接触葶苈子对眼、鼻及咽部黏膜有刺激性，可以引起眼眶及前额胀痛，角膜发疱，视力减弱。其刺激性物质为葶苈子中所含的异硫氰酸酯类成分及芥子苷等硫苷的水解产物。

（5）内分泌系统：葶苈子长期使用可致因缺碘而致的甲状腺肿大。葶苈子中含有异硫氰酸类成分，硫氰化合物进入血液中能游离出单价的硫氰酸根离子，硫氰酸根离子能与碘竞争进入甲状腺内，抑制甲状腺对碘的摄取，从而抑制甲状腺激素的合成。[84]

（6）过敏反应：①药疹：患者皮肤出现点片状红色丘疹，伴瘙痒等过敏症状。②过敏性休克：初起可见胸闷憋气、恶心呕吐、头晕心慌、皮肤瘙痒、烦躁不安、颈项胸腹满布皮疹，继则面色、口唇苍白，冷汗自出，呼吸困难，心音低钝，血压下降等。[85, 86]

2. 预防与处理

（1）在重用葶苈子治疗肺心病并发心力衰竭时，应遵循"见尿补钾"的原则，定期检查血清钾浓度，密切注意心电图有无低钾改变，及时准确补钾。同样，葶苈子用于治疗肺痈、肾炎水肿、肝硬化腹水、耳源性眩晕等病证时，也应审视病情，采取相应措施，防止低钾血症的出现。

（2）一般的过敏反应应停服中药，口服抗过敏药物可使症状缓解。一旦发生过敏性休克，立即送院救治，给予抗过敏、抗休克治疗。用苯海拉明、强的松、氟美松等口服或肌内注射，盐酸肾上腺素 1mL 皮下注射，建立静脉补液通道，给予 5% ～ 10% 葡萄糖、高渗糖及大剂量维生素 C 等，严密观察血压、脉搏变化，必要时积极给予对症治疗。

（四）配伍应用及增效减毒（烈）

1. 配补虚扶正药（黄芪、人参、大枣等）　能减烈增效，祛邪而不伤正。适用于治疗肺源性心脏病并发心衰、喘促浮肿、肺结核、结核性胸膜炎等属于虚实夹杂者。

用葶苈大枣泻肺汤时，要掌握葶苈子与大枣的用量比例，若邪盛，大枣用量过大，则易致敛邪；若正虚，大枣用量过小，则不能起到减低葶苈子峻烈之性、克伐正气的作用，故应根据邪正的具体情况决定大枣和葶苈子的比例。[80]

2. 配麻黄 宣肺、泻肺平喘作用增强。治寒热错杂之喘证。

3. 配莪术、炙鳖甲 活血祛瘀，软坚行水。用于肝硬化腹水，瘀阻肝络、水气内停之证。

4. 配肉桂、五加皮 温阳化气、利水消肿作用增强。用于风湿性心脏病心衰合并肾衰，水邪泛滥者。

（五）鉴别用药

宋代《本草衍义》分甜葶苈子和苦葶苈子2种。《本草纲目》对甜葶苈子和苦葶苈子的性能区别有如下论述："大抵甜者下泄之性缓，虽泄肺而不伤胃；苦者下泄之性急，既泄肺而易伤胃，故以大枣辅之。"

1. 甜葶苈子 为植物播娘蒿的种子；味淡，下泄之性缓，多用于泻肺平喘。

2. 苦葶苈子 为植物独行菜的种子；味苦，下泄之性急，多用于利水消肿。

第四节 其他化痰止咳平喘药的安全合理用药

一、海藻〔Sargassum〕、昆布〔Laminariae Thallus，Eckloniae Thallus〕等含碘的中药

海藻为马尾藻科植物海蒿子 *Sargassum pallidum*（Turn.）C. Ag. 或羊栖菜 *S. fusiforme*（Harv.）Setch 的干燥藻体；昆布为海带科植物海带 *Laminaria japonica* Aresch. 或翅藻科植物昆布 *Ecklonia kurome* Okam. 的叶状体。海藻、昆布等中药中含有较多的碘，与西药有如下配伍禁忌。

1. 不宜与硫脲类同用 服用碘剂的甲亢患者用硫脲类药物控制甲亢症状所需的疗程较长，说明甲亢患者接受碘药物后对硫脲类药物治疗甲亢有不利影响，故含碘中药可能会影响硫脲类药物的效果。

2. 不宜与异烟肼同用 可使后者失去抗结核作用。

二、百部〔Stemonae Radix〕

本品为百部科植物直立百部 *Stemona sessilifolia*（Mig.）Mig.、蔓生百部 *S. japonica*（Bl.）Miq. 或对叶百部 *S. tuberosa* Lour. 的块根。

（一）不良反应

百部能抑制呼吸中枢，降低呼吸中枢兴奋性，过量服用可引起胸闷、灼热感、口、

鼻、咽发干，头晕，胸闷气急。若中毒，则见恶心、呕吐、头痛、面色苍白、呼吸困难，严重者可致呼吸中枢麻痹而死亡。

（二）关于润肺

蜜百部润肺，只能理解为药性平和，味苦泄降而不伤阴，微温而不燥热。百部味甘多汁但并无养阴生津之功，亦无恋邪之弊，故不能与百合、麦冬、天冬等养阴生津、润肺止咳药同等看待。

三、枇杷叶〔Eriobotryae Folium〕

本品为蔷薇科植物枇杷 *Eriobotrya japonica*（Thunb.）Lindl. 的叶。

（一）炮制

1. 炮制方法 枇杷叶有炒、蜜炙等炮制方法。炒制可缓解寒性，蜜炙则增强润肺止咳的作用。

2. 去绒毛 前人均强调枇杷叶需除去绒毛，否则毛"射人肺，令咳不已"。这主要是由于绒毛直接吸入后的刺激所致，通过加强过滤，可予避免。以原药细粉入丸、散应用时，也要去绒毛。

（二）煎法

枇杷叶入汤剂煎煮时要求"包煎"，但是在包煎中，由于药料被包裹于包裹材料中而拥簇成团状，对其成分溶出可能会造成双重负影响，似以不包煎为宜。经去绒毛或过滤后，则不必用包煎。

（三）不良反应

有报道服用大剂量枇杷叶造成小脑损伤致共济失调，表现为头晕头昏、行走不稳、视物旋转等症状。[87]

四、款冬花〔Farfarae Flos〕

本品为菊科植物款冬 *Tussilago farfara* L. 的花蕾（图 13-11）。

（一）作用特点

款冬花辛、微苦，温。本品味辛性平而不燥，长于下气止咳，略具化痰作用，蜜炙入药亦略有润肺之效。其治咳喘，无论寒热、虚实、新久皆可用，对肺寒咳嗽尤宜。

（二）安全合理用药

本品含生物碱千里碱、肾形千里光碱，应注意其肝毒性。[88]

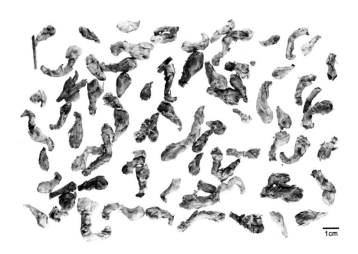

1cm

图 13-11　款冬花饮片

参考文献

[1] 中国中医研究院.蒲辅周医案[M].北京：人民卫生出版社，2005：24.

[2] 吴皓，李伟.半夏刺激性成分研究[J].中国中药杂志，1999，24（12）：725.

[3] 杨守叶，叶文华，吴子伦，等.半夏炮制前后对小白鼠急性、亚急性和蓄积性毒性的研究[J].中成药，1988（7）：18.

[4] 吴皓，蔡宝昌，史小良，等.半夏姜制对动物刺激性及毒性的影响[J].中国中药杂志，1993，18（7）：408.

[5] 魏全嘉.试述矾制半夏的益与弊[J].中药通报，1988，13（8）：22.

[6] 张新荣.温胆汤中半夏致呼吸困难1例报告[J].中国中医药信息杂志，2007（9）：105.

[7] 李克光.金匮要略讲义[M].上海：上海科学技术出版社，1985：232.

[8] 朱步先，何绍奇，朱胜华，等.朱良春用药经验集[M].长沙：湖南科学技术出版社，2002：206.

[9] 杨守叶，王来苏.半夏对大白鼠妊娠及胚胎的毒性研究[J].中西医结合杂志，1989，9（8）：481.

[10] 杨守业，何民，王来苏，等.半夏对妊娠家兔和胚胎的毒性研究[J].中国医药学报，1989，4（6）：27.

[11] 严晓莺，陈巨鹏，董菊，等.中药生半夏水煎液的毒性研究[J].中医药信息，2012（1）：102-105.

[12] 聂克.试析半夏"抗早孕"的药理研究[J].山东中医学院学报，1995，19（2）：99.

[13] 贾俊斌，田海生.误食生半夏中毒11例报道[J].中国乡村医生杂志，1999，15（3）：44.

[14] 谷世平.生半夏中毒6例抢救体会[J].河北中医，2006，28（4）：271.

[15] 杨治.薄荷缓解乌头、半夏中毒症状的经验体会[J].中成药，1994，16（8）：56.

[16] 翟福生，段森林.大剂量阿托品抢救急性生半夏中毒一例[J].中国中西医结合杂志，

1997，17（11）：697.

［17］吴皓，舒武琴，丘鲁婴，等.生姜解半夏毒的实验研究［J］.中成药，1998，21（3）：137-140.

［18］张作舟，刘君旺.中药"十八反"配伍实验研究：乌头反半夏急性毒性实验小结［J］.中药通报，1983，9（4）：33.

［19］陈德珍，贝叔英，朱树华，等.中药十八反对动物体影响的初步观察［J］.江苏中医杂志，1986（6）：26.

［20］刘源.乌头半夏合用治疗类风湿关节炎5例的临床综合观察［J］.中国中药杂志，1991（2）：121-122.

［21］范春光，殷长森，夏立荣，等.关于地道药材附子与半夏有无配伍禁忌之探讨［J］.中国中药杂志，1992，17（3）：182-183.

［22］阮爱萍.半夏与水半夏等混伪品的鉴别［J］.时珍国医国药，2007，18（2）：349.

［23］杨守业，何民，皮晓霞.天南星不同炮制方法对饮片毒性的影响［J］.中成药，1991，13（2）：16.

［24］秦彩玲，胡世林，刘君英，等.有毒中药天南星的安全性和药理活性的研究［J］.中草药，1994，25（10）：527.

［25］常东明，李庆华，朱明，等.白附子炮制前后药理作用的初步观察［J］.中药通报，1981（4）：23.

［26］香港特别行政区政府卫生署.回收被错误标签的中药材（附图）［EB/OL］.（2012-11-01）.http：//www.info.gov.hk/gia/general/201211/01/P201211010583.htm.

［27］周晓霞，汪弘.白附子中毒1例报告［J］.浙江实用医学，2003，8（1）：49.

［28］唐迎雪.黄药子古今临床应用研究［J］.中国中药杂志，1995，20（7）：435-438.

［29］程芳.黄独致中毒性肝炎8例报告［J］.江苏中医，1995，16（7）：9.

［30］刘继荣.黄药子引起中毒性肝炎2例［J］.药物不良反应杂志，2002（2）：129-130.

［31］徐汝奇.黄药子大剂量内服有抗癌化疗药样反应［J］.江西中医药，1997，28（1）：40.

［32］刘树民，李玉洁，罗明媚，等.黄药子肝毒作用影响因素的实验研究［J］.中国中医药信息杂志，2004，11（7）：597-598.

［33］谭兴起，阮金兰，陈海生，等.黄药子的肝脏毒性研究［J］.中国中药杂志，2003，28（7）：661-662.

［34］利瓦伊昌，杨军，李惠文，等.黄药子致药物性肝病1例［J］.临床合理用药杂志，2009（15）：79.

［35］陈培坤，邱宝玉，郭燕茹.黄药子不良反应1例［J］.求医问药（下半月），2012（8）：300.

［36］张利平，周慧萍.黄药子致死亡1例［J］.医药导报，2009（8）：1097.

［37］海优.黄药子致肝损害2例［J］.浙江中西医结合杂志，2005，90（3）：194.

［38］赵文艳.白蚀丸致药物性肝炎2例［J］.齐齐哈尔医学院学报，2004，25（7）：766.

［39］丁国明，唐迎雪.当归对黄药解毒作用的实验观察［J］.中草药，1992，23（4）：192-194.

［40］金有景.抗癌食药本草［M］.北京：中国食品出版社，1989：145-151.

［41］肖耀军.大皂角与猪牙皂不应混淆使用［J］.首都医药，2009（20）：49.

［42］马宏欣.华山参中毒2例报道［J］.陕西中医学院学报，1981（3）：34.

［43］姜希望.华山参中毒7例报告［J］.湖南中医杂志，1987（4）：50.

［44］朱天忠.浅议华山参的毒性与中毒解救［J］.陕西中医，1999，20（1）：43-44.

［45］梁爱华，聂淑琴，薛宝云，等.炮制对苦杏仁特殊毒性及药效的影响［J］.中国中药杂志，1993，18（8）：474-478.

［46］高家鉴，金荼琴，徐锡山.苦杏仁不同炮制品在复方汤剂中苦杏仁苷煎出含量比较［J］.中成药，1993，15（7）：18.

［47］南云生，林桂涛.粉碎度对苦杏仁中苦杏仁苷煎出率的影响［J］.中药通报，1988，13（12）：26.

［48］刘黎明，李大岩，张惠娟.不同煎煮时间对苦杏仁甙含量的影响［J］.黑龙江医药，1998，11（1）：74.

［49］李时珍.本草纲目（金陵版排印本）［M］.北京：人民卫生出版社，1999：1548.

［50］张秀梅.苦杏仁中毒致休克呼吸窘迫一例救治体会［J］.中小学儿急救医学，2006（1）：93-94.

［51］李旭丰，杨静，马文龙.苦杏仁中毒致严重心律失常2例分析［J］.中国农村医学，1997，25（12）：27.

［52］杨明，刘向龙，岳红霞，等.食杏仁致急性中毒2例分析［J］.中国误诊学杂志，2010，10（3）：712-713.

［53］金兆清，暴龙.食用杏仁致阴囊破溃睪丸裸露1例［J］.人民军医，2013（7）：790.

［54］刘改英，葛孝华.小儿苦杏仁中毒的血气特点［J］.实用儿科临床杂志，1998，7（3）：174.

［55］李斌，肖曙芳，陈祝.苦杏仁中毒抢救成功一例［J］.小儿急救医学，2001，8（3）：192.

［56］王华芳，阮飞，郦建娣.小儿白果中毒致多脏器损害58例分析［J］.浙江预防医学，2007（7）：56.

［57］万丽娟，李海峰.白果过量致全血细胞减少1例［J］.中国现代医药科技，2004，4（1）：21.

［58］付金祥.白果过敏2例［J］.中国皮肤性病学杂志，1997（4）：253.

［59］毛伟松.食用白果致便血1例［J］.江西中医药，2008（3）：51.

［60］付金祥.白果过敏2例［J］.中国皮肤性病学杂志，1997（4）：253.

［61］杜策，黄莹.白果致接触性皮炎48例临床分析［J］.皮肤病与性病，2015（5）：301-302.

［62］杨剑婷，吴彩娥.白果致过敏成分及其致敏机理研究进展［J］.食品科技，2009（6）：282-286.

［63］胡国强，冯群星，许让贤.急性白果中毒25例临床分析［J］.临床急诊杂志，2006，7（3）：133-134.

［64］许来娣.17例白果中毒患者的急救与护理［J］.护理与康复，2006，5（2）：118-119.

［65］黄兆强.洋金花中毒3例报告［J］.基层中药杂志，1994，8（4）：36.

［66］张策平.服用洋金花过量致中毒1例［J］.中国中医急症，2004（8）：533.

［67］杨强，方艳丽.洋金花误服致中毒1例报告［J］.甘肃医药，2013（4）：319-320.

［68］周宇，吴坤丰.口服洋金花煎剂致儿童精神异常［J］.药物不良反应杂志，2011（5）：325-326.

［69］魏秀文，邹声金.洋金花致肾损害的临床报告［J］.首都医药，2000，7（6）：28.

［70］吕金花，国庆峰，吕东炜.服用洋金花中毒致青光眼患者双目失明1例［J］.中国中医眼科杂志，1998，8（4）：240.

［71］高玮玮.洋金花粉末致过敏反应1例报道［J］.中国民间疗法，2011，19（1）：59.

［72］香港特别行政区政府卫生署中医药事务部.有关中药材洋金花和凌霄花的混淆［EB/OL］.（2006-11-30）.http://www.cmchk.org.hk/news/Sub_FlosCampsis_FDM_c.pdf.

［73］杨光礼.中药桔梗过敏1例报告［J］.中医药研究，1996（4）：53.

［74］张良.桔梗致不良反应1例［J］.山东中医杂志，2004（9）：570.

［75］胡子水.桔梗远志配伍致吐［J］.山东中医杂志，1995，14（5）：224.

［76］何绍奇.朱良春运用白芥子经验［J］.中国中医药资讯杂志，2001，8（2）：74.

［77］倪淑芝.中药白芥子引起药疹1例报告［J］.中西医结合杂志，1986（1）：25.

［78］杨天赐，刘丰阁.服用白芥子致过敏反应2例［J］.时珍国医国药，1999，10（4）：277.

［79］刘波，张华.葶苈子炮制前后芥子含量的比较［J］.中成药，1990，12（7）：19.

［80］张云鹏.张云鹏内科经验集［M］.北京：人民卫生出版社，2006：236-237.

［81］马梅芳，高宇源.葶苈子的不良反应探讨［J］.湖南中医药导报，2004（7）：67-68.

［82］张永红.葶苈子中毒1例［J］.中医药研究，1990，6（1）：21.

［83］李国臣.葶苈子致虚浅析［J］.中国中药杂志，1997，22（9）：569.

［84］姜志业.葶苈子治疗甲状腺功能亢进症［J］.中药药理与临床，1997，13（2）：46.

［85］张崇吾.葶苈子过敏2例报告［J］.陕西中医，1998，19（3）：132.

［86］杜生敏.葶苈子致过敏性休克1例报导［J］.中医杂志，1983，24（12）：12.

［87］葛红霞.大剂量鲜枇杷叶口服致共济失调一例［J］.广西中医药，2002（5）：49.

［88］曾美怡，李敏民，赵秀文.含吡咯双烷生物碱的中草药及其毒性（二）——款冬花和伪品蜂斗菜等的毒性反应［J］.中药新药与临床药理，1996（4）：52-53.

第十四章 安神药

第一节 神志不安证与安神药概述

以安定神志为主要功效，常用于治疗心神不宁病证的药物，称为安神药。以安神药为主组成的方剂，称为安神剂。安神药主治由心血虚、心气虚或心火亢盛以及其他原因所致心神不宁的失眠多梦、心悸怔忡，亦可用于惊风、癫痫、癫狂等病证。部分药物还兼有平肝潜阳等作用，用于肝阳眩晕等。安神药现代多用于治疗神经性失眠、神经衰弱、心神经症、癫痫、高血压、精神病等病证。

一、神志不安证概述

（一）病因

1.久病、大病、劳心过度等导致心血不足、心气不足、心阳虚损，使心失所养；或心脾不足、心肾不交而使神不归舍。
2.先天禀赋、精神刺激、产后忧郁等而致神志不宁。
3.心火亢盛、热邪内扰、痰浊内阻、暴受惊恐而致心神不安。

（二）病位

其病位主要在心、肝，与脾、肾有关。

（三）病性

实证或虚证，或虚实夹杂、寒热错杂。

（四）主证

以失眠心悸、烦躁惊狂为主要临床表现。
主证鉴别：
1.**虚证** 虚烦不眠，心悸怔忡，健忘多梦，头昏目眩等。
2.**实证** 烦躁不安，惊悸失眠，多梦，健忘，舌红苔黄等。

（五）兼证

1.**兼阴血不足** 兼见面色无华，或低热，颧红盗汗，舌红，苔少，脉细数等。

2. **兼心脾气虚**　兼见面色无华，食少，便溏，乏力，舌淡，脉虚。
3. **兼痰火扰心**　兼见面红目赤，狂躁不安，舌红，苔黄腻，脉弦数等。
4. **兼肝阳上亢**　兼见面红目赤，眩晕，舌红苔黄，脉弦。
5. **兼肝郁气滞**　兼见胸胁胀满，乳房胀痛，郁闷不乐，月经失调，舌红，脉弦等。

（六）特点

发病与精神刺激有一定关系，病情变化与精神因素有关。

二、神志不安证的治疗原则和方法

《素问·至真要大论》云"惊者平之"，《素问·阴阳应象大论》云"损者益之""虚者补之"。根据神志不安病证的虚实证候，可分别采用养心安神和镇惊安神的治法。

三、安神药的分类

（一）养心安神药

此类药物多为植物种子类，味甘性平，质甘润，既能安神又能养心，具有双重治疗作用，多用于治疗虚证。常用药物有酸枣仁、柏子仁、夜交藤、合欢皮、合欢花等。

此外，麦冬、百合等也有养心安神作用。

（二）镇惊安神药

此类药物多为矿物和介壳类药物，具有镇惊安神的作用，多用于治疗实证。常用药物有珍珠、珍珠母、龙骨、龙齿、磁石、琥珀、朱砂等。

此外，远志、缬草、含羞草、松针、珍珠、广枣、灵芝亦有安神作用。

四、安神药的作用机制

传统用"重则能镇，重可去怯"之说，来解释矿物、化石、介类等质重安神药的作用。其作用趋向为沉降，能针对心神不宁证之亢奋烦躁的病势而镇惊安神。现代研究表明，安神药能抑制中枢神经系统，具有镇静、催眠、抗惊厥等作用。但中药的安神作用并非等同于西药的中枢镇静和抑制作用。如养心安神药尚可通过补充机体的营养物质等达到安神作用。部分药物还有祛痰止咳、抑菌防腐、强心、改善冠状动脉血液循环及提高机体免疫功能等药理作用。

第二节　安神药的安全合理用药

安神药大部分是安全的，因其药性平和。矿物药如朱砂若使用不当，则可发生较严重的不良反应，故为国家规管的有毒药品，也是香港特区《中医药条例》附表 1 中 31 种烈性/毒性中药材之一。

一、根据神志不安证的虚实和兼证合理选药

根据神志不安病证的虚实和兼证，除选用适宜的安神药外，还应适当配伍其他药物组方，方能达致安全合理用药。

（一）兼阴血不足

选用养心安神药，配伍白芍、麦冬、枸杞子、百合等养血及滋阴安神药。

（二）兼心脾气虚

选用养心安神药，配伍人参、茯苓、白术、甘草等补益心脾之品。

（三）兼热邪内扰

选用清心安神药，配伍黄连、栀子、莲子心等清心泻火之品。

（四）兼痰火扰心

选用镇惊安神药，配伍化痰开窍的石菖蒲、郁金等。若痰火扰心明显，当配用牛黄、竹沥汁、胆南星、礞石等。

（五）兼肝阳上亢

选用龙骨、磁石等镇惊安神药，配伍牡蛎、石决明等平肝潜阳之品。

（六）兼肝郁气滞

选用合欢皮、远志等，配伍柴胡、香附、郁金、佛手等疏肝解郁药。

二、不同年龄与体质患者神志不安证的安全合理用药

（一）青壮年

青壮年多为肝气郁结化火、心肝火旺或痰火内扰，不宜用辛热药物，多选用镇惊安神药物，配伍清肝泻火药物。

（二）儿童和老年人

儿童多易受惊吓，或脾虚肝旺而致心神不宁，宜镇惊安神或健脾平肝，宜选用珍珠母、珍珠、首乌藤，配伍茯苓、大枣、钩藤、蝉蜕等药性较平和的药物。

老年人多为阴血不足，或思虑过度、心脾两虚，或肝阳上亢，宜养心安神，配伍滋养阴血、平肝潜阳药。忌用有毒和药性猛烈的安神药。

（三）孕妇和产妇

忌用有毒和药性猛烈的重镇安神药，如朱砂、磁石等。产后抑郁所致之失眠、心神不宁，宜配伍疏肝行气药。

三、合理停药

矿物类安神药多服、久服易伤正气，尤其是有毒性的药物，应中病即止，不宜过用。如朱砂含汞，磁石含砷，均为有毒的重金属，久服可致肝肾功能损害。

四、用量和用法

（一）用量

朱砂等有毒药物要严格控制用量。磁石、琥珀、珍珠母等若入丸散用，难于消化，故用量宜控制在 1 ～ 3g。

（二）炮制

酸枣仁微炒或炒黄，能增加镇静安神功效，但久炒油枯则失去安神作用。柏子仁去油制霜后镇静催眠作用强于生柏子仁。远志宜去心，若不去心，服之令人烦闷。磁石经火煅醋淬后，不仅砷含量明显降低，且镇静及抗惊厥作用明显增强。朱砂有毒，炮制用水飞，忌火煅，煅则析出水银，有剧毒。

（三）剂型

安神药可用多种剂型。朱砂含汞，琥珀含树脂挥发油，均难溶于水，故不入煎剂，宜研末冲服。

（四）煎服法

矿物类药如龙骨、珍珠母入煎剂宜打碎先煎。一般宜在睡前 30 分钟至 1 小时服用。远志对胃黏膜有刺激作用，宜饭后服用。

五、药后调摄

（一）药后观察内容

服药后需观察睡眠情况与情绪变化，以及心率、心律、心电图、血压等，以判断疗效。

（二）饮食宜忌

戒烟限酒，忌食咖啡、浓茶、辛辣刺激性食物，饮食宜清淡。

（三）药后可能出现的问题及处理

1.消化系统 养心安神药中富含油脂，如酸枣仁、柏子仁等，多服、久服有碍脾胃运化，出现食欲减退、便溏等。远志含有皂苷，对胃黏膜有刺激作用，过量服用可引起恶心呕吐，消化性溃疡患者当慎用。

矿物类安神药则易损伤脾胃，如服用磁石可能出现胃部不适、胃痛、恶心等反应，生磁石较煅磁石更明显，如入丸散则反应更大。琥珀入丸散，用量大时也可能出现胃脘不适。脾胃虚弱者不宜用，或减量使用，或配麦芽、神曲、陈皮、大枣等养胃和胃之品，以减轻胃肠道反应。

2.中毒 有毒的药物（如朱砂），服药后若出现食欲减退、乏力、尿少、嗜睡等，应及时进行肝肾功能检查，发现问题，及时停药，并送医院治疗。

（四）配合心理治疗

神志方面的病证与精神因素密切相关，在药物治疗的同时，要密切配合心理疏导和心理疗法，以提高和巩固疗效。

第三节 常用烈性或具毒性安神药的安全合理用药

一、朱砂〔Cinnabaris〕

本品为硫化物类矿物辰砂族辰砂 Cinnabaris，主含硫化汞（HgS）（图 14-1）。

朱砂为传统安神药，民间有用朱砂炖猪心用于补心安神的药膳。但其毒性不可忽视，1995 年版《中华人民共和国药典》已删除了含朱砂量较大的中成药。

作为一味传统药物，朱砂有一定的药用价值，重要的是如何趋利避害。因朱砂的毒性由汞所致，故不合理的用药方法而导致汞急性大量吸收或汞蓄积中毒是临床不良反应的主要原因。肾脏是汞中毒的主要靶器官，不合理的中药配伍或中西药配伍可能会增强朱砂的毒性。因此，避免朱砂中毒的关键在于合理用药。[1]

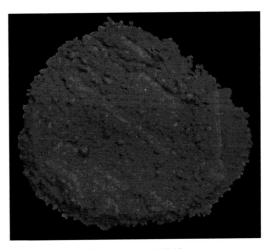

图 14-1 朱砂饮片

（一）作用特点

朱砂性味甘、寒，有毒，归心经，具镇惊安神、清热解毒的作用。其甘寒清热，质重沉降，专入心经，功善清心降火、镇惊安神，为安神定志之要药。本品性寒，不论内服、外用均有清热解毒作用。

（二）安全合理用药

朱砂的安全合理用药主要在于把握适当的用量、用法，以及使用时间的长短。如《本草害利》云："[害] 镇养心神，但宜生使，若经伏火，及一切烹炼，则毒等砒硇，服之必毙，戒之。独用多用，令人呆闷……若火炼，则有毒，服饵常杀人。须细水飞三次。"

1. 适应证　心火亢盛、内扰神明之心神不宁、烦躁不寐者，以及惊风、癫痫、癫狂；外用用于疮疡肿毒、咽喉肿痛、口舌生疮。

2. 禁忌证

（1）便溏者慎用。

（2）婴幼儿、孕妇、新婚夫妇不宜服朱砂及其制剂。朱砂被吸收后，汞可通过血脑屏障和胎盘，进入脑组织的量虽然不多，但汞在脑组织中代谢特别缓慢，极易形成蓄积性中毒，损伤中枢神经。这对大脑尚未发育成熟的婴儿、胎儿来说，可能会对其将来的智力和记忆力产生影响。

（3）肝肾功能异常者应慎服，以免加重病情。

3. 用法用量　朱砂的毒性作用与其用量大小直接相关。应以外用为主，内服严格掌握剂量和用药疗程，不可长期服用。

（1）内服只宜生用，入丸散冲服，每天 0.1 ～ 0.5g；不宜入煎剂、火炼或烹、熏等。朱砂水飞用时毒性较小，遇热或火可产生游离汞、氧化汞等，使毒性增大。服用时间以 7 天内为宜。应密切注意其肝肾功能变化及其他反应。

因 HgS 不溶于水，且密度较大，用传统煎煮方法煎药时朱砂易沉于锅底，可随药渣的倒出而浪费，只有当药液达到一定密度时，朱砂才能部分悬浮于药液中。因此，即使严格规定朱砂的入药量，而实际摄入量也无法真正掌握。另外，沉于锅底的朱砂极易发生氧化反应，产生游离汞，而游离汞为朱砂的主要毒性成分，极易造成汞中毒。同时，朱砂在煎煮过程中产生的汞蒸气毒性很大，煎药者吸入后可造成损害。因此，朱砂只能入丸散用，不可水煎服。汤剂中须用朱砂时，只能在不超过《中华人民共和国药典》规定剂量的前提下用其他药液或开水冲服。

（2）勿用朱砂拌和中药饮片。传统的朱砂拌茯苓、麦冬（朱茯苓、朱麦冬等），因无法掌握和控制朱砂的用量多少，拌和过程中调剂人员往往根据拌和中药饮片的颜色来判断，造成朱砂用量的随意性。另外，中药饮片的质地、表面积大小及湿度都会影响朱砂的附着量。曾发生过药房调剂人员不熟悉中药调剂，误将朱茯苓 15g，配制成朱砂和茯苓各 15g 的错误。[2]

（3）朱砂不宜与铝器接触。由于朱砂易与铝发生化学反应，生成铝汞齐，对人体有毒性和刺激性，0.5g 铝汞齐即可引起中毒症状。[3]

（4）香港特区《中医药条例》附表 1 的 31 种烈性 / 毒性中药材中含汞的药物尚有水银（Mercury）、轻粉 [Calomelas，为氯化亚汞（Hg_2Cl_2）结晶]、红粉（Hydrargyri Oxydum Rubrum，为红氧化汞）、白降丹（Mercurous chloride and mercuric chloride，为

二氯化汞和氯化亚汞的混合结晶）等，这些药物一般为外用药，外用药亦可通过皮肤、黏膜等途径侵入人体而引起中毒，中毒症状与解救与朱砂同。

（三）不良反应及处理

朱砂超量服用，或服用方法不当（如加热煎煮、火烧或用朱砂拌其他中药如朱远志、朱灯心、朱茯苓等煎煮），或长久服用均可能造成汞中毒。急性中毒可能是由于用火直接加热朱砂形成汞蒸气后经呼吸道吸收，或大量朱砂加热煎煮后内服，而引起胃肠道吸收大量汞而中毒，但长久服用朱砂造成的慢性汞蓄积中毒更为多见。

朱砂含硫化汞，纯品朱砂含 96% 以上，尚含铅、钡、镁、锌等。

汞盐毒性强烈，对人体有强烈的刺激作用和腐蚀作用。汞离子进入人体内与酶蛋白的巯基结合，从而抑制多种酶的活性，阻碍细胞的正常代谢，从而使细胞发生营养不良性改变，甚至坏死。

1.临床表现

（1）毒性反应：朱砂的中毒包括急性中毒和慢性中毒。其中急性中毒主要表现为急性胃肠炎和肾脏损害的症状，包括腹痛、恶心、呕吐、腹泻，严重者出现脓血便、少尿、无尿、尿毒症，甚至昏迷、死亡。慢性汞中毒，常经过数月甚至 1 ~ 2 年才发现症状，各系统都有可能发生中毒反应：①心血管系统：血管扩张、毛细血管损害、血浆损失，使有效循环血量减少，引起休克；或导致中毒性心肌炎。②呼吸系统：对呼吸道有腐蚀作用，产生气管炎、支气管炎，出现剧烈咳嗽、呼吸急迫、发绀、呼吸困难等。③消化系统：口腔金属味，流涎，黏膜肿胀、溃疡、糜烂；牙龈酸痛、糜烂、肿胀、出血、有深蓝色汞线，牙齿松动脱落；恶心，呕吐，食欲不振，腹痛，腹泻，血便或黏液便，严重者出现出血性肠炎，甚至胃穿孔。[4]④神经系统：开始时手指、眼睑、舌、腕部等部位出现震颤，重者可累及手臂、下肢和头部，以及全身，震颤呈对称性，紧张时加剧；出现精神症状，如精神不安、兴奋、易怒、消极、胆小、幻觉、缺乏自信、行为怪僻等；或出现倦怠、嗜睡、头痛、头昏、全身极度衰弱，重者出现痉挛、昏迷。[5]⑤泌尿系统：尿少，蛋白尿、红细胞、管型，严重者出现尿闭、尿毒症，甚至肾功能衰竭而死亡。[6,7]⑥造血系统：致溶血性贫血。[8]

（2）过敏反应：皮肤瘙痒，荨麻疹，红色丘疹或小水疱；剥脱性皮炎等[9]。

（3）其他：视力障碍，月经失调等。

（4）实验室检查：①尿汞定量：高于正常值上限（蛋白沉淀法为 0.01mg/L，双硫腙法为 0.05mg/L，原子吸收分光亮度法为 0.005mg/L）。②血常规：可见到点彩细胞、中毒颗粒、网织细胞增加，白细胞计数减少，淋巴细胞增多。③尿常规：可见到蛋白、管型、红细胞等。

2.中毒解救 一旦发现，立即送医院处理。

（1）早期洗胃。

（2）急性中毒可给予牛奶、蛋清等，使之与汞结合成汞蛋白络合物，减少汞的吸收，并保护胃黏膜。

（3）应用驱汞解毒剂，如二巯基丙磺酸钠、硫代硫酸钠等。

（4）中药可选用解毒活血利尿药。①黄连解毒汤加减：可加金银花、土茯苓等。②复方金钱草合剂：金钱草、忍冬藤、夏枯草、蒲公英各 150g，谷精草、乳香、花椒、猪苓、贯众、甘草各 90g，黄连 45g，蔗糖适量。制成 1000mL 糖浆，每次服 50mL，每天 1 次。

病案举例：朱砂中毒 1 例[10]

患儿，男，9 月龄，1996 年 2 月 10 日入院。患儿 3 小时前因哭闹不眠，家人即给予朱砂约 5g，1 次冲服。约 2 小时后患儿意识不清，呼吸困难，口唇青紫，全身软弱，急来医院诊治。体检：体温 36.5℃，心率 90 次 / 分，呼吸 3 次 / 分。痛苦病容，被动体位，呈浅昏迷状态，口唇发绀，口吐白沫，双肺呼吸音粗，可闻及散在湿性啰音，心音低钝，律齐，无杂音，腹平软，无压痛，肝脾未触及，瞳孔等大等圆，对光反射存在。诊断：急性朱砂中毒。立即给予吸氧，插胃管清水反复洗胃，5% 葡萄糖生理盐水 300mL 加维生素 C 0.5g、维生素 B_6 50mg、ATP 10mg、辅酶 A 30U、10% 氯化钾 5mL 及复方氯化钠 250mL，加先锋霉素 V 0.5g 静脉滴注。未用解毒剂（因药房无货）。第 2 天上午患儿意识转清，中毒症状减轻，继续输液和对症治疗。住院 7 天，患儿痊愈出院。

（四）与西药合用的禁忌

1. 避免与含甲基结构的药物（如茶碱、心得安等）合用，以免产生一甲基汞、二甲基汞而中毒。

2. 不宜与含溴、碘的物质（如溴化物、碘化物、海藻、海带等）同服，以免在肠道内生成有刺激性的溴化汞、碘化汞，导致医源性肠炎。

3. 避免高脂饮食或饮酒。

二、远志〔Polygalae Radix〕

本品为远志科植物远志 *Polygala tenuifolia* Willd. 或卵叶远志 *P. sibirica* L. 的根（图 14-2）。

（一）作用特点

1. **性能功效特点** 远志苦、辛，微温；归心、肾、肺经；功效安神益智，祛痰开窍，消散痈肿等。

（1）本品主入心、肾二经，既能开心气而宁心安神，

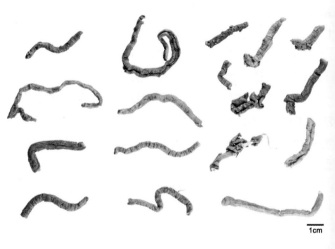

图 14-2 远志饮片

又能通肾气而强志不忘，为交通心肾、宁心安神、益智强志之佳品。全远志有镇静、催眠及抗惊厥作用，并能促进智力和体力。

（2）本品辛温苦泄温通，既能利心窍，又能逐痰涎。其所含的皂苷刺激胃黏膜，可反射性地促进支气管分泌液增加。

（3）本品辛温苦泄通利，功善疏通气血之壅滞而消散痈肿。

2. 不同炮制品种的作用特点　传统认为远志木质心服后会令人烦闷，"若不去心，服之令人闷"。但现代研究如下。

（1）全远志：抗惊厥作用最强，带心之全远志不仅毒副作用较远志皮小，又不影响其药效，且能简化加工程序、节省药材、降低成本，故远志不去心使用是合理的。

（2）蜜远志：远志生品的毒性较大，蜜炙品的毒性较小，其所含的皂苷可能为该品的主要毒性成分。远志蜜制，可减轻其对胃黏膜的刺激。[11]

（二）安全合理用药

《本草害利》云："远志肉［害］此无补性，虚而夹滞者，同养血、补气药用，交通心肾，资其宣导，臻于太和。不可多用、独用。纯虚无滞者，误服之，令人空洞悬心痛。凡心经有实火，应用黄连、生地者，禁与参、术等补阳气药同用也。"具体指出了远志的性能特点、配伍、禁忌等。

1. 适应证
（1）心肾不交之心神不宁、失眠健忘、惊悸不安等。
（2）痰阻心窍之癫痫抽搐、惊风发狂等证，如癫痫昏仆、痉挛抽搐者。
（3）痰多黏稠、咳吐不爽等，以及各种痈疽疮毒，不问寒热虚实，皆可应用，内服、外用均有疗效。

2. 禁忌证
（1）凡实火或痰热等证均当慎用。
（2）胃炎及胃溃疡者慎用。

3. 用法用量　煎服，5～15g。水煎服，宜饭后服用。外用适量。

（三）不良反应及处理

1. 临床表现
（1）消化系统反应：远志所含的皂苷能刺激胃黏膜，过量服用可致恶心、呕吐，胃炎、胃及十二指肠溃疡加剧。
（2）过敏反应：有报道个别患者内服远志引起过敏反应，出现咽喉痒、胸闷气紧、呼吸困难、全身燥热发痒、皮肤密集的粟粒状红色丘疹，或伴心慌头晕、胃脘不适、恶心呕吐等；或出现舌及下颌部麻木、面部潮红、皮肤散在性丘疹等，停药后消失。也有因工作中接触远志饮片导致过敏性哮喘发作的个案报道。[12, 13]

2. 处理
（1）出现消化系统症状时，轻者可用陈皮5g，茯苓15g，甘草3g，大枣10g，煎汤服用。重者送医院诊治，对症治疗。

（2）过敏反应者轻者停药后观察；症状未消失者，可用抗过敏药治疗。

第四节　其他安神药的安全合理用药

酸枣仁〔Ziziphi Spinosae Semen〕

本品为鼠李科植物酸枣 *Ziziphus jujuba* Mill. var. *spinosa*（Bunge）Hu ex H. F. Chou 的成熟种子（图 14-3）。

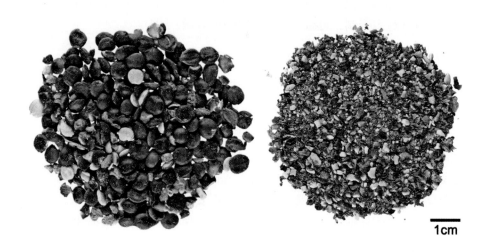

图 14-3　酸枣仁饮片

（一）作用特点

1. 性能功效特点　酸枣仁性味甘、酸，平；归心、肝、胆经；功效养心益肝，安神，敛汗。酸枣仁既能安神，又能滋养心、肝之阴血，为养心安神之要药，此外还能收敛止汗。

2. 不同炮制品种的作用特点　酸枣仁自唐代开始，有生用、炒用之区分。

（1）认为生用能醒神，熟用能安神：如《本草纲目》言："其仁甘而润，故熟用疗胆虚不得眠、烦渴虚汗之证，生用疗胆热好眠，皆足厥阴、少阳药也。今人专以为心家药，殊味此理。"

（2）认为生用、熟用均能安神：如清代吴仪洛《本草从新》指出："生用疗胆热好眠之说，未可信也。"

现代药理研究也证实，生酸枣仁、炒酸枣仁对中枢神经系统均有镇静、安眠和抗惊厥作用，两者之间无显著差异。

（二）安全合理用药

1. **适应证** 心肝阴血亏虚，心失所养，神不守舍之失眠、多梦、健忘、心悸、怔忡等；体虚自汗、盗汗等。

2. **禁忌证** 《本草害利》云："［害］凡肝胆心脾有实热邪者，勿用，以其收敛故也。"

（1）有实热、实火者不宜用。

（2）孕妇慎用。

3. **用法用量** 煎服，5～15g。研末吞服，每次1.5～3g。睡前研末冲服疗效优于入煎剂。

（三）不良反应及处理

酸枣仁药性平和，一般无不良反应，偶有过敏反应，如皮肤瘙痒，出现大片样荨麻疹或瘾疹，口唇麻木，咽塞气短，舌僵流涎，伴胸闷头晕，恶心呕吐，或见面色苍白，冷汗淋漓，心烦等。[14-16]

参考文献

［1］于从兰. 朱砂的药用价值、毒性及合理应用［J］. 中国中医药资讯杂志，2002，9（10）：37-38.

［2］沈昌盛. 汤剂中朱砂用量用法的探讨与改进［J］. 时珍国医国药，2001，12（10）：10.

［3］梁爱华，商敏凤. 朱砂的毒性研究概况［J］. 中国中药杂志，2005，30（4）：249-252.

［4］王超，李超，刘艳军. 中药朱砂致汞铅中毒一例并文献复习［J］. 中国全科医学，2010（30）：457-3458.

［5］陈黎红. 接触朱砂引起尿汞增高17例分析［J］. 工业卫生与职业病，2008（3）：155.

［6］杨德如. 服用过量朱砂致急性肾衰1例［J］. 中国中药杂志，1996，21（3）：186.

［7］郭相伦，李金凤. 食用朱砂致慢性肾功能衰竭1例［J］. 辽宁药物与临床，2001（3）：139.

［8］陈学良，陈晓梅，裴玉丽，等. 朱砂致溶血性贫血1例［J］. 山东医药，1997，37（12）：7.

［9］任颖，韩贞琳，胡英华，等. 朱砂致汞毒性皮炎3例报告［J］. 中国工业医学杂志，2005，8（6）：345-346.

［10］戴美友，戴美金. 朱砂中毒1例［J］. 中西医结合实用临床急救，1996，3（12）：574.

［11］王建，吴晖晖，武云，等. 生远志及其总皂苷与蜜远志的急性毒性比较研究［J］. 中药药理与临床，2004，20（6）：21.

［12］杨树先，潘凤阳. 远志致过敏反应1例［J］. 中国中药杂志，1993，18（4）：246.

［13］刘时尹. 远志过敏反应两例报告［J］. 中成药研究，1985（5）：44.

［14］王玲，王蓓. 大剂量酸枣仁引起冷汗反应［J］. 四川中医，1999，17（6）：35.

［15］刘安祥，韩德林，乔志刚. 酸枣仁过敏反应1例［J］. 陕西中医，1993，14（12）：576.

［16］韩金华. 大剂酸枣仁引起冷汗反应［J］. 光明中医，2001，16（4）：61.

第十五章　平肝息风药

第一节　肝阳上亢和肝风内动证与平肝息风药概述

以平抑肝阳、息风止痉为主要功效的药物，称为平肝息风药。由平肝息风药为主组成的方剂，称为息风剂。本类药物主要用于治疗肝阳上亢和肝风内动之内风病证。

一、肝阳上亢和肝风内动证概述

肝阳上亢证是在肝阴虚（或肝肾阴虚）的基础上，阴不制阳，阳浮于上所表现的证候。肝风内动证是在肝阳上亢、里热内盛或阴血亏虚的病变过程中出现的动摇、眩晕、抽搐等证候。从临床表现分析，其主要与中枢神经系统功能亢进或失调有关。乙型脑炎、流行性脑脊髓膜炎及其他急性传染病所致之高热惊厥，高血压、脑血管意外及其后遗症、癫痫、神经症、梅尼埃病等疾病中均可出现肝阳上亢或肝风内动的证候。

（一）病因

1.年长肝肾不足，或久病阴血亏耗，致肝肾不足，或郁怒焦虑，气郁化火，内耗阴血，阴不制阳，以致亢逆于上而致肝阳上亢。

2.在肝阳上亢的基础上，由于肝阳升发、亢逆无制而动风；或风阳内盛灼液为痰，阳夹风痰上扰而动风。

3.外感热病，高热炽盛，热灼筋脉，或脾虚化源不足，阴血亏虚，筋脉失养等可致肝风内动。

肝热、肝阳、肝风常相兼为病。

（二）病位

其病位在肝，经脉；与心、肾、脾有关。

（三）病性

肝热、肝火夹痰热致热极生风属实热证；肝阳化风为虚实夹杂证；阴血虚、肝肾不足、脾虚生风为虚证。临床亦常见虚实夹杂、寒热错杂之证。

（四）主证

眩晕，震颤，四肢抽搐，或猝然昏倒，不省人事，口眼㖞斜，半身不遂等。

主证鉴别如下。

1. **肝阳化风**　眩晕，头项强痛，面红目赤，舌红，脉弦有力。

2. **热极生风**　颈项强直，角弓反张，两目上翻，或鼻翼扇动，伴高热神昏，舌红绛苔黄，脉弦数或滑数。

3. **血虚生风**　肢体麻木，手足震颤，筋脉拘急不利，伴耳鸣，食少，面色无华，或视物模糊，月经量少，舌淡苔白，弦细。

4. **阴虚动风**　手足蠕动，伴眩晕，两目干涩，五心烦热，潮热盗汗，舌红少津，脉弦数或细数。

（五）内风与外风的区别

外风多由风气太过所致，如伤风感冒、风寒感冒、风热感冒、风湿行痹、风疹等。内风是由肝脏功能失调引起，以眩晕、四肢或全身震动颤抖、四肢抽搐、颈项强直、角弓反张为主证的病证。

二、肝阳上亢和肝风内动证的治疗原则和方法

《素问·至真要大论》云"诸暴强直，皆属于风""诸风掉眩，皆属于肝""急者缓之"，明确指出肝阳上亢、肝风内动为肝的功能失调，宜从肝论治。

根据具体病因采用清热息风、滋阴息风、养血息风、化痰息风等治法。

三、平肝息风药的分类

（一）平肝潜阳药

此类药物性味多咸寒或苦寒，多为寒凉质重的贝壳或矿物药，具平抑肝阳之功效，部分药物兼有清肝明目、镇惊安神等作用，治疗肝阳上亢，或兼肝热目赤、心神不宁、惊痫癫狂等。常用药物有石决明、牡蛎、珍珠母、刺蒺藜、赭石、生铁落、罗布麻等。

（二）息风止痉药

此类药物的药性有偏寒凉或偏温之差异，但多为寒凉药和虫类药，具有息风止痉之功效，部分药物兼有平肝潜阳、清肝泻火、清热解毒的作用，主治肝阳化风、热极生风、阴虚动风和血虚生风等，亦可用于热毒病证。常用药物有羚羊角、牛黄、钩藤、天麻、全蝎、地龙、僵蚕、蜈蚣等。

其他章节的某些药物亦可用于肝阳上亢和肝风内动之证，如菊花、桑叶、夏枯草、槐花能清肝平肝，白芍能补血平肝，杜仲能补肾平肝，龟甲、鳖甲能滋阴潜阳，龙骨能平肝潜阳，蕲蛇、乌梢蛇、蛇蜕、蝉蜕能息风止痉，胆南星、白附子等能化痰息风止痉。

四、平肝息风药的作用机制

（一）平肝潜阳药

此类药物的药性苦寒，寒能清热，苦能降泄；介类味咸，咸能入肾益阴；多归肝经，作用趋向为向内、向下，属沉降药，故能使偏亢之肝阳得以平复。现代研究证明，大部分平肝潜阳药具有降血压的作用，但并非单纯降低血压，或与西药降压作用等同，尚有镇静、镇痛等中枢抑制的综合作用；部分药物虽然降压作用并不明显，但改善头痛、头晕等症状的疗效较好。

（二）息风止痉药

肝风内动证有寒热之不同，故息风止痉药的药性亦有偏寒凉或偏温燥之差异，归肝经，作用趋向为沉降。息风止痉药通过苦寒清泻肝热及肝火，以平抑肝阳；或虫类药物透骨搜风，使升动之肝风趋于平息。

现代药理研究证明，息风止痉药多具有镇静、抗惊厥、抗癫痫等中枢抑制和降血压的作用；部分药物兼有解痉、解热、镇痛等作用。

第二节　平肝息风药的安全合理用药

临证之时，首当区别内风和外风。外风宜疏散（见解表药），而不宜平息；内风宜平息，而忌用辛散。内风和外风可相互影响，外风引动内风，内风兼夹外风。有毒的药物如全蝎、蜈蚣应注意其用药安全。其他如平肝息风药中的地龙、僵蚕、蚕蛹、牛黄、羚羊角等均属动物药，发生过敏反应的案例较多，有些较为严重，临证时应注意询问患者的过敏史，以免重复发生过敏反应，以保证用药的安全。

一、肝阳上亢和肝风内动证兼证的安全合理用药

应根据引起肝阳上亢、肝风内动的病因、病理及兼证的不同，选择适宜的药物并进行相应的配伍。肝阳上亢证是因肝肾阴亏，肝阳亢扰于上的上实下虚证，治当滋养肝肾之阴以潜降偏亢之肝阳，故使用平肝潜阳药时必须与滋养肝肾阴之品配伍。平肝息风药主要适用于肝阳上亢、肝风内动以及肝火上炎之证。但肝风、肝阳、肝火在病机上是相互联系的，在用药上应相互兼顾，平肝潜阳药与息风止痉药常配伍合用。

（一）兼火热毒盛，热极生风

选用清热息风药，如羚羊角、牛黄等，配清热泻火解毒或清泄肝热药，如石膏、栀子、龙胆、夏枯草、菊花、黄连、金银花、连翘、大青叶等。

（二）兼肾阴亏虚，水不涵木，或阴血不足，肝失滋养，致肝阳上亢，虚风内动

选用滋阴清热息风药，如牡蛎，配滋阴养血药，如生地黄、阿胶、白芍、玄参、麦冬、龟甲、鳖甲等。

（三）兼癫痫、急慢惊风等心神不安或窍闭神昏

选用牛黄、珍珠母等，配茯神、胆南星、夜交藤、龙骨、冰片、远志、石菖蒲、郁金、苏合香等。

（四）兼痰火夹风上扰

选用牛黄、羚羊角等，配石膏、知母、黄连、龙胆，或牛黄、竹沥汁、胆南星、礞石等。

（五）兼肝气郁结，肝火上炎

选用刺蒺藜、罗布麻、钩藤等，配菊花、柴胡、郁金、白芍、龙胆等。

二、不同年龄与体质患者肝阳上亢和肝风内动证的安全合理用药

（一）青壮年

青壮年多因肝热、肝火而致肝风内动，治宜以清热泻火、息风止痉为主，亦有夹痰热风动者，宜配伍化痰息风之胆南星、礞石等。

（二）儿童和老年人

1. 儿童肝风内动多因热极生风，或脾虚生风，或惊风，用平肝息风药应分别配伍清热药，或健脾补血药，或安神药。同时，应选择药性较平和的平肝息风药，慎用有毒的峻烈药物，不宜多服久服。若为脾虚慢惊风者，不宜用寒凉之药。

2. 老年人肝风内动多因肝阳化风，或阴血虚生风，治当平肝潜阳或滋阴潜阳。阴虚血亏者，忌用温燥之品。

3. 老年人的肝阳上亢和肝风内动常兼有瘀血和痰阻，宜配伍活血化瘀和化痰通络药物，如中风的后遗症常配伍益气活血、祛风通络药。

（三）孕妇和产妇

忌用有毒和药性猛烈的平肝息风药，如全蝎、蜈蚣、牛黄。赭石含微量砷，孕妇慎用。孕妇子痫为危急病证，应送院配合西医救治。

（四）不同体质的患者

素体阴虚阳亢的患者，应选用滋阴潜阳药物；素体阳盛肝旺的患者，应选用清肝泻火、平肝息风药物；体质过敏的患者，忌用或慎用虫类平肝息风药。

三、合理停药

矿物类平肝息风药多服、久服易伤正气，尤其是有毒性的药物，应中病即止，不宜过用。

四、平肝息风药的用量和用法

（一）用量

矿物类和贝壳类药物如赭石、生铁落、牡蛎、珍珠母等质地重，故用量较大，常用15～30g，但赭石苦寒甚，用量宜轻。全蝎、蜈蚣等有毒之品，则应严格控制用量，以防中毒和过敏。牛黄为贵重力强的药物，蝉花质轻，用量均宜小。

（二）煎煮法

1. 钩藤煎煮超过20分钟，其有效成分钩藤碱将被破坏而降低疗效，故其煎煮时间以10～15分钟为宜。可将钩藤先用水浸软，这样在较短时间内煎煮，既能煎出药效成分，又不会破坏有效成分。正如《本草汇言》所言："但久煎便无力，俟他药煎熟十余沸，投入即起，颇得力也。去梗，纯用嫩钩，功力十倍。"

2. 一般来讲，矿物类和贝壳类药物宜先煎。但有研究认为赭石先煎无实际意义。研究者从《医学衷中参西录》中选出以赭石为主药的5个复方，用原子吸收光谱法分别测定了各复方的赭石先煎群煎液、赭石未先煎群煎液、无赭石群煎液及赭石单煎液中 Fe、Cu、Zn、Mn、As 5 种元素的含量。结果发现，赭石先煎未能使主成分 Fe 及 Zn 等微量元素在复方方剂中的含量增加，有害物质 As 的含量虽有降低，但其减少量甚微。[1]

（三）剂型

新病证急，宜用汤剂，以取其力大效速；久病证缓，宜用丸剂，以取其力小性缓，使邪消而不伤正。

虫类药物如全蝎、蜈蚣、僵蚕、牛黄等，以入丸散效果好，且容易掌握用量，又节省药材。

羚羊角属珍贵药材，质地坚硬，药效成分难溶于水，可用刨片先煎、刮丝煎服，或磨粉煎，或磨汁冲服。

幸宇坚研究用羚羊角打粉机磨碎，再经高温消毒处理，患者服药后起效时间最快者20分钟，最长生效时间约1小时，熬药时间羚羊角粉为羚羊角片的1/4，故认为羚羊角粉易于服用，使用量少，疗效确切，作用显著，无毒副作用，值得推广使用。[2]

五、药后调摄

（一）服药后的病情观察

需仔细观察患者的睡眠、血压和肢体、舌体等运动情况。有失眠、头昏、血压异常升高、肢体麻木甚至活动不灵活，或半身汗出、舌体运动不利、语言不利者，为中风先兆，需立即送院诊治。

（二）注意药后的过敏反应

若发生较严重的过敏反应，应立即送院救治。

（三）饮食宜忌

忌食肥甘厚味食物；戒烟禁酒；忌食辛辣刺激性食物。

（四）调摄情志，劳逸适度

保持良好的心情，忌情绪激动，忌劳力、劳神、房劳过度。

（五）药后可能出现的问题及处理

1. **消化系统**　本类药物中寒凉质重的贝壳或矿物药如生铁落、赭石，若作丸、散剂内服易伤脾胃；地龙、僵蚕、全蝎、蜈蚣等气味腥浊，服用后可能产生恶心等反应，脾胃虚寒者尤当慎服。

发现上述反应当停药或减量，或配伍补脾和胃、理气消食药物，如陈皮、枳壳、麦芽、鸡内金等。

2. **中毒**　有毒的药物，如全蝎、蜈蚣等，可致食欲减退、乏力、尿少、嗜睡等，应及时进行肝肾功能检查，发现异常，立即停药，并按中毒处理。

3. **过敏**　某些动物药，如牛黄、全蝎、蜈蚣、僵蚕等，对敏感体质者可能出现过敏反应，应予注意。

第三节　常用烈性或具毒性平肝息风药的安全合理用药

一、全蝎〔Scorpio〕

本品为钳蝎科动物东亚钳蝎 *Buthus martensii* Karsch 的干燥体（图 15-1）。

（一）作用特点

全蝎咸、辛，平；有毒；入肝经。其息风止痉作用佳，为治风之要药，治内风痉挛抽搐疗效可靠。

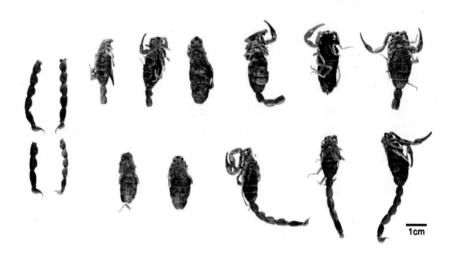

图 15-1　全蝎饮片

（二）安全合理用药

1. 适应证

（1）痉挛抽搐属实证者，如小儿惊风，中风口眼㖞斜及半身不遂，癫痫抽搐等。

（2）毒邪内结，留滞经络肌肉，出现疮痈肿毒、瘰疬等证，尤其是乳痈、颈部瘰疬等。

（3）久病入络之顽固性疼痛病证，如头痛、风湿顽痹、关节变形等。

2. 禁忌证

（1）全蝎为走窜之品，血虚生风、脾虚慢惊者慎用。

（2）本品可引起子宫收缩，而且有毒，故孕妇忌用。

（3）体质过敏者、儿童、老人慎用。

3. 用量用法

（1）煎服，2～5g；研末吞服，每次 0.6～1g。研末服用效果较好。外用适量。对顽固性疾病，需加量取效者，也可从小量开始，逐步加量，以防中毒。煎煮时用双层纱布包煎为宜。

（2）传统认为蝎尾的药力最强，但毒性也最大，若单用蝎尾，用量可减少为原来用量的 1/3。

（3）蝎毒易挥发，不耐热，加热到 100℃，30 分钟后蝎毒即可被破坏，故入煎剂临床毒性低。为防止中毒，可适当延长煎药时间。

（4）若入丸散，应严格控制用量，以免中毒。

（5）泡酒饮用，若用量过大，更容易中毒，且乙醇有活血之功，可加速毒素的吸收，再加上用药时间长，毒素完全被吸收可致死亡，故不宜用全蝎泡酒。[3]

（三）不良反应及处理

1. 中毒原理　全蝎的有毒成分主要是与蛇毒相似的蝎毒，为神经毒素、溶血毒素、出血毒素、心血管收缩毒素等，含硫量少，作用时间短。其先引起强烈兴奋，对骨骼肌有直接的兴奋作用，可引起自发性抽动和强直性痉挛，出现肌肉痉挛，后四肢麻痹，呼吸停止。

蝎毒可使离体豚鼠心脏心肌收缩力明显增加，同时出现部分房室传导阻滞，引起心率减慢和心律不齐。全蝎的不良反应主要是过敏和中毒，中毒多因超过常用量所致，常规用量很少出现毒性反应。中毒量常为 30 ～ 60g，中毒潜伏期为 1 ～ 4 小时。活体毒性大，被蝎子咬伤可出现严重中毒症状。口服最常见的不良反应为过敏反应，见于个别过敏体质者。

2. 临床表现

（1）心血管系统：心悸，心动过缓，血压升高。严重者发绀，血压突然下降。

（2）神经系统：主要有头痛、头昏、嗜睡或烦躁不安，甚则昏迷；或面部咬肌强直性痉挛。[4]

（3）呼吸系统：呼吸浅表，节律不整，鼻翼扇动，呼吸困难，最后多因呼吸中枢麻痹而死亡。[5]

（4）泌尿系统：小便涩痛不利，尿少，蛋白尿等，甚至造成肾功能损害。[6]

（5）消化系统：长时间大剂量服用全蝎，尤其是活蝎，可造成肝功能损害。[7, 8]

（6）过敏反应：服用全蝎产生变态反应者可出现全身性红色粟粒样皮疹及风团，奇痒难忍；可伴有发热、憋闷、腹痛等；甚或全身剥脱性皮炎，大疱性表皮坏死松解而致死亡。[9, 10]

3. 中毒解救　宜立即送医院救治。

（1）被全蝎咬伤者，最常用和有效的方法是注射足量的抗蝎毒血清以中和毒性。

（2）对症治疗，如肌内注射阿托品，并补充钙剂。

（3）口服全蝎过敏者，可给予激素、抗组胺药物等。[11]

4. 预防

（1）详细询问患者有无过敏史，应密切观察服药后的反应，一旦出现可疑毒副反应，应及时处理。

（2）注意患者的体质及个体差异，体虚老人及婴幼儿应慎用，或用药需严格掌握剂量。体虚气弱、血虚生风者不能单独使用本品，如需使用，宜加党参、当归、黄芪等药物，既可补益气血，又可避免全蝎攻伐伤正。

（3）广泛宣传用药知识，告诫患者要遵照医嘱用药，不能擅自购药或随意加大药物剂量。

（4）连续用药者，应注意身体功能状态，加强监护，防止蓄积中毒。

（5）注意全蝎的药品质量，变质的全蝎不宜用。

病案举例：口服中药全蝎致全身剥脱性皮炎 1 例[12]

患者，男，68 岁，因患脑血管病而入院治疗，症状缓解后出院。1 个月后，该患者回门诊复查，诊断为"脑血栓恢复期"。该患者无药物过敏史，查体时也无其他阳性体征。患者家属经朋友介绍经验方，口服油炒全蝎每次 6g/ 次，2 次 / 日，配合治疗效果会更佳。因此患者在按医嘱服用其他药物外，开始服油炒全蝎。1 天后，患者出现全身皮肤瘙痒，头、面、颈部开始出现红色丘疹，周身不适，并伴有发热，体温 38℃。第 2 天皮疹明显，全身疼痛，瘙痒加重，头、面、颈、四肢出现弥漫性潮红肿胀，大片状脱屑，手、足呈套状剥脱。诊断为口服全蝎致全身剥脱性皮炎，立即停用全蝎，给予 10% 葡萄糖酸钙 10mL 静脉推注，地塞米松 10mg 静脉推注，5% 葡萄糖盐水 500mL、维生素 C3.0g 静脉滴注，进行抗过敏治疗。用药后，患者上述过敏症状逐渐减轻；7 天后改用口服抗过敏药物治疗；25 天后，过敏症状和体征全部消失，恢复正常。

（四）配伍应用及增效减毒（烈）

1. 配蜈蚣 息风止痉、散结消肿力增强，用于肝风内动之痉挛抽搐，以及风湿顽痹、关节变形、瘰疬结核等。

2. 配地龙 搜风通络作用增强，用于中风后遗症之口眼㖞斜、半身不遂、肢体麻木等。

3. 配党参、黄芪、当归等补虚药 以补益正气，减缓全蝎的毒副作用，尤其适用于久病风湿顽痹或久病入络者。

二、蜈蚣〔Scolopendra〕

本品为蜈蚣科动物少棘巨蜈蚣 *Scolopendra subspinipes mutilans* L. Koch 的干燥体。

自古以来，蜈蚣被认为是有毒之虫，且毒性剧烈。《神农本草经》将蜈蚣列为下品。《别录》认为该品有毒。《本草纲目》谓："蜈蚣有毒，惟风气暴烈者可以当之。"应用恰当，可取得较好疗效，但若用药不合理，可致肝肾损害、过敏反应等。

（一）作用特点

蜈蚣性味咸、辛，平；有毒；入肝经。其能息风止痉，为治风之要药，尤其适用于肝风内动之痉挛抽搐，疗效可靠。

（二）安全合理用药

1. 适应证

（1）肝风内动之痉挛抽搐属实者，如小儿惊风，中风口眼㖞斜、半身不遂，癫痫抽搐等。

（2）毒邪内结，留滞经络肌肉之疮痈肿毒、瘰疬。

（3）尤善解蛇毒，蛇药中多用之。

（4）久病入络之顽固性疼痛病证，如头痛、风湿顽痹、关节变形等。

（5）平肝息风药多属虫类药物，合理使用，对久病入络的顽固性疼痛症等，常能起到良效。朱良春善用虫类药物祛顽痛，认为"顽固性头痛有用常法治疗久不效者，当用虫类药搜剔络中痰瘀，始能奏功"。

病案举例：朱良春治顽固性疼痛一例[13]

曾治王某，男，年届而立，头痛持续发作 3 年，时为整个头痛，时为偏头痛，痛剧时抱头呼号，绝非去痛片、安定等西药所能缓解，西医诊断为血管神经性头痛，中医曾投陈士铎的散偏汤、龚廷贤的清上蠲痛汤和王清任的通窍活血汤等方加减，头痛均未好转。朱师审见舌紫苔腻、脉滑，辨为痰瘀阻络，清阳被遏，久痛入络。自拟桃红白附蚕蜈汤，药用桃仁、红花、制关白附各 10g，僵蚕、北细辛各 6g，蜈蚣 3 条（研末装胶囊），川芎、半夏各 15g，服 3 剂头痛已减；原方加白术 15g，天麻 10g，又进 3 剂，诸症全除。

2.禁忌证

（1）蜈蚣为走窜之品，血虚生风、脾虚慢惊、手术后、放疗后、化疗后体质虚弱者不宜用。

（2）蜈蚣有堕胎之弊，且有毒，孕妇忌用。

（3）体质过敏者慎用。

（4）肝肾功能不全者慎用。

（5）皮肤溃烂者不宜外用。

3.用量用法

（1）煎服，2 ～ 5g。

（2）研末吞服，每次 0.6 ～ 1g。研末服用效果好。外用适量。

（3）应严格控制用量，宜炮制去头足入药。在加工过程中，蜈蚣经开水烫和干燥的加温过程，其所含的毒蛋白酶失活，毒性降低。

（4）有关蜈蚣的用量问题，传统蜈蚣入药以条计算，然而蜈蚣大小不一，以条计量方法既不科学又不准确，应以克计量较为合理，以保证用药安全。

（三）不良反应及处理

蜈蚣含有类似蜂毒的有毒成分，即组胺样物质和溶血性蛋白质，可直接引起急性肾皮质坏死、急性肾小管损伤，其所含的组胺物质还能使平滑肌痉挛、毛细血管扩张及通透性增加。蜈蚣的中毒量为 15 ～ 30g，个别体质异常者，常规用量也可出现不良反应。蜈蚣咬伤可出现心血管系统和神经系统的毒副反应，严重者甚至可导致死亡。

1.临床表现

（1）心血管系统：心悸，脉搏减慢，胸闷气短，心电图示 ST-T 改变，频发性期前收缩。

（2）神经系统：主要有面瘫、肌肉痉挛、双腿抽筋、阵发性角弓反张、听力减退、呼吸困难，甚则昏迷。[14-16]

（3）泌尿系统：尿少，腰痛，浮肿，肾区痛，蛋白尿，血尿，管型尿，严重者因肾功能衰竭而死亡。[17]

（4）消化系统：主要有恶心、胃部不适、呕吐、腹痛、腹泻等；可出现肝功能损害症状，如厌油腻、黄疸，伴发热、神疲乏力，肝肿大、压痛，谷丙转氨酶升高，胆红素和尿胆原强阳性等。[18]

（5）造血系统：酱油色小便，血小板减少等溶血反应。[19]

（6）过敏反应：服用蜈蚣产生变态反应者可出现全身性红色粟粒样皮疹及风团，奇痒难忍，眼睑浮肿，目赤肿痛，羞明流泪；可伴有发热、憋闷、尿黄、便干等；或唇肿，鼻塞流涕，呼吸急促，鼻黏膜及喉头水肿；严重者出现过敏性休克。[20, 21]

2. 中毒解救

（1）凤尾草 120g，金银花 90g，甘草 60g，水煎服；或桑白皮、地龙各 15g，水煎服；或茶叶适量，泡水饮用；或桑白皮、地龙各 15g，水煎服。

（2）过敏者，可给予激素、抗组胺药物等。

（3）肝肾功能损害者停药，并对症治疗。

病案举例：蜈蚣带头足用致中毒性肝炎 1 例报告[22]

患者，女，69 岁，2002 年 6 月 11 日入院。患者患腰腿痛多年，于 2001 年 11 月 17 日起连续服 25 剂中药，每剂均有蜈蚣 2 条，去头足入煎剂，每天 1 剂。此后病情反复，时轻时重，后停药半年。患者于 2002 年 6 月开始服用他人介绍的专方：蜈蚣 20 条（大条、含头足），蕲蛇 10g，全蝎 1g。研末，分 7 次服，每天 1 剂。患者服至第 5 天后，出现双目发黄，小便黄，腹胀，厌食、厌油腻，全身皮肤瘙痒。检查：体温 37℃，心率 86 次 / 分，呼吸 18 次 / 分，血压 112/82mmHg，神清，巩膜重度黄染，全身皮肤中度黄染、搔痕，无出血点，浅表淋巴结无肿大，心肺无异常，腹平软，肝上界位于右锁骨中线第 6 肋间，剑突下未触及，肋下 0.5cm，质软，无触痛，双下肢不肿。肝功能检查：TTT 8U，ALT 171μmol/L，TBIl 204μmol/L，TP 72g/L，ALB 37g/L，AFP 201μg/L。入院后肝脏持续性增大，至剑突下 7.5cm，肋下 6cm，但消化道症状不严重。B 超、CT 均排除占位性病变。查乙肝血清学指标：HBsAg（-），HBsAb（+），HBeAg（-），HBeAb（-），HBcAb（-）。排除病毒性肝炎。诊断：中毒性肝炎。中西医结合予以保肝治疗。治疗 50 天后，患者黄疸全部消失，肝功能检查恢复正常，治愈出院。

第四节　其他平肝息风药的安全合理用药

一、僵蚕〔Bombyx Batryticatus〕

本品为蚕蛾科昆虫家蚕 *Bombyx mori* L. 的 4 ～ 5 龄幼虫感染（或人工接种）白僵菌 *Beauveria bassiana*（Bals.）Vaillant 而致死的干燥体。

（一）作用特点

僵蚕咸、辛，平；入肝经；既能平息肝风以解痉，又能祛除外风以泻热，且可化痰散结。

（二）安全合理用药

1. 适应证　僵蚕所治之证，包括风与痰两个方面，如肝风夹痰之抽搐惊痫，风热或肝热之头痛目赤、咽喉肿痛，痰热互结之瘰疬痰核、中风面瘫、皮肤瘙痒等。

2. 禁忌证

（1）僵蚕具有抗凝作用，血小板减少、凝血机制障碍及有出血倾向者忌用。

（2）僵蚕含草酸铵，肝性脑病患者慎用。

（3）僵蚕为蚕蛾的幼虫感染白僵菌而僵死的虫体，白僵菌含多种酶、氨基酸等，其异性蛋白可引起过敏反应，过敏体质者慎用。

3. 用量用法

（1）煎服，2～5g；研末吞服，每次0.6～1g。如用于解痉和治疗肿瘤时，剂量可适当加大至10～15g。不宜超剂量服用。

（2）研末服用效果较好。外用适量。

（3）宜炮制入药。

（4）以白色、条粗、质坚、断面有光亮者为佳。若僵蚕断面没有光亮，整体中空或被虫蛀现象，此为劣质药品，不宜使用。

（三）不良反应及处理

《药性论》载："微温、有小毒。"《名医别录》云："白僵蚕……生颍川。四月取自死者，勿令中湿，湿有毒，不可用。"

近年一些地区民间流行用油炸僵蚕治疗糖尿病、癫痫等疾病，时有发生中毒者；养蚕地区有食蚕蛹的习惯，或有些餐馆亦有蚕蛹菜肴，若其中混有僵蚕，未能检出而导致误食，便可引起中毒。僵蚕体内含特异性神经毒素，比较耐热，即使煮熟后食入仍可中毒。

1. 临床表现

（1）心血管系统：心悸、胸闷、胸痛。

（2）消化系统：剂量偏大时，可有恶心、呕吐、腹胀、腹痛等。尤其是服用劣质、变质的僵蚕可导致腹泻、腹痛。[23]

（3）过敏反应：过敏反应为僵蚕最常见的不良反应，患者为过敏体质，或对蚕蛹有过敏史，故应用僵蚕时询问患者的过敏史，尤其是对蚕蛹的过敏史至关重要。[24]

1）皮疹：全身性皮肤瘙痒，散在性红色斑丘疹，荨麻疹，伴面色潮红灼热、颜面浮肿、口唇外翻、眼睑浮肿、口唇麻木、咽喉异物感、吞咽困难，严重者出现呼吸困难。

2）过敏性休克：面色苍白，口唇及四肢发绀，手足发凉，冷汗淋漓。

3）过敏性肺炎：接触白僵菌后出现咳嗽、发热、咳痰、乏力等症状。[25, 26]

（4）神经系统：使脑组织发生多部位受损，出现锥体外系与小脑为主的中枢神经受累综合征，表现症状为头昏，眼球、舌、面肌震颤及全身痉挛，肌张力增加，步态蹒珊，共济失调。少数患者甚至抽搐、昏迷，或死亡[27-29]。

2. 处理

（1）明确诊断：①有食蚕蛹或僵蚕史。②起病突然，主要表现为椎体外系神经症状。③排除其他疾病。若病史不详，而且出现抽搐、昏迷时易误诊为急性脑血管病、散发性脑炎、癫痫等，老年人易误诊为脑动脉硬化、震颤麻痹等。

（2）一旦确诊，应立即按急性中毒送医院常规处理：对无呕吐者应及时给予清水洗胃、催吐、导泻，以及维生素、补液、小剂量阿托品应用；对呕吐频繁者避免使用胃复安，以免加重椎体外症状，对儿童患者更要注意。

（3）对症处理：抽搐者可给予安定止痉，有中毒性脑病表现者给予甘露醇脱水，以及肾上腺皮质激素、吸氧等。大多数患者经对症治疗可于24小时内症状减轻或消失。[30]

（4）中草药：凤尾草120g，金银花90g，甘草60g，水煎服；或桑白皮、地龙15g，水煎服；或茶叶适量，泡水饮用。

（5）其他：过敏者，可给予激素、抗组胺药物等。

病案举例：僵蚕过敏[31]

患者，女，32岁，1994年3月25日初诊。患者自感恶寒发热，头痛，腰背痛，四肢酸痛，身软弱无力，大便日一行，小便黄少，咽部充血，乳蛾微肿大，无脓点，有鼻塞流涕，微有咳，有痰量不多，色白。体温39℃，舌边尖红，苔黄，脉浮数。诊断为流感，证属风热上扰，治以疏风清热。方用：柴胡15g，黄芩10g，清半夏10g，金银花15g，连翘15g，荆芥10g，僵蚕10g，桑叶10g，菊花10g，3剂。一煎服后约30分钟，患者烦躁，精神萎靡，面色苍白，口唇、指、趾发绀，手足发凉，呼吸急促，舌淡脉数，自感头晕恶心，极度虚弱，后逐渐神志淡漠，精神恍惚，冷汗大出。考虑其可能为过敏性休克，立即给予皮下注射1：1000肾上腺素针剂1mL，吸氧，肌内注射地塞米松5mg，同时静脉滴注氢化可的松100mg加入5%葡萄糖500mL溶液中。由于抢救及时，患者病情稳定，脱离了危险。进一步询问病史得知，患者曾因用食蚕蛹致全身皮肤瘙痒，以后不敢食用蚕蛹，即于方中减去僵蚕而服用，再未出现过敏现象。

二、地龙〔Pheretima〕

本品为巨蚓科动物参环毛蚓 *Pheretima aspergillum*（E. Perrier）、通俗环毛蚓 *P. vulgaris* Chen、威廉环毛蚓 *P. guillelmi*（Michaelsen）或栉盲环毛蚓 *P. pectinifera* Michaelsen 的干燥体。

（一）作用特点

地龙咸、寒，体滑降泄，善于清热息风以止痉；又走窜通络，下行泻膀胱之热以利尿；亦能清肺热以平喘。

（二）安全合理用药

1. 适应证　善治肝热肝风内动之惊痫抽搐；痹证之关节疼痛，尤其是热痹之红肿热痛，屈伸不利；肺热咳喘、热结尿闭之证。本品对高血压病属肝阳上亢者、腮腺炎、下肢溃疡、水火烫伤等亦有一定疗效。

2. 禁忌证

（1）脾胃虚弱及无实热者慎用。

（2）蚯蚓素有溶血作用，蚯蚓毒素能引起肌肉痉挛。超量服用可抑制呼吸中枢，呼吸困难的患者慎用。

（3）过敏体质者慎用。

（4）血压过低或休克患者忌用。

3. 用量用法

煎服，5～10g；鲜品10～20g。研末吞服，每次1～2g。外用适量。

（三）不良反应及处理

常用量的地龙按传统途径给药，为无毒安全之品，但剂量过大可能引起较严重的过敏等不良反应。

临床表现

（1）消化系统：地龙气味腥浊难闻，服后或会引起恶心。地龙为动物药，容易变质，变质的地龙容易引起消化道反应。[32]

（2）过敏反应：地龙变质的蛋白又易导致过敏反应，出现荨麻疹型皮疹，甚至过敏性休克。个别患者出现过敏性结肠炎、腹泻、腹痛，全身皮肤潮红，荨麻疹，胸闷，呼吸困难，烦躁不安等。[33, 34]

（3）毒性反应：过量可致中毒反应，潜伏期为3～6小时，表现为头痛、头昏，血压先升高，之后突然降低，腹痛，胃肠道出血，心悸，呼吸困难等。

病案举例：地龙引起过敏性休克[35]

张某，女，8岁，于1994年11月16日因咳嗽，气喘3天，在当地医院诊治取中药2剂，当天上午回家煎服，约5分钟后，患儿感觉口唇发麻，全身皮肤起风疱，奇痒难以忍耐，瘙痒不止，恶心欲呕，头晕、乏力、出汗，约10分钟后神志不清，二便失禁，急入院住观察室。检查：昏迷，体温不升，双侧瞳孔扩大，等大等圆，光反应弱，四肢湿冷，面部及全身皮肤满布2分硬币大的淡红色风疹块，心率120次/分，心音低钝无力，双肺呼吸音较粗糙，其他（−）。复阅其病历，见前医所用乃桑菊饮加减。验其家长随带中药1剂，有桑叶、菊花、牛蒡子、杏仁、紫苏子、桔梗、甘草、地龙八味药，前几味中药患儿过去常用无事，因此疑为用地龙过敏致休克。入院后经用持续低流量给氧及脱敏、抗休克等抢救治疗3天，患儿痊愈出院。

（四）配伍应用及增效减毒（烈）

配黄芪、赤芍等 益气活血通络作用增强，可用于中风后遗症气虚血滞，血脉阻滞之半身不遂。

（五）与西药合用的禁忌

1. 与抗生素、解热镇痛药、胃舒平、阿托品等同用，可能发生交叉过敏反应。

2. 与阿司匹林消炎痛、利尿酸、左旋多巴等合用，可发生胃肠道出血，加剧对消化道的损害。

3. 与抗生素、降血糖药等合用，可发生湿疹样皮炎型药疹。

三、天麻〔Gastrodiae Rhizoma〕

本品为兰科植物天麻 *Gastrodia elata* Bl. 的块茎（图 15-2）。

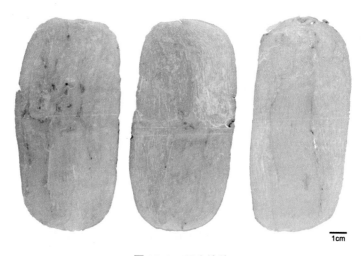

1cm

图 15-2　天麻饮片

（一）作用特点

1. **性能功效特点** 天麻味甘、性平，专入肝经。本品甘平柔润，善于平抑肝阳、息风止痉，为息风解痉之要药。其所含之药效成分主要为香荚兰醇、香荚兰醛等，具有镇静、抗惊厥、抗癫痫等作用。本品亦能祛风通络止痛。

2. **不同炮制品种的作用特点**

（1）生天麻：祛风止痛力强，多用于头痛、风湿痹证。

（2）炒、煨天麻：味甘、微温，镇惊止痉力强，用于眩晕、抽搐。

（3）姜天麻：温中散寒、祛痰止呕力增强，可用于眩晕兼呕吐者。

（二）安全合理用药

1. 适应证 天麻长于平肝阳、息肝风，广泛用于肝阳上亢、肝风内动证，尤其是头昏、头痛者，故有"头晕天麻"之说。本品也用于风湿痹痛。

天麻现代用于各种眩晕、头痛，如颈椎病眩晕、头痛，耳源性眩晕，高血压眩晕，脑震荡眩晕、头痛，血管性头痛，三叉神经痛等；亦用于神经衰弱所致的头晕、头痛、失眠、耳鸣，脑外伤引起的神经衰弱等；还用于风湿性和类风湿关节炎之手足麻木等。

2. 禁忌证

（1）不宜盲目作为补益药使用。《神农本草经》将天麻作为上品补虚药，云："久服益气力，长阴，肥健，轻身增年。"虽然现代研究表明天麻具有增强机体免疫功能和扶正固本的作用，但天麻主要的直接作用是平肝息风，故用于虚证当随证配伍，不可盲目作为补虚药多服久服。

（2）对于气血不足的虚证头昏、头痛使用天麻，古代有些医家认为不宜用。如《本草新编》曰："气血两虚之人，断不可轻用耳。"吴仪洛《本草从新》云："血液衰少及非中风者，忌用。"

若配伍补气养血药，可酌情用于治疗气血虚弱证。

（3）过敏体质者忌用。

3. 用量用法 天麻研末以开水送服，药效比入煎剂作用强，并可节省药材。

（三）不良反应及处理

天麻性味甘平，无毒。《本草纲目》记载"久服天麻药，遍身发红丹"，即是天麻的过敏反应。

1. 临床表现

（1）过敏反应：皮肤瘙痒，或出现荨麻疹样药疹，水肿性红斑或过敏性紫癜，眼睑和双手浮肿等。[36,37]

（2）毒性反应：过量可致毒性反应，出现面部灼热，全身乏力，头痛，头昏，眼花，恶心呕吐，胸闷心慌，自汗，呼吸急促，甚则小便失禁及神志不清等。

2. 处理

（1）过敏轻者停药后观察，据报道可自行消失。或者服用抗过敏药。

（2）毒性反应停药，严重者送医院对症治疗。

（四）配伍应用及增效减毒（烈）

天麻药性平和，寒热虚实诸证均可配伍入药，自古较少单用，如《本草衍义》云"须别药佐使，然后见其功"，尤其是对虚证的头晕等。

1. 配半夏、白术 燥湿化痰作用增强。治疗痰湿头晕、呕吐，如梅尼埃病、高血压、动脉硬化等。如半夏白术天麻汤。

2. 配白蒺藜 止头痛作用增强。治疗头痛。

（五）与西药合用的禁忌

天麻与抗生素、解热镇痛药、镇静催眠药、抗精神失常药、抗癫痫药、抗心律失常药等可能有相互作用，不宜同时应用。

（六）天麻作为药膳的安全合理应用

天麻性味甘平，无特殊气味，可作为药膳原料，炖鱼头或瘦肉，用于肝阳上亢之头晕、头痛，或风湿关节疼痛。但应注意不宜过量服用，不宜作为补益剂。

四、羚羊角〔Saigae Tataricae Cornu〕

本品为牛科动物赛加羚羊 *Saiga tatarica* Linnaeus 的角。

1. 本品性寒，适用于肝热、热毒所致高热痉挛抽搐之肝风内动证，脾虚慢惊者忌用。常用量 1～3g 煎服，单煎 2 小时以上，取汁服。研粉服，每次 0.3～0.6g。

2. 个别患者服用羚羊角粉出现过敏性紫癜及过敏性休克。过敏体质者慎用。[39, 40]

3. 羚羊角药源稀少，应用受限。经过对青羊、山羊、绵羊、苏门羚、黄羊、鹅喉羚的角与羚羊角进行对比研究，其在化学成分及主要药理作用如解热、镇静、抗惊厥、镇痛、抗炎、降压等方面有相似或相同之处，临床治疗其功效也与羚羊角相似。若以山羊角（青羊之角）代替羚羊角入药者，其作用较弱，剂量可酌情增大，为羚羊角的10～15 倍，用 15～30g，入煎剂。

五、牛黄〔Bovis Calculus〕

本品为牛科动物牛 *Bos taurus domesticus* Gmelin 的胆结石。

1. 牛黄多用于成药复方制剂，单味药用药者甚少，故所报道的不良反应大部分是成药。

服用含牛黄制剂可引起变态反应、上消化道出血、膀胱炎、血小板减少、肝功能损害、严重吐泻、精神失常，以及服药成瘾等。

2. 产生这些不良反应主要是超剂量长期使用所致，其次是服药者属特异性体质。是否为药物的毒副作用，或人工牛黄的质量问题，尚须进一步研究。

3. 牛黄的主要成分是结合型胆红素及胆酸，具有镇静及增强中枢神经抑制药的作用，当牛黄制剂与苯巴比妥、水合氯醛、吗啡等同用时，能增强上述西药物的中枢抑制作用，故要严格掌握剂量。

六、罗布麻叶〔Apocyni Veneti Folium〕

本品为夹竹桃科植物罗布麻 *Apocynum venetum* L. 的干燥叶（图 15-3）。

本品为近代常用中药，具平肝安神、清热降压、强心利尿等作用。其副作用小，有恶心、呕吐、腹泻、上腹部不适等，或出现心动过速和期前收缩；吸罗布麻纸烟可出现头昏、呛咳、恶心、失眠等不良反应。煎服或开水泡服，每日 3～15g，但不宜长期过量服用。

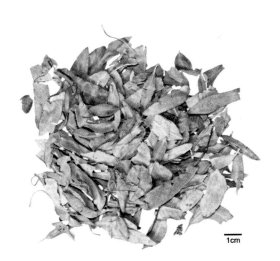

图 15-3 罗布麻叶饮片

七、赭石〔Haematitum〕

本品为三方晶系氧化物类矿物赤铁矿 Haematitum 的矿石（图 15-4）。

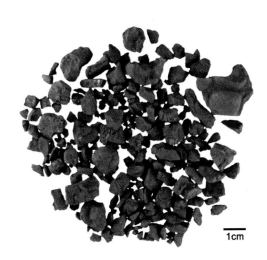

图 15-4 赭石饮片

1. 禁忌证

（1）赭石苦寒质重坠，含微量砷，寒证及孕妇慎用，脾胃虚寒者不宜久服。

（2）《得配本草》云："气不足、津液燥者禁用。"

2. 用法用量

（1）水煎服 10～30g，入丸散 1～3g。临床应控制用药剂量及用药时间。同时赭石质重，可镇虚逆，若用量过大，必伤其已伤之中气，噫气非但不除，反会加重。

（2）平肝降逆宜生用，收敛止血宜煅用。

3. 不良反应

过敏反应：个别人服用可致过敏反应。

病案举例：赭石致皮肤过敏反应[41]

冼氏报道，一患者处方：党参 20g，茯苓 15g，白术、鸡内金、神曲、陈皮、枳壳、旋覆花各 10g，甘草 5g。3 剂，水煎服，每日 1 剂。服药后患者腹胀缓解，纳增，但仍嗳气、呃逆，守上方加赭石 20g，再服 3 剂。药后患者嗳气、呃逆明显好转，但出现皮肤瘙痒，查见手掌、背部、腹部泛发米粒大小红色丘疹，皮疹略高于皮肤，有抓伤痕迹，无水疱，无渗出，无脱屑。患者否认食虾蟹等食物，考虑其为赭石过敏。原方去赭石，加柿蒂 10g，服药第二天皮肤瘙痒症减轻，嗳气、呃逆缓解，3 剂后上症消失。

参考文献

［1］黄寅墨，朱武成．代赭石入复方汤剂先煎问题的探讨［J］．中成药，1989，11（7）：8-9.

［2］幸宇坚．羚羊角粉末的药效研究［J］．实用中西医结合杂志，1998，11（8）：748.

［3］杨左光，李岳渤，陈志明．全蝎中毒死亡 1 例［J］．中华今日医学杂志，2003，3（10）：73.

［4］肖贻纯．蜈蚣、全蝎致神经中毒 1 例［J］．中国中药杂志，1996，21（10）：634.

［5］刘桂珍．服过量全蝎煎剂致新生儿呼吸抑制报告［J］．中国中药杂志，1992，17（3）：185.

［6］荆晓江．饮用毒蝎泡酒致肾损害 1 例［J］．中国实用内科杂志，2004（9）：571.

［7］雷力力，荆洪英，张立志．蝎毒康口服液致肝损害［J］．药物不良反应杂志，2007，9（6）：442.

［8］杨左光，李岳渤，陈志明．全蝎中毒死亡 1 例［J］．中华今日医学杂志，2003，10（3）：73.

［9］孙卫东，赵志谦．全蝎过敏致大疱性表皮坏死松解死亡 1 例［J］．中国中药杂志，1997，22（4）：252.

［10］王兰香，李镤，武天明，等．口服小量全蝎致严重皮肤过敏 1 例［J］．陕西中医，2005（1）：78.

［11］张师艺，成秀莲．全蝎的临床应用及中毒治疗进展［J］．新中医，1991，23（6）：45.

［12］王福义．口服中药全蝎致全身剥脱性皮炎 1 例报告［J］．时珍国医国药，1999，10（2）：123.

［13］丘志济，朱建平，马璇卿．朱良春杂病廉验特色发挥［M］．北京：中医古籍出版社，2004：55-56.

［14］刘利娟，周德生．蜈蚣复方致周围神经损害 1 例［J］．中医药导报，2013（1）：115-116.

［15］牛俊华，仇明云，陈慧娟，等．服过量蜈蚣煎剂致新生儿呼吸抑制 2 例［J］．现代中西医结合杂志，2002（9）：868.

［16］胡远强，王华，熊刚．蜈蚣治疗鼻咽癌致慢性中毒 1 例［J］．临床肿瘤学杂志，2007（5）：324.

［17］赵鹏俊，邹永祥．口服蜈蚣粉致急性肾功能衰竭死亡 1 例［J］．中国中药杂志，1998，23（2）：117.

［18］伍玉元 . 蜈蚣粉致急性肝功能损害 2 例报告［J］. 中西医结合杂志，1991（8）：485.

［19］李中国，李政达，卜凡龙，等 . 蜈蚣中毒所致血小板减少性出血 1 例［J］. 吉林医学资讯，1994（11）：32.

［20］李保安 . 服蜈蚣致过敏反应 1 例［J］. 河南医药资讯，1994，2（2）：26.

［21］吴玉 . 蜈蚣致皮肤过敏 1 例［J］. 中国误诊学杂志，2008（18）：4380.

［22］孙学高，孙晓兵 . 蜈蚣带头足用致中毒性肝炎 1 例报告［J］. 新中医，2003，5（7）：39.

［23］俞炳林 . 服用劣质僵蚕引起腹泻 1 例［J］. 河南中医，2003，23（6）：49.

［24］肖桂明，贾翠娥，兰晨 . 僵蚕入药切勿忽视其潜在的毒性反应［J］. 医学信息（上旬刊），2011，24（15）：5144-5145.

［25］陈晓玲 . 僵蚕致过敏反应 1 例［J］. 中国中西医结合杂志，2000，20（2）：142.

［26］张聪 . 服僵蚕出现过敏反应 1 例［J］. 中国中药杂志，1999，24（2）：115.

［27］张增海 . 僵蚕致全身肌肉阵挛性抖动 2 例［J］. 中医杂志，2011（21）：1889.

［28］柳长锁，向淑华 . 僵蚕中毒 248 例临床分析［J］. 临床荟萃，2004，19（9）：495.

［29］朱艳红 . 僵蚕中毒致椎体外系反应 1 例急救护理［J］. 中国小区医师（医学专业），2011（19）：134.

［30］成昌友 . 急性僵蚕中毒 46 例临床救治［J］. 现代中西医结合杂志，2007，16（3）：371-372.

［31］徐雁，姜良铎，李素卿 . 僵蚕引起过敏 2 例介绍［J］. 北京中医，1998，17（1）：58.

［32］傅煌黎 . 地龙干引起过敏性肠炎 1 例报告［J］. 时珍国医国药，1998，9（5）：402.

［33］黄彩云，冯广革 . 肌注地龙注射液致过敏性休克 1 例［J］. 右江民族医学院学报，2000（4）：642.

［34］韩静，赵素萍 . 服用中药地龙致过敏 2 例临床报道［J］. 内蒙古中医药，2014（1）：24.

［35］仝征军 . 中药地龙过敏致休克 1 例［J］. 河北中西医结合杂志，1996，5（2）：50.

［36］程瑜 . 口服天麻致药疹 1 例［J］. 中国民间疗法，2007，15（4）：42-43.

［37］张喜顺，冯志鹏 . 天麻致口唇及双眼睑血管水肿 1 例［J］. 山东医药，2006（4）：18.

［38］蒲昭和 . 有关天麻毒副作用的临床报道及认识［J］. 中国中医药信息杂志，1997，4（3）：12.

［39］于庆标，阎宏 . 羚羊角致过敏性紫癜 1 例［J］. 吉林医学院学报，1998，18（1）：57.

［40］贾永康，李钢，甄生联 . 羚羊角的不良反应 3 例［J］. 内蒙古中医药，2000（2）：46.

［41］冼寒梅 . 代赭石致皮肤过敏反应 1 例［J］. 中国误诊学杂志，2007，7（7）：1670.

第十六章　开窍药

第一节　闭证与开窍药概述

以开窍醒神为主要功效，主要用于治疗闭证神昏的药物，称为开窍药。由开窍药为主组成的方剂，称为开窍剂。其主要适用于温热病、中风、惊风、癫痫、中暑及饮食不洁等所致的神志昏迷。

虽然大部分开窍药用于窍闭神昏中成药，但开窍药又多兼止痛之功，还常用于胸痹心痛、腹痛、跌仆损伤等病证，现代用于治疗冠心病心绞痛等取得了良好疗效。部分开窍药有毒，应注意其安全合理用药。

一、闭证概述

所谓闭证，是指各种实邪阻闭心窍所致的以神志昏迷为主证的一类病证。

（一）病因

热邪内陷心包，痰浊蒙蔽心窍，或瘀血阻滞血脉、脑窍等。

（二）病位

其病位在心、脑。

（三）病性

其病性大多属实证，属寒或热证。

（四）主证

神昏。

（五）寒闭与热闭的区别

1. **寒闭**　神昏兼见面青、身凉、苔白、脉迟等寒象。
2. **热闭**　神昏兼见面赤、身热、苔黄、脉数等热象。

（六）闭证与脱证的区别

因脱证和闭证均有神昏，但脱证当补虚固脱，非本类药物所宜，故使用本类药物，宜鉴别闭证和脱证。

1.**闭证**　闭证为神明被邪所闭阻，属实证，神昏而兼见牙关紧闭、双目圆睁、两手紧握、二便不行等。

2.**脱证**　脱证为元气暴脱，属虚证，神昏而兼见口张、目合、汗出、手撒、遗尿等。

二、闭证的治疗原则和方法

闭则开之，闭证宜用开窍醒神治法，也称开关通窍、醒脑回苏法。属寒闭者，"寒者温之"，宜用温开法；属热闭者，"热者寒之"，宜用凉开法。

三、常用的开窍药

常用的开窍药有麝香、苏合香、安息香、冰片、石菖蒲、蟾酥等。其他章节的药物如远志、牛黄等也有开窍作用。

四、开窍药的作用机制

开窍药的性味多偏辛温，气味芳香，善于走窜，多归心经，能开通闭塞之心窍，使闭证神昏患者苏醒。其兼有的活血、行气、避秽等作用，也有助于醒脑复神。现代研究表明，开窍药能调节中枢兴奋与抑制的平衡，使中枢神经系统的功能恢复正常状态，有利于昏迷患者的苏醒；能保护脑组织，减轻昏迷对脑细胞的损害程度。此外，开窍药尚有强心、抗菌、抗炎等药理作用。

第二节　开窍药的安全合理用药

一、不同病情的安全合理用药

寒闭选用温开药，如麝香、苏合香、蟾酥、石菖蒲等，当配伍温里祛寒之品；热闭选用凉开药，如冰片，当配伍清热泻火解毒之品。若闭证神昏兼见惊厥抽搐者，须配伍息风止痉药物；兼见烦躁不安者，须配伍清心安神药物；痰浊壅盛者，可选用牛黄，与化湿、祛痰药物相配伍。

二、孕妇闭证的安全合理用药

开窍药芳香走窜，或有毒性，多有动胎、堕胎之弊，故孕妇应忌用。

三、开窍药的用量和用法

（一）用量

麝香药效峻猛，且为贵重药材。蟾酥有毒。冰片为提炼药物。上述药物用量宜轻。

（二）剂型

开窍药主要为芳香成分，易于挥发，或受热易于失效，或有效成分不易溶于水，故内服一般不宜入煎剂，多入丸、散剂或其他新剂型，外用多制成散剂、膏剂。

（三）服药法

神昏患者多用鼻饲给药。

四、合理停药

开窍药为急救治标之品，辛香走窜易耗伤正气，故只宜在短期暂服，不宜久服。

五、药后调摄

（一）观察病情

服药后应仔细观察生命体征，如血压、脉搏、心律、心率、神志情况等。

（二）药后可能出现的问题及处理

1. 过敏反应　开窍药麝香、冰片等外用，有可能发生过敏反应，应注意观察外用部位的皮肤情况，发现过敏应及时停药。

2. 中毒　蟾酥有毒，应注意其毒性反应，一旦发现应及时停药或送院诊治。

第三节　常用烈性或具毒性开窍药的安全合理用药

蟾酥〔Bufonis Venenum〕

本品为蟾蜍科动物中华大蟾蜍 *Bufo bufo gargarizans* Cantor 或黑眶蟾蜍 *B. melanostictus* Schneider 的耳后腺及皮肤腺分泌的白色浆液，经加工干燥而成。

（一）作用特点

蟾酥辛、温，有毒，归心经，有开窍醒神、解毒、止痛等作用。本品辛温走窜，有开窍醒神之功；以毒攻毒，具有良好的攻毒消肿止痛作用，被历代医家推崇为治痈疽疔毒、瘰肿恶疮、咽喉肿痛之良药。

据研究，蟾毒配基类和蟾蜍毒素类均有强心作用，又有抗心肌缺血、抗凝血、升高血压、抗休克、兴奋大脑皮层及呼吸中枢、抗炎、镇痛及局部麻醉作用。蟾毒内酯类和华蟾素等均有抗肿瘤作用，并能升高白细胞、抗放射线；还有镇咳、增强免疫力、抗疲劳、兴奋肠管和子宫平滑肌等作用。

但蟾酥有大毒，其中毒案例屡见不鲜，故为香港特区《中医药条例》中附表中的

31 种烈性 / 毒性中药材之一，受到严格规管。在临证用药时，必须严格掌握其用量和适应证。

（二）安全合理用药

1. 适应证 窍闭神昏；热毒壅盛、痰火郁结、火毒上攻所致的病证，如痈疽疔疮、咽喉肿痛、牙痛等。

2. 禁忌证

（1）体虚及孕妇忌用。

（2）婴幼儿忌用，包括含蟾酥的中成药。

3. 用法用量

（1）入丸散，每次 0.015 ～ 0.030g。外用适量。本品有毒，内服切勿过量。外用不可入目。

（2）用时以碎块置酒或鲜牛奶中溶化，然后风干或晒干，以便于研细，入丸、散用。

（三）不良反应及处理

蟾酥的主要毒性成分是蟾酥毒素基类和酯类。中毒多因误用、过量和滥用引起。蟾酥注射液容易导致不良反应；也常有民间相信单方、验方，煮食蟾蜍导致中毒者，尤其是儿童更易中毒[1]；另外，尚有用新鲜蟾皮外敷，或蟾蜍毒液直接接触伤口进入血液引起中毒者。应严格掌握用量，注意个体差异，逐渐加量，密切观察其毒性反应，尤其是心脏毒性反应。

蟾蜍或蟾酥中毒多在服食后的 30 ～ 60 分钟出现，严重中毒者或年幼者可在食中或食后数分钟出现中毒症状。[2]

1. 临床表现

（1）心血管系统：心悸，心动过缓，心律不齐，房室传导阻滞，多源性室性期前收缩，血压下降，休克，甚至死亡。[3-5]

（2）消化系统：上腹部不适，继之恶心呕吐。

（3）神经系统：口唇、四肢发麻，头昏目眩，视物不清，嗜睡，抽搐，甚至昏迷。

（4）呼吸系统：呼吸急促，口唇发绀。

（5）入眼：可致剧烈疼痛，羞明流泪，结膜充血，甚至角膜溃疡。

（6）过敏反应：荨麻疹样皮疹、剥脱性皮炎。[6-9]

2. 处理 立即送医院急救。

（1）催吐、洗胃、导泻等以减少毒物的吸收。

（2）补液，促进毒物的排泄。

（3）按洋地黄中毒的原则抢救。对症治疗：如心律失常者，可用阿托品肌内注射或静脉滴注。

（4）山莨菪碱对蟾酥毒性有显著的对抗作用。

（5）紫草 30g 或新鲜芦根 120g，水煎服，有解蟾酥毒的作用；或用生大黄 15g，开水泡饮代茶，可减轻蟾蜍的毒副作用。

（6）蟾酥误入眼者，用紫草煎汁，过滤消毒滴眼，或用 1.3% 的硼酸溶液，或用生理盐水冲洗，并酌情用抗菌滴眼液、可的松及阿托品滴眼液滴眼。

（四）与西药合用的禁忌

1. 中毒类似洋地黄中毒，忌与洋地黄类药物合用，以免加剧毒性反应。

2. 忌与止吐剂合用，以免引起误诊或加重毒性反应。

第四节　其他开窍药的安全合理用药

一、麝香〔Moschus〕

本品为鹿科动物林麝 *Moschus berezovskii* Flerov、马麝 *M. sifanicus* Przewalski 或原麝 *M. moschiferus* Linnaeus 的成熟雄体香囊中的干燥分泌物。

天然麝香是贵重中药材，药效可靠，也是名贵中成药生产的重要原料药。由于自然资源的减少，人工麝香已经研制成功，作为代用品应用于临床。

（一）作用特点

麝香性味辛、温，归心、肝、脾经，具开窍醒神、活血止痛的作用。本品辛温，芳香走窜之性甚烈，有极强的开窍通闭作用，为醒神回苏之要药。其辛香走窜，又可行血中之瘀滞，开经络之壅遏，且具活血通经止痛之功。

（二）安全合理用药

1. 适应证　各种窍闭神昏之证，无论寒闭、热闭，用之皆效；亦适用于多种瘀血阻滞病证。

2. 禁忌证

（1）本品有活血调经、催生下胎的作用，对子宫有明显的兴奋作用，而且对妊娠子宫又较非妊娠子宫敏感。孕妇无论内服、外用均忌用。

（2）婴幼儿忌用。[10]

（3）本品辛香走窜开通，易于耗气伤阳，夺血伤阴，故只用于实证、闭证，忌用于脱证、虚证。

（4）外用时不宜用于溃破的皮肤患处。过敏体质者当慎用。

（5）麝香可致肾血管收缩而引起肾脏损害，故肾炎患者或肾功能不全者慎用。

（6）麝香有抗凝血作用，能增加出血，出血患者不宜使用。

3. 用法用量

（1）用量：每次 0.03 ～ 0.10g。麝香的主要成分为麝香酮、雄激素，并含有多种甾醇，能兴奋中枢神经系统，使呼吸、心跳加快，但用量过大会起相反作用，导致中枢神经系统麻痹，呼吸、心跳抑制，临床使用时应掌握用量。

（2）用法：入丸散，不入煎剂。

（三）不良反应及处理

麝香无论外用还是内服，若使用不当，均可出现不良反应。

1. 临床表现

（1）呼吸系统：呼吸细微，不规则，四肢厥冷，颜面发青，昏迷，甚至呼吸停止。[11]

（2）泌尿系统：急性肾功能衰竭，无尿，双下肢及面部明显水肿，尿蛋白及尿红细胞增加，甚至死亡；或引起肾炎患者病情加重。[12]

（3）消化系统：口腔黏膜及咽喉糜烂，口腔有异物感，牙齿脱落，恶心呕吐，腹痛腹泻。

（4）血液系统：鼻衄、牙衄、吐血、便血，以及全身广泛性出血点。

（5）其他：外用引流导致局部组织坏死等。[13]

2. 处理　停用，对症处理。

（四）配伍禁忌

本品可增强马钱子的毒性，提高士的宁的致死率，故不宜与马钱子合用。

二、冰片〔Borneolum〕

本品为龙脑香科植物龙脑香 *Dryobalanops aromatica* Gaertn. f. 树脂的加工品，或龙脑香树的树干、树枝切碎，经蒸馏冷却而得到的结晶，称"龙脑冰片"，亦称"梅片"，质量最佳；或菊科植物艾纳香 *Blumea balsamifera* DC. 的叶，经蒸馏、升华加工而成，称"艾片"，质量次之；现多用松节油、樟脑等，经化学方法合成，称"机制冰片"，质量最差。

1. 过敏反应。外用可致皮肤潮红、灼热瘙痒，出现水肿性红斑及散在性红色丘疹，口服除致皮疹外，还可见头昏心慌。[14-17]

2. 冰片辛香走窜通利，可引起中晚期妊娠流产，妊娠终止，故孕妇忌用。

3. 气虚血弱忌用。

4. 内服，入丸散，每次 0.03 ～ 0.10g。外用适量，研末敷或调敷。

三、石菖蒲〔Acori Tatarinowii Rhizoma〕

本品为天南星科植物石菖蒲 *Acorus tatarinowii* Schott 的根茎（图 16-1）。

石菖蒲始载于《神农本草经》，且列为上品，明确记载其功用为"风寒湿痹，咳逆上气，开心孔，补五脏，通九窍，明耳目，出音声"。

（一）作用特点

石菖蒲性味辛、苦，温。本品开窍醒神之力较弱，并能化湿、豁痰，以治痰湿蒙蔽清窍所致之神昏为宜；气味芳香，能化湿醒脾、开胃进食，主治湿浊中阻之脘腹胀满、痞塞闷痛；尚有宁心安神之效，用于失眠、健忘。

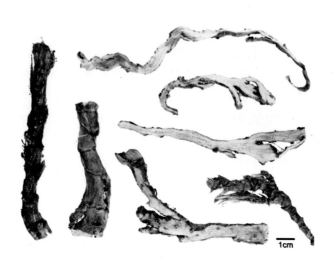

图 16-1　石菖蒲饮片

（二）安全合理用药

1.其有效成分主要为挥发油，故石菖蒲以生用为宜，或小火清炒为佳。5～10g，水煎服，鲜品加倍。不宜多服久服。外用适量。

2.凡阴虚阳亢，心劳神耗，烦躁汗多及滑精者慎用。

3.孕妇忌用。

（三）不良反应及处理

1.石菖蒲、水菖蒲、九节菖蒲含挥发油，动物实验表明其中的 α–细辛醚对 Ames 试验呈致突变作用，并可使大鼠骨髓染色体畸变率显著上升，提示其对孕鼠和胚胎有一定的毒性；β–细辛醚具有致突变作用。九节菖蒲可能有致畸作用。[18] 以含 β–细辛醚为主的挥发油可使大鼠十二指肠部位发生恶性肿瘤[19]，应引起临床用药的注意。

2.实验表明，石菖蒲能兴奋脊髓神经，中毒时表现为惊厥抽搐，外界刺激可诱发和加剧，最后死于强直性惊厥。石菖蒲水煎液的 LD_{50} 为（53 ± 2.5）g/kg。

3.处理，早期可催吐、洗胃、导泻，静脉输液，皮下注射麻黄碱，对症治疗。

（四）配伍应用及增效减毒（烈）

1.**配远志、茯苓、龙齿**　安神作用增强。治疗心神不安之健忘、失眠、痴呆等。

2.**配郁金、远志、天竺黄**　开窍醒神作用增强。治疗中风失语。

3. **配川芎、桂枝、蚕沙** 祛风湿活络作用增强。治疗痹痛等。

（五）鉴别用药

古代称石菖蒲以"一寸九节者良"，这是对石菖蒲瘦根密节的特征有别于水菖蒲的一种认识，故本品亦称为九节菖蒲。古代文献《神农本草经》《神农本草经集注》《图经本草》等提到的石菖蒲、九节菖蒲是同一种药物，均为天南星科植物石菖蒲 *Acorus tatarinowii* Schott. 的根茎，只是品种优劣的不同。[20]

但现代所用之九节菖蒲〔Anemones Altaicae Rhizoma〕始载于《中药志》，为毛茛科植物阿尔泰银莲花 *Anemone altaica* Fisch. 的根茎（图 16-2），不得与石菖蒲相混淆。目前许多地方以九节菖蒲代替石菖蒲药用，临床处方时应注明用石菖蒲还是九节菖蒲。

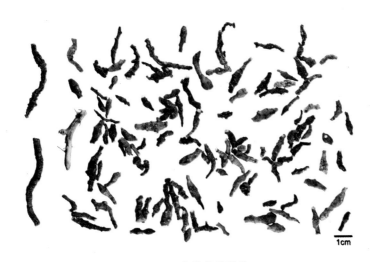

1cm

图 16-2 九节菖蒲饮片

参考文献

［1］简林凡.食用蟾蜍中毒1例［J］.江西中医药，1995，增刊（6）：22.

［2］杨楣良.蟾酥中毒致死1例报告［J］.辽宁中医，1979，6（3）：39.

［3］周从容，刘霞.蟾酥中毒致快速型心律失常2例［J］.中国社区医师，2004，6（22）：66.

［4］王祎，胡伟国，梁寿彭.蟾酥中毒引起窦性静止、交接性逸搏心律1例［J］.实用心电学杂志，2004，13（6）：451.

［5］向英.蟾酥注射液致血管红肿1例［J］.现代中西医结合杂志，2004（20）：2685.

［6］段广瑾.蟾酥注射液致过敏反应1例［J］.药物流行病学杂志，2011（3）：151.

［7］胡军，张海东.蟾酥注射液致过敏反应1例［J］.中国误诊学杂志，2006（16）：3219.

［8］王庆峰，杜舒婷.蟾酥注射液致过敏反应1例［J］.河北医药，2007（5）：469.

［9］王晓梅，焦丽强.蟾酥注射液致过敏反应1例［J］.中国中医急症，2009（2）：308.

［10］苏泽礼，王庆.新生儿麝香中毒致多脏器功能损害1例［J］.中国现代应用药学杂志，2001，18（1）：78.

[11] 吕春录 . 麝香中毒引起呼吸停止 1 例报告 [J] . 甘肃中医学院学报, 1987 (2): 64.

[12] 胡利发 . 麝香中毒致急性肾功能衰竭 2 例 [J] . 中华肾脏病杂志, 1994, 10 (2): 69.

[13] 田恒冰 . 麝香引起口腔软腭组织坏死 1 例报告 [J] . 口腔医学, 1995, 15 (1): 15.

[14] 郭田秀, 郭清凤 . 冰片引起过敏反应 1 例报道 [J] . 中国民间疗法, 2002 (3): 59.

[15] 曲凤丽 . 冰片外用致皮肤过敏反应一例 [J] . 齐鲁药事, 2004 (4): 60.

[16] 梁力平 . 冰片致过敏反应 1 例报告 [J] . 中国中药杂志, 1989, 14 (3): 54.

[17] 钟传珍 . 冰片致过敏性皮炎 2 例 [J] . 云南中医学院学报, 1990, 13 (2): 38.

[18] 周晓园, 陶凯, 高晓奇, 等 . 中药石菖蒲、九节菖蒲致畸、致突变的研究 [J] . 中草药, 1998, 29 (2): 110.

[19] 姜廷良 . 关于某些中草药的动物致癌性 [J] . 中草药, 1980, 11 (9): 425.

[20] 周超凡 . 古今石菖蒲与九节菖蒲有什么异同 [J] . 中药通报, 1984, 9 (1): 12-13.

第十七章 补虚药

第一节 虚证与补虚药

以补益正气，增强体质，提高抗病能力和康复能力，治疗虚证为主的药物，称为补虚药（也称补益药、补养药）。以补虚药为主组成的方剂，称为补益剂。中医对虚证、补益法和补虚药的认识和实践源远流长，积累了丰富的临床用药经验，创立了众多的经典名方。现代用补虚药防治内分泌功能减退、免疫功能低下、退行性疾病、物质代谢低下或紊乱以及机体适应能力减弱等多种疾病，取得了良好的疗效。

一、虚证概述

所谓虚证，是指正气不足，气、血、阴、阳亏少，脏腑功能减退，抗病能力低下而出现的一系列虚弱、衰退和不足的证候。根据虚证的不同表现，可分为气虚证、血虚证、阴虚证、阳证虚；气血阴阳的虚损在具体的脏腑，又可表现为心气虚、脾气虚、心阴血虚、肝血虚、脾阳虚、肾阳虚、肾阴虚、肺阴虚、胃阴虚等。

虚证可表现为单纯的一方面的虚损，也可表现为兼夹的虚损，如气血不足、阴阳两虚、心肝血虚、脾胃虚弱等。

由于机体虚损，正不胜邪，可导致病久不能痊愈；或因体虚而容易生病，或病后难以康复。

（一）病因

其病因有先天不足和后天失养、疾病耗损、失治、误治、年老体弱、劳力、劳神、房劳过度等原因，但以后天失于调养为主。

蒲辅周总结虚证的原因云："有因虚而病的，也有因病而虚的。并有渐虚与顿虚之分，渐虚是少年至老年，或因病慢慢损伤；顿虚指突然大病，上吐下泻，或突然大出血。"[1]

（二）病位

病位在里，在脏腑，有阴、阳、气、血虚弱之分，五脏各有虚证。

（三）病性

其病性属虚，有虚寒和虚热之别。

（四）主证

不同的虚证，表现各有特点。其临床表现很复杂，常见的主证有身体虚弱，面色苍白，精神不振，全身无力，食欲减退，小便清长，舌淡苔少，脉虚无力等。若以伤阳为主者，多见形寒肢冷、大便滑脱、小便失禁、舌胖大、脉虚沉迟等；若以伤阴为主者，则兼见五心烦热、心烦心悸、盗汗、舌红无苔或少苔、脉细数等。

（五）兼证

1. 肺气虚常兼有自汗；肺肾两虚，肾不纳气，兼咳喘；脾气虚，水湿不能运化，常兼有水肿、小便不利；升举无力则脏器下垂，或久泻，或肌肉乏力等。

2. 心肝血虚或肝肾精血不足，常兼月经不调、不孕、心悸、失眠健忘、视物昏花等。

3. 气血不足，不能托毒敛疮，常兼疮疡久溃不敛或久不溃破。

4. 阴虚常兼虚热，见低热、盗汗、五心烦热等；或虚阳上亢，头昏目眩，甚则虚风内动。阴血虚常兼便秘。

5. 脾肾阳虚或肝肾不足，阳气虚不能固摄，常兼五更泄泻、遗精、流涎等滑脱不禁的病证；冲任不固则带下、胎动不安、滑胎等。

（六）特点

虚证多见于疾病的后期，往往具有起病缓、病位深、病程长、变化较慢等特点；也可见于急性病的失治、误治，病情急剧转化为虚证的情况。

（七）气、血、阴、阳虚证的主要区别

1. **气虚** 头晕目眩，少气懒言，疲倦乏力，自汗，舌淡，脉虚无力。
2. **血虚** 面色苍白，头晕眼花，心悸失眠，舌质淡，脉细无力。
3. **阴虚** 形体消瘦，口燥咽干，五心烦热，舌红绛，脉细数。
4. **阳虚** 神疲乏力，蜷卧嗜睡，畏寒肢冷，舌质淡，脉微无力。

二、虚证的治疗原则和方法

（一）治则

《黄帝内经》确立了虚证的治则，如"虚者补之"（《素问·三部九候论》）；"损者益之""劳者温之"（《素问·至真要大论》）；"形不足者，温之以气；精不足者，补之以味"（《素问·阴阳应象大论》）。

（二）治法

虚证的治法为八法中的"补法"。一般来说，人体在虚损的状态下才能进补，虚指

虚弱，损指不足、损失。广义的补法是指以扶助正气为主的治法；狭义的补法是指补充人体的气血阴阳以及调整脏腑的功能活动。补法具体如下。

1. 以所补的物质和功能分

（1）补气法：补益脏气，以纠正人体脏气虚衰的病理偏向。

（2）补阳法：补助阳气，以纠正人体阳气虚衰的病理偏向。

（3）补血法：滋养营血，以纠正营血亏虚的病理偏向。

（4）补阴法：滋养阴液，以纠正阴液亏虚的病理偏向。

2. 以补益的方式分

（1）直接补益法：《难经·十四难》论述了直接补益法："损其肺者，益其气；损其心者，调其荣卫；损其脾者，调其饮食，适其寒热；损其肝者，缓其中；损其肾者，益其精。"即指出了根据脏腑的生理病理特点，用不同性能的药物直接补益虚弱的脏气。如补肺益气法、健脾补气法、益气养心法、滋养肝阴法、温补肾阳法等。

（2）间接补益法：①根据五行相生理论，"虚则补其母"，如培土生金法、补火生土法等。②通过补先天之本肾或后天之本脾，以间接补益其他虚损的脏腑。③应用阴阳互根理论，"阳中求阴""阴中求阳"。④应用气血、气津关系理论，采用补气生血法、补气生津法。⑤以泻为补，以泻药之体为补药之用，令邪去正安，如祛寒回阳法、急下存阴法（承气汤）、苦寒泻火坚阴法、泻火益气法、祛瘀生新法等。

3. 以补益的作用强度分

（1）峻补法：用补力大的药物组成方剂，其药味较少，但剂量较大。

（2）缓补法：用补力大的药物但用量小，或用补力小、药味较多、剂量较小的药物组方进行补益。

4. 食补法 《素问·脏气法时论》云："毒药攻邪，五谷为养，五果为助，五畜为益，五菜为充，气味合而服之，以补精益气。"叶天士认为"胃喜为补"，强调了只要脾胃功能健全，饮食即可达到补益的效果。

三、补虚药的分类

（一）补气药

补气药性温或寒或平性，具有扶助人体正气，提高机体抗病能力和康复能力的作用，部分补气药性平或寒凉，兼有补气养阴生津的作用。补气药主要用于气虚证。主要药物有人参、西洋参、党参、太子参、黄芪、白术、山药、扁豆、甘草、大枣、蜂蜜、饴糖等。

（二）补阳药

补阳药性温热，味多甘、辛、咸，咸以补肾，辛甘化阳，能补助一身之元阳，肾阳之虚得补，其他脏腑得以温煦，从而消除或改善全身阳虚诸证。补阳药主要用于阳虚证。主要药物有鹿茸、淫羊藿、巴戟天、菟丝子、核桃仁、沙苑子、益智仁、补骨脂、肉苁蓉、锁阳、海马、蛤蚧、冬虫夏草等。

（三）补血药

补血药性寒、温或平，质润，主入心、肝血分，用于各种血虚证。主要药物有当归、熟地黄、白芍、阿胶、何首乌、龙眼肉等。

（四）补阴药

补阴药性寒凉，能补充阴液，滋润脏腑组织，主要用于阴虚证。主要药物有百合、北沙参、南沙参、麦冬、天冬、玉竹、石斛、黄精、枸杞子等。

四、补虚药的作用机制

（一）补充人体气、血、阴、阳的不足

人体生命活动依赖气、血、阴、阳的营养，以维持各脏腑的生理功能。据统计，绝大多数补虚药味甘，甘能补，具有补虚扶弱的作用。性质偏温热者，能补充人体阳气的不足；性质偏寒凉者，能补充人体阴液的不足。

补虚药含有人体必需的营养物质如蛋白质、氨基酸、糖类、脂肪、维生素，以及钠、钾、钙、锌、镁等。在物质代谢方面，补虚药对肝脏、脾脏和骨髓等器官组织的蛋白质合成具有促进作用。

（二）调整和增强脏腑的生理功能

补虚药能补充和协调脏腑的气、血、阴、阳，使人体的阴阳气血维持协调的动态平衡，使之充分发挥其生理功能。补虚药能调节内分泌功能，改善虚证患者的内分泌功能减退；能改善脂肪代谢，降低血脂。此外，补虚药还有延缓衰老、抗氧化、增强心肌收缩力、抗心肌缺血、抗心律失常、促进造血功能、改善消化功能、抗应激及抗肿瘤等多方面的药理作用。

（三）提高人体抗病和康复能力

补虚药通过补充人体的气、血、阴、阳，调整和增强脏腑的生理功能，补充正气，从而提高人体抵抗疾病、祛除病邪和促进康复的能力。许多补虚药能提高人体免疫功能，增强机体抵抗各种应激刺激的能力，从而产生扶正祛邪的作用；能防治内分泌功能减退、免疫功能低下、物质代谢低下或紊乱以及机体适应能力减弱等多种疾病。

第二节　补虚药的安全合理用药

补虚药绝大部分无毒，若合理用药，是安全有效的。但亦存在不合理应用的情况。如不当补而补，或当补而补之不当，或不分气血，不别阴阳，不辨脏腑，不明寒热，盲

目应用补虚药，不仅不能收到预期的疗效，而且还可能导致不良后果。如阴虚有热者误用温热的补阳药，会助热伤阴；阳虚有寒者误用寒凉的补阴药，会助寒伤阳。如蒲辅周云："有当补而不补，不当补而补之误；有虚在上中而补下，有不足于下而误补于中上，古人所谓漫补。"[1]"人参鹿茸杀人无过，大黄附子救人无功"，是说世俗爱补恶攻实不合理。扶正祛邪是一个治疗原则，当补则补，当攻则攻，要掌握分寸。

兹举三则误补之病案说明之。一为病邪未去，误补留邪；二为误补阳太过，耗伤阴液，复误治过用温热，致阴枯热盛；三为误凉补阴液太过，复误治过用寒凉伤阳，致阳气耗竭。此三案虽属极端，亦发人深省，说明不合理用药之危害，当引以为戒。诚如陆以湉在《冷炉医话·慎药》中所云："药以养生，亦以伤生，服食者最宜慎之。"

病案举例一：病邪未去，误补留邪[2]

世人喜服参、术，虚者固得益，实证适足为害。苏州某官之母，偶伤于食，又感风寒邪，身热不食。医者以其年高体虚，发散药中杂参、术投之，病转危殆。其内侄某知医，适从他方至，诊其脉，且询起病之由，曰："右脉沉数有力，体虽惫而神气自清，此因伤食之后，为补药所误，当以峻药下之。"乃用大黄、槟榔、厚朴、莱菔子之属。一剂病如故，众疑其缪，某谓药力未到，复投二剂，泄去积滞无算，病遂疗。此可为浪服补药之鉴。

病案举例二：温补太过，阴枯热极[3]

新场镇有开绸缎铺者，湖州沈里千之子，号赤文，年二十，读书作文，明敏过人，父母爱之如掌珠。将毕姻，合全鹿丸一料，少年四人分服。赤文于冬令服至春初，从师宋修上到馆举业，忽患浑身作痛，有如痛风，渐渐腹中作痛，有形之块累累于肠，肌肉消瘦，饮食不进。延刘公原、瞿原若治之，乃父一闻消导清火之药，畏惧不用，惟以参术投服。七月初旬，余至叶坤生家，道经其门，乃父邀进，问余言小儿晚间去黑粪如拳大者一块，目下遍身如火，欲饮井水，不知何故？余进诊，视脉息数大，身体骨立，渴喜冷饮，视其所下之块，黑而坚硬，意为瘀血结成。适闵介申家有酒蒸大黄丸，用二钱，下黑块无计，用水浸之，胖如黑豆，询其所以，乃全鹿丸未化也，始知为药所误。不数日，热极而死。同服三少年，一患喉痹而死，一患肛门毒而死，一患吐血咳嗽而死。此皆无病而喜服温补药之害也。录此以劝世人，不必好补而服药。

病案举例三：寒凉太过，耗伤阳气[2]

叶天士《医验录》云：黄郎令六月畏寒，身穿重棉皮袍，头带黑羊皮帽，吃饭则以火炉置床前，饭起锅热极，人不能入口者，彼犹嫌冷，脉浮大迟软，按之细如丝。此真火绝灭，阳气全无之症也。方少年阳旺，不识何以至此？细究其由，乃知其父误信人云"天麦二冬膏，后生常服最妙"，遂以此二味熬膏，令早晚日服勿断，服之三年，一寒肺，一寒肾，遂令寒性渐渍入脏，而阳气浸微矣。是年春，渐发潮热，医投发散药，热不退，而汗出不止，渐恶寒，医又投黄连、花粉、丹皮、地骨皮、百合、扁豆、贝母、鳖甲、葳蕤之类，以致现症若此。乃为定方，用人参八钱，附子三钱，肉桂、炮姜各二钱，川椒五分，白术二钱，黄芪三钱，茯苓一钱，当归钱半，川芎七分，服八剂，去棉衣，食物仍畏冷，因以八味加减，另用硫磺为制金液丹，计服百日后而全愈。此则服凉药之害也，可不鉴于此，而慎投补剂乎？

一、直接补益法（正补法）与间接补益法的合理应用

（一）直接补益法的合理应用

虚证是有不同层次的，补益亦有层次性。如补益、补阴、补肺阴三者即有明显的层次性：补益显属第一层次；补阴较补益深了一步，属第二层；而补肺阴则更深入了一层，为第三层次。对于单纯的虚证，用直接补益法，应针对虚证的不同层次，结合不同药物功效的层次性进行合理的选用。[4]

1. 第一层次 虚证的第一层次为正气虚。所谓正气就是指人体脏腑的功能活动，抗病能力和康复能力。故补虚的第一层次是补正气，如人参、黄芪、党参、西洋参等有补正气的作用。

2. 第二层次 虚证的第二层次是气血阴阳虚。补虚的第二层次就是补气、补阳、补血、补阴，根据气血阴阳的虚弱选用各类补虚药。

3. 第三层次 虚证的第三层次是各脏腑的虚证。实际上，补虚药要落实到脏腑的虚证。气虚主要表现为心、肺、脾三脏的气虚，血虚主要表现为心、肝二脏的血虚，阴虚主要表现为肺、心、肝、肾四脏和胃、大肠二腑的阴虚，阳虚主要表现为心、脾、肾三脏的阳虚。补虚的第三层次就是补益脏腑的气血阴阳，补气就是补肺气、补心气、补气健脾，补血就是补心肝之血，补阴有补肺阴、益胃生津、补心阴、补肝肾之阴，补阳就是温心阳、温脾阳、补肾阳。

各脏腑的虚证用直接补益法，适用于较单纯的脏腑气血虚证。采用补虚药来治疗脏腑阴阳气血的虚证，必须辨别是哪脏或哪几脏的虚证，是气血阴阳哪方面的虚弱或哪几方面的虚弱。宜选用的药物如下。

（1）调补心气：炙甘草、人参。

（2）滋补心阴：麦冬、百合。

（3）温助心阳：附子。

（4）补心肝血：熟地黄、枸杞子、阿胶、当归、龙眼肉、白芍、何首乌、鹿角胶。

（5）滋补肺阴：麦冬、天冬、沙参、百合、玉竹。

（6）补脾肺气：人参、黄芪、西洋参、太子参、南沙参、白术、扁豆、怀山药、甘草。

（7）滋养胃阴：麦冬、玉竹、石斛、北沙参、南沙参、黄精。

（8）补肝肾阴：熟地黄、何首乌、天冬、枸杞子、墨旱莲、女贞子、龟甲、鳖甲。

（9）温补肾阳：鹿茸、淫羊藿、巴戟天、肉苁蓉、锁阳、补骨脂、菟丝子、益智仁、海马、蛤蚧。

（二）间接补益法的应用

久病、大病常有兼夹的虚证，阴阳脏腑之间的生理病理关系是相互影响的，对于复杂的虚证，如气血虚、气阴虚、阴阳两虚，则要配伍应用，如补气药配补血药、补气药配补阴药、补阴药配补阳药。此外，尚有根据五行理论和以补为泻的间接补益法等。

1. 补气药配伍补血药　因气能生血，尤其是补气健脾药物，使血有生化之源，而源源不绝。如当归补血汤，以黄芪为主药，黄芪的药量大于当归（5∶1），以达到气血双补的目的。

危急病证：血脱者益气，因有形之血不能速生，无形之气所当急固。如大出血患者用独参汤补气摄血。

2. 补气药配伍补阴药　气阴虚则补气养阴，首选既能补气又能养阴生津的药物，如西洋参、人参、太子参等等。因为气能生津，故在补气药中加入养阴生津的麦冬，益气生津的五味子，如生脉饮。

3. 补气药配伍补阳药　阳气不足，阴寒内盛，宜用温性的补气药配伍补阳药，如人参蛤蚧散。

4. 阴阳双补　根据阴阳互根的原理，阳气的生成必须有阴液的滋养，阴液的化生必须有阳气的温煦。阴阳虚到一定程度，可导致阳损及阴，阴损及阳，而致阴阳两虚。

（1）阳虚重证：常于补阳药中加入补阴药，其作用有二：一是能使阳气的生化有物质基础；二是制约补阳药的温燥之性。如左归饮，张景岳云："善补阳者，必于阴中求阳，则阳得阴助，而生化无穷。"

（2）阴虚重证：常于补阴药中加入补阳药，其作用有二：一是使阴液的生化有动力；二是补阳药能制约补阴药的阴寒。如右归饮，张景岳云："善补阴者，必于阳中求阴，则阴得阳升，而泉源不绝。"

5. 培土生金法和益火补土法　根据五行相生的理论，临床有培土生金法，即用补气健脾的药物，使脾气健旺，气血生化之源充足，从而达到补肺的效果，治疗肺气虚证；益火补土法，即补命门火，以温煦脾阳，治疗脾阳虚寒的病证等。

6. 以泻为补　即用泻法（祛邪）来达到补益的目的，使邪去正安。如《金匮要略》虚劳篇立有"大黄䗪虫丸"一法，祛瘀才能生新。"一味丹参，功同四物"，也是祛瘀生新之义。

二、虚证不同时期的安全合理用药

1. 平时　对于体虚之人，平时适当应用补虚药，能改善脏腑功能、提高抗病能力，起到预防保健的作用。

2. 病中　出现虚实夹杂病证时，适当应用补虚药，能起到扶正祛邪的作用，有助于病邪的清除。

3. 病后　在疾病的后期，适当应用补虚药，能补充亏损的气血阴阳并使之平衡，从而恢复损伤的脏腑功能，促进康复。

三、根据虚证的病性选用补虚药

虚证有偏阴虚生虚热和阳虚生虚寒之别，补虚药的性质也有寒、热、温、凉的区别。应根据虚证的病性合理选用不同性质的补虚药。

（一）温补药的合理用药

1.慢性患者阳气不足的虚寒证，不能长期将肉桂、附子等药当作补药来服，宜选用温补药。此类药物属于"养阳"的药物，养阳用于虚劳。"劳者温之"，在于温养。温阳之药宜刚，养阳之药宜柔。如选用甘温柔润的肉苁蓉、锁阳、核桃仁、蛤蚧、冬虫夏草、补骨脂、沙苑子等药，以及血肉有情之品，如鹿茸、鹿角胶等填精养阳的药物。

2.甘温的补气药如黄芪、人参、白术等，适用于气虚偏寒病证。

3.甘温的补血药如当归、龙眼肉、熟地黄等，适用于血虚偏寒的病证。[5]

（二）清补药的合理用药

1.慢性患者阴津不足的虚热证，不能长期应用石膏、黄芩、黄连等药清火，宜选用滋补药。此类药物属于"养阴"的药物，即甘寒的养阴药，如北沙参、麦冬、玉竹、石斛等。

2.甘凉的补气药，如西洋参、太子参、珠子参，有补气、滋阴生津、降虚火、清虚热的作用，用于治疗气虚兼阴虚虚热的病证。

（三）平补类药物的合理用药

性质比较平和的补虚药，阴虚和阳虚证都可以应用，不会产生偏寒、偏热的弊病。平补脾肺之气药有党参、甘草、大枣、饴糖、蜂蜜等；补血药有枸杞子、阿胶等。

四、处理好扶正与祛邪的关系

补泻有广义和狭义之分，两者的关系是辩证的关系，应用补虚药必须处理好扶正与祛邪的关系。如著名中医金寿山云："凡此，都为调动正气力量，用以扶正祛邪，有利于病机。攻法与补法（广义的补法，指一切扶正措施），是相辅相成的，在多数的情况下，或相并用，或先后分别使用，对热病如此，杂病更是这样。"[6]

（一）要防止"闭门留寇"

"寇"指的是病邪，泛指外感六淫、疫疠，内伤七情、饮食，以及痰饮、湿浊、瘀血、内火等病邪。若邪盛而正气未虚者不该补而补，常致病邪留恋不解，加重病情，习称"闭门留寇"。例如当患者正在感冒发热、无汗；或泄泻，或大便秘结，舌苔厚腻；或似虚非虚，虚是假象，实际上是积热在里，患者四肢冰凉，但体温很高。以上情况都不能用补虚药，以免将病邪留于体内。

叶天士云："凡人之病，无有不因元气之虚，因邪气得以乘虚侵入。既入之后，即宜去邪，然后补正。若骤用补剂，必致害人。"[7]

（二）扶正与祛邪的关系与补虚药的合理用药

若是邪盛正虚或病邪未尽而正气已衰者，此时单用祛邪药虑其伤正，仅用扶正药又恐碍邪，必须处理好扶正与祛邪的关系，分清主次，采取先攻后补、先补后攻或攻补兼施，选用补虚药恰当地配伍解表、清热、泻下等祛邪药同用，以扶正解表、扶正清热、扶正攻下，如参苏饮、加减葳蕤汤、白虎加人参汤、黄龙汤、增液承气汤等的组方遣药均可效仿。

例如，慢性腹泻，常反复发作，临床甚为常见，临床用药如何处理好祛邪与扶正的关系至关重要。

著名中医秦伯未在《谦斋医学讲稿》中对泄泻的虚实补泻问题有精辟的论述："腹泻的原因不一，从本质上分析不外两类：虚证属于内伤，浅者在脾，深者及肾；实证属于病邪，以湿为主，结合寒邪和热邪及食滞等。腹泻的治疗原则同其他疾病一样，实则泻之，虚则补之。根据病因病机，分别使用化湿、分利、疏散、泻热、消导、调气等多系泻法，健脾、温肾、益气、升提、固涩等多系补法。泻法中可以兼用补法，补法中也能兼用泻法，同时与其他治法互相结合，均须分清主次。"[8]该论述对临床合理应用补虚和祛邪药有指导意义。

久泻一般认为虚多实少，然熊继柏老中医认为"虚实夹杂之证往往多见，每因邪气未去而久泻不愈，愈泻愈虚，以至邪犹存而正又虚"，出现脾虚夹湿、脾虚夹滞、脾虚肝郁、脾虚气陷、脾肾两虚等证。

针对"治疗时又多注意理虚而忽视其邪实，虽屡投健脾、固涩之剂亦不能取效"。"对此，务在先去其实邪，后顾其正虚，或祛邪与扶正兼施，必使邪去正安，方可获愈"。

如以脾虚为主，可用党参、人参、白术、薏苡仁、扁豆、山药等；脾虚夹湿，则配厚朴、苍术、陈皮；夹积滞，则配神曲、炒麦芽、山楂、莱菔子等；气虚下陷，则配黄芪、升麻等；脾肾两虚，则配人参、白术、附子、干姜、补骨脂、吴茱萸等。

病案举例：熊继柏治疗积滞久泻病案一则[9]

李某，女，40岁，1988年10月就诊。患者自诉于1988年秋患腹痛泄泻，经服药治疗即愈，但此后总觉腹中胀痛，时作时止，且食稍不慎则大便泄泻，每泻则服黄连素类药物，服后泻止，但不过五七日，又复泄泻，春夏秋冬无间断，如此迁延年余之后，病情加重，出现食后腹胀，大腹部时时隐痛，泄泻时为稀水，时夹未化之食物残渣。若少食生冷瓜果或油腻之品，则腹中气胀，泄泻必作，且愈泻愈甚，于是连续服药，并住院治疗，但却似效不效，时止而时泄。如此流连至今，乃至饮食少进，面黄浮肿，神疲形弱，下利清谷，日泻4～5次。诊其舌苔黄白相间而腻，脉滑而有力。余思此人形弱体衰，久泻不愈，且下利清谷，极似虚证，然舌苔垢腻，脉滑有力，却是有积之实象。问其食后情况：本不思饮食，若少食则胃中痞闷不舒，食后2～3小时即觉腹中胀满，隐隐作痛，直到大便泻后方舒。诊断：其肠中必有积滞，因久积未去而导致泄泻难愈，因久泻不愈又导致脾胃虚弱，形成了虚实夹杂之证。治疗首去其积，次理其虚。乃拟木香导滞丸做成丸剂吞服，再以五味异功散汤剂煎服，以丸剂缓攻其积滞，以汤剂急拯其脾气，如此丸、汤间服，攻补兼施。经治 1 个月，患者饮食增进，腹痛腹胀完全消除，泄泻明显控制，仅觉精神困倦，大便稀汤，嗣以参苓白术散善后而收功。

五、峻补法和缓补法的合理应用

虚证的病情有轻、重、缓、急之分，用补虚药的作用强度有峻补和缓补之别。正如蒲辅周所云："虚有新久，补有缓急。垂危之病，非峻补之法，不足以挽救；如病邪未净，元气虽伤，不可急补，宜从容和缓之法补之，即补而勿骤。"[1]

（一）峻补的合理用药

峻补是选药力较大（如人参）、一次用较大剂量的药物进行紧急抢救亡阴或亡阳的危重患者，如独参汤、参附汤；或对虚损较甚的人，在较短时间内用较大剂量的补虚药，以求尽快改善症状。但有时适得其反，不利于药物的吸收，反而损伤脾胃功能，欲速则不达。

（二）缓补的合理用药

对于久病体虚，或虚损较轻的人，多采用缓补的方法补之，即选用补力较弱的药物，药味较多、剂量较小、服用时间较长的药物，以求慢慢取得疗效。这种补法，有利于补药的充分吸收，即使是脾胃虚弱的患者也能适应。

六、虚实真假与补虚药的合理应用

（一）辨别虚实的真假

《景岳全书》曾云："至虚之病，反见盛势；大实之病，反有羸状。"前者是指真虚假实，若误攻伐之剂，则虚者更虚；后者是指真实假虚，若误用补益之剂，则实者更实。如大虚似实之证，内实不足，外似有余，面赤颧红，身浮头眩，烦躁不宁，脉浮大而涩，此为欲脱之兆，若精神浮散，彻夜不寐者，其祸尤速，此至虚有盛候，急宜收摄元神，法当益气兼摄纳。病发于千钧一发之际，要仔细辨证，否则不要出方药，以免误导！

（二）虚热和虚阳上浮

阴虚火亢，虚烦不得眠，盗汗，目赤，口苦，潮热无表里证者，法当滋水，切忌苦寒降火之药。产后血虚发热，证似白虎，而脉象不同，更无大汗，舌淡而润，宜当归补血汤，当重用黄芪。

七、不同年龄与体质患者虚证的安全合理用药

用补虚药要因人而异，必须根据每个人的具体情况应用不同的补虚药，如根据体质、年龄、性别、生活习惯、工作环境、劳动方式等不同情况用补虚药。

（一）青壮年

青壮年正气旺盛，体质强健，一般不需专门用补虚药。但青壮年精神高度紧张，学习和工作的压力特别大，或性生活不加节制，导致耗伤气血、肾精受损，出现容易疲劳、头晕、多梦、腰膝酸软等表现。用补虚药时应以补气养血、养心滋肾为主，不宜过用温燥助阳动火之品，以免耗伤阴血。

（二）儿童和老年人

1. 儿童　儿童生机勃勃，对各种营养物质的需求在数量上相对较多，而且要求营养要全面，但是儿童的脏腑娇嫩，气血未盛，易虚易实，易寒易热。

（1）在用补虚药过程中一定要注意保护脾胃的消化吸收功能及气机顺畅，多选用健脾胃、助消化之品。

（2）不宜用峻补法，而宜用缓补、平补、清补药，用量要轻，勿用含有激素样的补虚药，如人参、鹿茸等，而要顺应自然的生长规律，切忌"揠苗助长"，不要轻信"吃补虚药能长高"的说法，亦勿服用不明药物组成的补品。

（3）对于先天禀赋不足，后天不调，或疾病日久不愈，耗伤正气者，则可使用补力较强的补益药，补益肾气，以促进生长发育。

2. 老年人　老年人各脏器功能日渐衰退，尤其是肝肾、脾胃的生理功能衰退最为明显。肝肾不足表现为牙齿松动，发白稀少，耳聋，头昏眼花，健忘失眠，夜尿多，活动不灵；脾胃虚弱表现为食少、泄泻；阴血亏虚表现为皮肤干燥瘙痒；气虚表现为易感冒，且并发症多，病后不易康复等。老年期虽以虚证为多，但常有虚中夹实。

（1）老年人宜选用以补肾益肝、健脾养胃、益气养血、滋阴为主的补虚药。

如补脾养胃以清淡、甘温、甘平、甘寒为主，辅以少量消食行气之品，宜选用甘淡之薏苡仁、芡实、莲子、茯苓等，甘温健脾之黄芪、白术，甘平之党参、山药、甘草、大枣，甘寒养胃阴之北沙参、麦冬、玉竹、石斛，配伍鸡内金、陈皮、木香、砂仁、麦芽、谷芽、莱菔子等消食行气药。

（2）在用量上宜少量多次，缓缓补益。

（3）可选择药膳、药粥、药茶或药酒。

（4）老年人常患冠心病、高血压、糖尿病等，用补虚药时还应考虑病证禁忌。如高血压患者慎用鹿茸、附子、肉桂等辛热药物。

（三）妇女月经期、孕妇、产妇、更年期

妇女补虚有别于男子，因妇女在生理上有月经、怀孕、生产、哺乳等特殊的情况，

做好妇女的保健至关重要。妇女的一生多出现肝肾不足、气血虚弱，用补虚药时应以补肾益精、益气养血为主，在不同的时期还应有所侧重。

1. 月经期 药性应平和，过于温热则恐迫血妄行，过于寒凉则恐寒凝血滞。在月经期若出现量少色淡，应补气养血。

2. 孕期 这个时期，胎儿及母体所需要的营养物质大大增加，怀孕与肝肾和气血密切相关，因此在这个时期应选择补肾固胎、健脾养血为主，不宜过用辛热之品，以免使胎热胎动不安。

孕妇服药禁忌：怀孕期间若阴处火旺不宜服用鹿茸、人参、淫羊藿、巴戟天等甘温辛温动胎之品；鳖甲有软坚散结的作用，海马有活血的作用、仙茅有毒，均需慎用。

3. 哺乳期 分娩后哺乳期间，应着重补气养血，以补充分娩时失去的血液和津液，也为乳汁的生化提供物质基础。在此期间用补虚药，宜用温性的、容易消化的补虚药，如用当归、龙眼肉、大枣等。但现代社会产后纯虚证在经济发达地区已经较少见，因现代医疗条件的改善、妇女体质的增强，产前产后的营养状况已经有明显的改观，故不宜固守产后一味进补温热药食，更不可大辛大热，如有些地方坐月子一味温补，或过食肥甘厚味，反而助湿生热，出现消化不良或烦躁不安，而要适当应用养阴清热、消食的药物。产后可选用药膳多炖汤液服用，有助于乳汁的分泌。

4. 更年期 这个时期，肾气衰退、肝肾不足、精血亏虚致月经逐渐减少以至终止。此期间常出现月经时多时少，时来时止，烦躁易怒，五心烦热，或虚肿，全身无力，头晕耳鸣，当以补肝肾、滋阴养血为主。此时用补虚药应以调养为主，不宜大补，可选用杜仲、淫羊藿、菟丝子、黄精、麦冬、白芍、阿胶等；同时配合疏肝解郁的药物；还须配合调整情绪，正确对待生理上的变化。

（四）不同体质

由于先天禀赋与后天因素的不同，人群中不同个体的体质有强弱、阴阳、寒热的不同，故进补亦有所差别。

1. 阴阳平和质 根据各个年龄段的需要适当调补；宜平补，多用平性的补虚药。

2. 偏阳质（阴虚体质） 体质偏阳热，稍微进食热性食物或药物便容易"上火"，病后病性易从热化，多血热火旺，宜用清补法，多用寒凉滋阴的补虚药，宜选择既能滋阴又能降火的药物，如麦冬、天冬、石斛、龟甲、鳖甲等。

3. 偏阴质（阳虚体质） 体质偏阴寒，稍微进食寒性食物或药物，便出现胃冷痛、大便溏或腹泻，当用温补法，应用温热补阳的补虚药。

此外，素体肥胖者多为气虚和痰湿内阻，用补虚药时以健脾益气、燥湿化痰为主，不宜用甘味厚腻之品；素体消瘦者多为脾胃虚弱、中气下陷或阴虚火旺，表现为食后腹胀、胃下垂，或口干舌燥、大便干结等，用补虚药时以补中益气、滋阴降火为主，不宜用大辛大热之品。本类型体质的患者多气弱虚寒，病后补虚要用益气温阳，如黄芪、人参、鹿茸、淫羊藿等。

此外，素体胃酸过多，忌用山茱萸补肾；素体脾胃虚弱或内有痰湿，舌苔厚腻者，少用滋腻的补血滋阴药；脾胃虚寒胃痛者，不宜服用西洋参；素有糖尿病者，忌用大枣、蜂蜜、龙眼肉等含糖药物；过敏体质者避免使用易致过敏的鹿茸、鳖甲、蜂蜜等药物。

八、虚证兼证的安全合理用药

（一）兼外感

见解表药。

（二）兼便秘

1. **血虚便秘**　产后或失血后，致血虚肠燥便秘，宜选用补血润肠通便的补虚药，如核桃仁、当归、何首乌等。

2. **阳虚便秘**　久病、大病后，或素体阳虚，致温运乏力而便秘，宜用温养润肠的补虚药，如肉苁蓉、锁阳等。

3. **阴虚便秘**　久病、大病或素体阴虚，致阴亏肠燥便秘，宜用养阴润肠通便的补虚药，如熟地黄、麦冬、天冬、黑芝麻等。

（三）兼视物昏花

肝肾阴虚，阴血不足，不能上荣于目，致视物昏花、两目干涩，宜选用既能补肝肾，又能明目的补虚药，如枸杞子、菟丝子、沙苑子、女贞子等，不宜用辛热燥烈的药物。

（四）兼五更泄泻、遗尿、遗精、流涎

肝肾不足，阳气虚不能固摄，出现五更泄泻、遗精、流涎等滑脱不禁的病证，宜选用既能补肝肾，又能固涩止泻、涩精止遗的补虚药，如补骨脂、益智仁、菟丝子等，配伍莲子、芡实、山茱萸、金樱子、桑螵蛸等收涩药。

（五）兼胎动不安

肝肾不足，冲任不固，致胎动不安、腰酸、滑脱等，宜用杜仲、菟丝子、续断、桑寄生、白术、阿胶等，不宜用巴戟天、淫羊藿、海马、鹿茸等动胎药物。

（六）兼咳嗽、气喘

肺肾两虚，肾不纳气，动则咳喘，宜选用既能补肺肾，又能纳气平喘的药物，如核桃仁、蛤蚧、冬虫夏草、补骨脂等。

（七）兼水肿

脾气虚，运化水湿功能失职，致水肿、小便不利，宜用既能健脾，又能利水的药物，如白术、黄芪、茯苓、薏苡仁等，不宜用甘草等助湿药。

（八）兼风湿关节疼痛

风湿日久，肝肾不足，筋骨不健，宜用既能补肝肾，又能强筋骨、祛风湿的补虚药，如淫羊藿、仙茅、巴戟天等。

（九）兼有脏器下垂

脾虚中气下陷，宜用既能补气健脾，又能升阳举陷的补虚药，如黄芪，配伍人参、白术、升麻、柴胡、葛根等。

（十）兼肝阳上亢，肝风内动

肝肾阴虚，肝阳上亢，宜用补肝肾降血压之杜仲；兼肝风内动，宜选用滋阴潜阳、息风之龟甲、鳖甲等；不宜用鹿茸、巴戟天等。

（十一）兼疮疡久不收敛

气血、精血不足，不能托毒外出，疮疡久不溃破，或溃后久不收敛，宜用填补精血之鹿茸，以及益气托毒之黄芪。

（十二）兼崩漏、月经过多、咯血

脾气虚，不能统摄血液，致崩漏、月经过多等，宜用黄芪、党参、人参等补气摄血之品；阴血虚，虚热迫血妄行，致崩漏、月经过多，或咯血等，宜选用既能补阴血，又能止血的药物，如阿胶、鹿角胶、墨旱莲等。

（十三）兼自汗、盗汗

气虚不能固表而自汗，宜用益气固表止汗药，如黄芪、白术，配伍收涩止汗药，如山茱萸、煅龙骨、煅牡蛎、麻黄根、浮小麦等；阴虚内热盗汗，则配伍养阴药物，如熟地黄、山茱萸、白芍等。

九、不同季节与气候补虚药的安全合理用药

人与自然息息相应，四时不同，人体的新陈代谢也有不同，故应根据四季阴阳盛衰消长的变化来采取不同的补法。

一般原则是春宜升补，夏宜清补，秋宜滋补，冬宜温补。

（一）春夏

1. 一般来说，春夏气候温热，宜少用或不用温热辛燥之补益药。春季湿邪偏重，夏日气候炎热，胃肠功能减退，且出汗多，不适宜温补。

2. 冬病夏治。某些疾病如肾阳虚导致的慢性支气管炎、支气管哮喘常于冬季发作，但在发作时有病邪存在，不宜用补虚药；其病证多在夏季缓解，故常在春、夏季适当用温肾助阳、补肺纳气的补虚药，以达到改善体质，增强抗病能力，减轻发作或延缓发作，甚至治愈的目的。

（二）秋冬

秋冬重在养阴，故秋冬用补虚药时要重视养阴益津。如秋天燥气盛行，易伤津液，常见口唇干燥、咽喉发干、皮肤干燥，故秋季进补宜以滋阴润燥为主，可用百合、生地黄、沙参、蜂蜜、黑芝麻等。但秋冬气候寒冷，当少用或不用大苦大寒之品。

一般来说，补益药适合在秋冬气候转凉时应用。俗话说"三九补一冬，来年无病痛"，故中国民间有冬令用补虚药的习惯。冬令出汗较少，营养物质容易储藏，食欲也较旺盛，补药也较易吸收。且补虚药大都偏温，更适宜冬季服用。如人参若非急救，则宜于秋冬气候转凉时服用。南方沿海地区，宜用西洋参进补。

十、不同地域与工作环境补虚药的安全合理用药

东、西、南、北地土方宜不同，人们的生活、工作环境也各异，故需因地制宜进补。

1. 西北干旱少雨，气候寒冷，或生活、工作处于干燥寒冷的环境中，宜用性温而润的补虚药，如肉苁蓉、锁阳、枸杞子、女贞子等。

2. 东南滨海傍水，温热多雨，气候湿热，或工作在湿热环境中，用补虚药宜清淡，补而不腻，如生薏米、芡实、山药、白扁豆等，不宜用温热助湿补虚药。

3. 在高温车间、炼钢铁和烧锅炉、烧炭、烧砖瓦或生活在高温地区的人，常出汗较多，导致伤阴耗气，故宜服用养阴益气的补虚药，如西洋参、太子参、北沙参等。

4. 在冰库或山高水冷地方劳动者，或居处过于潮湿，易损阳气，故宜服辛热温阳、祛风湿、健脾燥湿的补虚药，如淫羊藿、巴戟天、仙茅、白术等。

5. 针对某些地方性疾病，用补虚药可以补充所缺乏的物质，如缺碘的地区，宜服用含碘的海藻、昆布等药物。

十一、补而勿滞

叶天士云，"通补则宜，守补则谬"，"补药必佐宣通"。蒲辅周曰"气以通为补，血以通为和"，故需"补而勿滞"。脾胃虚弱或有痰湿者，应在补虚之前选用陈皮、砂仁、木香、白豆蔻等理气健脾和胃，然后开始进补。

福建炮制熟地黄的传统方法，常以陈皮、砂仁一同炮制，使熟地黄"补而不腻"。

福建名中医赵芬，善于应用麦芽、谷芽，认为患者生病时必然影响脾胃的运化功能，而药物发挥疗效，前提是胃肠的化吸收，故常在补虚药中加入麦芽和谷芽。

补气药易壅滞气机，尤其是大甘的药物如甘草之辈易助湿满中，故在应用时需配伍小量木香、陈皮等行气药，如补中益气汤、异功散、人参养荣丸中用陈皮，参苓白术散中用砂仁，归脾汤中用木香等。又如补血药质多黏腻，应用时兼用少量砂仁、白豆蔻等芳香宣通、行气醒胃之品，以防滋腻碍胃；或者配伍少量活血药物，如四物汤中用川芎活血行滞，使其补而不滞，滋而不腻。再如补阴药大多甘寒滋腻、滑肠，宜配伍少量阳药以制阴药凝滞，使之补而不滞，如左归丸中有菟丝子、虎潜丸中用干姜等。六味地黄丸的配伍，补中有泻，泻中有补，三补三泻，相辅相成，堪称补而不滞的典范。

十二、深化对补益药的认识，结合现代研究合理应用

传统的补益观念，"不足者补之"，乃指补益气血阴阳，但要结合现代的研究成果合理进补。现代由于生活方式和营养结构、疾病谱都发生了变化，补益和补益药也要赋予新观念。如现代高脂血症、糖尿病、高尿酸、高血压、动脉硬化等疾病高发，某些传统的补益观念已不适合现代人。某些补益药，尤其是濒危动植物的补益药，要遵循法律法规给予保护。

补益药的范围除传统中药分类中的补虚药外，也有新的内容。例如海藻、昆布在传统分类中属于化痰药，但其富含碘，对于严重缺碘的患者而言，则具有补虚药的性质，合理应用可达到补虚的效果；又如龙骨、牡蛎等，传统分类分别为平肝息风药和安神药，煅龙骨、煅牡蛎、煅乌贼骨、煅瓦楞子具有收敛固涩的功效，且含有钙，可应用于缺钙患者，而具有补的性质。

十三、合理停药

（一）正确认识补虚药

补虚药仅适合身体有虚之人，无虚之体用之无益，甚或有害，故勿人人进补。体质强壮、脾胃健旺之人，每天的正常饮食就能满足身体的需要，古代医家早有"药补不如食补"之训。

即使是有虚之人，也不可一味沉迷于补品，要改变"见药不见人""补药包治百病"的错误观点，而要充分发挥患者的主观能动性，积极锻炼，合理饮食，增强体质。若使用补虚药不当，尤其是对病后体虚或素体脾胃虚弱者，反而会动火助湿，影响脾胃的消化吸收功能。

（二）应用补虚药要适量适时

补虚药要适量、适时、合理地应用，不能滥用，应用补虚药的目的是利用其药物偏性纠正人体阴阳的偏颇。但若矫枉过正，反而对身体有害，甚至可导致药源性疾病。

十四、补虚药的用量和煎煮法

（一）用量

用量的大小，主要根据补剂中药物的特性、患者虚损的程度和体质特点来确定。补虚药用作汤剂时，成人日服常用量要视具体病种、具体药物而定。如阳虚精亏用鹿茸每日 1 ～ 2g，阴虚发热用鳖甲 9 ～ 24g。

1. 根据补剂中药材的性质

（1）药材的质量：质优的药物药力充足，如高丽参用量不宜过大，一般补益 3 ～ 5g；质量差的药物药力不足，用量要酌情加大。

（2）药物的质地和气味：一般来说，质地重，或药性较弱、作用温和的药物，用量较大，如大枣、山药；质地轻，或药性较强、作用强烈的贵重药物，用量较小，如鹿茸。

2. 根据使用方法

（1）配伍：单味用时，用量较大；2 种或 2 种以上用时，用量较小。

（2）剂型：用作汤剂时，因为有效成分不能完全溶解，加上药渣中的损失，用量较大；作为散剂、丸剂等成药时，用量较小。

3. 根据患者的体质和病情

（1）年龄和体质：小儿、老人脾胃功能较弱，或体质较差，对药物的耐受力较差，用量宜小。青壮年和体质强壮者，用量宜大。小儿还应考虑体重问题，因现在相同年龄的儿童体重差别较大。

（2）病情的轻重缓急：病急病重需峻补，用量要大，如救治大出血、大汗、大吐泻所致的气随血脱、气随津脱，用人参 15 ～ 30g，浓煎灌服；病轻病缓宜缓补，用量宜轻，如每天食用 10 ～ 30 粒枸杞子，能提高体虚之人的机体免疫功能。

（二）煎煮法

1. 煎前浸泡　补虚药大多气味较厚，质地较坚实，且比较贵重，故在煎煮之前，应将药物放在煎药的器具中，加冷水盖过药面浸泡 30 ～ 60 分钟（天热时浸泡时间宜短，以防药物变质）。

2. 煎药时间　煮开后以文火久煎 1 ～ 1.5 小时，煎煮过程中每隔半小时将药材上下翻动一次，使药物充分煎透。介类、贝壳类、骨质类补益药当先煎。

3. 煎药次数　补虚药气味多厚，一般每剂煎 2 遍；如药物较多，也可煎第 3 遍。每遍煎煮完要及时绞渣取汁。

4. 贵重药材　人参、西洋参等贵重药物应另煎，以免煎出的有效成分被其他药物的药渣吸附，造成贵重药材的浪费；且要煎 3 遍，或连渣一起服用。

5. 胶类药材　胶类药材（如阿胶、鹿角胶），若与其他药同煎，容易黏锅、煎糊，黏附于其他药材上，这样既造成胶类药物的浪费，又影响其他药的有效成分的溶出，故要另外加温熔化。

（三）剂型

虚弱证一般病程较长，宜采用蜜丸、煎膏（膏滋）等便于保存、服用的剂型。现代补益药的剂型发生了较大的变化，可采用方便携带、便于服用、作用持久的剂型，如蜜丸、膏滋、颗粒冲剂、片剂、散剂、口服液、糖浆剂等。部分补虚药可制成酒剂类。酒本身辛甘温，能温通血脉、散寒、促进药效，可作为补益饮料，用于虚证偏寒的病证，对于平时有饮酒习惯的人更适合。同时酒为有机溶媒，能促进药物有效成分的溶解，增强药效，对贵重药材或动物类补虚药更加适合，如人参药酒、参茸酒。膏滋类亦为补益药的重要剂型，其食用方便，加减灵活，适用于阴血虚需滋补的患者。

（四）服药指导

1. **服用时间**　一般来讲，可于早晨空腹及晚上临睡前各服 1 次，以利于药物的充分吸收。但补酒最好在睡前服。性质滋腻的补血、补阴药可在饭后服。

2. **服用方法**　补虚药一般宜温服。根据补剂的剂型，汤剂每剂药可分 2～3 次服用；散剂、片剂和丸剂用温开水送服，丸剂也可炖服；颗粒剂、膏滋和糖浆剂用温开水冲服。

十五、药后调摄

明代医家汪绮石的《理虚元鉴》，全面地提出了虚劳病的预防调摄方法。

1. **六节**　"宜节嗜欲以养精""宜节烦恼以养神""宜节忿怒以养肝""宜节辛勤以养力""宜节悲哀以养肺"。

2. **八防**　"所以一年之内，春防风，又防寒；夏防暑热，又防因暑取凉而致感寒；长夏防湿；秋防燥；冬防寒，又防风。此八者，病者与调理病人者，皆所当知。"

3. **三候**　了解时令、节气变化，注意防护。"一为春初，木盛火升；一为仲夏，湿热令行；一为夏秋之交，伏火烁金。"尤当注意调摄。

4. **二守**　"二守者，一服药，二摄养。二者所宜守之久而勿失也。"

5. **三禁**　"治劳三禁，一禁燥烈，二禁苦寒，三禁伐气是也。"指出虚劳的用药禁忌，实际上也包括了饮食的禁忌。[10]

（一）饮食宜忌

1. 虚证患者常营养不足，故饮食摄入要达到一定的量，以利于以药物补虚。

2. 在应用补阳药时，应避免食用生冷及寒凉食物；在应用补阴药时，应避免食用温热刺激性食物。

3. 脾肾虚寒者，在应用补虚药的同时，尤应注意饮食宜忌。若饮食不节，生冷无忌，即使方药对证，亦难以奏效，或易复发，如《难经》所言："损其脾者，调其饮食，适其寒热。"

（二）药后可能出现的问题及处理

服用补益药后，若出现口干、虚烦、难以入睡，或消化不良、腹胀泻下等，称为"虚不受补"。

若为阴阳两虚之人，或由于素有肝阳上亢，用温补药治疗后，可使虚火症状加重；若为脾胃虚弱患者，过用滋腻的补血药、补阴药，如熟地黄、阿胶、鹿角胶、麦冬、天冬、黄精、蛤蟆油、燕窝等，不易吸收，可加重脾胃负担。

出现上述反应，当停药后酌情处理。虚火者，用芦根、淡竹叶、莲子心、麦冬等各15g，煎汤代茶；腹胀泄泻者，用莱菔子、山楂、麦芽、砂仁各10g，水煎服。

十六、补虚药用作药膳的合理应用

许多食物有补益作用，或某些药物亦作食物之用，将其通过烹调制作成为食物，称作补膳，如八宝粥、当归生姜羊肉煲等。补虚药大多甘味可口，较适用于作为补虚药膳的原料，在饮食过程中达到补虚的效果。

补虚药物具有寒、热、温、凉的区别，制作成不同性质的药膳，需因人食之。此外，药膳当选用药食两用类补虚药物，以气味清香、颜色较白的药物为材料，烹制成色、香、味俱全的食物，以增进食欲。补膳中可加入理气健脾之品，如陈皮、砂仁等。

第三节　常用补虚药的安全合理用药

一、人参〔Ginseng Radix et Rhizoma〕

本品为五加科植物人参 *Panax ginseng* C. A. Mey. 的根（图 17–1）。

大量的文献和史实证明，中国是发现人参植物最早的国家，也是最早将人参药材应用于临床的国家。人参的应用在中国已有4000 年的历史，留下了大量宝贵的临床资料和人参文化史料。《神农本草经》将人参列为上品，曰："味甘，微寒。主补五脏，安精神，定魂魄，止惊悸，除邪气，明目，开心益智。久服轻身延年。"《伤寒论》最早记载了人参的配方，书中含人参的方剂共有 21 首，占总方剂的 18.5%。

历史上，汉代是中国重用人参的时期，宋代是应用人参的持续期，清代为使用人参的鼎盛时期。在清代，人参是向宫中进贡的物品中不可缺少的，称为"贡参"，每年必须按定额交进。清代各代皇帝对人参

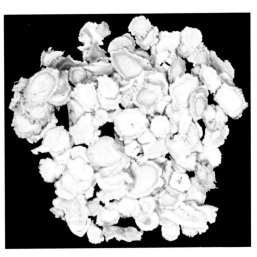

图 17–1　人参饮片

的采挖非常重视，专门责成相关的衙署及官员办理参务，形成了一套管理办法。

清代盛行用人参，不仅宫中多用，而且社会上形成食参风气，达官贵人之家多喜食之，动辄几十斤，甚至有囤积人参，破家买服人参者。《红楼梦》中有诸多记载贾府服用人参的场景。曹雪芹之祖父多服久服人参致耳不聪、目不明。可见，若用之不当，人参是有害无益的。

（一）作用特点

1. 性能功效特点 人参味甘、微苦，性平，熟用性微温，能大补元气，补脾气，益肺气，生津止渴，安定神志，提高智力。

（1）大补元气，挽救虚脱：人参能大补元气，具有兴奋中枢神经系统、提高机体非特异性抵抗力的作用。在增强机体应激能力和益气固脱方面，人参为挽救虚脱之第一药。

（2）补气健脾，促进运化：人参性味甘温，能补益脾肺。其通过补气健脾，使气血生化有源，身体健康。

（3）安神益智，提高记忆能力：人参入心经，补心气、益心血，发挥安心神、益心智的作用，具有调整和加强大脑皮层等功能。

（4）扶正祛邪：人参补益正气，增强机体免疫功能，故能提高抗病和应激能力，以扶正祛邪，促进康复。

据现代研究，人参含有皂苷、挥发油、酚类、肽类、多糖、脂肪油、甾醇、胆碱、维生素、微量元素等多种成分。药理研究证明，人参具有"适应原"样作用，能促进新陈代谢、调节生理功能，耐低温、耐高温、抗缺氧、延缓衰老等，并能抗辐射损伤和抑制肿瘤生长、提高免疫力，对防治心血管疾病、胃和肝脏疾病、糖尿病、神经衰弱等疾病，以及恢复体能和保健等方面具有显著功效。

2. 不同生长方式人参的作用特点

（1）野山参：野山参生长年限长，药力雄厚，起效迅速，适用于抢救危重病者。但现野山参已经成为濒危保护植物，药源极少。

（2）山参：即把人参种子撒在山林中，让其自然生长。其生长年限长，药力较强，起效也速。

（3）园参：即种植的人参，药力较淡薄，作用缓和。

3. 不同药用部位人参的作用特点

（1）参芦：关于参芦的催吐作用与去芦，古今有不同的看法。

1）催吐作用：传统认为参芦味苦，性上升，是缓和的涌吐药。历代某些本草医籍记载，参芦具有涌吐作用，故有"人参去芦"之说。现代如《中药大辞典》等均在人参炮制项下，要求除去芦头。

2）无催吐作用：《神农本草经》等本草著作，并未言人参去芦，亦未言参芦催吐，均用全参。现代植物、药理、毒理研究发现，参芦与人参所含的成分基本相同，动物实验与临床观察均未证实有催吐作用；而且其成分与人参相似，甚至人参皂苷、皂苷元含量更高。故有人认为在人参在使用时不必去芦，可以一起服用。[11]对人参芦的认识应需深化，与科学俱进，不拘泥于旧说才对。

目前正规药店切制人参，一般将参芦另切分开，若对人参敏感者，当慎用参芦。

（2）参叶：味甘、微苦，微寒，具生津祛暑、解酒、降虚火的作用，可以用作饮品，每次 3～10g，开水泡饮，用于热病伤津、暑热口渴、胃阴不足、虚火咽喉肿痛或牙痛等。

（3）参须：较人参苦寒，补气力量不如人参（主根），常用于儿童补气，或体虚不耐补益者，也可用于治疗一般的气弱津少、虚火上炎的患者，如慢性气管炎虚火热咳等。

4. 不同炮制品种的作用特点　《本草纲目》载："人参生用气凉，熟用气温，味甘补阳，微苦补阴……如土虚火旺之病，则宜生参，凉薄之气，以泻火而补土，是纯用其气也；脾虚肺怯之病，则宜熟参，甘温之味，以补土而生金，是纯用其味也。"[12]

红参、生晒参与糖参：红参一般是挑选枝体壮实，浆水饱满的上等鲜参作为原料而加工后的产品；生晒参是将人参洗净后直接晒干；糖参是用糖泡制的。因为其加工方法不同，成分不一样，所以药效和临床用药也有区别。

（1）红参：红参味甘而厚，性偏温，属于温补参，具有大补元气、复脉固脱、益气摄血之功。在成分方面，红参的总皂苷会损失 27%～37%；但抗肿瘤的活性成分人参炔三醇，红参的含量明显高于生晒参；红参的抗衰老、抗肝炎病毒、抗肿瘤作用强于生晒参；在增强活力、抗利尿、增强心脏收缩幅度、增加动物动情期等方面，红参作用强于生晒参。[13]因此，在临床上肿瘤患者须服用人参时，以及在抢救危重患者如心力衰竭、心源性休克、大失血、大汗、大吐泻而致气脱亡阳时，或用于补气壮阳时，均宜选用红参。

（2）生晒参：味甘，性较和平，不温不燥，属于清补参，既能补气，又能养阴生津，安神。生晒参在降血压方面优于糖参和红参。临证时，若见患者气阴不足，津伤口渴，内热消渴，当选用生晒参。

（3）糖参：功用与生晒参相似，性最平缓，但补气力量不如红参及生晒参，适用于一般的肺脾气虚证。

（二）安全合理用药

李时珍之父亲李言闻（月池）著《人参传》上下 2 卷（全书已失，李时珍《本草纲目》有载），将人参应用的宜忌总结为七可用、七不可用，至今仍有指导意义。

1. 适应证

（1）七可用

1）面白、面黄、面青、黧悴者，皆脾肺肾气不足，可用也。

2）脉浮而芤、濡虚大、迟缓无力，沉而迟涩、弱细结代无力者，皆虚而不足，可用也。

3）肾虚气短喘者，必用也。

4）自汗恶寒而咳者，必用也。

5）肺虚火旺、气短白汗者，必用也。

6）里虚吐利及久病胃弱、虚痛喜按者，必用也。

7）自汗气短肢冷、脉虚者，必用也。[14]

（2）《伤寒论》《金匮要略》使用人参的脉证：黄煌总结人参的药证如下。

1）呕吐不止、心下痞硬、不欲饮食者。

2）身体疼痛、脉沉迟者。

3）烦渴、舌面干燥者；恶寒脉微者。

（3）现代应用于各系统的疾病

1）以食欲不振及消瘦为特征的慢性消化道疾病，如慢性胃炎、胃溃疡、慢性肠炎等；以严重呕吐、食欲不振、消瘦、乏力为特征的疾病，如手术后虚弱、肿瘤化疗后、慢性肝炎等。

2）休克，尤其是失血性休克，患者冷汗、脉微弱、气短。

3）肺气肿见气短多汗、头昏眼花者。

4）以消瘦口渴为特征的疾病，如糖尿病。

5）以消瘦、贫血、反复感冒为特征的疾病，以及血液系统的疾病、肿瘤、老年型痴呆、神经衰弱等。

6）其他如老年人病态窦房结综合征、产后虚脱、急性高原反应。

7）帮助潜水员、高温作业工人以及其他在较恶劣条件下工作的人员抗疲劳、提高工作效率和保护身体等。[15]

2. 禁忌证

（1）七不可用

1）面赤而黑者，气壮神强，不可用也。

2）脉弦长紧实滑数有力者，皆火郁内实，不可用也。

3）（喘嗽）痰实气壅之喘也，勿用。

4）肺寒而咳为寒束热邪壅郁在肺者，勿用。

5）久病郁热在肺，火郁于内，宜发不宜补也。

6）诸痛不可骤用者，乃邪气方锐，宜散不宜补也。

7）阴虚火旺者，乃血虚火亢能食，脉弦而数，凉之则伤胃，温之则伤肺，不受补者也。[15]

（2）《本草害利》归纳的禁忌证：其云："［害］助气，闭气，属阳，阳旺则阴愈消，凡酒色过度，损伤肺胃真阴，阴虚火动，肺有火热，咳嗽吐痰，吐血衄血，齿衄内热，骨蒸劳瘵，均在禁例。实表，表有邪者伤寒始作，形症未定，而邪热方炽，痧痘斑毒初发欲出，但闷热而不见点者，若误投之，以截阻其路，皆实实之害，非药可解。"[16]

（3）现代应用于各系统疾病，归纳不宜服用人参的情况

1）感冒发热的患者，不宜用人参，以防敛邪助火；虚人感冒，必须用人参扶正以助祛邪时，待热退后，或配伍解表药，酌情用少量人参。

2）出血或有出血倾向，如肺结核、支气管扩张而咳嗽、痰中带血，甚至咯血；或

慢性胃炎、胃溃疡、便血、呕血者，忌用人参；月经期月经过多者，不宜服用人参。

3）湿热壅滞肝胆，如急性肝炎、急性胆囊炎、胆石症，见胁痛不适、腹胀嗳气、咽干口苦、黄疸、小便短赤等；或肾与膀胱湿热之淋证、小便不利；或胃肠湿热之急性胃肠炎、腹胀腹痛、急性腹泻等，均不宜用人参，以防病情加重。

4）系统性红斑狼疮、类风湿关节炎、风湿性关节炎等辨证为湿热证者，不宜用人参。

5）肾功能不全伴有少尿浮肿的患者，慎用人参。

6）高血压肝阳上亢、肝火旺见面红目赤、烦躁、失眠者，勿用人参。如见肾阴肾气不足，或肝肾阴虚之头晕目眩、心悸、口干，可选用生晒参或西洋参服用，但用量宜小，1～3g。但如果血压升高，收缩压超过160mmHg，则不能用。

7）心肝火旺，神经衰弱失眠烦躁者，以及心火亢盛、心肾不交之遗精、早泄等，人参对中枢神经系统有兴奋作用，不宜服用。

8）一般来说，怀孕期间不宜服用人参，因人参易增胎火，或对胎儿产生不利影响。临产前若产妇体质虚，或有慢性病，怀孕过程调养不当，产前精神负担过重，影响休息和正常进食，造成体虚无力，子宫收缩乏力，产程延长，这类产妇在临产前或产时适当服用人参是有益的，可用高丽参10～15g，水煎服，对分娩和产后的体力恢复都有益。

9）因人参有促性腺激素样作用，所以儿童不宜多用；或用参须3～5g水煎服。

10）某些人的体质不能耐受人参的补力，或对人参过敏的患者不宜用。

3.用法用量

（1）用于抢救虚脱：宜峻补。选用高丽参或吉林参，15～30g，浓煎服，顿服。

（2）平素体虚：宜缓补。以人参作为调养保健者，如慢性贫血、中气虚弱或气虚患者，可从小量开始，缓缓增加，不可一次用大量，偏虚寒者用红参，偏气耗津伤者用生晒参。5～10g，水煎服；或1～2g，研末吞服。

在缓补使用过程中，可常用间隔服药法，5～7日服1次，每次1.5～3g。参须补气力不如人参，用于一般气弱津伤、虚火上炎者，10～15g。

（3）煎法：为了提高人参的有效利用率，张氏等以人参皂苷为指标，对不同容器、不同时间煎煮方法进行对比实验，结果表明：用普通茶杯浸泡和煎煮15分钟。传统经验补药要久煎是有道理的；人参煎煮以45分钟为宜；以紫砂蒸汽锅煎药，人参皂苷的含量最高。[17]

（4）剂型：单味人参可用汤剂或散剂；人参在复方中以散剂利用率高。据研究，选择以人参为君药的传统处方，如八珍汤、香沙六君子汤、参苓白术散，测定三方丸、散、汤剂不同剂型对人参皂苷含量的影响，结果表明，3种处方中人参总皂苷的含量以散剂最高。[18]

（5）其他服法

1）将人参或西洋参蒸软，切片，每次1～2片含化，嚼碎，咽下。

2）将人参或西洋参切薄片，或研粉，每次1～2g，开水泡服。

4.合理停药 体质虚弱改善后，即停服。

（三）不良反应及处理

人参不论用于治疗疾病或调养身体，均需要辨证施治、辨证施膳，合理应用，不可滥用；如不经辨证，误用或过量、长期服用，可引起副作用、不良反应甚至死亡。古今记载的人参副作用和不良反应，大多是临床不合理应用所致。人参的不良反应与是否对证应用，以及与患者的个体差异、用药时间的长短密切相关，尤其是对于老年人和儿童，更应注意合理和安全应用。

1. 不良反应

（1）素体偏热者可能出现头晕头痛、烦躁失眠、口干口苦，甚至出现鼻出血或牙龈出血等；而平素消化功能较差者，服用人参可能出现胃肠气滞不畅，胸闷、腹胀、纳呆等。

（2）大剂量或连续服用，可能出现"人参滥用综合征"，如出现头痛、胸闷憋气、兴奋失眠、心悸心慌、欣快、易激动等，甚至出现精神失常、血压升高等。[19]

（3）过敏反应，如皮肤瘙痒，红色丘疹或小水疱丘疹；或皮肤发红，眼皮肿胀，视物不清，全身浮肿，发绀，有报道可诱发多形糜烂性红斑等。[20]

（4）个别患者出现低血钾，诱发或加重心律失常，诱发眼底及消化道出血，引起性早熟或雌激素样作用而致阴道出血，糖尿病反复发作，梅尼埃病复发，药物性肝炎等。[21-26]

病案举例：儿童服用人参导致不良反应[27]

周某，男，1岁。由于患儿纳差，体弱消瘦多病，尤易患感冒，其母用人参10g煎水喂服。服后2小时出现哭泣、吵闹，烦躁不安，鼻衄，呕吐咖啡渣样物。体检：精神疲软，发育不良，营养差，面色苍白，鼻前庭有鲜血，唇周发绀，呼吸40次/分，双肺无异常，心率104次/分，律齐，腹软，肝右肋下1.5cm，脾未触及。治疗24小时后患儿症状消失，恢复正常；观察3日，痊愈出院。

2. 处理

（1）出现不良反应6小时以内者，先以温开水洗胃，硫酸镁导泻，再以静脉滴注葡萄糖、维生素C。

（2）轻证可用陈皮、佛手、萝卜、绿豆等煎汤服用；或用陈皮、砂仁、麦芽等理气行滞；或用甘草绿豆汤（甘草10g，绿豆50～100g），煎煮后频频服用。

（3）对症治疗。

（四）配伍应用及增效减毒（烈）

从人参应用的历史来看，中医临床应用人参多是随证配伍，而非单纯用于补虚强壮保健，在急救时才用效宏力专的独参汤。

清代医家陈士铎在《本草新编》中对人参的配伍应用有较全面的论述："惟是不善用人参者，往往取败。盖人参乃君药，宜同诸药共用，始易成功。如提气也，必加升麻、柴胡；如和中也，必加陈皮、甘草；如健脾也，必加茯苓、白术；如定怔忡也，必加远志、枣仁；如止咳嗽也，必加薄荷、苏叶；如消痰也，必加半夏、白芥子；如降胃火也，必加石膏、知母；如清阴寒也，必加附子、干姜；如败毒也，必加芩、连、栀子；如下食也，必加大黄、枳实。用之补则补，用之攻则攻，视乎配合得宜，轻重得法耳。然而人参亦有单用一味而成功者，如独参汤，乃一时权宜，非可恃为常服也。"[28]

1. 配黄芪 人参与黄芪的配伍是重要的补气扶正药对，能增强机体的免疫功能和抗病能力。

2. 配鹿茸 人参大补元气，鹿茸补肾益精，两药合用，相得益彰，用于元气亏虚、精血虚衰病证。

3. 配附子 益气回阳作用增强，主治亡阳气脱，如参附汤。人参、附子均有强心、扩张冠状动脉和增加心肌灌注量的作用，配伍后可明显增强其强心作用，并可延长作用时间。

4. 配蛤蚧 补肺益肾定喘作用增强，主治肺肾两虚，动则气喘。如人参蛤蚧散。

5. 人参配麦冬、五味子 益气养阴、生津止渴，如生脉散，主治气阴两虚口渴、多汗、消渴。

（五）配伍禁忌

1. 传统认为人参畏五灵脂，反藜芦，恶莱菔子

（1）关于人参畏五灵脂：传统将人参与五灵脂列为配伍禁忌，属"十九畏"。《中华人民共和国药典》1963年版中亦载有人参畏五灵脂，五灵脂恶人参；1977年版及以后各版药典均取消了类似内容，亦未再称人参与五灵脂不宜同用；2015年版、2020年版《中华人民共和国药典》载有人参不宜与藜芦、五灵脂同用。

古今临床实践与现代实验研究均表明，二药之间不存在绝对的配伍禁忌。如《仁斋直指方》的人参芎归汤，用本品与五灵脂同用，治血胀。著名中医朱良春用人参配伍五灵脂治疗气虚夹瘀之胃溃疡出血，其用于治疗十二指肠溃疡、慢性萎缩性胃炎的自制方"胃安散"，也是将人参和五灵脂配伍。[29]

近年来，临床亦多二药同用，治肝脾肿大、冠心病、胃溃疡、小儿疳积等，临床用之有效。实验研究亦显示，人参与五灵脂同用，不仅没有降低人参固有的"适应原"样作用，甚至在耐缺氧、抗寒冷、抗疲劳、抗肿瘤等方面，都明显优于单味人参。二者并用，还能增加血中红细胞、白细胞数及免疫器官（胸腺、脾脏、肾上腺）的重量。人参与五灵脂配伍口服对小鼠急性毒性实验表明，不具毒性；对大鼠亚急性毒性实验显示，对白细胞计数及分类、血小板计数、血红蛋白含量、血清谷丙转氨酶活力、尿素氮均无明显影响；且对四氯化碳造成的急性肝损伤小鼠有明显的保护作用，也未降低人参的保肝作用。[30]

（2）关于人参反藜芦：言其会减低人参的药效。现代研究对此有不同的认识，尚无定论。实际上，因藜芦为涌吐药，显然服用人参补气时一般不可能与涌吐药同时配伍。

（3）关于人参恶莱菔子:《本草集要》谓人参"畏萝卜"，后世将人参恶莱菔子作为七情中"相恶"的典型例子，人参补气，莱菔子破气，会降低补气疗效。有医家认为人参与莱菔子同用能减轻人参的副作用和促进人参的消化吸收，如清代陈士铎《本草新编》谓:"萝卜子能治喘胀，然古人用之于人参之中，反奏功如神。"张锡纯在《医学衷中参西录》亦认为，人参补气，气虚兼气滞者同服，加萝卜反而能防止人参气滞生痞。现代有人利用莱菔子或萝卜汁，解除滥用人参综合征的部分胃肠道症状。[28]

现代实验研究发现，莱菔子所含的成分不会影响人参有效成分的吸收，且若用人参与莱菔子按 1∶4 饲喂小鼠，其抗疲劳、耐缺氧、抗应激等作用均较单用人参为好。但应用薄层扫描法对人参与莱菔子配伍后人参主要指标成分人参皂苷 Re 的含量进行测定，并对其煎出量变化进行初步分析，结果显示:各种配伍组合中人参皂苷 Re 煎出量均有所减少，表明莱菔子确有拮抗人参补虚之嫌。[31]

2. 不宜同时喝茶　茶叶含有鞣酸，能阻碍无机盐的吸收，并能凝固蛋白质，故服人参后不宜喝茶，尤其是浓茶。

3. 与西药合用的禁忌

（1）不宜与强心苷合用。人参具有与强心苷相似的强心作用，可以直接兴奋心肌，使动物心脏收缩加强；人参煎剂对体外动物心肌细胞膜三磷酸腺苷酶活性具有抑制作用。人参与强心苷同用会相互增强作用，易发生强心苷中毒。

（2）与抗凝药华法令合用，可延长出血时间。

（3）与类固醇、β 受体阻滞剂、哇巴因等合用可能导致高血压。

（4）与激素类，如肾上腺皮质激素、促肾上腺皮质激素、丙酸睾丸素、甲基睾丸素、苯丙酸诺龙、黄体酮、口服避孕药、胍乙啶、优降灵、甲基多巴、可乐定、保泰松、消炎痛等合用可能使浮肿加重。

（5）与自力霉素、海洛因、美沙酮、噻嗪类、大剂量阿司匹林、长春碱合用可能导致急性肺水肿。

（六）鉴别用药

1. 人参和西洋参〔Panacis Quinquefolii Radix〕

（1）人参和西洋参性味均有甘、微苦，同归心、肺经，补气生津作用类似，但两者效用有所区别。

（2）人参补气固脱、安神益智，可用于气虚欲脱、脉微欲绝的危重证，以及神经衰弱失眠健忘、气不摄血、脾虚泄泻及阳痿证等。

（3）西洋参性寒，兼归肾、胃经，又具补肺阴、清火生津之功，治肺阴虚久咳，胃热伤津口干、牙痛，或虚热烦倦。

（4）在补气固脱、补气壮阳方面，二者不能相互替代，人参力量远比西洋参强。

（5）人参属于温补参，西洋参属于清补参，临床上气虚偏寒的病证用人参，气虚偏虚热虚火者用西洋参。

（6）在咽燥舌干、胃热口渴的情况下，用人参白虎汤者，可用西洋参代替人参。

2.人参与党参〔Codonopsis Radix〕

党参为桔梗科植物党参 *Codonopsis* pilosula（Franch.）Nannf. 的根。

（1）人参和党参味甘，同归脾经，具益气健脾之功，但两者的功效和临床用药有较大的不同。

（2）人参甘、微苦，补气力大，能补五脏之虚，尤其善于大补元气、复脉固脱，还可安神益智。党参甘平，药性和缓，不燥不腻。

（3）人参是元气虚脱的首选药，如独参汤；党参在此方面不能代替人参，党参主治一般的脾胃气虚，食少倦怠。

（4）人参主治肺虚欲脱，喘促气微，或汗出淋漓；党参宜用于一般的肺虚咳喘，动则加剧者。

（5）人参主治阳痿、宫冷，能峻补元气、温煦助阳；党参甘平而润，益气生津，用于一般的阴伤口渴及外感热病、热伤气阴的口渴。

（6）两者均能补气生血，用于血虚。但人参主治血脱，能补气摄血而固脱，可用于失血欲脱；党参用于一般的气血两虚，面色萎黄、心慌气短、体倦乏力等。

（七）人参用作药膳的安全合理应用

1.人参炖鸡 人参切片 3～9g，童子鸡 1 只，同时炖 1～2 小时至鸡熟烂，连汤带鸡服用，可分 2～3 次吃完。适用于大手术后或大出血后的药膳调补。

2.人参茶 人参切成薄片，装瓶，每日取出 3～5g，开水浸泡约 2 小时，可随时取少量饮用。适用于慢性病或体弱多病者。

3.人参叶茶 根据现代研究，人参叶含有与人参相同的化学成分，具有药用价值。取人参叶适量，开水泡饮。参叶茶具益气生津、清火的作用，适用于气阴不足。内有虚火的咽喉干燥，或痛或痒等。

4.含化法 人参切成薄片，每次取 2～3 片放入口中含化，至无味时吞下，每日含服 3～5 次。适用于平时进补强身，消除疲劳。

5.人参粉 将人参烘干磨粉后，装瓶备用。每次取 1～3g 温开水吞服，每日 1～2 次。脾胃气虚，不思饮食者，加神曲粉各等份，每次服用 3～5g，饭前服；慢性支气管炎肺虚咳喘者，加蛤蚧粉等份，每次 3～5g 服用，每日 3 次，7 日为一疗程；气血两虚者，加紫河车粉等份，同服。

6.人参酒 将整枝人参浸泡在 50～60°白酒 500mL 中，加盖密封 2～3 周，每晚饮 15～20mL。人参酒适用于可饮酒者。治疗慢性关节酸痛、四肢麻木，可加入枸杞子、当归、木瓜、川芎、川牛膝等药泡酒。

二、西洋参〔Panacis Quinquefolii Radix〕

本品为五加科植物西洋参 *Panax quinquefolium* L. 的根（图 17–2）。

清代，美国传教士将西洋参带入宫廷，御医最早遵照中医药学理论指导，将西洋参应用于临床治疗疾病，迄今已有 300 余年的历史。光绪皇帝素体气阴两虚，常以西洋参伍用其他药剂，如其所服之保元代茶饮、益气养胃健脾代茶饮、益气和肝健脾代茶饮等均用西洋参。

清代吴仪洛《本草从新》载："西洋人参，苦、寒、微甘。味厚气薄。补肺降火，生津液，除烦倦，虚而有火者相宜。出大西洋佛兰西。形似辽东糙人参，煎之不香，其气甚薄。"[32]

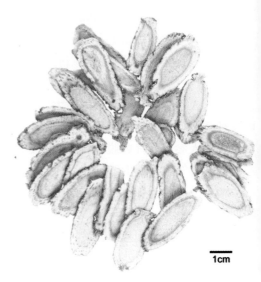

1cm

图 17-2　西洋参饮片

（一）作用特点

1. 性能功效特点　西洋参甘、微苦，凉；归肺、心、肾、脾经；具有补气养阴、清热生津、调补五脏、扶正安神等功效，有补而不滞、润而不燥、清而不寒之特点，治疗虚证，尤其适用于不耐温补和气阴两虚、有虚热者。

（1）补益元气，补气生津：本品具有类似人参而弱于人参的补益元气之功，具有兴奋延髓生命中枢、抗休克、抗缺氧等作用。

（2）调补五脏，清虚热：补肺气，兼能养肺阴、清肺热；补心气，兼能养心阴；补肾气，兼能益肾阴；补益脾气。西洋参不仅能补气，因其性味苦凉，兼能养阴生津清热，亦能清虚热。现代研究表明，西洋参具有抗心肌缺血、抗心肌氧化、增强心肌收缩力、抗心律失常、增强免疫功能、抗疲劳、抗应激、镇静、催眠、抗惊厥等作用。

2. 不同药用部位的作用特点　西洋参须：常加工成八百光，补气生津作用较弱，适用于儿童或老人气阴两虚证。

（二）安全合理用药

1. 适应证

（1）肺阴不足证，如肺结核咳喘，痰中带有血丝，口干，烦躁。

（2）气阴（津）不足证，如患热性病后，或糖尿病，或大病久病后，或鼻咽癌放射治疗导致气阴不足，身体发热，多汗，口渴，全身无力，容易感冒。

（3）南方沿海地区（包括香港特区），用于补益虚弱之体，常代替人参。

2. 禁忌证

（1）西洋参属于凉参，如平时脾胃偏虚寒，或有胃冷痛、大便稀溏者勿用。无虚证的患者亦不宜用。

（2）婴幼儿为稚阳之体，应慎用。

（3）脾胃有湿热，或患实热、寒湿、虚寒证者，或呕吐、腹泻或便溏、呕血、消化不良者，忌用西洋参。

（4）新感外邪、高热、咽喉肿痛者不宜用，否则易致留邪不解。

（5）心肾不交之失眠多梦不宜用，因西洋参可使之兴奋，加重失眠。

3. 用量用法

（1）含化法：每日早饭前和晚上临睡前各含服 2 ～ 4 片，细细咀嚼咽下，适用于气阴两虚，咽喉干燥者。

（2）炖服法或煮服法：将西洋参切片，每日取 2 ～ 5g，加入适量水浸泡 1 ～ 2 小时，隔水炖 20 ～ 30 分钟，或用文火煮 10 分钟左右，于早饭前半小时服用。适用于气阴不足，少气乏力，精神不振者。

（3）蒸服法或冲服法：用西洋参细粉，每次 3g，加鸡蛋蒸熟，或加入蜂蜜，用开水冲入，加盖闷 5 分钟，早晨空腹时饮用。适用于气阴两虚，大便秘结者。

（4）茶饮法：取西洋参 3 ～ 5 片，加开水浸泡，代茶饮。适用于气阴两虚，口干欲饮者。

（5）配枣法：取西洋参 10g，大枣 5 枚，加水适量，隔水炖，每天早晨空腹和晚上临睡前各服用 1 次。适用于心脾两虚，脾胃虚寒，食少，失眠者。

（6）药膳：将老母鸡去内脏洗净，取西洋参 15g，用文火炖至鸡肉熟烂，剩下汤液约 2/3 即可，每天吃一小碗鸡肉与参汤，分 3 天食用。若改用鸭、鹅也可。适用于病后体虚、消瘦患者。

服用时忌茶、咖啡、烈性酒及辛辣刺激性食物等。

（三）不良反应及处理

西洋参的毒副作用、不良反应少，使用合理是安全有效的。

1. 久服西洋参致脾阳虚衰　"产后宜温"，故产后脾胃虚寒者不宜服用西洋参。久服或用量过大也可导致脾阳虚，出现腹胀、拉肚子、口淡无味、不思饮食等。[33] 此时应停用，可用干姜、大枣、陈皮煎汤服用。

病案举例：久服西洋参致脾阳虚衰[34]

刘某，女，27 岁，1990 年 4 月初诊。患者产后 4 个月，纳食呆滞，热烫食物入胃则舒，嗳气泛恶，脘腹胀满，形寒怕冷，尤以腰膝冷痛明显，精神委顿，面色无华，时有心悸，气短无力，舌淡，苔白厚腻，脉细弱。该患者为足月顺产，为使小孩胖嫩，自怀孕时起服用西洋参，服后确感精神振作，饮食倍增，自认为西洋参是很好的补品，产后元气大伤更应多服，故在产后的数月中服量增加，但服用不久就出现以上诸症，并逐渐加重，遂来诊治。析其乃用寒凉药物损伤脾阳，故停用西洋参，治以温脾益气、祛寒建中。方药：党参、炒苍术、炒白术、法半夏、茯苓等各 15g，制附子 12g，木香 6g，白豆蔻（后下）、干姜、肉桂各 5g，桂枝、甘草各 10g。服药半个月，患者基本恢复正常。

2. 过敏反应　出现过敏性哮喘，症见喘憋，呼吸困难，心悸气短，不能平卧，颜面潮红，眼睑红肿，喉及两肺可闻见哮鸣音。另有患者出现药疹，症见皮肤瘙痒，出现粟粒样皮疹荨麻疹，红斑或水疱。

有药物过敏史或家族性过敏体质的患者慎用[35, 36]。

3. 其他 个别患者出现头痛，乏力，形寒怕冷，精神萎靡，纳呆，腹胀，呕吐，月经延期。另有嚼食多量新鲜西洋参引起胸闷心悸，头晕呕吐，腹胀等。[37-39]

三、黄芪〔Astragali Radix〕

本品为豆科植物蒙古黄芪 *Astragalus membranaceus*（Fisch.）Bge. var. *mongholicus*（Bge.）Hsiao 或膜荚黄芪 *A. membranaceus*（Fisch.）Bge. 的根（图 17-3）。

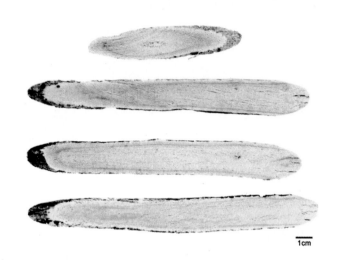

1cm

图 17-3　黄芪饮片图片

（一）作用特点

黄芪性味甘、微温，归脾、肺经。《神农本草经》曰："味甘，微温。主痈疽，久败疮，排脓止痛……补虚……"《本草纲目》记载："黄耆甘温纯阳，其用有五：补诸虚不足，一也；益元气，二也；壮脾胃，三也；去肌热，四也；排脓止痛，活血生血，内托阴疽，为疮家圣药，五也。"

1. 性能功效特点 黄芪甘温纯阳，补诸虚不足，李时珍称其为"补药之长"。

（1）补气升阳：黄芪味轻气浮，秉性升发，能补脾肺之气，又善于升举阳气，具有强壮作用，为补气升阳的要药。

（2）补气生血、摄血：黄芪能益气健脾，既可增强生化气血之功能，改善血液循环，又能益气固摄，使血行脉道。

（3）补肺固表：黄芪益肺脾，实腠理和营卫，固表止汗。

（4）益气健脾，利水消肿：黄芪能利水消肿，改善全身营养状况，减轻蛋白尿，可用于慢性肾炎等疾病。

（5）托疮生肌：黄芪补气托毒，温养脾胃而生肌，为治疮痈之要药。据研究，其煎剂对多种化脓性细菌有抑制作用，并能扩张末梢血管，改善肌肤血液循环及营养状况，使损伤之细胞修复及恢复活力。

2. 不同源药物的作用特点　从传统入药的黄芪来看，其品种甚多，地道品种变化亦大。《本草经集注》谓其产于四川、陕西、甘肃，尤以甘肃所产为好。宋代以后以山西绵黄芪为优。

《中华人民共和国药典》收载蒙古黄芪、膜荚黄芪 2 种，其质量较优。

但目前各地入药的黄芪，品种较多，除蒙古黄芪、膜荚黄芪外，还有木黄芪、岩黄芪、梭果黄芪、多花黄芪等，但质量较差，功力较弱，临证使用，应当注意。

3. 不同炮制品种的作用特点

（1）生用：走表，补气固表、利水消肿、托毒生肌作用强，用于气虚表卫不固、脾虚水肿以及疮疡脓成日久不溃或溃后久不收敛者。

（2）蜜炙：可增强其补益、补气升阳的作用，用于气血虚弱、中气下陷、肺脾气虚等虚证。

（二）安全合理用药

辨证及合理使用黄芪，才能使黄芪发挥其应有的疗效。诚如岳美中老中医在《论黄芪》一文中所指出的："黄芪是今日应用最广泛的一种补药，因为它应用最广泛，所以有的人在临床上应用得漫无标准，超出了它的应用范围，这是不能发挥黄芪本来的长处的。"[40]

著名中医邓铁涛将黄芪的功用概括为"陷者举之""升者平之""攻可补之""瘫者行之""表虚固之"，应用于多种疾病，对其合理应用积累了丰富的经验。同时，邓老指出"证须审之"。对于使用黄芪的指征，邓老认为舌见淡胖有齿印，脉虚大或寸部弱，再参察有否其他气虚之证，便可考虑使用。至于用量之多寡，则要时时留意证候之变化，切忌墨守成规、刻舟求剑。

邓老亦指出：黄芪虽好用，但黄芪到底是药不是粮，用之对证则效，用之不当则害人。

病案举例：误用黄芪病案两则[41]

病案一

曾治一肺结核患者，于养阴除痰药中加入黄芪 9g，一剂额部发热，二剂全面发热，三剂颈面均热，撤去黄芪后热自消失。

病案二

治一中风患者，药后头皮发痒，体温升高，误以为外感，改用辛凉解表之剂，一剂热退。再用黄芪 90g，又再发热，右上肢活动反而退步，乃知辨证不确当。经辨证分析，患者脉虽大，但舌苔厚腻而舌质胖亦无齿印，此证痰瘀比较，痰湿重于血瘀，故改用祛痰为主，稍加祛瘀之药，以五爪龙代黄芪，证遂向好转。

1. 适应证　综合历代医家使用黄芪的情况，其临床多表现如下。

（1）虚：诸不足。虚指体虚之人，包括小儿、老人、久病之人，更有一类"虚人"，形体虽肥胖多肉，但缺少运动，动则气喘吁吁，多汗而易感外邪。

黄煌将之概括为"黄芪体质"：平时易于出汗，畏风，遇风冷易于过敏，或鼻塞，或咳喘，或感冒；大便不成形，或先干后溏；易于浮肿，特别是足肿，手足易麻木；舌质淡胖，舌苔润。面色黄白或黄红隐隐，或黄暗，都缺乏光泽；浮肿貌，目无光彩；肌肉松软，腹壁软弱无力，犹如棉花枕头，按之无抵抗感以及痛胀感，称之为"黄芪腹"。[42]

（2）汗：黄芪证的汗出，临床多表现为上半身显著，或自汗，或盗汗，或动则汗出。黄芪治疗的汗，为气虚自汗，伴有气短乏力、恶风、头晕、容易感冒等症状，而且出汗的程度比较严重，常常衣被尽湿，有的可以见到汗渍发黄，出汗以上半身为显著。

临床上有的患者不以汗出为主诉，但患者平时汗出比较多，动则更甚，或者皮肤比较湿润。

张锡纯《医学衷中参西录》记载："沧州程家林董氏女，年二十余。胸胁满闷，心中怔忡，动则自汗，其脉沉迟微弱，右部尤甚。为其脉迟，疑是心肺阳虚，询之不觉寒凉，知其为胸中大气下陷也。其家适有预购黄耆一包，俾用一两煎汤服之……服后，果诸病皆愈。"[43]

（3）肿：黄芪证的肿，则表现为全身性的浮肿，以下肢为明显，晨起而浮，午后下肢肿甚，常伴身体困重、活动不利、关节重痛等症。或肥胖患者肌肉松软，犹如浮肿貌。辨证为脾虚水湿不能运化所致。

黄芪粥是中国传统的药粥，在宋代已经风行，苏轼有诗"黄芪煮粥荐春盘"，可见苏轼是食用过黄芪粥的。

清代陆以湉《冷庐医话》中记载一患者王某，山阴人，夏秋间忽患肿胀，自顶至踵，大倍常时，气喘声嘶，大小便不通，生命垂危，求医于海宁许珊林。许氏令用生黄芪120g，糯米30g，煮粥一大碗，小匙频频送服。药后患者喘平便通，继而全身肿消而愈。

现代名医岳美中先生，在《冷庐医话》黄芪粥治疗浮肿经验的启发下，创制黄芪粥治疗小儿慢性肾炎，收到良好效果。其处方为：生黄芪30g，生薏苡仁30g，赤小豆15g，鸡内金末9g，金橘饼2枚，糯米30g，先以水600mL，煮黄芪20分钟，捞去药渣，次入薏苡仁、赤小豆，煮30分钟，再次入鸡内金、糯米，煮熟成粥。其为1日量，分2次服之，食后嚼服金橘饼1枚。此方对慢性肾炎、肾盂肾炎残余的浮肿疗效较好，消除蛋白尿也有效果。[44]

（4）痿：即肌肉无力、萎缩。王清任创立补阳还五汤治疗中风后遗症，气虚血滞而痿软无力。

张锡纯在《医学衷中参西录》中用黄芪治疗痿废之证，重视脉证，脉虚弱属气虚气陷者用黄芪，脉强不属于气虚者不用。其曰："黄耆之性，又善治肢体痿废，然须细审其脉之强弱……凡脉弱无力而痿废者，多服皆能奏效。若其脉强有力而痿废者……初起最忌黄耆……其脉柔和而其痿废仍不愈者，亦可少用黄耆助活血之品以通经络。若服药后，其脉又见有力，又必须仍辅以镇坠之品……"[45]

著名中医邓铁涛治疗运动神经元疾病，如肌萎缩侧索硬化症、进行性肌萎缩、进行性球麻痹、原发性侧索硬化症等，以脾肾相关为指导，以脾主肌肉四肢，脾胃虚损立论，辨证为痿证，病机为虚损大气下陷、肾气亏虚，针药并施，善用大剂量的补中益气汤化裁。邓老又常用广东生草药五指毛桃、牛大力、千斤拔以增补脾肾、强腰膝、舒筋活络。邓老用自拟强肌健力饮治疗脾虚型重症肌无力，方中主药黄芪用量一般为 60g 以上，重剂可达 240g。[46, 47]

（5）疮疡或溃疡：气血不足，不能托毒外出的疮疡，或经久不愈的溃疡。黄芪是传统疮药，有生肌的作用。其表现为脓水清稀，创面平塌，全身状况差。现代中医外科名医赵炳南先生有黄芪膏一方，用黄芪浓煎成膏，加入等量蜂蜜，混均匀后备用。

2. 禁忌证　历代医家对黄芪的禁忌证多有论述，归纳如下：①阴虚身热者勿用。②表实有热，积滞痞满者忌用。③上焦热甚，下焦虚寒，以及患者多怒，肝气不和，痘疹血分热甚者，均忌用。④肌肉坚紧，大便秘结者少用或慎用。⑤多汗而发热，咽喉肿痛者，不宜使用。

3. 用法用量　虽然历代重用黄芪治大病，其例不胜枚举，但是对黄芪用量的掌握，当因人、因时、因地制宜。

（1）黄煌总结张仲景用黄芪有 3 个剂量段：大剂量（5 两）黄芪治疗水气、黄汗、浮肿；中剂量（3 两）治疗风痹、身体不仁；小剂量（1 两半）治疗虚劳不足。现代应用可以根据张仲景的用药经验适当变化。如用于治疗浮肿，量可达 60 ～ 100g；治疗半身不遂、骨质增生疼痛等，可用 30 ～ 60g；用于上消化道溃疡，可用 15 ～ 30g。[42]

（2）清代王清任《医林改错》中，黄芪的使用频率为 18 次，为全书用药之最。黄芪的用量有超大剂量（8 两），大剂量（4 两），中剂量（1 ～ 2 两），小剂量（1 两以下）之别。他创制的补阳还五汤，以"气虚血瘀"立论，能补气活血通络，黄芪用量 120g，20 倍于当归。中风后遗症、小儿麻痹后遗症，以及其他原因引起的半身瘫痪、截瘫、单侧上肢或下肢痿软等病，证属气虚血瘀者，以本方加减治疗，多能获效。

（3）著名中医岳美中认为，黄芪须多服久服方能见效。黄芪用 5 ～ 10g 能升阳举陷；15 ～ 25g 利尿作用显著，但用至 50 ～ 60g，尿量反而减少。老年人气虚不摄，尿频清长者，则需较大剂量以益气摄尿。脑血管意外之迟缓性瘫痪，亦宜较大剂量 30 ～ 50g，方能发挥益气通络的作用。"黄芪之用于神经系统疾患之瘫痪麻木消削肌肉等确有效，且大症必须从数钱至数两为一日量，持久服之，其效乃显。"[44]

（4）邓铁涛教授用黄芪，妙在分量配伍。黄芪治盗汗用 9g，低血压用 15g 以下，高血压用 30g 以上，治重症肌无力用 90 ～ 120g，治截瘫用 250g。[48]

（三）不良反应及处理

1. 不良反应

（1）胸满、腹胀，纳差，呕吐、腹泻等。[49]

《本草纲目》记载："黄耆补元气，肥白而多汗者为宜；若面黑形实而瘦者服之，令人胸满，宜以三拗汤泻之。"

岳美中经验，胸满用陈皮亦可解，在黄芪方剂中佐以陈皮，可免胀满之弊。[50]

（2）过敏反应：个别患者可出现多种过敏症状和体征。

1）双手双脚皮肤出现多个圆形红斑，其余部分皮肤潮红。

2）周身瘙痒，双下肢凹陷性水肿，并相应在四肢躯干出现散在性风团、红色丘疹。[51]

3）口唇红肿、奇痒、灼痛，全身出现红色粟粒状斑丘疹，发痒。

4）两踝、膝上均起散在性粟粒样红色丘疹，两颊部呈现红斑，奇痒，持续 2 小时消退。全身出风疹，以颈胸部为甚，奇痒难忍。

5）全身出现多量红色丘疹，瘙痒难忍，且喘促加重。

6）有报道开水冲服黄芪，2 天后感腹股沟、腋下瘙痒，并起密集似针帽大小的播散性红色斑丘疹，瘙痒渐甚，皮疹渐向躯干及四肢远端扩散。1 例患者背部出现红疹，瘙痒剧烈，不能入睡。[52-57]

（3）其他：个别患者尚有出现血压升高，头痛，眩晕，烦躁，胸闷；或四肢剧烈疼痛，伴震颤，全身热气走窜；或失眠；或牙龈出血等不良反应。[58, 59]

2. 原因

（1）药不对证。

（2）剂量过大。

（3）过敏体质。

3. 处理

（1）一般停药后不良反应症状即可解除。

（2）对症治疗，如抗过敏、止血等。

病案举例：黄芪致失眠[60]

赵某，女，48 岁，教师。初诊时间：1994 年 10 月 5 日。患者心悸、怔忡半年余，伴有神疲乏力，少气懒言。刻诊：面色萎黄，纳谷不香，舌质淡红，苔薄白，脉细。此乃心脾两虚，治拟养心健脾，以归脾汤为主：炙黄芪 30g，枸杞子、党参各 15g，当归、炒白术、远志、龙眼肉、广木香、茯苓、酸枣仁各 10g，炙甘草 5g。次日早上，患者又来求医，自诉服药后彻夜不眠，询问医生方中是否有黄芪，并说曾服用黄芪引起失眠。笔者不禁疑惑不解，即在方中取出黄芪，余药同前，继服 3 剂，嗣后其心悸除，睡眠转佳。

（四）配伍应用及增效减毒（烈）

1. 配柴胡、升麻 李东垣创制的补中益气汤，以黄芪为君药，益气健脾，升阳举陷，用治中气下陷证。此方以"甘温除大热"立论，也用治内伤发热。本方的功效：一是补气健脾以治气虚之本，二是升提下陷阳气，以求浊降清升，脾胃和调，水谷精气生化有源。

2. 配当归 益气补血，主治气血两虚，如当归补血汤。当归补血汤中黄芪与当归的比例是 5：1，因为有形之血不能自生，当生于无形之气也。气为血之帅，气虚则血少，气旺则血充。

3. **配人参** 人参、黄芪同为补气要药，补气扶羸，甘温除热。临床上二药配伍可用于久病虚弱诸症，对脾胃气虚发热，有汗，少气懒言，体倦乏力，大便稀溏，舌淡苔薄白，脉洪而虚者尤为适宜。

4. **配白术、防风** 益气祛风、祛邪止汗作用增强，常用于治疗气虚感冒或风邪阻络证。黄芪配防风益气固表而不恋邪，祛风散邪而不伤正。如玉屏风散。

5. **配知母** 补气滋阴、生津止渴作用增强，常用于治疗气阴两虚之消渴证。黄芪甘温益气，辅以知母无燥热之嫌；知母苦甘寒滋阴，得黄芪相助无呆胃之患。医家张锡纯临证用黄芪补气恐其有热不受者，常辅以知母，创玉液汤以黄芪配知母治疗消渴证。

6. **配桂枝** 益气通阳行痹作用增强。二者相伍，黄芪补气，鼓舞卫气以畅血行，桂枝辛温通阳，相辅相成，寓通于补，益气固表，疏通经脉，标本兼顾，祛邪而不伤正。其多用于治疗正虚不足，感受外邪所致的气血运行不利的血痹病证，症见肌肤麻木不仁、脉微紧而涩。如黄芪桂枝五物汤。

7. **配防己** 益气健脾、利水消肿作用增强，能泻下焦血分湿热及疗风水要药。黄芪偏于补，防己重在泻，黄芪以升为主，防己以降为要，二药共奏益气健脾、利水消肿之功。如防己黄芪汤。

四、白术〔Macrocephalae Atractylodis Rhizoma〕

本品为菊科植物白术 *Atractylodes macrocephala* Koidz. 的根茎（图17-4）。

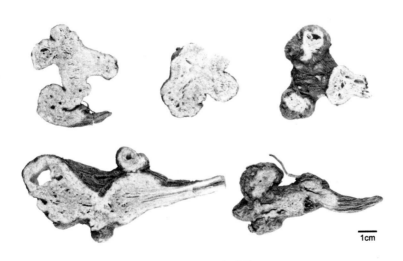

图17-4 白术饮片

（一）作用特点

1. 性能功效特点

（1）补脾益气、止汗、安胎：白术甘温苦燥，其甘温益脾胃之清阳，苦燥化脾胃之寒湿，为培补后天之要药。白术既能促进胃肠消化液之分泌以助运化，又能止泻，同时通过健脾益气以固腠理止汗、安胎。

（2）燥湿利水：白术气香芳烈，能运脾燥湿利尿、消痰。

2. 不同炮制品种的作用特点

（1）生白术：生白术含挥发油较高，故燥性较大，其燥湿健脾之力较强。

（2）土炒白术、麸炒白术、焦白术：土炒白术其挥发油含量减少，其补脾止泻之力较强；麸炒白术之目的在于缓和燥性，增强健脾之功；白术炒焦或米炒，均能增强其健脾止泻之功。

（二）安全合理用药

1. 适应证 白术证概括起来为脾虚脾湿所致之诸证。脾虚运化失职，运化水谷失常，气血生化不足则倦怠气短、面色萎黄、纳少胀满、便溏或泄泻等；运化水湿失常，水湿停滞则水肿、小便不利；脾虚气弱，卫气不固则自汗；脾虚胎元不固则胎动不安。其总以脾虚、脾弱、脾湿为主。

2. 禁忌证 《本草害利》曰："［害］五脏皆阴，世人但知补脾，此指脾为湿土之脏，术能燥湿，湿去则脾健，故曰补也。不知脾无湿邪者用之，反燥脾家津液，是损脾阴也，何补之有？此最易误，故特表而出之。凡血少，精不足，内热骨蒸，口干唇燥，咳嗽吐痰吐血，齿衄鼻衄咽塞，便秘滞下者，咸宜忌之。肝肾有筑筑动气者勿服。术性燥而闭气，刘涓子《痈疽论》云，溃疡忌白术，以其燥肾闭气，而反生脓作痛也。"说明白术苦温性偏燥，多服久服有伤阴之弊，故阴虚内热，或津液亏耗燥渴者不宜用。

3. 用量用法

（1）常用量：6～12g。

（2）大剂量：15～30g，用于通大便。名老中医龚士澄认为："生白术补、燥之性少，亦不腻滞，煎汁内服，能激起胃肠之分泌液增加，更能促进肠之蠕动加速而排出大便，但用量须大。"又曰："我坐堂之药店近邻王叟，夙患便秘，多方医治不愈。虽形瘦食少，进食补亦不觉胀满。我乃试用生白术2两（约60克），嘱煎两火，药汁合并在一起，1日内服尽，连用3日。未通便而大便自通，且纳谷日香。此后，王叟每月如法服用生白术1～3日，便秘竟愈。"[61]

从此医案中可见重用生白术治疗的便秘，非热结便秘，亦非精血不足之肠燥便秘，乃脾胃气虚，运行无力之虚秘。大剂量生白术能通便之案例，更说明辨证用药、合理应用中药的不同炮制品种和用量的重要性。

（三）配伍应用及增效减毒（烈）

配枳实 以白术为主，用量为枳实的一倍（60g），健脾燥湿，辅以枳实30g，消痞除满，补重于消，寓消于补之中，一补一泻，相互制约，相互为用，是名中医施今墨先生常用的药对。如枳术丸。

（四）与西药合用的禁忌

勿与抗菌药物（青霉素、链霉素、新霉素、磺胺类、灰黄霉素）、降血糖药（甲磺丁脲、氯磺丙脲）以及汞剂、碘剂、砷剂、抗组胺药、双氢克尿噻等合用。

（五）鉴别用药

苍术和白术均为菊科苍术属植物，古时不分，战国时期的《五十二病方》和《神农本草经》均以"术"言，而不标苍术、白术；至宋代，临床用药逐步将苍术、白术分开应用。后世对其性能功用已明确，认为均有苦温性味，均能燥湿健脾，相须配伍应用于脾虚有湿之证，可增强疗效，达到攻补兼施的目的。

1. **白术** 味甘性缓，偏于补益，有补气健脾作用，又能止汗、利水、安胎，主补主收。故以脾虚为主的虚证宜选用白术，如四君子汤；自汗胎动不安选用白术。

2. **苍术**〔Atractylodis Rhizoma〕 苍术为菊科植物茅苍术 Atractylodes lancea (Thunb.) DC. 或北苍术 A. chinensis (DC.) Koidz. 的干燥根茎（图 17-5）。其味辛性烈，偏于燥湿，主泻主散。故以湿盛为主的实证多选用苍术，如平胃散；发汗散邪多用苍术。

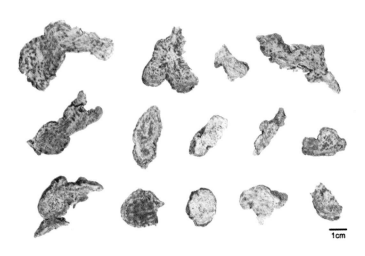

图 17-5 苍术饮片

《本草崇原》概括苍术和白术的性能作用特点："凡欲补脾，则用白术；凡欲运脾，则用苍术；欲补运相兼，则相兼而用。如补多运少，则白术多而苍术少；运多补少，则苍术多而白术少。"

五、甘草〔Glycyrrhizae Radix et Rhizoma〕

本品为豆科植物甘草 Glycyrrhiza uralensis Fisch.、胀果甘草 G. inflata Bat. 或光果甘草 G. glabra L. 的根及根茎（图 17-6）。

甘草是最古老的药物之一，《神农本草经》将其列为上品。甘草是中药配方中出现频率最高的药物，《伤寒杂病论》256 方中，含甘草的方有 154 首，占 60% 以上。目前临床处方甘草的使用率也高达 60% ～ 85%。

甘草多用作佐使药，用量较小。仅有个别情况用作君药，如炙甘草汤，或短期用于解毒，用量较大。甘草饮片药性温和，合理用药是安全有效的。相关报道的使用甘草的不良反应大多数是不合理用药所致，如长期、大量使用，或是甘草的提取物甘草甜素，或是甘草甜素的复方制剂，因其所含甘草甜素的量远比甘草饮片高。

甘草在配伍应用中具有独特的增效减毒（烈）作用，古人将此作用概括为"调和诸药"，又将甘草尊称为"国老"。诚如《本草正》所云，甘草"得中和之性，有调补之功，故毒药得之解其毒，刚药得之和其性，表药得之助其外，下药得之缓其速……随气药入气，随血药入血，无往不可，故称国老"。

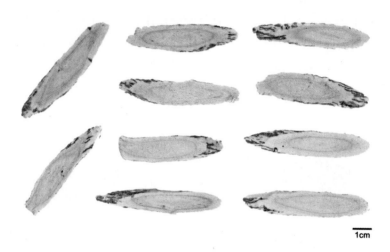

图 17-6　甘草饮片

（一）作用特点

1. 性能功效特点

（1）能补：①补益心气：甘草甘、微寒，归心、肺、脾、胃经，能补心气，益气复脉，具有抗心律失常的作用，用于心气不足所致之心动悸、脉结代。②补益脾气：甘草补益脾气之力缓和，重在和中作用。其具抗溃疡、抑制胃酸分泌、缓解胃肠平滑肌痉挛、镇痛的作用，还能促进胰液分泌。

（2）能和能缓：著名中医章次公云："中医用甘草最大功用，即在缓和作用。芍药甘草汤治脚挛急，甘麦大枣汤治脏燥，此二者所谓肝苦急，急食甘以缓之。他如烦渴、惊悸、厥逆诸般急迫紧张现象，甘草无不可缓和之。"[62]

1）和中，缓急止痛：甘草长于缓急止痛，宜用于脾虚肝旺的脘腹挛急作痛或阴血不足之四肢挛急作痛，可缓解方中某些药（如大黄）刺激胃肠引起的腹痛。

2）调和诸药，缓和药物峻烈之性：本品药性和缓，通行十二经，可升可降，可与补、泻、寒、热、温、凉等各类药物配合应用，有调和药性之功，在许多方剂中都可发挥调和药性的作用。正如《本草纲目》记载："其性能缓急，而又协和诸药，使之不争。

故热药得之缓其热，寒药得之缓其寒，寒热相杂者用之得其平。"同时甘草能使泻而不速，补而不峻。此外，其甜味浓郁，可矫正方中药物的滋味。

（3）润肺，祛痰止咳平喘：甘草既能止咳，又兼能祛痰利咽喉，益气润肺，性平而药力和缓，还略具平喘之功。现代研究表明，甘草具有镇咳祛痰平喘、抗菌、抗病毒、抗炎、抗过敏、保护咽喉和气管黏膜等作用。

（4）能解毒：甘草的解毒作用表现为两方面：①清热泻火解毒：生品性微寒，能清解热毒，可用于多种热毒证，以及解胎毒。②解食物、药物等中毒：对附子等多种药物所致的中毒或河鲀等多种食物中毒，均有一定的解毒作用。《名医别录》云甘草"解百药毒"。

2. 不同炮制品种的作用特点

（1）生甘草：清热解毒作用强，热毒病证、中毒等宜用之。

（2）炙甘草：补益作用加强，脾气虚、心气虚病证宜用之。甘草蜜炙后，其镇痛、安神、巨噬细胞功能、抗心律失常、促肾上腺皮质激素功能等作用均优于生甘草。

（二）安全合理用药

1. 适应证　黄煌认为："甘草证的特点：体型羸瘦为客观指征，肥胖者慎用。单味甘草主治咽痛。复方主治干枯性的（羸瘦）、痉挛性的（肌肉痉挛、绞痛）、刺激性的（咽痛、黏膜溃疡）、躁动性的（心悸、脏躁）、突发性的（中毒外科感染）一些病证。"

（1）虚而消瘦：黄煌认为甘草的药证之一为用于羸瘦之人，《神农本草经》记载甘草能"长肌肉"。《伤寒论》中的甘草制剂大都用于大汗、大吐、大下以后各种病证，如肌肉拘挛，或气逆上冲，或心下痞硬，或往来寒热，或动悸等，在大量体液丢失以后，其人必然形瘦肤枯。脾胃虚弱、气血生化不足将导致短气、倦怠、乏力、食少、消瘦等，甘草能补脾益气，故补气健脾方中常配伍甘草。推而广之，甘草用于慢性疾病导致的以虚而消瘦为特征的慢性消耗性疾病，如肺结核、慢性肝炎、肝硬化、艾滋病等。

（2）虚而心悸、躁动：心血不足的脉律不整、心悸怔忡，如以心动悸为主诉的疾病，如期前收缩、心动过缓、病态窦房结综合征、病毒性心肌炎、心脏瓣膜病、心房纤颤等，可以炙甘草益气复脉。心虚肝郁的脏躁，如绝经前后综合征、郁闷不舒、躁动不安、失眠，其他如神经衰弱、神经症、癔病、精神分裂症、癫痫、小儿多动症等亦可用之。[63]

（3）咳喘：各种咳嗽气喘均可用，如以咳嗽为主诉的疾病，如急慢性支气管炎、咽喉炎、肺结核等。可制成成药制剂。

（4）拘急疼痛：虚性的拘急疼痛，如脾虚肝旺之脘腹拘急作痛，脾胃虚寒的腹痛，如消化性溃疡的胃脘疼痛、脾虚肝郁的慢性肝病的胁肋痛等。

（5）诸毒：用于热毒、药毒、食物毒、胎毒等。

1）治疗诸热毒病证，如疮痈肿毒、热毒咽喉肿痛、溃疡，以及新生儿胎毒、胎火等。

2）解病兽肉类及腐败饭菜中毒，以及解木薯、河鲀等中毒。

3）解金石、草木类中毒，包括含汞的水银升汞等，含砷的砒石、雄黄等，以及乌头、附子、洋金花、天仙子、半夏、天南星、白附子、马钱子、狼毒、鸦胆子、苍耳子、雷公藤、商陆、华山参、苦参、桃仁、苦杏仁等。

4）解果菜毒、野菇毒。

5）对番木鳖、水合氯醛、白喉毒素、破伤风毒素、蛇毒等中毒，也有一定的解毒作用。

虽然甘草可解多种食物、药物中毒，但仅适用于轻证，若中毒严重，必须送医院急救。

甘草对阿托品、毒扁豆碱、吗啡、锑剂无效；对麻黄碱及肾上腺素中毒有可能反而增加其毒性。

2. 禁忌证

（1）其甘味，过食甘味有助湿壅气之弊，故湿盛胀满、水肿、肥胖者不宜用。

（2）患高血压、糖尿病、精神病、充血性心力衰竭、低血钾及某些心肾疾病的患者慎用，尤其是老年患者。

3. 用法用量　甘草的用法和用量，需依病情、个体差异及在方剂中的配伍关系确定。

小剂量：3～5g，用作一般配伍用药，适用于缓证、轻证。生甘草多用于解表剂；炙甘草多用于理气剂、甘寒清热泻火剂。

中等剂量：6g左右。生甘草用于苦寒清热泻火剂；炙甘草用于温里剂、补益剂。

超常剂量：10g以上。生甘草用于利咽喉、消疮剂、解毒急救剂；炙甘草用于特定补益剂，如炙甘草汤。

清代张锡纯治肺痈，重用生甘草120g，煎汤饮之，恒有效验。[64] 现代著名临床中医学家亦有重用甘草治头痛、肺炎、肺结核、肾盂肾炎、尿崩症、室性期前收缩[65]、急性乳腺炎、口臭、疮疡肿痛、药物或食物中毒等。如龚士澄常用大剂量生甘草治疗各期肺痈，此非为调和药而设，意在清热解毒。肺痈初起，单用生甘草至60克，水煎2次，在1日内服完。[66]

若病情需要大剂量使用甘草时，应中病即止，不宜长期服用，并且要特别注意其用药禁忌证。[67]

（三）不良反应及处理

1. 不良反应　甘草饮片按中医药理论进行配伍和辨证合理用药，是安全的。甘草及其制剂大量服用或小量长期服用，尤其是甘草甜素制剂，患者可能出现水肿、四肢无力、头晕头痛、血压升高、低血钾等；对老年人及患有心血管病和肾脏病者，易导致高血压和充血性心脏病；还可出现体重增加、便秘、胃酸过多等不良反应，故用药过程中要注意观察。综合临床报道，甘草及其制剂的不良反应主要有以下几个方面。但这些报道仅为个案报道，仅供临床用药参考，并且多数是由单用甘草制剂所引起，使用中药复方者很少。

（1）内分泌系统：甘草甜素具有肾上腺皮质激素样的生物活性，甘草甜素日剂量超过 500mg，连服 1 个月，即可产生假性醛固酮增多症。甘草含雌二醇，有雌激素样作用，可致妇女乳腺肿大、体重增加，还可致儿童乳腺发育、非哺乳期妇女泌乳。[68-70]

（2）心血管系统：可出现血容量增多所致的血压升高、心悸、胸闷气促、心前区胸痛、心律失常等。[71-74]

（3）神经系统：甘草酸和甘草次酸会引起胆碱酯酶活力下降，出现头痛、头晕、记忆力减退、肌无力、意识障碍、昏迷等。另外，甘草的糖皮质激素样作用可使中枢兴奋，个别患者可诱发精神病及癫痫。[75-78]

（4）对水、电解质的影响：其活性成分甘草甜素，保钠排钾，大剂量久服可导致水钠潴留、低血钾，表现为浮肿、全身乏力，部分有尿频、夜尿多、尿潴留，甚至有周围性麻痹，严重者可致代谢性碱中毒。个别报道因低血钾而诱发肝昏迷。[79-83]

（5）消化系统：甘草类引起消化道症状较为少见，主要是胃肠道反应，患者可出现恶心、呕吐、腹泻等，其中腹泻较为多见。其与非甾体抗炎药合用时，可诱发或加重消化性溃疡。[84、85]

（6）其他：药疹，以荨麻疹多见；诱发哮喘发作；过敏性休克。[86-89]

2. 预防和处理

（1）停药。大部分不良反应可于停药后可消失。

（2）配用黄芪、茯苓、泽泻、白术、薏苡仁等健脾利水药，对防止和消除浮肿的症状有一定疗效，并宜低盐饮食。

（3）配伍如枳实、厚朴、木香、砂仁、白豆蔻等理气行滞药等，可防止或消除腹胀。

（4）甘草甜素片剂量勿超过 450mg/d，剂量达到 600mg/d 可引起水肿。大剂量使用甘草或其制剂，或小剂量长期使用，应监测血钾和血压的变化。

（5）出现水肿、高血压，必要时应限制钠盐的摄入量，或加服氢氯噻嗪等，对症处理。出现低血钾者，宜口服补钾。

（四）配伍应用及增效减毒（烈）

甘草的配伍非常复杂，但合理的配伍有利于提高疗效。《本草害利》云："［利］甘平，入心、肺、脾、胃。生用气平，补脾胃不足，而泻心火；炙用气温，补三焦元气。若入和剂则补益，入汗剂则解肌，入凉剂则泻邪热，入峻剂则缓正气。姜附加之，恐其潜上；硝黄加之，恐其峻下，皆缓之之意。"

黄煌统计了《伤寒论》中甘草与其他药物配伍的出现率，其中石膏、龙骨为 100%，桂枝 95%，大枣 90%，生姜 87.1%，柴胡 85.7%，芍药 81.8%，半夏 77.7%，人参 77.2%，干姜 70.8%，茯苓 66.6%，附子 65.2%，配伍以主治各种复杂的病证。但甘草与攻下通便药、清热泻火药等则较少配伍，分别为大黄 14%，栀子 25%，芒硝 33.3%。[90] 在现代临证中，甘草常有以下配伍。

1. **配白芍**　缓急止痛功效增强。据现代研究，甘草与芍药苷具有协同镇痛作用。如芍药甘草汤。

2. **配枳实、厚朴或陈皮、木香**　缓解甘草甘壅助湿壅气之弊。

3. **在许多方剂中配伍以调和诸药**　主要作为佐使药，以调和药味，缓解峻烈，固护正气。

4. **配石膏、知母**　"寒药得之缓其寒"，甘草可缓解石膏的寒凉之性，以护脾胃。如白虎汤。

5. **配附子、干姜**　"热药得之缓其热"，甘草可缓解干姜、附子的辛热之性，并防其伤阴。如四逆汤。据研究，甘草中的异甘草素可拮抗附子所致的心律失常。四逆汤中乌头碱的含量随甘草的增加而减少，两者呈负相关。[91]

6. **配干姜、半夏、黄连、黄芩**　"寒热相杂者用之得以平。"甘草可协调寒药和热药，使寒而不过凉，并矫其苦寒药的苦味；热而不过热，使寒热并投的药物得以调和，达到辛开苦降等目的。如半夏泻心汤。

7. **配大黄、芒硝**　"使泻而不速。"甘草可缓和大黄、芒硝的泻下作用，使泻而不伤正，并减轻泻下药刺激大肠而产生腹痛的副作用，保护胃气。如大承气汤、小承气汤。

8. **配人参、白术**　"使补而不峻，药力持久。"甘草可缓和补药之性，使作用缓和，药力持久，补而不骤。如四君子汤。

9. **配麻黄、桂枝**　可使发汗力和缓，并保护胃气，以防汗后伤阴。

10. **配黑豆、绿豆**　解毒作用增强。

（五）配伍禁忌

1. **甘草反甘遂、大戟、芫花、海藻之争议**　《本草经集注》始载甘草"反甘遂、大戟、芫花、海藻四物"，后世将其列为"十八反"药对中，成为中药的配伍禁忌。然纵观古今用药，有不少医者仍将其配伍使用。如《雷公炮炙论》中炮制甘遂用甘草水浸泡；《伤寒论》的甘遂半夏汤，甘草与甘遂同用；《备急千金要方》中至少有7个方剂均为甘草与甘遂同用。

名老中医干祖望在《甘草漫议》中云："其实笔者就喜欢海藻与甘草并用，取其药力的加强，当然胃气薄弱的病员，就不宜用了。且看《医宗金鉴·外科心法》引《外科正宗》的海藻玉壶丸而作为有效方药，此方中甘草与海藻并存。""余听鸿在《外科医案汇编·瘰疬》中解释云：'海藻甘草之反，古人立方每每有之，甘遂甘草取其反者，可攻盘踞内之坚痰，甘草海藻取其反者，攻其凝外之坚痰也。'"[92]

现代将海藻与甘草配伍，治疗瘿瘤、乳癖、子宫肌瘤、乳腺癌、盆腔炎、冠心病、高血压、斑秃等疾病，均有一定疗效。

甘草可否与甘遂配伍，目前尚无定论。基于上述情况，甘草当勿与大戟、芫花合用；与海藻、甘遂同用也应非常谨慎。

2. 不宜同用的西药

（1）不宜与奎宁、阿托品、盐酸麻黄碱等合用：因甘草酸、甘草次酸能与这些生物碱生成大分子盐类，产生沉淀，减少药物的吸收。

（2）不宜与洋地黄类强心苷合用：因甘草的皮质激素样作用能"保钠排钾"，导致心脏对强心苷敏感性增高，产生强心苷中毒。

（3）不宜与排钾利尿药同用：因两类药均有排钾作用，易导致低血钾症；甘草亦可引起钠水潴留，减低利尿药的作用。

（4）不宜与降糖药同用：因甘草具糖皮质激素样作用，可以升高血糖，拮抗降糖药的作用。

（5）不宜与阿司匹林、水杨酸钠等水杨酸衍生物同用：两类药合用后使诱发或加重消化道溃疡的机会增加。

（6）不宜与肾上腺皮质激素药合用：甘草可能会加重激素的副作用，如高血压、水肿等。

（7）不宜与降压药利血平、降压灵等合用：因甘草长期服用可能引起水钠潴留，减弱降压药的作用。

（8）不宜与口服避孕药同用：因甘草可能增加避孕药致高血压、水肿和低血钾的副作用。

六、蜂蜜〔Mel〕

本品为蜜蜂科昆虫中华蜜蜂 *Apis cerana* Fabricius 或意大利蜜蜂 *A. mellifera* Linnaeus 所酿的蜜。

蜂蜜为中药不可缺少的药物之一，李时珍曰："其入药之功有五：清热也，补中也，解毒也，润燥也，止痛也。生则性凉，故能清热；熟则性温，故能补中。"

（一）安全合理应用

蜂蜜的禁忌证及注意事项如下。

1. 蜂蜜味甘质滋腻，能助湿滞气，令人中满，故痰湿内蕴所致之中满痞胀、呕吐纳呆及痰浊咳喘等证不宜用。

2. 蜂蜜质润，性寒滑，有滑肠通便的作用，故便溏或肠滑泄泻者忌服，如慢性结肠炎、溃疡性结肠炎、痢疾、急慢性胃肠炎等。

3. 不宜多食，尤其是东南地区湿热重，或夏日暑湿重，以及内有实热者，以免损伤脾胃，蕴热助火。

4. 过敏体质的患者，尤其是儿童、孕妇，如素有过敏性哮喘等，若引起全身荨麻疹或胃肠功能失调，应立即停用，服用抗过敏药物。[93-95]

5. 糖尿病患者忌用。

6. 不宜与生葱同时食用。《备急千金要方》记载："食生葱即啖蜜，变作下利；食烧葱并啖蜜，壅气而死。"故蜂蜜不宜与葱同用。现代也有因服食葱拌蜜而中毒致死的报道[96]。

（二）不良反应及处理

1.蜂蜜中毒 若食用有毒蜂蜜，则可产生中毒。有毒蜂蜜主要与有毒植物花蜜中含有毒物有关，如采自钩吻属植物的蜂蜜含有钩吻碱，采自颠茄属和曼陀罗属植物的蜂蜜含有颠茄生物碱和东莨菪碱，采自博落回和雷公藤花丛的蜂蜜含有博落回生物碱和雷公藤生物碱等。此外，从撒布有剧毒农药的植物上采花的蜂蜜，也含有一定量的农药。[97-99]

毒蜜大部分产生在农历六七月间，这时无毒植物花期已过，花源大为减少，而多数有毒植物正在开花，蜜蜂往往饥不择食，将这些有毒植物的花蜜采集。故孙思邈《备急千金要方》云"七月勿食生蜜"，食之则"令人暴下霍乱"。

毒蜜都带有苦、麻、涩等异味，勿食。

2.中毒的解救 清除毒物，对症处理。

七、大枣〔Jujubae Fructus〕

本品为鼠李科植物枣 *Ziziphus jujuba* Mill. 的成熟果实（图 17-7）。

（一）性能功效特点

大枣性味甘平，有补脾和胃、生津、补养强壮等作用，并能缓和药性、解毒、保护脾胃，在中药配方的减毒（烈）增效方面发挥重要作用。

（二）合理与安全用药

大枣虽然药性平和无毒，但仍需辨证用药，注意其禁忌证。若不合理用药，同样可导致某些副作用或不良反应。

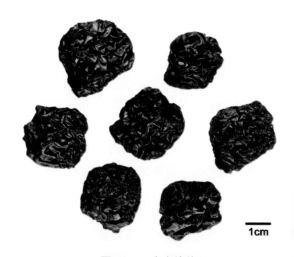

图 17-7 大枣饮片

1.禁忌证 《本草害利》云："[害] 虽能补中而益气，然味过于甘，甘令人满，脾必病也。故中满勿服。凡风痰、痰热及齿痛，俱非所宜。小儿疳病亦禁。生者尤为不利，多食致寒热。热渴膨胀，动脏腑，损脾元，助湿热。凡形羸瘦者，不可食。杀乌附毒。"

其禁忌证归纳如下。

（1）大枣味甘助湿壅气，令人中满，故湿盛或气滞所致之脘腹胀满、食欲不振、胃痛、呕吐等不宜用大枣。

（2）大枣味甘，能助湿生痰蕴热，故暑热、湿热、实热、痰热所致诸疾均不宜服。

（3）大枣味甘壅滞，虫积、龋齿、糖尿病、肥胖患者不宜用。

2. 用法用量

（1）量大：用于养血生津，如炙甘草汤用大枣 30 枚；用于缓和药性，固摄胃津，如十枣汤、葶苈子大枣泻肺汤。

（2）量小：用于缓急、调和营卫，如甘麦大枣汤、桂枝汤、小柴胡汤等。

（三）配伍应用及增效减毒（烈）

岳美中总结《伤寒论》中大枣的应用时指出："大枣一药，在仲景方剂中应用的范围是很严格的，不像有的人使用大枣，信手拈来，俯拾即是。不知大枣虽系果品，而在方剂的配伍组合下，就不同于食物了。"在张仲景的方中，大枣起到减毒增效的作用。[100]

1. 配生姜 在《伤寒论》和《金匮要略》中，二者相配伍者众，相须为用。生姜得大枣，其辛烈激胃之性可缓和；大枣得生姜，其滞膈呆脾之质能减缓。

（1）若二药与解表药同用，生姜能助卫发汗，大枣能补益营血，防止汗多伤营，共奏调和营卫之功，故凡外感表虚证多用。《医学衷中参西录·药物·大枣解》云："若与生姜同用，为调和营卫妙品。"此外，两药同用亦可摄持胃中津液，以防伤阴，如桂枝汤。

（2）二药调和脾胃，能增进食欲，帮助消化，缓和药性，故二药每每在调补脾胃的方中或在峻烈药物的配方并用。

（3）若将二者与补益药同用，则能促进药效成分的吸收，提高滋补效能。

2. 在逐水峻剂中多用大枣

（1）甘遂、大戟、芫花药性峻烈有毒，泻下力强，易伤脾胃之津液，对胃有强烈的刺激性，配大枣一方面顾其脾胃，一方面缓其峻毒。如十枣汤。

（2）大枣配葶苈子能缓和葶苈子泻肺的峻烈之性，泻肺行水、下气平喘，而不伤肺气，治痰涎壅盛，咳喘胸满。如葶苈大枣泻肺汤。

3. 在缓解拘急剂中用大枣 大枣通过养血生津而缓急，故《伤寒论》中治急躁、烦急、强痛、急痛等方剂常配大枣，如甘麦大枣汤治"脏躁喜悲伤"，吴茱萸汤治"烦躁"，葛根汤治"项背强"，以及小建中汤证曰"急痛"，黄连汤证曰"腹中痛"，小柴胡汤证曰"颈项强""胁痛"等。

4. 在和解剂中用大枣 和解剂重要的一点是"和"，大枣能和胃、调和诸药，如大柴胡汤、小柴胡汤、柴胡加芒硝汤等和解少阳之剂，以及半夏泻心汤、甘草泻心汤、生姜泻心汤、旋覆代赭汤等和胃、调和寒热之剂等均用大枣。

（四）不良反应及处理

少数患者致食物变态反应和过敏性休克，一旦确诊，应严格禁食致敏食物。[101]

八、熟地黄〔Rehmanniae Radix Praeparata〕

本品为玄参科植物地黄 *Rehmannia glutinosa* Libosch. 的根茎，经加工蒸晒而成（图17-8）。

图 17-8　熟地黄饮片

（一）作用特点

性能功效特点　熟地黄甘、微温，归肝、肾经。本品甘而微温，味厚柔润，质滋而善补血，为补血要药；质润而善滋肝肾之阴、补精血，尤以滋肾见长，为治肾阴精血亏虚之常用药。《本草害利》概括云："［利］甘微温，补脾、肝、肾，养血滋阴，为壮水之主药。"

现代研究表明，熟地黄主要含梓醇、地黄素、甘露醇、维生素 A 等，以及含量较高的单糖、多种氨基酸等，能促进失血性贫血小鼠红细胞、血红蛋白的恢复，并能凝血及增强免疫功能。

（二）安全合理用药

1. **适应证**　血虚、阴虚、阴血不足、精血不足诸证均可用熟地黄。
2. **禁忌证**　《本草害利》曰："［害］按熟地乃阴滞不行之药，大为脾胃之病所不宜。凡胸膈多痰，气道不利，升降窒塞，药宜通而不宜滞，汤液中应避地黄，故用宜斟酌。胃虚气弱之人，过服归、地，必致痞闷食减，病安能愈。"

本品性质滋腻，易妨碍消化，故脾胃虚弱、中满便溏、气滞痰多者慎用；宜与陈皮、砂仁或木香等同用，以健胃行滞，促进消化吸收，增强药力。

另有报道称"莱菔子不宜与熟地黄、何首乌同用"，莱菔子与何首乌、熟地黄配伍可导致感口干、头晕、神志恍惚，四肢抽搐等症状。[102]

九、何首乌〔Polygoni Multiflori Radix〕

本品为蓼科植物何首乌 *Polygonum multiflorum* Thunb. 的块根（图 17-9）。

（一）作用特点

1. **性能功效特点**　何首乌苦、甘、涩、微温，炮制后善于补肝肾、益精血，兼能收敛，且微温而不燥热，补虚而不滋腻，为滋补之药。

《本草纲目》曰："此物气温，味苦涩。苦补肾，温补肝，能收敛精气，所以能养血益肝，固精益肾，健筋骨，乌髭发，为滋补良药，不寒不燥，功在地黄、天门冬诸药之上。"

古今均将何首乌作为延年益寿之品。现代研究表明，何首乌主要含卵磷脂、粗脂肪、淀粉等，能降血脂，抑制动脉内膜斑块形成和脂质沉积，并能增强心肌的收缩力，

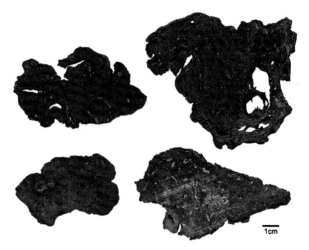

图 17-9 何首乌饮片

增强免疫功能，提高老年小鼠血、肝、大脑组织中的超氧化物歧化酶（SOD）的含量，加速体内自由基的清除，明显延缓性成熟后小鼠胸腺的萎缩，具有延缓衰老的作用。

2. **不同炮制品种的作用特点**

（1）生用：截疟解毒、润肠通便，又略兼补益。其用于久疟不止，证属阴血亏虚热多寒少者；性偏凉而解毒行泄，用于疮痈肿毒。生何首乌不仅解毒，而且又兼较缓和的补益精血作用，故用于瘰疬流注，缠绵日久，兼见阴血亏虚者。何首乌含蒽醌类衍生物，能促进肠管蠕动而呈泻下等作用，故能通便，可用于精血亏虚的肠燥便秘。

（2）制用：补益精血。精血亏虚者，无论寒热均可应用制何首乌。

（二）安全合理用药

1. **禁忌证** 大便溏泄，湿痰重，舌苔厚腻者不宜用。

2. **用法用量** 水煎服，10～30g。

（三）不良反应及处理

合理应用何首乌是安全有效的，出现不良反应常为自行服用，或用量过大所致。[103]国家药品不良反应监测病例报告数据库监测数据和文献报道提示，口服何首乌及其成方制剂有可能引起肝损害。以下几种情况可能会增加肝损害的风险：超剂量、长期连续用药；生何首乌较之制何首乌可能更易导致肝损害；有服用何首乌及其成方制剂引起肝损害个人史的患者；同时使用其他可导致肝损害的药品。[104]

1. **不良反应**

（1）何首乌含蒽醌类衍生物（土大黄苷、大黄酚、大黄酸、大黄素、大黄素甲醚等），可刺激大肠增加蠕动，促进排便，常量服用可有便溏、腹痛、恶心、呕吐等不良反应。

（2）何首乌可导致肝损害，表现为食欲减退、乏力、全身不适、恶心厌食油腻、黄

痘、谷丙转氨酶升高[105-111]。

（3）上消化道出血，嗳气反酸，腹泻。[112]

（4）双眼畏光，视疲劳。

（5）过量服用可致中毒，引起神经兴奋和肌肉麻痹，出现兴奋、烦躁、心动过速、抽搐、阵发性或强直性痉挛等症状，严重者因呼吸肌痉挛而死亡。

（6）过敏反应，如全身皮肤奇痒，出现红色块斑，抓破后有色素沉着；伴憋气、心慌，上腹部隐隐作痛，烦躁不安，呼吸急促等[113, 114]。

（7）莱菔子不宜与熟地黄、何首乌同用。有报道称何首乌与莱菔子配伍服用会出现不同程度的神志恍惚、口干、头晕等中毒的症状。[115]

2. 处理

（1）应用何首乌要控制用量，大便溏泄和痰湿较重者勿用。不可长期大量使用。

（2）发病期短，停药可减轻症状。

（3）有肝功能损害者应用保肝治疗。

（4）中毒解救方法，如洗胃后服用通用解毒剂或药用炭，服硫酸钠导泻，对症处理，兴奋烦躁者可用镇静剂，但禁用吗啡。

十、当归〔Angelicae Sinensis Radix〕

本品为伞形科植物当归 *Angelica sinensis*（Oliv.）Diels 的根（图 17-10）。

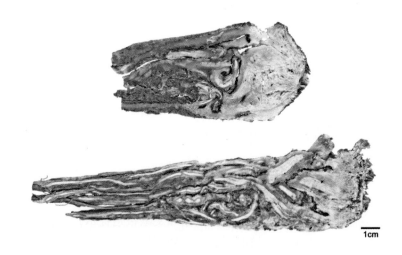

1cm

图 17-10　当归饮片

当归的使用历史悠久，《尔雅》中就有记载。当归入药首见于《神农本草经》，曰："味甘，温。主咳逆上气……妇人漏下绝子；诸恶疮疡、金疮。"

现代对当归进行了诸多的研究，将其广泛应用于临床各科。

（一）作用特点

当归的作用特点可概括为"补中有动，动中有补"，即指当归既能补血，又能活血，通过补血活血达到调经，通过活血达到止痛，通过补血达到润肠通便等作用。明代医家张景岳对当归的作用特点有精辟的论述，如《景岳全书·本草正》曰："当归，其味甘而重，故专能补血；其气轻而辛，故又能行血。补中有动，行中有补，诚血中之气药，亦血中之圣药也。"

1. 性能功效特点 当归甘、辛，温；归心、肝经；功效补血，活血，调经，止痛，润肠。

（1）补血：当归甘温质润，功善补血，为补血要药。据研究，当归含有当归多糖，多种氨基酸，维生素 A、B_{12}，以及人体必需的多种元素等，能显著促进血红蛋白及红细胞的生成。当归多糖能促进骨髓造血功能，并具有免疫增强作用。当归通过补血又能润肠通便。

（2）活血止痛：当归含有挥发油，性味辛温，故能温通血脉而活血。本品功善活血止痛、温散寒凝，且能补血，主治因血虚、血瘀兼寒凝所致的各种疼痛。据研究，当归能显著扩张冠脉，增加冠脉血流量，并能抗心肌缺血、抗心律失常、扩张血管。其所含的阿魏酸能改善外周血液循环、降低血压，并能抗氧化和清除自由基、抑制肝合成胆固醇。

（3）调经：本品补血活血而调经，又能止痛，善于调经，为妇科调经要药，又为胎前产后诸疾良药。其所含的挥发油及阿魏酸能抑制子宫平滑肌的收缩，水溶性或醇溶性非挥发性物质能兴奋子宫平滑肌，故当归对子宫具有兴奋与抑制的双相调节作用，即与其所含化学成分的种类及子宫功能状态有关。

（4）止咳平喘：《神农本草经》谓其"主咳逆上气"，即当归具有止咳喘的作用。后世医家亦有将当归用于咳喘病证的记载，但当归的这一功效却未被世人重视。近代研究亦证实当归中的藁本内酯有平喘作用，故应重视当归的止咳喘作用。

2. 不同炮制品种的作用特点 本品一般生用；酒炒当归长于活血。

3. 不同药用部位的作用特点 依据历代本草的记载，当归分部位使用其作用有别。

（1）当归头尾：偏于活血，其挥发油及阿魏酸含量以当归尾中最高，但归头中微量元素含量最多。

（2）当归身：偏于补血。

（3）全当归：有补血活血的作用。

（二）安全合理用药

1. 适应证

（1）血虚证：以面色苍白、指（趾）甲无华、头昏目眩及心悸等为主证者，或因血虚而导致的大肠津亏便秘。因当归性温而燥，故以血虚偏寒为宜。如《景岳全书·本草正》所云："阴中阳虚者，当归能养血，乃必不可少。"

（2）用于妇产科经产诸证：痛经、闭经、月经不调；产后恶露不尽，以血虚、血瘀（或兼气滞）有寒者为宜。

（3）临床各科之痛证：瘀血所致之经脉不通，或寒凝血滞之疼痛证。

（4）外科之瘀热毒邪：以当归的补血活血特点，性温有偏于养血扶正，故以血虚气弱之痈疽不溃或溃后不敛用之为宜。

2. 禁忌证　《本草害利》云："［害］气味辛温，虽能补血活血，终是行血走血之性，故能滑肠。其气与胃气不相宜，故肠胃薄弱，泄泻溏薄，以及一切脾胃病，恶食不思食，及食不消者，并禁用。即在胎前产后亦忌。辛温发散，甚于麻黄、细辛，气虚血弱有热者，犯之发痉。"

《景岳全书·本草正》曰："惟其气辛而动，故欲静者当避之。凡阴中火盛者，当归能动血，亦非所宜；若血滞而为病者，正所当用，其要在动滑两字。"

（1）本品甘温，湿热中阻、肺热痰火、阴虚阳亢等证不宜应用。当归性偏温燥，有实热睡眠不佳、高血压面红烦躁者也不宜用。

（2）本品润燥滑肠，故脾胃虚弱之不思饮食、消化不良、大便溏泄者慎用。

（3）当归有活血作用，孕妇和月经过多者不适用。

3. 用法用量　6～12g，大剂量可用至15g。水煎服，或用浸酒、熬膏或入丸散。外用适量，多入药膏中用。

（三）不良反应及处理

1. 当归辛甘温热而燥，长期大量服用可致虚火上炎，出现失眠、咽喉痛、鼻腔灼热等。

2. 有报道当归超大剂量应用，可发生中毒致死。一患者口服当归鸡汤（用当归500g），出现了呕吐、胸闷、心悸、呼吸困难、心率减慢，血压降低、心肌损伤、中毒性心肌炎和心源性休克，经抢救无效而死亡。[116]

3. 少数患者可致过敏反应，甚者出现重症多形性红斑，愈后眼部遗留睑球粘连、干眼病[117-119]。

（四）配伍应用及增效减毒（烈）

当归的配伍应用，随所配伍药物的作用特点，而呈现出不同的药物效应。《景岳全书·本草正》曰："大约佐之补则补，故养营补血，补气生津，安五脏，强形体，益神志，凡有虚损之病，无所不宜。佐之攻则通，故能祛痛通便，利筋骨，治拘挛、瘫痪、燥涩等证。"

1. 配川芎　补血活血和血作用加强，用于多种血虚血瘀病证，如四物汤。现代研究表示，配伍后其对子宫收缩和降压作用呈现复合效果，抗凝和抗辐射作用增强，降低血液黏度作用增强。合用后急性毒性呈拮抗作用。[120]

2. 配白芍　白芍可增强当归的补血作用，并可制约当归的辛燥之性，用于血虚偏热的病证，如四物汤。

3. 配黄芪　见黄芪。

4. 配维生素 E　可提高治疗妇科疾病的疗效。

十一、鹿茸〔Cervi Cornu Pantotrichum〕

本品为脊椎动物鹿科梅花鹿 *Cervus nippon* Temminck 或马鹿 *C. elaphus* Linnaeus 的雄鹿未骨化密生茸毛的幼角（图17–11）。

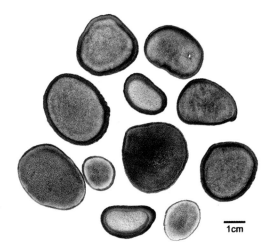

鹿茸的应用历史悠久，早在战国时期的《五十二病方》中已有记载。作为药用，《神农本草经》云："味甘，温。主漏下恶血，寒热，惊痫，益气强志，生齿，不老。"

历代医家视鹿茸作为名贵药材，认为乃"血肉有情之品"，放在保健补品中常用的。

图 17–11　鹿茸饮片

（一）作用特点

1. 性能功效特点

（1）鹿茸甘、咸，温；归肾、肝经。其甘温补阳，甘咸滋肾，禀纯阳之性，具生发之气，能峻补肾阳、益精养血、充脑髓，为补肾阳、益精血之要药。鹿茸通过补肾阳、益精血达到振奋精神作用；通过补肾阳、益精血而达到强筋骨、固冲任、止带下，托疮毒的作用。

（2）肾藏精主骨，肝藏血主筋，鹿茸补精血、壮筋骨，加速生长发育；鹿茸对长期不易愈合的溃疡和疮口，能增强再生过程，并能促进骨折的愈合。

（3）鹿茸既能温肾暖宫而调经助孕，又可收缩子宫而止血固崩。其有性激素样作用，能提高离体子宫的张力，并能增强其节律性收缩。

据研究，鹿茸含雄性激素及少量女性卵泡激素，又含多种氨基酸、蛋白质、磷酸钙、碳酸钙等。鹿茸具有强壮作用，能促进生长发育，减轻疲劳，改善睡眠和食欲，改善蛋白质代谢障碍和改善能量代谢，增强肾脏利尿功能，提高机体的免疫功能，促进红细胞、血色素、网织红细胞的生长。鹿茸不仅对心血管系统有减慢心率、扩张外围血管、降压、抗心律失常作用，还有镇静、镇痛作用。

2. 不同药用部位和炮制品种的作用特点

（1）鹿角〔Cervi Cornu〕：为雄鹿骨化的角。其性味咸、温，归肝、肾经。鹿角补肾阳的力量较鹿茸薄弱，可作为鹿茸的代用品；兼能活血散瘀、消肿。《神农本草经》云："主恶疮痈肿，逐邪恶气，留血在阴中。"其用于阳虚轻证，阴疽，腰痛等。用量6～15g，外用适量，研粉用。阴虚火旺不宜用。

（2）鹿角胶〔Cervi Cornus Colla〕：为鹿角煎熬而成的胶块。其性味甘、咸，温。鹿角胶补肝肾，益精血，并有良好的止血作用，适用于肾阳不足、精血亏虚、虚劳、月经过多、阴疽内陷等。常用3～6g，用开水或黄酒加温烊化，或入丸散膏剂。若非精寒血冷，阳衰命门无火者，不可用。

（3）鹿角霜〔Cervi Cornu Degelatinatum〕：为鹿角熬制鹿角胶后剩余的骨渣。其性味甘、平，补肾助阳，补力弱，但不滋腻，兼有收敛作用，用于肾阳不足或脾胃虚寒之久泻、带下清稀、月经过多等。10～15g，水煎服。

（4）鹿肉：其性味甘、温，补中益气，强五脏，调血脉，养血，用于调补身体。

（5）鹿血：补肾阳，益精血，适用于肾阳虚及精血不足。

（二）安全合理用药

1. 适应证　鹿茸证可概括为以下3方面。

（1）慢性虚寒证：鹿茸证为虚寒证，乃为慢性虚寒，非急性阳虚暴脱。其寒为久病大病致肾阳虚损，精血不足，或体质上先天不足，表现为阳虚内寒之证。阳虚、精亏、血虚三者可先后出现，或同时存在，又相互影响。如血亏日久不复，必然损及肾精；肾精匮乏，不能化生阳气，必致阳虚；阳虚则动力不足，又影响精血的化生。其临床表现为腰膝冷、畏寒、面色苍白、生殖功能下降等。鹿茸正是既能补肾阳，又有益精血之品。

（2）虚寒而痿证：由于肾阳虚、精血不足，导致精神萎靡、记忆力衰退、阳痿、筋骨痿软，以及小儿先天不足之五迟五软等。

（3）虚寒而不固、不敛证：阳虚火衰，不能固摄，表现为男子遗精、滑精，女子冲任不固、带下清稀、崩漏等；肾虚精亏而骨折久不愈合，气血精血不足，正不胜邪；或托毒无力，致疮痈久溃不敛、阴疽内陷不起、肤色暗淡等。

（4）舌脉：鹿茸证应是无热、无邪，舌淡苔薄白，脉沉细或无力。

2. 禁忌证及注意事项

（1）肝热、肝火或阴虚阳亢，如高血压患者眩晕、面红目赤、失眠烦躁、口干等。慢性肾炎、高血压患者，服用后会加重高血压。如《本草害利》云："［害］升阳性热，阴虚而阳浮越者，目击误用而血脱于上以陨者多人矣。"

（2）血分有热，如月经过多，有出血倾向，或原有凝血障碍性疾病，如血小板减少、再生障碍性贫血、血友病、遗传性毛细血管扩张等，均当慎用或忌用。

（3）胃火炽盛或肺有痰热，见口干、口臭、牙龈肿痛、便秘，或咳嗽痰黄稠，或痰中有血丝，或咽喉肿痛等当慎用。

（4）消化道溃疡、急慢性消化道炎症、胃扩张、胃黏膜脱垂等，当忌用或慎用。

（5）外感热病，发热口渴者勿用。

（6）过敏体质，支气管哮喘阳盛体质者忌用。

（7）孕妇、产妇均忌用。

（8）年轻而无阳虚者服用本品，可能会引起全身燥热、口干唇裂甚至鼻出血、口舌生疮等副作用。

（9）尿毒症患者不宜用鹿茸。慢性肾炎尿毒症患者服用鹿茸，会使病情加重，肾功能急剧恶化。尿毒症属肾虚邪实，晚期湿热、瘀血阻滞，应治以和胃、降浊、祛浊。而鹿茸中所含的非必需氨基酸和无机离子，在人体代谢中，可能会增加氮代谢产物的生成和加重尿毒症患者的电解质紊乱。

（10）夏季天气炎热，或春季湿热偏重不宜用，用作补品最好在冬季服用。

3. 用法用量

（1）常用量及用法：1～3g，研细末，每日分3次冲服；或入丸、散剂。

（2）根据用途确定剂量：用于补虚提神，用小剂量；用于增强性功能，用较大剂量。

（3）宜缓补，不宜峻补：因使用鹿茸之证，往往是体虚日久，不可能在短时间内恢复，故不可用峻补之法。服用本品宜从小量开始，缓缓增加至治疗量，不可骤用大量。

曹炳章《鹿茸通考》对鹿茸的用量用法有明确的论述："每遇当用鹿茸之症，自一厘渐增至数分、数钱，每获妥效，此即大虚缓补之意也。"

（4）有关鹿茸剂型的选择：当根据具体病情选择适当的剂型。

1）散剂、丸剂：若治筋骨不健、创面久不愈合、营养不良、小儿发育迟缓等病证，可考虑用散、丸剂。[121]

2）酒剂：用于肾阳虚衰之阳痿、不育、不孕以及抗衰老等，以酒剂较佳。现代研究资料表明，鹿茸含有的脂溶性成分（如磷脂类及鹿茸精）等均溶于乙醇，且该类成分具有促性激素样作用。

3）煎剂：较少用；或作为药膳煲汤食用。取鹿茸片3～5g，与鸡（鸭、鹅、鸽、猪、牛、羊）肉、大枣、枸杞子、莲子、百合、当归等适量搭配，放入电饭煲或砂锅内炖1小时左右后食用。

（三）不良反应及处理

曹炳章对鹿茸的不良反应及其原因有深刻的认识，其曰："鹿茸，补精填髓之功效虽甚伟，服食不善，往往发生吐血、衄血、尿血、目赤、头晕、中风昏厥等症。考其原因，其人平时多阳旺液燥，贫血亏精，气血乏运，苟服食参、茸，能用份少、服日多，则助气养血，有益无损，虽有余热，亦不危害；若阳虚阴燥之人，再骤服大剂，以致有助燥烁阴之弊。"

1. 过敏反应 皮肤瘙痒，全身散在风疹块，面目浮肿；严重者引起过敏性休克。[122]

2. 上消化道出血 上腹部不适或疼痛，食欲减退，恶心，呕吐，呕血或便血，头昏等。

3. 骤用大量引起阳升风动，出现头昏、目赤、出血、暴盲等 如曹炳章认为："鹿茸，补精填髓之功效虽甚伟大，服食不善，往往发生吐血、衄血、尿血、目赤、头晕、中风昏厥等症。"[123]

病案举例：服鹿茸片引起消化道出血一例[124]

患者，男，22岁，患神经衰弱，口服鹿茸片，每次5g，每日2次。其服药至第3天出现少量柏油样便，第4天排黑便大约500mL后，突然昏倒，面色苍白，出冷汗，上腹部不适，恶心；入院后又解黑便50mL。查体：体温36℃，心率94次/分，呼吸频率24次/分，血压100/50mmHg，神志清楚，无异常体征。实验室检查：大便隐血（++++）。胃镜查发现胃窦及胃小弯部黏膜充血。经补液、止血等处理，该患者10天后痊愈出院。

（四）配伍应用及增效减毒（烈）

1. 配人参 人参大补元气，鹿茸补肾阳、益精血，二者配伍后益气壮阳作用增强，用于肾阳气不足、精血亏虚的阳痿、畏冷、腰酸等。

动物实验研究表明，参茸不同配伍剂量比例对模型大鼠表征、血清睾酮浓度、前列腺和精囊重量指数、睾丸组织形态均有不同程度的改善，认为参茸不同剂量配伍对嘌呤应用法雄性大鼠性功能障碍动物模型具有不同程度的改善作用，最佳配伍剂量为5:2。[125]

2. 配附子 温肾、补肾壮阳作用增强，用于治疗肾阳虚、阴寒内盛病证。

（五）与西药合用的禁忌

1. 不宜与降糖药（胰岛素、优降糖、甲苯磺丁脲等）合用 因鹿茸有糖皮质激素样作用，可使血糖升高，而减弱降糖药的疗效。

2. 不宜与水杨酸类药合用 因鹿茸对胃肠道有刺激作用，可使水杨酸类药物诱发或加重消化道溃疡。

3. 不宜与双氢克尿噻合用 因可导致利尿加速，引起低血钾症。

十二、蛇床子〔Cnidii Fructus〕

本品为伞形科植物蛇床 *Cnidium monnieri*（L.）Cuss. 的成熟果实（图17-12）。

（一）作用特点

蛇床子性味辛、苦，温；有小毒。《神农本草经》载蛇床子云："主妇人阴中肿痛，男子阴痿湿痒，除痹气，利关节，癫痫，恶疮。"本品辛苦温燥，外用长于燥湿、杀虫、止痒，为外治瘙痒性疾病之常用药；内服能温肾暖宫、壮阳起痿、祛寒燥湿，对寒湿带下及寒湿久痹兼有肾阳不足者最为适宜。

（二）安全合理用药

1. 用量用法 本品外用适量，多煎汤熏洗，或研末调敷，或制成油膏、软膏、栓剂外用。内服水煎，3～9g，性温燥，不宜过量服用。

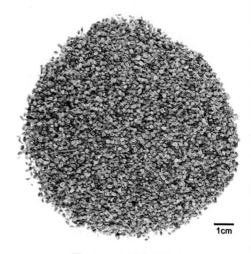

图17-12 蛇床子饮片

2. 禁忌证

（1）阴虚火旺或下焦湿热肾者，不宜单用内服。

（2）皮肤过敏患者不宜外用。

（三）不良反应及处理

1. 不良反应 本品主要含挥发油、香豆精类等成分，据报道，有内服蛇床子总香豆素后，少数患者有轻微口干、舌麻、思睡及恶心呕吐等胃部不舒的反应，停药后可消失[126, 127]。另有外搽蛇床子与百部配伍的煎液，少数患者出现皮肤潮红、剧痒等症状[128]，可能为蛇床子的温热药性之反应，或过敏体质所致。

2. 处理 服用金银花、连翘、绿豆等；皮肤瘙痒者宜清洗患部；对症抗过敏处理。

第四节　其他补虚药的安全合理用药

一、山药〔Dioscoreae Rhizoma〕

本品为薯蓣科植物薯蓣 *Dioscorea opposita* Thunb. 的根茎。

1. 不同炮制品种的作用特点 可根据病情的不同需要，加以选用不同的炮制品种。

（1）生山药：补阴之力较强。水溶性浸出物以生品略高。

（2）炒山药：所含微量元素、游离氨基酸等营养成分，以及薯蓣皂苷元的溶出率增加，宜用于食疗、食补。

1）土炒山药：补脾止泻之力较佳。微量元素以土炒品含量最高。

2）麸炒山药、米炒山药：健脾益气之力增强。

3）蜜炙山药：蜂蜜能助山药补脾胃、润肺、缓中，且对补益成分磷脂有保护作用，故补脾益气宜用蜜制品。

2. 不良反应 少数患者在接触鲜山药或大量服用山药后可出现皮肤过敏反应。[129, 130]

二、白扁豆〔Lablab Album Semen〕

本品为豆科植物扁豆 *Dolichos lablab* L. 的成熟种子。

1. 禁忌证 《本草害利》云："［害］多食壅气，患寒热者不可食，盖邪疟未尽，及伤寒外邪方炽，不可服此补益之物耳。"

2. 使用注意 生扁豆含毒性蛋白质，生用有毒，加热可使其毒性大减，故不宜用生扁豆研末服。

三、阿胶〔Asini Corii Colla〕

本品为马科动物驴 *Equus asinus* L. 的去毛之皮经熬制而成的固体胶。

禁忌证

（1）滋腻碍胃，脾胃虚弱，食欲不振，或脾虚便溏，纳食不化者慎用。《本草害利》云："［害］胶性黏腻，胃弱作呕吐者勿服。脾虚食不消者，亦忌之。"可在服用阿胶之前或服用时用陈皮、半夏、厚朴、枳壳、神曲、山楂等开胃健脾方药，使脾胃健运。

（2）患有表证者不宜用阿胶，否则易致食积。

四、鳖甲〔Trionycis Carapax〕

本品为鳖科动物鳖 *Trionyx sinensis* Wiegmann 的背甲。

1. 不同炮制品种的作用特点　鳖甲生用滋阴，其氨基酸含量较高；醋炙软坚，其微量元素含量较高。

2. 禁忌证

（1）《本草害利》云："［害］其性阴寒，肝虚无热者忌用。鳖肉凉血补阴，阴冷而难消，脾虚者大忌。"本品味甘性寒，气味重浊，故脾胃虚寒或有寒湿者忌用。

（2）因其有软坚散结作用，如《本草通玄》云"去瘀血"，《本草纲目》云"主难产"，故孕妇慎用。

3. 不良反应　如过敏反应，局部或全身见点状或团块状皮疹，瘙痒，潮红；甚或出现过敏性休克，见烦躁不安、心跳加快、呼吸急促、面色苍白、头昏眼花、四肢冰冷、汗出、血压下降。过敏体质忌用。[131]

五、肉苁蓉〔Cistanches Herba〕

本品为列当科植物肉苁蓉 *Cistanche deserticola* Y. C. Ma 的带鳞叶的肉质茎。

1. 性能功效特点　肉苁蓉既能补肾阳、益精血，又能润肠通便。《本草汇言》载："养命门，滋肾气，补精血之药也。男子丹元虚冷而阳道久沉，妇人冲任失调而阴气不治，此乃平补之剂，温而不热，补而不峻，暖而不燥，滑而不泄，故有从容之名。"

在补阳药中，肉苁蓉与锁阳性能特点相似，两者均有补而不腻、温而不燥、滑而不泄的特点，既能补肾阳，又能益精血、润肠通便，适用于阳虚、精血不足之病证。

2. 不同炮制品种的作用特点

（1）生苁蓉：补肾、滑肠力胜，多用于肾气不足之肠燥便秘。

（2）酒苁蓉：补肾助阳之力明显增强，多用于肾阳亏虚之阳痿、腰痛、不孕。

（3）淡苁蓉、盐苁蓉：介于生苁蓉与酒苁蓉二者之间，既能补肾阳、益精血，又能润肠通便。肉苁蓉经加热炮制后其甜菜碱的含量明显升高，而麦角甾醇的含量则降低。

1）盐苁蓉：不仅能提高"阳虚"动物脱氧核糖核酸的合成率，而且微量元素锌、锰、铜、铁的含量均高于其他传统炮制品种。

2）淡苁蓉：在漂洗过程中水溶性成分会大量流失，直接影响药效，应引起重视。

3. 禁忌证　肉苁蓉能助阳、通便，故阴虚火旺、实热积滞及大便溏泄、滑精者不宜服用。

六、淫羊藿〔Epimedii Folium〕

本品为小檗科植物淫羊藿 *Epimedium brevicornum* Maxim.、箭叶淫羊藿 *E. sagittatum*（Sieb. et Zucc.）Maxim.、柔毛淫羊藿 *E. Pubescens* Maxim.、巫山淫羊藿 *E. wushanense* T. S. Ying 或朝鲜淫羊藿 *E. koreanum* Nakai 的地上部分（图 17-13）。

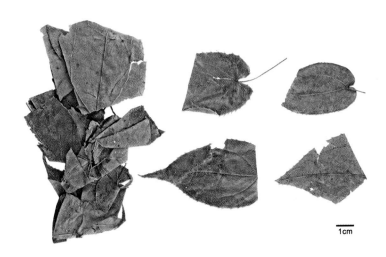

图 17-13 淫羊藿饮片

1. 不同炮制品种的作用特点

（1）生淫羊藿：长于祛风湿，多用于风寒湿痹、中风偏瘫、小儿麻痹症等。

（2）炙淫羊藿：具温散寒邪、益肾补阳之功。经羊脂油制后，其温肾壮阳之功增强，常用于肾阳不足之阳痿、宫冷不孕。

2. 禁忌证　《本草害利》云："［害］虚阳易举，梦遗不止，溺赤口干者并忌。若误服之，则病强中淋浊之患。"

淫羊藿适用于阳虚证，故阴虚火旺所致的梦遗、小便黄赤、口干等不宜用。

3. 不良反应　有报告指出淫羊藿导致乙型肝炎病毒携带者发生慢性药物性肝损伤，应引起注意。[132]

七、杜仲〔Eucommiae Cortex〕

本品为杜仲科植物杜仲 *Eucommia ulmoides* Oliv. 的树皮（图 17-14）。

在炮制品种中，盐杜仲：应用最广。盐制后可直走下焦，增强补益肝肾的作用。一般认为，杜仲炒断丝，有利于调配、煎煮和粉碎，更好地发挥药效，故传统炮制要求是

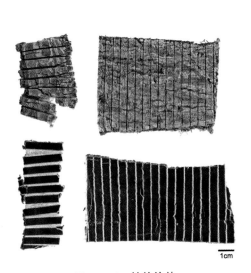

图 17-14 杜仲饮片

"断丝而不焦化"。杜仲经炮制后，其降压的主要成分松脂醇及二葡萄糖苷含量升高，故降压作用明显强于生杜仲。

八、补骨脂〔Psoraleae Fructus〕

本品为豆科植物补骨脂 *Psoralea corylifolia* L. 的成熟果实。

1. 不同炮制品种的作用特点

（1）生补骨脂：辛热而燥，温肾壮阳作用强，长于温补脾肾、止泻，多用于脾肾阳虚、五更泄泻；外用治白癜风。

（2）盐补骨脂：辛窜温燥之性更加和缓，可避免伤阴之弊，补肾纳气之功增强，多用于阳痿遗精、肾虚腰痛、肾虚喘促等。

（3）酒补骨脂：性能功用与盐补骨脂基本相似，其对肾脏的毒性是所有传统炮制法中最低的。

2. 禁忌证 《本草害利》云："［害］此性燥助火，凡病阴虚火动，阳道妄举，梦遗尿血，小便短涩，及目赤口苦舌干，大便燥结，内热作渴，火升嘈杂，湿热成痿，以致骨乏无力者，皆忌服。能堕胎，孕妇忌。"

（1）补骨脂为补阳之品，性能偏燥热，容易助火，故阴虚火旺、湿热病证忌用。

（2）补骨脂易动火致胎动不安，故孕妇忌用。

3. 不良反应 补骨脂及其口服制剂的不良反应主要累及消化系统，部分表现为恶心、厌油、纳差、乏力、转氨酶升高、胆红素升高、皮肤黄染、眼黄、陶土样便等，提示可能存在药物性肝损伤。[133] 若大剂量服用，可能会出现乏力、头晕、目眩、呼吸急促、呕吐，甚至吐血、昏迷、呼吸极度困难等危重症状。[134] 长期服用补骨脂中药制剂可能造成视网膜毒性，出现视力模糊。[135] 少数人补骨脂可引起过敏反应，有过敏史的患者应慎用。[136-139]《本草害利》称本品"能堕胎，孕妇忌"。现代研究本品是否对妊娠有不利影响尚无定论。故此，为慎重起见，临证中勿将补骨脂用于安胎，以及孕妇病者。

4. 鉴别应用 本品应与木蝴蝶鉴别。本品在历代方书中多用其异名"破故纸"，因紫葳科植物木蝴蝶的种子有"故纸""破布子"等异名，以致有些地区误将木蝴蝶当作补骨脂使用。

木蝴蝶性味苦寒，功能清肺利咽、疏肝解郁，与补骨脂寒温有别，功效各异。因此，临床处方时二者应分别使用正名补骨脂或木蝴蝶。

九、益智仁〔Alpiniae Oxyphyllae Fructus〕

本品为姜科植物益智 *Alpinia oxyphylla* Miq. 的成熟果实。

1. 不同炮制品种的作用特点

（1）生益智仁：辛温而燥，以温脾止泻、收摄涎唾为主，多用于中焦虚寒。

（2）盐益智仁：辛燥之性缓和，专行下焦，长于固精缩尿，多用于肾气虚寒。

2. 禁忌证 《本草害利》云："［害］其气芳香，唯性本燥热，病属血燥有热，而崩带遗浊者，皆当忌之。凡呕吐由于热，而不因于寒；气逆由于怒，而不由于虚；小便余沥，由于水涸精亏内热，而不由于肾气虚寒；泄泻由于湿火暴注，而不由于气虚肠滑，法并忌用。"

益智仁为补阳兼固涩之品，适用于阳气虚不能固摄之滑脱不禁之证。若为血燥有热所致之月经过多、崩漏，阴虚火旺之遗精、遗尿，湿热下注之泄泻等，则不宜用益智仁。

十、菟丝子〔Cuscutae Semen〕

本品为旋花科植物菟丝子 *Cuscuta chinensis* Lam. 的成熟种子。

1. 不同炮制品种的作用特点

（1）生菟丝子：长于养肝明目，多用于目暗不明。

（2）盐菟丝子：不温不寒，平补肝肾，补肾固涩作用较强，常用于阳痿早泄、遗精滑泄、胎元不固。菟丝子药材质地坚硬，难以粉碎，盐炙后易于捣碎和煎出有效成分。

（3）酒菟丝饼：不但增强温补脾肾之功，而且能提高煎出效果，多用于阳痿遗精，脾虚便溏或泄泻。

（4）炒菟丝子：功用与生品相似，但炒后可提高煎出效果。

2. 禁忌证 《本草害利》云："〔害〕其性温操偏补，凝正阳之气，能助人筋脉。肾家多火，强阳不痿，大便燥结者忌之。"

菟丝子辛温燥热，阴虚火旺之阳强易举、大便燥结者不宜用。

3. 使用注意 菟丝子虽系无毒植物，但它是一种寄生性植物，当菟丝子寄生于马桑树上时，可能含有马桑毒素等，引起头昏、恶心、呕吐、胸闷等，严重者全身发麻、心跳变慢、瞳孔缩小、呼吸增快、阵发性强直性痉挛，以致昏迷、呼吸衰竭、心脏骤停而死亡，应避免采集服用，以免造成中毒，危及生命。[140]同时，有报道婴幼儿超大剂量使用后发生呕吐、抽搐等中毒反应。[141]

4. 鉴别用药 同科植物金灯藤 *Cuscuta japonica* Choisy 的种子在四川、贵州、陕西、湖北等省有药用习惯，习称大菟丝子。但曾有报道称服用寄生在马桑植物体上的大菟丝子可引起恶心、呕吐、头昏、阵发性抽搐、昏迷、胃出血等毒副反应，这些毒性反应与其宿主马桑引起的中毒相似，可采用治疗马桑中毒的方法进行治疗，如肌内注射苯巴比妥，口服金银花、连翘、绿豆汤。[142]化学分析发现，引起中毒的大菟丝子含有与马桑相同的化学成分。[143]因此，目前大菟丝子已不做药用。

十一、仙茅〔Curculiginis Rhizoma〕

本品为石蒜科植物仙茅 *Curculigo orchioides* Gaertn. 的干燥根茎。

仙茅性味辛、热，有毒，归肾、肝经，功效温肾壮阳、祛寒除湿，治疗肾阳不足、命门火衰之阳痿精冷、小便频数，或肾虚之腰膝痿软、筋骨冷痛，或寒湿久痹，或脾肾阳虚之脘腹冷痛、泄泻。煎服，5～15g；或酒浸服，亦入丸散剂用。阴虚火旺者忌服；本品燥烈有毒，不宜久服。

过量服用仙茅会出现发热、寒战、心悸、胸闷心慌、期前收缩等不良反应。[144]有报道仙茅致药物中毒性周围神经病，表现为四肢远端麻木、感觉迟钝等。[145]

十二、阳起石〔Tremolitum〕

本品为硅酸类矿石阳起石或阳起石石棉的矿石。

阳起石咸、温，归肾经，能温肾壮阳，治疗肾阳亏虚之阳痿、宫冷、腰膝冷痹。入丸、散剂服用，3～6g。阴虚火旺者忌用；不宜久服。

现代有人提出阳起石不宜作为药用，因阳起石主要成分为石棉，而石棉为致癌物，故不宜用。[146]

参考文献

［1］中国中医研究院.蒲辅周医案［M］.北京：人民卫生出版社，2005：25–27.

［2］刘更生.医案医话医论名著集成［M］.北京：华夏出版社，1997：689–692.

［3］黄英志.叶天士医学全书［M］.北京：中国中医药出版社，1999：872.

［4］雷载权，张廷模.中华临床中药学（上卷）［M］.北京：人民卫生出版社，1998：47.

［5］金寿山.金寿山医论选集［M］.北京：人民卫生出版社，2005：200.

［6］金寿山.金寿山医论选集［M］.北京：人民卫生出版社，2005：196.

［7］黄英志.叶天士医学全书［M］.北京：中国中医药出版社，1999：783.

［8］秦伯未.谦斋医学讲稿［M］.上海：上海科学技术出版社，1978：163.

［9］熊继柏.熊继柏医论集［M］.北京：中医古籍出版社，2005：253–261.

［10］汪绮石.理虚元鉴［M］.谭克陶，周慎整理.北京：人民卫生出版社，2005：22–26.

［11］赵汉钟.人参西洋参研究大全［M］.香港特别行政区：容斋出版社，1998：502–518.

［12］李时珍.本草纲目（金陵版排印本）［M］.北京：人民卫生出版社，1999：625.

［13］张永恒.人参的不同炮制方法和各药用部位皂苷含量［J］.中草药，1983，14（5）：19.

［14］李时珍.本草纲目（金陵版排印本）［M］.北京：人民卫生出版社，1999：626–627.

［15］黄煌.人参［J］.中国社区医师，2003，18（3）：32–33.

［16］凌奂.本草害利［M］.北京：中医古籍出版社，1982：75–76.

［17］张俊惠，赵仲坤，马爱华，等.人参煎煮方法的对比实验［J］.中国中药杂志，1992，17（6）：350–351.

［18］张桂燕，连珊枝，陆蕴如，等.中药剂型对化学成分影响的研究——对人参总皂甙含量的影响［J］.北京中医学院学报，1993，16（6）：29–30.

［19］李卫民，李永平.中药人参的不良反应［J］.中国中药杂志，1992，17（5）：312–314.

［20］宋黎.新鲜人参致过敏1例［J］.药物流行病学杂志，2003（1）：45.

［21］毛炯，伍怡和.服人参致低血钾反应1例.中国中药杂志，1992，17（5）：314.

［22］金惠玉.用人参引起糖尿病反复1例［J］.陕西中医，1994，15（8）：376.

［23］苏春兰，罗志胜，覃兴乐.滥用人参致不良反应3例［J］.药物流行病学杂志，2004（5）：279–280.

［24］赵强.老年妇女服用人参致阴道出血治验［J］.浙江中医杂志，2005（3）：42.

［25］张东海.人参致美尼埃病复发6例分析［J］.实用中医药杂志，2003（3）：160.

［26］刘丽，李芹.中医辨证治疗大剂量人参致药物性肝炎患者1例［J］.亚太传统医药，2016（12）：129-130.

［27］孙一帆，罗兰堂.中西医结合救治小儿急性人参中毒36例［J］.湖北中医杂志，1999，21（5）：223.

［28］柳长华.陈士铎医学全书［M］.北京：中国中医药出版社，1999：99.

［29］朱步先，朱胜华，蒋熙，等.朱良春用药经验集［M］.长沙：湖南科学技术出版社，2005：34.

［30］郭国华，鲁耀邦，宋力飞，等.人参与五灵脂配伍对实验动物毒性的影响［J］.中国中药杂志，1994（4）：247-250.

［31］吴嘉瑞，常章富，张冰，等.人参与莱菔子配伍后人参皂苷Re煎出量变化研究［J］.美中医学，2006，3（4）：17.

［32］吴仪洛.本草从新［M］.上海：上海科学技术出版社，1958：6.

［33］黄多术，张玉菁.口服西洋参致腹痛、腹泻反应1例［J］.中国中药杂志，2005（12）：951.

［34］沙子仲.久服西洋参致脾阳虚衰2例［J］.中医药学报，1990（6）：24.

［35］钟健华.服西洋参致过敏反应一例［J］.中国中药杂志，1992，17（1）：55.

［36］孙祥健.西洋参致水泡疹1例报告［J］.四川中医，1991（9）：11.

［37］颜永潮.服用西洋参致头痛1例［J］.中草药，1997（11）：698.

［38］李冰.洋参片致女性内分泌失调1例［J］.现代应用药学，1999，11（3）：55.

［39］叶海宁，王彤.嚼食新鲜西洋参中毒3例分析［J］.天津中医，2001，18（1）：41.

［40］中国中医研究院.岳美中论医集［M］.北京：人民卫生出版社，2005：175-176.

［41］邱德文，沙风桐，熊兴平.中医学家邓铁涛［M］.贵阳：贵州科学技术出版社，1996：133-136.

［42］黄煌.黄芪［J］.中国社区医师，2002，18（13）：34-35.

［43］张锡纯.医学衷中参西录［M］.石家庄：河北科学技术出版社，2007：27.

［44］中国中医研究院.岳美中论医集［M］.北京：人民卫生出版社，2005：178.

［45］张锡纯.医学衷中参西录·中药解读［M］.石家庄：河北科学技术出版社，2007：33.

［46］徐志伟，彭炜，张孝娟.邓铁涛学术思想研究（Ⅱ）［M］.北京：华夏出版社，2004：36.

［47］邱仕君.邓铁涛医案与研究［M］.北京：人民卫生出版社，2004：45.

［48］徐志伟，彭炜，张孝娟.邓铁涛学术思想研究（Ⅱ）［M］.北京：华夏出版社，2004：102.

［49］冯伟贞，范玉堂.黄芪注射液引起胃肠道反应一例［J］.医药导报，1999（6）：456.

［50］中国中医研究院.岳美中论医集［M］.北京：人民卫生出版社，2005：179-180.

［51］刘昱.中药黄芪口服致剥脱性角质松解症1例［J］.中国中医急症，2013（7）：1251.

［52］温汝良.黄芪致固定性红斑型药疹1例报告［J］.新中医，1994，26（5）：74.

［53］杨润兰.黄芪致过敏1例报告［J］.新中医，1997，29（5）：57.

［54］王月，郭利平，商洪才，等.560 例黄芪注射液不良反应 / 事件文献分析［J］.中医杂志，2011（9）：779-783.

［55］宋良玉.112 例黄芪注射液不良反应报告分析［J］.内蒙古中医药，2010（24）：52-53.

［56］王奕，毛德莉.黄芪注射液不良反应 46 例文献分析［J］.药物流行病学杂志，2008（3）：183-184.

［57］伏祥瑞.46 例黄芪注射液不良反应分析［J］.亚太传统医药，2015（16）：141-142.

［58］王春华，张家驹.大剂量服黄芪致高血压 5 例分析［J］.山东中医杂志，1996，15（8）：351.

［59］高天，何燕.黄芪不良反应的临床表现［J］.时珍国医国药，2005，16（11）：11.

［60］陈颖昇，陈成立.服用黄芪引起失眠 2 例［J］.安徽中医学院学报，1997，16（3）：3.

［61］龚士澄.临证用药经验［M］.北京：人民卫生出版社，1998：85.

［62］朱良春.章次公医术经验集［M］.长沙：湖南科学技术出版社，2004：126.

［63］黄煌.甘草［J］.中国社区医师，2003，19（8）：34.

［64］张锡纯.医学衷中参西录·中药解读［M］.石家庄：河北科学技术出版社，2007：72.

［65］李艺辉，王丽莉，于景献，等.炙甘草汤不同剂量及煎服方法对冠心病心律失常疗效观察［J］.中国中西医结合杂志，1994（9）：552.

［66］龚士澄.临证用药经验［M］.北京：人民卫生出版社，1998：56.

［67］王育杰.对甘草用量用法的研究［J］.中国医药学报，1994（1）：4-6.

［68］陈光辉，许邦福，高波.甘草甜素片致假性醛固酮增多症 1 例报告［J］.江苏医药，1997（5）：366.

［69］石维福.甘草甜素致非哺乳期妇女泌乳 2 例［J］.新药与临床，1994（2）：123.

［70］吴宗智，梁忠，何玖斌.强力宁致泌乳 1 例分析［J］.现代中西医结合杂志，2003（14）：1508.

［71］王清图，张益荣.甘草甜素致高血压症 8 例报告［J］.中国新药与临床药理，1995（3）：43-44.

［72］李炜.服甘草锌胶囊致血压升高 1 例［J］.中国医院药学杂志，1994（7）：329.

［73］韦无边，卢柳伊.复方甘草酸苷片致血压急骤增高 2 例［J］.中国医药指南，2011（25）：322-323.

［74］孙智辉，李艳妍，陶娌娜，等.复方甘草酸苷注射液致血压升高 1 例［J］.中国医院用药评价与分析，2013，13（6）：574-575.

［75］苏建玲，田英平，李星海，等.甘草致乙酰胆碱酶抑制 1 例［J］.临床荟萃，1998（16）：766-707.

［76］高希斋，刘后勤，田常亮.甘草甜素片引起精神症状 1 例［J］.新药与临床，1994（1）：54.

［77］王凤.复方甘草合剂致严重头痛和眩晕［J］.药物不良反应杂志，2003（5）：348.

［78］李晓静，赵彬.注意甘草及其甘草制剂的不良反应［J］.内蒙古中医药，2006（2）：24-25.

［79］孟桂凤，叶宗音.复方甘草合剂致低血钾症 1 例［J］.中国临床药理学杂志，1996（2）：74.

［80］尹伟.大剂量应用甘草甜素片致全身浮肿 2 例［J］.中国医院药学杂志，1999（5）：317.

［81］宋亚红，蒋剑敏.复方甘草酸苷致假性醛固酮增多症的防范与措施［J］.北方药学，2015（11）：24-25.

［82］陈应文，田莉莉.复方甘草酸苷片致严重低血钾二例报告［J］.临床肝胆病杂志，2007（3）：237-238.

［83］于占水，桑玉香.甘草酸单铵致钠水潴留 1 例报告［J］.药物流行病学杂志，2001（1）：52.

［84］林浩.甘草类制剂不良反应分析［J］.临床合理用药杂志，2012（13）：110-111.

［85］李晓静，赵彬.注意甘草及其甘草制剂的不良反应［J］.内蒙古中医药，2006（2）：24-25.

［86］欧明，王宁生.中药及其制剂不良反应大典［M］.沈阳：辽宁科学技术出版社，2002：53.

［87］虞佳，耿承芳，廖银根.注射用复方甘草酸苷致过敏性休克 1 例［J］.中国药物警戒，2011（5）：319.

［88］刘桂芳.复方甘草甜素致过敏反应二例［J］.中国药物与临床，2005（10）：730.

［89］王晓华，张西春，马静，等.复方甘草甜素注射液致皮疹一例［J］.实用医技杂志，2004（17）：2344.

［90］黄煌.甘草［J］.中国社区医师，2003，19（8）：35.

［91］裴妙荣，王世民，李晶.四逆汤中甘草对附子解毒作用的相关性分析［J］.中国中药杂志，1996（1）：50-52.

［92］干祖望.干祖望医书三种［M］.济南：山东科学技术出版社，2002：185-186.

［93］徐华.蜂蜜外用致过敏性休克 1 例［J］.实用中医内科杂志，2000（4）：48.

［94］黄永朱.蜂蜜致过敏性胃炎 1 例报告［J］.医学理论与实践，2012（6）：630.

［95］邢秋霞，储莉鸣，徐俊芝，等.孕晚期食用蜂蜜致严重过敏 1 例报告［J］.生殖与避孕，2012（3）：210-211.

［96］朱德操.食葱拌蜜中毒死亡一例［J］.四川中医，1985（1）：23.

［97］肖小强，龚福江.野蜂蜜致室性心律失常 1 例［J］.中国误诊学杂志，2011（16）：4032.

［98］丰寸光，余朝清.野生蜂蜜中毒致视力障碍 2 例［J］.昆明医学院学报，2007（S1）：286-287.

［99］秦武丽，银朗月.4 起食用自采野生蜂蜜引起中毒事件的调查分析［J］.医学动物防制，2014（3）：298-299.

［100］中国中医研究院.岳美中论医集［M］.北京：人民卫生出版社，2005：180-183.

［101］牛军州，高天文.大枣致食物变态反应和过敏性休克 1 例［A］.中国中西医结合学会，中国中西医结合学会变态反应分会.第四届中国中西医结合学会变态反应学术会议论汇编［C］.西安：中国中西医结合学会，2009：162-163.

［102］蔡新荣.莱菔子与何首乌、熟地黄配伍致不良反应 1 例［J］.中国中西医结合杂志，1996（10）：633.

［103］卫培峰，胡锡琴，严爱娟.何首乌所致不良反应概况［J］.陕西中医，2004，25（2）：170-171.

［104］国家药品监督管理局药品评价中心.药品不良反应信息通报（第61期）关注口服何首乌及其成方制剂引起的肝损伤风险［EB/OL］.（2014-7-19）.http：//www.cdr-adr.org.cn/drug_1/aqjs_1/drug_aqjs_xxtb/201407/t20140719_36830.html.

［105］袁伟东.中药何首乌致急性肝损伤一例［J］.中国药物与临床，2002，6（2）：416.

［106］孙少梅.何首乌致肝损伤2例［J］.中国医药指南，2011（26）：136-137.

［107］胡永成，李惠珍，陈蕊丽.何首乌致药物性肝炎1例［J］.医药导报，2012（4）：542.

［108］陈茂霞，陈秀英，唐薇.何首乌致药物性肝损害2例［J］.四川医学，2010（9）：1390-1391.

［109］郑联喜，曾朝珠.何首乌致药物性肝炎1例报道［J］.中国民族民间医药，2012（21）：50.

［110］陈盛鹏，谭复明，杨艳艳.生何首乌致急性肝损害1例［J］.白求恩军医学院学报，2012（1）：79.

［111］李剑.中药何首乌致药物性肝炎11例临床分析［J］.内蒙古中医药，2010（21）：89-90.

［112］蔡红永.何首乌致上消化道出血1例［J］.新疆中医药，1995（3）：313.

［113］朱少丹.何首乌引起过敏反应1例［J］.中草药，1998，29（9）：605.

［114］卢训丛.何首乌致药物热1例报［J］.中药与临床，2013（3）：40-41.

［115］蔡新荣.莱菔子与何首乌、熟地黄配伍致不良反应1例［J］.中国中西医结合杂志，1996（10）：633.

［116］李庆全.超大剂量当归致心脏损害而死亡1例报告［J］.中国乡村医生杂志，1998（12）：41.

［117］毛伟松.当归致皮疹1例报告［J］.新中医，2002（2）：70.

［118］刘爱敏，赵现朝.当归过敏引起喘息1例报告［J］.湖南中医药导报，2000（2）：29.

［119］程建新，李静.中药当归致重症多形性红斑1例［J］.中国误诊学杂志，2004（7）：1156.

［120］李仪奎，胡月娟，徐军，等.当归、川芎药对（佛手散）配伍关系研究的思路方法和实践［J］.中药药理与临床，1991（5）：44.

［121］雷载权，张廷模.中华临床中药学［M］.北京：人民卫生出版社，1998：1657.

［122］邢凤玲，王晓平，魏学兰.服鹿茸引起过敏反应1例及原因分析［J］.医药产业信息，2006（12）：143.

［123］王其良.自服鹿茸致牙衄1例［J］.中国中药杂志，2001（6）：66.

［124］张寰.鹿茸片引起上消化道出血1例［J］.实用内科杂志，1986，6（9）：500.

［125］王家辉，张红梅，房景奎，等.参茸配伍对嘌呤应用法雄性大鼠肾阳虚动物模型性腺损伤调整作用的实验研究［J］.中华男科学，2004，10（4）：315-319.

［126］陈志春.蛇床子总香豆素的平喘疗效观察［J］.中草药，1988，19（9）：26-27.

［127］杨璐璐，庞云丽，秦兴卫，等.服用蛇床子致不良反应1例［J］.药学实践杂志，2001（5）：274.

［128］秦增祥.蛇床子药理作用及临床应用的研究概述［J］.浙江中医杂志，1990（10）：457-476.

［129］庾小刚.大剂量山药致荨麻疹 2 例报道［J］.实用中医药杂志，2008（4）：257.

［130］邓蕾，杨健.鲜山药致接触性皮炎 1 例［J］.岭南皮肤性病科杂志，2009（4）：267-268.

［131］廖树荣.服含鳖甲煎剂致皮肤过敏 1 例［J］.中国中药杂志，1999，24（7）：437.

［132］贺琴，谭华炳.淫羊藿致 HBV 携带者发生肝脏损害 1 例［J］.中国肝脏病杂志（电子版），2015（1）：113-114.

［133］宋海波.基于不良反应监测数据的补骨脂临床用药风险信号及主要风险特征分析［A］.中国毒理学会，湖北省科学技术协会.中国毒理学会第七次全国毒理学大会暨第八届湖北科技论坛论文集［C］.武汉：中国毒理学会，2015：147.

［134］赵宏.补骨脂注射液不良反应 2 例分析［J］.中国药师，2010（3）：417-418.

［135］申国庆，龚春燕.长期服用补骨脂中药制剂引起视力模糊 1 例［J］.药学与临床研究，2009（3）：260.

［136］姚凤玲，陈洪，马铁牛，等.补骨脂引起急性光毒性接触性皮炎 12 例报告（附光斑贴试验）［J］.中国皮肤性病学杂志，2000（6）：410-411.

［137］侯世平.补骨脂酊致过敏反应 1 例报告［J］.实用中医药杂志，2008（9）：602.

［138］贾敏.洗涤补骨脂致光敏感性接触性皮炎 4 例［J］.药物不良反应杂志，2009（5）：324，376.

［139］郝晓娟，许婷.补骨脂注射液肌肉注射致过敏反应 1 例［J］.中国药业，2015（19）：133.

［140］罗曙生."雪上一枝蒿"急性中毒致严重室性心律失常 1 例［J］.中国中医药现代远程教育，2010（19）：54.

［141］黄多术，胡波，张玉菁.过量服食菟丝子致中毒反应 1 例［J］.中华中医药杂志，2005（5）：301.

［142］刘广雄.大菟丝子引起中毒的报道［J］.四川中医，1987（6）：52.

［143］刘广雄，郑志玲，李树明.大菟丝子所致中毒与其寄主马桑成分的关系［J］.华西药学杂志，2000（4）：251-253.

［144］钟捷，陈艳，周德生.仙茅等中药致药物中毒性周围神经病 1 例［J］.现代中西医结合杂志，2010（24）：3107-3108.

［145］周德生.常见中药不良反应与防范［M］.太原：山西科学技术出版社，2009：188-205.

［146］吴正中.阳起石不宜入药［J］.药学通报，1986，21（1）：58.

第十八章　收涩药

第一节　滑脱不禁证与收涩药概述

凡以收敛固涩为主要功效，常用以治疗滑脱不禁证的药物，称为收敛固涩药，也称收涩药或固涩药。收涩药有止汗、止泻、涩精、缩尿、止带等作用，主治自汗、盗汗、久泻、久痢、遗精、滑精、遗尿、尿频、带下等滑脱不禁证。部分药物还分别兼有止咳、止血及补虚作用，用于肺肾虚损之久咳虚喘及肝肾亏虚，以及冲任不固之崩漏等出血证。

一、滑脱不禁证概述

（一）病因

滑脱不禁证多由素体虚弱、久病体虚或因治疗不当，正气耗散，脏腑功能衰退，对体内气、血、精、液（津）等物质不能固涩所致。

（二）病位

肺、脾胃、肠、肾、胞宫。

（三）病性

虚证，以寒证多见，亦可见寒热错杂。

（四）主证

根据不同脏腑的虚弱可分别出现自汗、盗汗、久咳、虚喘、久泻、久痢、遗精、遗尿、崩漏、带下等滑脱不禁之多种病证。

（五）特点

1.本证多见于疾病的后期，或素体虚弱、年幼、年长之人。
2.本证既有无节制外泄气血津液、精的表现，又有正气亏虚、脏腑功能衰退的表现。

（六）实证的滑脱不禁证与虚证的滑脱不禁证的区别

收涩药适用于虚性的滑脱不禁证，故宜鉴别实证和虚证。

应从病程长短，分泌物和排泄物的量、色、质、气味等以及全身的功能状况、舌象、脉象等方面进行鉴别。

1. **实性滑脱不禁证** 病程较短，体质较强壮，分泌物、排泄物量多或少，色深，质地稠黏，气味秽臭，精神兴奋，脉实有力，舌质红或暗红，苔厚腻等。

2. **虚性滑脱不禁证** 病程较长，体质较虚弱，分泌物、排泄物量多或少，色浅，质地稀薄，脉虚无力，舌质嫩，苔少或无苔。

（七）虚证的滑脱不禁证与脱证的区别

收涩药虽能收敛固涩，但仅适用于一般脏腑功能的降低之证，如固摄分泌物、排泄物等的慢性滑脱不禁，而对于元气虚极所致的津液、血液暴亡之证，如亡阴、亡阳脱证，则效力不济，故宜辨别慢性滑脱不禁之病证与亡阴、亡阳之脱证。

1. **滑脱不禁证** 为分泌物、排泄物、血液的慢性消耗，而非短期内的大量损耗，未致亡阴、亡阳的程度。

2. **脱证** 为短期内大量津液、血液损耗，如大汗、大吐、大泻、大出血等，阳气无所依附，或大病、久病后心阳暴脱，四肢厥冷，脉微欲绝。

二、滑脱不禁证的治疗原则和方法

《素问·至真要大论》云"散者收之"。唐代陈藏器的《本草拾遗》将涩剂列为十剂之一，称"涩可固脱"。收敛固涩法包括固表止汗、敛肺止咳、涩肠止泻、固精缩尿、固崩止带、收敛止血、生肌敛疮等治法。

三、收涩药的分类

根据收涩药的药性和主治的不同特点，一般将其分为固表止汗药、涩肠止泻药和涩精缩尿止带药三大类。

其他章节的煅、炒炭的药物亦有收敛固涩作用，止血药中的收敛止血药、外用药中的收湿敛疮药等亦可参考选用。

（一）固表止汗药

此类药物性味多甘涩平，具收敛之功，多入肺、心二经，以固表止汗为主要功效，常用于治疗气虚自汗和阴虚盗汗证。本类药物以敛汗为主，凡实邪所致的汗出不宜用。常用药物有麻黄根、浮小麦、糯稻根等。其他章节之如黄芪、白术亦能补气固表止汗，酸枣仁能养心安神止汗。

（二）涩肠止泻药

此类药物性味多酸涩收敛，主入大肠经，具涩肠止泻、止痢的作用，适用于大肠虚寒不能固摄或脾肾虚寒温煦无权所致的久泻、久痢病证。部分药物亦兼有敛肺止咳、止汗、涩精、止带、止血等不同功效，可分别用于治疗其他滑脱不禁证。常用药物有乌梅、诃子、石榴皮、椿皮、肉豆蔻、罂粟壳、赤石脂、禹余粮等。

补虚药中的益智仁能温脾摄唾止泻。

泻痢初起，邪气方盛，或伤食腹泻初起者不宜使用。

（三）涩精缩尿止带药

此类药物性味多酸涩收敛，主入肾、膀胱、脾经，具有固精、缩尿、止带的作用，适用于正气亏虚，肾失封藏，膀胱失约，带脉不固所致的遗精、滑精、遗尿、尿频以及带下清稀等。部分药物性味甘温，还兼有补益脾肾之功，治疗上述滑脱不禁证，具有标本兼顾之效。常用药物有山茱萸、桑螵蛸、益智仁、莲子、莲房、莲须、芡实、覆盆子、金樱子、海螵蛸、刺猬皮、鸡冠花、五倍子等。

补虚药中的益智仁、补骨脂等能补肾固精缩尿；鹿角霜能补肾阳及收敛止血、止带；银杏能收敛止咳平喘。

外邪内侵，湿热下注所致的遗精、尿频等不宜使用。

四、收涩药的作用机制

收涩药有阻止气血津液外泄，增强机体收敛功能，以及截断病势、缩短病程、保护正气等作用。

收涩药药性多具温性或平性，味多酸涩，能收能涩；部分药物性味甘温，兼有补益作用；具有寒性的收涩药则能清热降火，除骨蒸劳热。固表止汗药多归肺、心经；涩肠止泻药多归大肠经；涩精缩尿止带药多归肾、脾经。

现代研究表明，植物类收涩药多含鞣质、有机酸，具有收敛作用。矿物类药物中的无机盐及煅后研成粉末后，亦有收敛作用。其对黏膜、创面等具有吸着作用，从而保护黏膜和创面，并能抑制腺体分泌及肠管蠕动，从而发挥止血、止泻、止汗作用。此外，收涩药尚有抑菌、消炎、防腐、吸收肠内有毒物质等作用。

第二节 收涩药的安全合理用药

本章药物罂粟壳有毒，属于中国麻醉药品规管的特殊药品。

收涩药多属对症治疗之品，临床应用时，须在治病求本原则的指导下，积极配合对因治疗方药，才能取得较好疗效。

一、处理好收涩与祛邪的关系

一般来说，咳喘、泄泻、出血、带下、汗出、疮疡等证初起，若邪气亢盛，无论病邪在表在里，皆应以祛邪为主，不宜用收涩药。若病久虚实夹杂，或滑泄过度，应在祛邪的基础上配伍收涩之药，以求迅速控制症状。但滑脱不禁之证可由实证发展而来，若正气虽衰而余邪未尽者，单用收涩药有留邪之弊，须适当配伍相应的祛邪药，如清涩并用，以免闭门留寇。

1. 表邪未解之咳喘等，配解表药。

2. 久泻、久痢、带下等，若湿热、热毒未清，或余邪未尽者，当配用清热解毒药或利湿、燥湿药。

3. 伤食泄泻配消食药。

二、处理好收涩与扶正补虚的关系

正气亏虚，应重在扶正，不应单用收涩药，因正气已衰，单用收涩药无效，只有在扶正固本的前提下配合收涩之剂，补涩并用，或温涩并用，才能收标本同治之效。

可选用收敛兼补虚的药，如五味子补心气、补肺肾；芡实、莲子补脾肾；桑螵蛸、益智仁、补骨脂、鹿角霜补肾阳固涩；山茱萸平补肝肾等。

1. 气虚自汗、阴虚盗汗者，宜配伍补气药、补阴药。

2. 脾肾阳虚之久泻、久痢者，宜配伍温补脾肾药。

3. 肾虚遗精、滑精、遗尿、尿频者，当配伍补肾药；冲任不固，崩漏不止者，当配伍补肝肾，固冲任药。

4. 肺肾虚损，久咳虚喘者，宜配伍补肺益肾纳气药等。

三、不同病位滑脱不禁证的安全合理用药

（一）肺

1. **肺气虚，卫表不固之自汗** 选用固表止汗药，如麻黄根、浮小麦、五味子、五倍子、酸枣仁、黄芪、白术、山茱萸。

2. **肺气虚，不能主气之久咳、虚喘** 选用敛肺止咳药，如五味子、乌梅、诃子、罂粟壳、白果等。

（二）脾胃肠

脾胃虚弱，肠滑易泻致久泻久痢，宜选用涩肠止泻药，如五味子、肉豆蔻、罂粟壳、诃子、乌梅、赤石脂、莲子、芡实等。

（三）肝肾

肝肾不足，关门不固之遗精、滑精、遗尿等，宜选用固精缩尿药；冲任不固之带下、崩漏，宜选用固崩止带药，如五倍子、山茱萸、覆盆子、桑螵蛸、海螵蛸、金樱子、莲子、芡实等。出血者可配收敛止血药，如白及、仙鹤草，以及炒炭药等。

（四）皮肤、肌肉

1. 湿热壅滞之湿疹溃烂，可选用收湿敛疮药，也可用外用药，如土槿皮、木槿皮、炉甘石等收湿敛疮。

2. 气血不足，脾虚气弱，不能生肌敛疮，可选用生肌敛疮药，如赤石脂、煅石膏、

煅龙骨、煅牡蛎、煅乌贼骨等。若气虚或阳虚阴疽不敛，配伍黄芪补气，鹿茸、肉桂温阳等。

四、不同年龄与体质患者滑脱不禁证的安全合理用药

（一）青壮年

青壮年出现滑脱不禁证常见虚实夹杂，宜扶正与祛邪并用。

（二）儿童和老年人

老年人的滑脱不禁证多出现在久病或大病后，儿童则为先天不足或后天失养，临床表现多为脾肾虚弱之久泻、遗尿、尿频等，或肺肾两虚的久咳、虚喘等，临床用药宜加强健脾补肾。

（三）孕妇和产妇

孕妇、产妇忌用罂粟壳，以及不宜生用肉豆蔻，慎用赤石脂、禹余粮。产妇慎用酸涩的收涩药，以免导致乳汁减少。

五、合理停药

滑脱不禁的根本病因是正气虚亏，收涩药为应急治标之品，待滑脱病情得到控制后即可停药，然后针对正气亏损、脏腑虚弱之情况，应用补虚方药以治本。

罂粟壳久服有成瘾性，故应中病即止。

六、用量和用法

（一）用量

根据病情确定用量，如山茱萸在一般病情用 6 ~ 12g，在用于大汗急救固脱时用 20 ~ 30g。罂粟壳应严格控制用量，以 3 ~ 6g 为宜。

（二）剂型

可入汤剂，或入丸散剂。除口服给药外，尚可制成粉扑、外敷、熏蒸、洗浴等剂型。如止汗药可研粉外扑；皮肤疮疡可外敷等。

（三）煎服法

五味子宜打碎煎煮。

七、药后调摄

对于慢性的滑脱不禁病证，饮食和生活的调摄至关重要。

（一）观察病情

1. 观察排泄物、分泌物等的量、色、质等情况，以判断用药后的疗效。
2. 观察全身状况，注意生命体征的变化，如血压、脉搏、心率等。

（二）饮食宜忌

宜清淡而富于营养的食物，忌食肥甘厚味，或辛辣刺激性食物。

（三）药后可能出现的问题及处理

1. **出现脱证** 收涩药不能奏效而出现元气虚极，滑脱不禁的脱证，症见大汗淋漓、剧烈泻下不止、大出血、面色苍白、脉虚弱等，应当送医院急救，或急用大剂补气救脱之品，以挽救虚脱。
2. **成瘾** 出现成瘾性，应逐步停药。
3. **敛邪** 余邪未尽或收涩药用量过大或使用时间过长，可致敛邪，故在应用固涩药时宜适当配伍祛邪药。
4. **其他** 乌贼骨久服易致便秘，必要时可适当配伍润肠药。服用石榴皮可引起轻微的头痛、头晕、恶心，停药便可消失。

八、收涩药用作药膳的合理应用

莲子、芡实健脾收涩药，无特殊异味，色白，十分适合作为药膳原料用。此外，金樱子、覆盆子、鸡冠花等亦可作为药膳原料。

不法商家常在一些卤味或煲汤中加入罂粟壳，以增加美味或达到使食客成瘾而增加商业利润收入的目的，用量过大时，亦可引起中毒。[1]

第三节　常用烈性或具毒性收涩药的安全合理用药

罂粟壳〔Papaveris Pericarpium〕

本品为罂粟科植物罂粟 *Papaver somniferum* L. 成熟蒴果的外壳。

中医对罂粟壳的用药积累了丰富的临床经验，强调本品的适应证是正虚但邪已去。罂粟壳若能合理用药，可收到良好的治疗效果。但罂粟壳有毒并有成瘾性的弊端，用之不当便可造成中毒或成瘾。

（一）作用特点

罂粟壳性味酸、涩，平；有毒；归肺、大肠、肾经；具有涩肠、敛肺止咳、止痛等作用。本品上敛肺气而止咳喘，下固肠道而止泻痢。

罂粟壳的涩性收敛、止痛作用的物质基础是其所含的吗啡、可待因、那可丁的综合作用。吗啡对呼吸系统及咳嗽中枢具有抑制作用而镇咳；并能减少胃肠平滑肌的蠕动，提高胃肠道及括约肌的张力而止泻。

（二）安全合理用药

罂粟壳的安全合理用药主要体现在两个方面：一是掌握其用药的时机，二是注意其用量与疗程。

1. **成瘾性** 罂粟壳若用药时间过长，易产生强烈的依赖性和成瘾性，一旦成瘾，将对患者身体和社会造成极大的危害。

2. **涩滞留邪** 不合理用药，则有涩滞留邪的不良作用。《本草害利》云："[害]酸收太紧，令人呕逆妨食，且兜积滞，反成痼疾。泻痢初起，及风寒作嗽忌用。"风寒咳嗽初起，治宜宣肺止咳；痢疾初起，治宜清热燥湿或泻下通滞。对于这些邪盛正实之病证，临床上常以祛邪为主，而忌"涩滞"。故罂粟壳治痢止泻止咳效力虽快捷，但须合理应用，掌握其用药时机，对于新病、实证之邪气未去者不可用之；对于久病、虚证，邪气已去，正气已伤，滑脱不禁者，则需果断投之。

3. **中毒** 新生儿因呼吸中枢及药酶系统尚未发育完善而对吗啡解毒能力低弱，容易引起中毒；产妇和哺乳期妇女使用过量的罂粟壳，则可通过胎盘和乳汁，引起新生儿窒息；吗啡亦能扩张小血管，使颅内压升高，可加重延髓生命中枢的抑制；甲状腺功能不足者小量吗啡即可致中毒。故婴幼儿、孕妇及哺乳期妇女忌用罂粟壳；肺气肿、支气管哮喘、脑外伤、甲状腺功能不足者亦当忌用。

4. **用法用量**

（1）煎服，3～6g；或入丸散用。要掌握用量和疗程，中病即止，勿长期使用。罂粟壳作为麻醉药品，应实行专人、专柜管理，防止丢失，连续服用不超7天。[2]

（2）止咳宜用蜜炙品，止血止痛宜用醋炒。

（三）不良反应及处理

罂粟壳虽为规管药物，仍有中毒的报道个案，主要是患者自行服用罂粟壳，尤其是婴幼儿急性中毒的病例多。[3, 4]

1. **临床表现** 不良反应主要涉及中枢神经系统及消化系统反应。

（1）急性中毒：初起烦躁不安，谵妄，呕吐，继而头昏，嗜睡，脉搏加快，逐渐慢而弱，瞳孔极度缩小如针尖大，呼吸浅表而不规则，伴发绀，可能出现肺水肿、多汗、体温下降、血压下降、手脚发冷、肌肉松弛，最后呼吸中枢高度受抑制，麻痹而死亡。[5]罂粟壳中含有吗啡、那可丁、那醉因和罂粟碱等。而吗啡可促进内源性组胺释放而使外周血管扩张，血压下降，使脑血管扩张，引起皮肤潮红，潮红由面部扩向颈部、躯干，最后波及四肢，脉搏加速、血压下降而有不适感。[6]

（2）慢性中毒：可见厌食、便秘、早衰、阳痿、消瘦、贫血、肌肉萎缩等[7]；表现为吗啡成瘾，停药后会出现严重的戒断综合征。

2. 处理

（1）急性中毒：催吐或洗胃，服用泻药如番泻叶或硫酸镁等；服蛋清或活性炭吸附毒素；输液；对症治疗，使用呼吸兴奋剂。

（2）慢性中毒：应逐步减量戒除，同时可适当应用镇静剂。

第四节　其他常用收涩药的安全合理应用

一、五味子〔Schisandrae Chinensis Fructus，Schisandrae Sphenantherae Fructus〕

本品为木兰科植物五味子 *Schisandra chinensis*（Turcz.）Baill. 或华中五味子 *S. sphenanthera* Rehd. et Wils. 的成熟果实。前者习称"北五味子"（图18-1），后者习称"南五味子"，《中华人民共和国药典》（2020年版）将两者分列为五味子和南五味子。

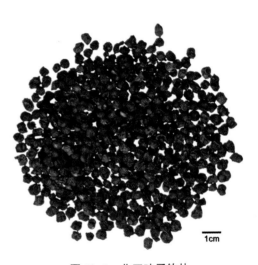

图 18-1　北五味子饮片

（一）作用特点

1. 性能功效特点　五味子性味酸、甘，温；归肺、心、肾、脾经。五味子补气作用明显，能益气滋肾，止咳，止汗，止泻，涩精，生津，安神。其味酸收敛，甘温而润，入肺能敛肺气，益肺气，益气固表止汗；入心肾能补益心肾，滋肾益气生津止渴，补肾涩精，宁心安神；入脾肾能补益脾肾之气，涩肠止泻。

2. 不同炮制品种的作用特点

（1）生用：具祛痰作用的酸性成分和镇咳作用的挥发油含量较多，故治咳喘宜生用。

（2）制用：具强壮作用的木脂素类成分相对生品较高，故入补药宜熟用。

3. 不同源药物的作用特点　五味子早在《尔雅》中就有记载，梁代、唐代的本草著作中亦有记述。至明代，李时珍在《本草纲目》中明确指出了南五味子和北五味子的区别，云："五味今有南北之分，南产者色红，北产者色黑。入滋补药，必用北产者乃良。"《中华人民共和国药典》把五味子（北五味子）与南五味子分开，但性味归经、功能主治、用法用量还是完全一样的。实际上二者各有特点，补益才用北五味子，咳喘、肝病则用南五味子。

（1）南五味子：镇咳作用强，咳喘病证多选用南五味子。其果实较小，外皮棕红色至暗棕色，干瘪肉薄。现代研究认为，南五味子的镇咳作用较北五味子为优。

（2）北五味子：为传统药材正品，补益作用强，故脏腑虚损常选用北五味子。其果肉厚，柔软，味酸，种子研碎后有香气，味辛，微苦。

（二）安全合理用药

1. 适应证 五味子为既能收涩又能补益的药物，两者相辅相成，特别适用于脏腑虚弱所致的多种滑脱不禁病证，如久咳虚喘、自汗、盗汗、久泻不止、遗精、滑精、津伤口渴、消渴，以及阴血亏损，心神失养，或心肾不交之虚烦心悸、失眠多梦等。现代研究表明，南五味子为收敛性祛痰镇咳药，用治咳嗽；北五味子为滋补强壮药，用治神经衰弱、全身乏力、疲劳过度、急慢性肝炎、痢疾等。

2. 用量用法

（1）煎服，3～6g；研末服，1～3g。

（2）五味子核质地坚韧，紧裹于果肉之中，而五味子的有效成分所含的挥发油及五味子素具有镇咳、滋补强壮作用，五味子核醇提取物有镇静、抗惊厥、保护肝细胞等作用，捣碎入煎，方能使五味子核中的有效成分充分溶出，发挥其治疗作用。

古代医家已认识到五味子入煎剂宜打碎，如《新修本草》云："五味，皮肉甘酸，核中辛苦，都有咸味，此者五味具也。"《雷公炮炙论》载："凡用，以铜刀劈成两片。"《本草蒙筌》曰："五味子宜预捣碎，方投煎。"

（三）不良反应及处理

五味子服用过量或使用不当，可出现腹部不适、胃部烧灼感、泛酸、胃痛、食欲减退等不良反应。个别患者服用五味子，可出现皮肤过敏性丘疹性荨麻疹等。[8]也曾有引起窦性心动过速及呼吸困难的病例报道。[9]

二、肉豆蔻〔Myristicae Semen〕

本品为肉豆蔻科植物肉豆蔻 *Myristica fragrans* Houtt. 的成熟种仁（图18-2）。

1. 肉豆蔻虽未被列入有毒药物，但肉豆蔻所含挥发油的有效成分为肉豆蔻醚，其为有毒物质，对正常人有致幻作用，亦可引起眩晕、谵语和昏睡。

2. 其所含的挥发油少量能促进胃液的分泌及胃肠蠕动，增进食欲，并能消胀止痛；但大量服用则有抑制作用，甚至产生麻醉作用。

3. 煎服，3～9g；入丸散服，每次0.5～1g。不宜过量服用。

4. 止泻须煨熟去油用。因生肉豆蔻中含有大量的油质，易滑肠致泻，故用于止泻必须经过煨制去油，减少其滑肠成分，以增强涩肠止泻功效，并能降低毒性。

5. 豆蔻类中药肉豆蔻、豆蔻（白豆蔻）、草豆蔻、红豆蔻的鉴别如下。

豆蔻类中药是指肉豆蔻、豆蔻（又称白豆蔻）、红豆蔻、草豆蔻4种同为姜科植物的果实种子类药材，是临床常用的药物。由于药名相似，每种药材又各具别名，性味均为辛温，功效均能温中或行气，使豆蔻类药物的临床使用较为杂乱，在处方书写与调剂过程中，差错、替代现象时有发生，影响了中药疗效的发挥，因此有必要从基原与经验鉴别出发，并对其性能做一鉴别。

（1）肉豆蔻：又名肉果、玉果。本品气香浓烈、味辛。外形呈卵圆形或椭圆形，长2～3cm，直径1.5～2.5cm，表面灰棕色或灰黄色，有时外被白粉（石灰粉末）。全体有浅色纵行沟纹及不规则网状沟纹。种脐位于宽端，呈浅色圆形突起，合点呈暗色凹陷。种脐呈纵沟状，连接两端。质坚；断面显棕黄色相间的大理石药纹，类似槟榔断面花纹，习称"槟榔纹"，宽端可见干燥皱缩的胚，富油性。本品功效温中行气，为收涩药，具有涩肠止泻之功。

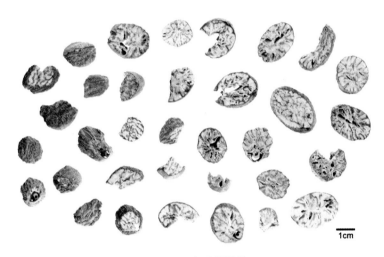

1cm

图18-2 肉豆蔻饮片

（2）豆蔻〔白豆蔻，Amomi Fructus Rotundus〕：为姜科植物白豆蔻 *Amomum kravanh* Pierre ex Gagnep. 或爪哇白豆蔻 *A. compactum* Soland ex Matom 的干燥成熟果实（图18-3）。前者习称"原豆蔻"，主产于柬埔寨、泰国；后者习称"印度尼西亚白蔻"，主产于印度尼西亚的爪哇岛，又名豆蔻，因其表面紫棕色，又称紫蔻。本品气芳香，味辛凉，有樟脑香气。原豆蔻：药材呈类球形，直径1.2～1.8cm，表面黄白色至淡黄棕色，有3条较深的纵向槽纹，顶端有突起的柱基。基部有凹下的果柄痕，两端均具有浅棕色绒毛。果皮体轻，质脆，易纵向裂开，内分3室，每室含种子约10粒。种子呈不规则多面体，背面略隆起，直径0.3～0.4cm；表面暗棕色，有皱纹，并被有残留的假种皮。印度尼西亚白蔻：个略小，表面黄白色，有的略显紫棕色，果皮较薄。种子瘦瘪，气味较弱。此两种豆蔻均以完整、壳薄、种仁饱满、气味浓者为佳。豆蔻为芳香化湿药，具有化湿止呕、开胃消食之功。

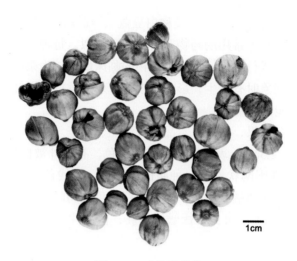

图 18-3　白豆蔻饮片

（3）草豆蔻〔Alpiniae Katsumadai Semen〕：为姜科植物草豆蔻 *Alpinia katsumadai* Hayata 的干燥成熟种子（图 18-4）。本品始载于《本草纲目》，又名草蔻仁、草蔻。其主产于海南、广西，气香，味辛、微苦。本品为类球形的种子团，直径 1.5 ～ 2.7cm，表面灰褐色，中间有黄白色的隔膜将种子团分成 3 瓣，每瓣有种子多数，黏结紧密，种子团略光滑。种子为卵圆状多面体，长 0.3 ～ 0.5cm，直径约 0.3cm，外被一层淡棕色膜质假种皮，种脊为一条纵沟，一端有种脐，质硬；将种子沿种脊纵剖为两瓣，纵断面观呈斜心形，种皮沿种脊向内伸入部分约占整个面积的 1/2；胚乳灰白色。本品为芳香化湿药，温燥之性较白豆蔻为烈，具燥湿健脾、温胃止呕之功效，用于脾胃寒湿较重的病证。

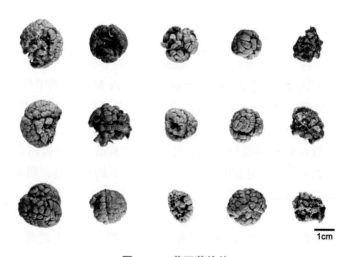

图 18-4　草豆蔻饮片

（4）红豆蔻〔Galangae Fructus〕：为姜科植物大高良姜 *Alpina galanga*（L.）Willd. 的干燥成熟果实（图 18-5），又名红蔻、山姜子。药材呈长球形，中部略细，长 0.7 ～ 1.2cm，直径 0.5 ～ 0.7cm，表面红棕色或暗红色，略皱缩，顶端有黄白色管状宿萼，基部有果梗痕。果皮薄，易破碎，内含种子3～6粒，种子呈扁圆形或三角状多面形，黑棕色或红棕色，微有光泽，外被一层黄白色膜质假种皮，胚乳灰白色。其以外表红棕色、粒大饱满、不破碎、气香、性味辛辣者为佳。本品味辛辣，温燥之性刚烈，具燥湿散寒、醒脾消食之功。

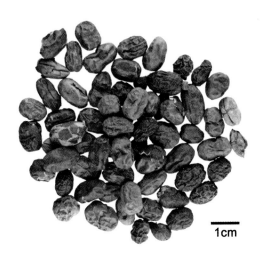

1cm

图 18-5　红豆蔻饮片

三、石榴皮〔Granati Pericarpium〕（附：石榴根皮）

石榴皮为石榴科落叶灌木或小乔木石榴 *Punica granatum* L. 的果皮（图 18-6）。石榴根皮为其石榴树根部的干燥根皮。

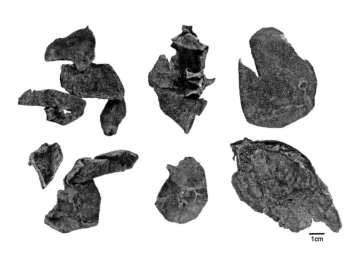

1cm

图 18-6　石榴皮饮片

石榴皮与石榴根皮在传统用药上，均有涩肠止泻之功，临床上常用于治疗久泻久痢、滑脱不禁及虫积腹痛等病证。由于李时珍在《本草纲目》中记载石榴根皮"止涩泻痢，带下，功与皮同"，故后世常将石榴根皮简称为石榴皮，以致发生两者混用，甚至发生不良反应。实际上，两者所含的化学成分和药理作用不同，应注意鉴别用药。

（一）石榴皮

1. 作用特点　石榴皮性味酸、涩，温；无毒；入大肠经；功效收敛涩肠、驱虫，用于久泻久痢、便血、脱肛、疥癣，以及蛔虫、绦虫、蛲虫等虫积腹痛。现代研究表明，本品主要含鞣质，另有少量生物碱，具有抗菌止泻的作用。

2. 安全合理用药

（1）用量用法：3～9g，水煎服；或入丸散。入汤剂宜生用，入丸散剂宜炒用，止血宜炒炭用。

（2）禁忌证：实证、湿热泻痢初起慎用。

（3）鉴别用药：涩肠止泻多用石榴皮，杀虫多用石榴根皮。

3. 不良反应及处理　有研究表明，石榴皮的提取物石榴皮多酚给药剂量为16000mg/kg 可造成小鼠的心、肝、肺、肾脏有不同程度的损伤，甚至导致死亡。[10]

（二）石榴根皮

1. 作用特点　石榴根皮性味酸、涩，温；有毒；有涩肠止泻、杀虫的作用，尤其以杀虫为其长，能驱杀蛔虫、绦虫。

2. 安全合理用药

（1）用量用法：0.5～9g，水煎服。用时切碎。不宜多服久服。

（2）禁忌证：煎剂对胃黏膜有刺激作用，胃炎、胃溃疡患者忌用。

3. 不良反应及处理　石榴根皮主要含挥发性生物碱及鞣花单宁酸等，其主要毒性成分为生物碱（石榴皮碱），可引起动物呼吸中枢麻痹，并对骨骼肌有藜芦碱和筒箭毒碱样作用。口服石榴根皮过量，轻者出现眩晕、视觉模糊、软弱无力、震颤等，重者可引起呼吸抑制而死亡。因其有毒性，现已经很少用于驱虫。

四、五倍子〔Galla Chinensis〕

本品为漆树科植物盐肤木 *Rhus chinensis* Mill.、青麸杨 *R. potaninii* Maxim. 或红麸杨 *R. punjabensis* Stew. var. *sinica*（Diels）Rehd. et Wils. 叶上的虫瘿，主要由五倍子蚜 *Melaphis chinensis*（Bell）Baker 寄生而形成（图18-7）。

1. 作用特点　五倍子性味酸、涩，寒。本品味涩入大肠，有涩肠止泻止痢之功，用治久泻久痢；有较强的收敛止血作用，可用于多种出血证，而尤以便血、崩漏为多用；能敛肺止咳，治肺虚久咳；又能止汗，治自汗、盗汗；能涩精止遗，治肾虚精关不固之遗精、滑精者；外用能收湿敛疮，且有解毒消肿之功，治湿疮流水、溃疡不敛、疮疖肿毒、肛脱不收、子宫脱垂等。

2. 安全合理用药

（1）用量用法：3～9g，用量不宜过大，水煎服。入丸散服，每次1～1.5g。外用适量。研末外敷或煎汤熏洗。

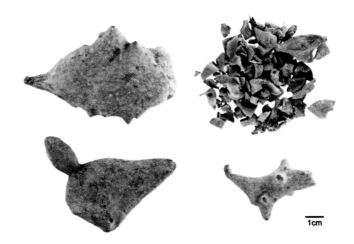

图 18-7　五倍子饮片

（2）禁忌证：①本品酸涩收敛，外感风寒或肺有湿热之咳嗽，积滞未清、湿热泄泻痢疾等忌用。②不宜空腹服用。

3. 不良反应及处理　服用大剂量五倍子可引起胃肠道刺激、腐蚀，尤其是在空腹时服用可致腹痛、呕吐泄泻或便秘；长期超剂量服用可引起灶性肝细胞坏死。

参考文献

［1］杨荣兴，谢锦尧，徐显林.熟肉中掺过量罂粟壳致组织胺样中毒反应5例调查分析［J］.河北医药，2001，23（12）：928.

［2］柴广春.超量服罂粟壳致中毒反应［J］.中国中药杂志，1998，23（10）：636.

［3］柴宗斌.小儿罂粟壳煎剂中毒32例救治分析［J］.中国社区医师，2002，18（12）：31-32.

［4］肖冬梅.服罂粟壳煎液致婴儿中毒的抢救护理［J］.西藏科技，2002（10）：47-48.

［5］刘元江，邓泽普.罂粟壳致新生儿严重呼吸衰竭2例［J］.中西医结合实用临床急救，1996，3（5）：238.

［6］杨荣兴，谢锦尧，徐显林.熟肉中掺过量罂粟壳致组织胺样中毒反应5例调查分析［J］.河北医药，2001，23（12）：928.

［7］徐定平.误用罂粟壳致痿证拾遗［J］.实用中医药杂志，2003（8）：443.

［8］于克冉，王岩飞，刘富莲.五味子糖浆致过敏反应1例［J］.菏泽医专学报，1996（3）：11.

［9］苏波.五味子致窦性心动过速［J］.河北中医，1991（4）：21.

［10］史李娜，王雪飞，马桂芝，等.石榴皮多酚有效部位单次给药毒性及对无水乙醇致大鼠胃溃疡的保护作用［J］.中国药理学通报，2015（5）：709-715.

索　引

说明：为查阅方便，本书特别制作了 4 个索引，即药物中文名称索引、药物基原中文索引、药物拉丁名称索引、药物基原拉丁学名索引。索引仅列出各药在本书中主要出现的位置。

药物中文名称索引

药物基原中文索引

药物拉丁名称索引

药物基原拉丁学名索引